얼굴 보고, 속병 알고, 건강 지키기

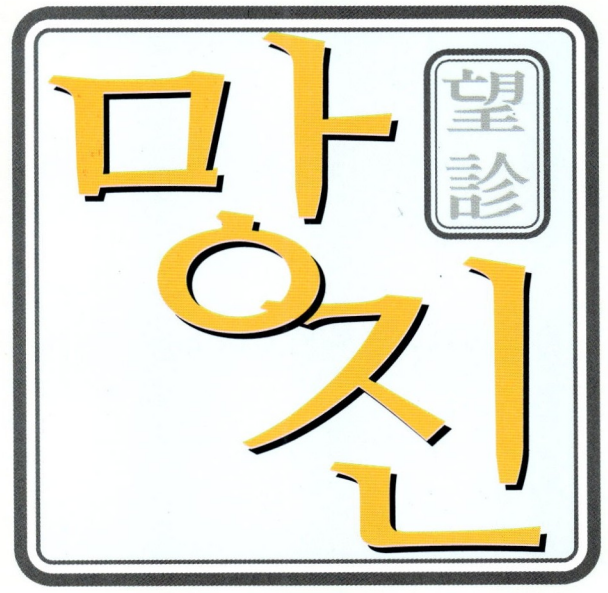

도서출판
이유

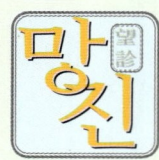

ⓒ 신재용, 2010
지은이 | 신재용
펴낸이 | 김래수

초판 인쇄 | 2010년 3월 10일
초판 발행 | 2010년 3월 15일

기획·편집 책임 | 정숙미
디자인 | 이애정
일러스트 | 박수정

펴낸 곳 | 도서출판 이유
주소 | 서울특별시 동작구 상도 1동 780-2 종현빌딩 3층
전화 | 02-812-7217
팩스 | 02-812-7218
E-mail | eupub@hanafos.com
출판등록 | 2000. 1. 4. 제 20-358호

ISBN   978-89-89703-91-4   (13510)

● 저자와의 협의하에 인지를 생략합니다.
● 이 책에 실린 글과 사진의 저작권은 「도서출판 이유」에 있습니다.

● 저작권법에 보호받는 저작물이므로 저작권자인
  「도서출판 이유」의 서면동의가 없이 무단 전재나 복제를 금합니다.
● 잘못된 책은 본사나 구입하신 서점에서 바꿔드립니다.

얼굴 보고, 속병 알고, 건강 지키기

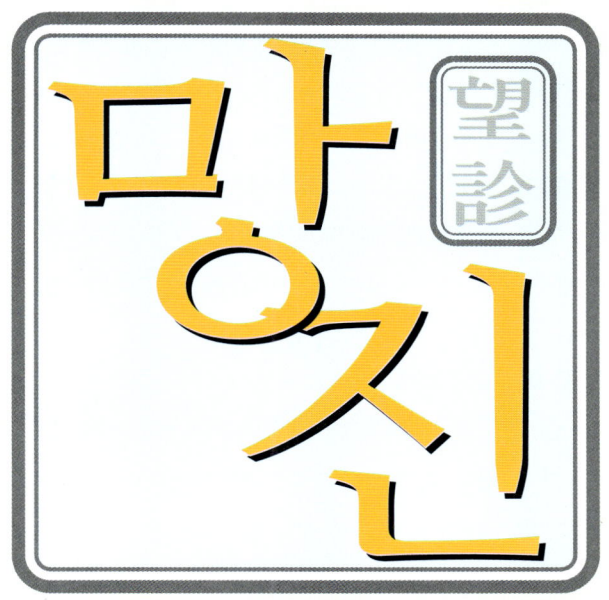

머리말

《장화홍련전》의 허씨는 '양 뺨은 한 자가 넘고 / 눈은 풍방울 같고 / 입은 메기요, 주둥이를 썰면 열 사발이며 / 삼태 같고 구름 같은 머리는커녕 돗태솔 같고 / 키는 장승이요 / 허리는 두 아름이고 / 발은 수종다리' 라고 하였다.

《심청전》의 뺑덕어멈의 인상도 '뒷박이마 / 움펑눈 / 주먹코 / 메주볼 / 대문입 / 북통허리 / 수종다리' 라 하였다.

반면에 《변강쇠전》의 옥녀는 '반개도화(半開桃花)의 볼 / 서시(西施)의 눈매 / 앵도 입술 / 세류(細柳) 허리 / 비연(飛燕)의 다리' 라고 하였는데, 즉 양 뺨은 복사꽃[桃花] 같고 / 살결은 눈이나 박 속같이 하얗고 / 눈썹은 8자(八字) 눈썹에 / 허리는 가는 버들[細柳]이요 / 손은 섬섬옥수이고 / 발은 외씨 같다고 하였다. 그래서 '달의 자태에 꽃 같은 용모[월태화용(月態花容)]' 요, '물속에 핀 연꽃[수중지연화(水中之蓮花)]' 의 모습이요, '구름 사이의 밝은 달[운간지명월(雲間之明月)]' 처럼 해맑고, 그 모습이 '목욕하고 앉은 제비' 같으며, '아침 이슬을 머금은 해당화' 를 닮았다고 하였다.

예로부터 사람을 외모로 취하지 말라고 하였다.

《삼국지》의 유비도 봉추선생 방통(龐統)의 외모만 보고 취한 나머지 일을 그르쳤다고 하지 않았는가! 그러나 위에 인용한 《장화홍련전》이나 《심청전》을 보면 허씨와 뺑덕어멈의 성깔이 고스란히 외모에 드러나 있고, 또 《변강쇠전》을 보면 옥녀의 외모에 미모와 색정이 고스란히 드러나 있다. 결국 예로부터 사람을 외모로 취하지 말라고 했으면서도 사람의 품성이나 재색, 나아가 삶의 운명 같은 것이 외모로 드러나기 마련이며, 또 외모로써 이런 것들을 관찰할 수 있다고 믿어온 것이다.

예를 들어 눈이 작고 살기에 차 있으며 입술이 얇아, 흡사 '뱀이 개구리를 잡는 형태[금사포규지형(金蛇抱蛙之形)]' 에서 맑고 기품 있는 심성을 지닌 청상(淸相)을 찾을 수 있겠는가? 얼굴이 작고 허약해 보이며 눈동자를 사방으로 내두르는, 흡사 '굶주린 참새가 벌레를 탐하는 형태[기작심충지형(飢雀尋蟲之形)]' 에서 볼과 턱이 낙낙하게 넓고 눈썹 사이가 시원하며 항상 웃음 띤 모습을 한 부상(富相)을 찾을 수 있겠는가? 눈썹은 숱이 많아 시커멓고 코는 들창코요, 얼굴은 검고 수염은 짧아 그 형상이 고괴(古怪)하기 짝이 없다던 봉추선생 방통을 누가 감히 후상(厚相)이니, 귀상(貴

相)이니 하고 우대할 수 있겠는가?

　이처럼 사람의 외모만 관찰해도 그 사람의 됨됨이를 가늠할 수 있다. 그리고 사람의 외모만 관찰해도 그 사람의 병을 미리 진단할 수 있으며, 병의 예후까지 짐작할 수 있다. 이런 지혜는 우리 삶의 곳곳에 전승되어 오고 있으며, 서양의학은 물론, 특히 동양의학에서는 독보적인 체계를 수립하여 의학서적을 통해 오랜 세월에 걸쳐 전해져 내려오고 있다.

　이렇게 사람의 외모로써 건강과 장수와 질병과 그 예후를 진단하는 법을 동양의학에서는 '망진(望診)' 이라고 한다.
　진단법에는 크게 4가지가 있다. 환자에게 질문하여 얻는 정보로써 진단의 실마리를 풀어가는 진단법을 '문진(問診)' 이라 하고, 소리를 듣거나 냄새를 맡는 행위를 통해 정보를 취합하는 진단법을 '문진(聞診)' 이라 하며, 맥을 짚는다든가 환자의 몸을 만져서 정보를 얻어 진단하는 것을 '절진(切診)' 이라 하니, 그 어느 것 하나도 소홀히 해서는 안되는 귀한 진단법이다. 그러나 4가지의 4진(四診) 중 망진(望診)이 가장 으뜸의 진단법이기 때문에, 선현들은 눈으로 보는 것만으로도 병을 꿰뚫고 정확히 진단하는 것을 첫손에 꼽아 그런 의사를 '성의(聖醫)' 라 일컬을 정도였다.

　그러나 어찌 의사에게만 중요하겠는가!
　문외한의 눈으로도 사람을 보고 그 사람을 알 수 있다면 실로 흥미진진하지 않겠는가? 대인 관계도 원활해질 수 있을 것이며, 혼인 관계도 원만해지고 행복해질 수 있을 것이다. 더구나 눈으로 관찰하는 것만으로도 가족의 건강을 가늠하여 질병을 미리 예견할 수 있다면, 실로 유익하다 할 것이다.
　그래서 이 책을 엮어 올리니, 이 책이 삶의 지혜서가 되고 가정의 건강서가 되기를 바란다.
　끝으로 이 책은 《동의보감》의 차례에 따라 「내경편(內景篇)」 및 「외형편(外形篇)」으로 크게 나누어 설명하였음을 밝힌다.

2010년 봄을 맞으며
소올(素兀) 신재용

차례

머리말

Part 1 서론

1. 8강(八綱)의 묘리
(1) 음양의 성쇠 _ 12
(2) 표리의 상대성 _ 14
(3) 한열과 진가(眞假) _ 15
(4) 허실과 기혈 _ 17

2. 망진의 내용
(1) 신(神) _ 19
(2) 색(色) _ 19
(3) 택(澤) _ 20
(4) 형(形)과 태(態) _ 20

Part 2 내경편

1. 신형(身形)과 체질
(1) 신형(身形) _ 22
1)형체의 세 가지 기본형 / 2)한국인의 신체적 특질 / 3)수명의 망진
(2) 체질(體質)의 망진 _ 31
1)체질의 허(虛)·실(實) / 2)체질의 음(陰)·양(陽) / 3)5태인(五態人)의 감별 / 4)사상체질의 외형 망진

2. 정·기·신·혈&몽·담음
(1) 정(精) _ 40
1)정허(精虛) - 정력이 쇠약한 징조 / 2)성결핍증 - 성욕 불만족의 징조 / 3)성과잉증 - 절륜(絶倫)의 징조와 성욕 항진 / 4)과색상(過色傷)의 징조
(2) 기(氣) _ 49

(3) 신(神) _ 51
1)신(神)과 질병의 경중(輕重) / 2)득신(得神), 실신(失神), 가신(假神) / 3)신(神)의 망진
(4) 혈(血) _ 56
1)혈허(血虛) / 2)어혈(瘀血)
(5) 몽(夢) _ 62
(6) 담음(痰飮) _ 67
1)담음의 망진상 특징 / 2)담음의 기타 전신 특징

3. 오장과 육부
(1) 오장(五臟) _ 70
1)간장(肝臟) / 2)심장(心臟) / 3)비장(脾臟) 4)폐장(肺臟) / 5)신장(腎臟)
(2) 육부(六腑) _ 114
1)담부(膽腑) / 2)위부(胃腑) / 3)소장부(小腸腑) / 4)대장부(大腸腑) / 5)방광부(膀胱腑) / 6)삼초부(三焦腑)

4. 포·충·소변·대변
  (1) 포(胞) _ 135
  1)남녀의 포(胞) / 2)여성의 정허(精虛), 성력 미약 / 3)여성의 정실(精實), 성력 과잉 / 4)월경의 망진 / 5)혈붕(血崩)과 혈루(血漏)의 망진 / 6)대하(帶下)의 망진
  (2) 충(蟲) _ 146
  1)충(蟲)의 망진 / 2)노체(勞瘵) / 3)폐결핵 체질의 망진
  (3) 소변 _ 150
  1)소변이상의 망진 / 2)소변의 색깔 / 3)소변의 증상
  (4) 대변 _ 154
  1)대변이상의 망진 / 2)대변의 색깔 / 3)피나 점액이 섞인 대변 / 4)대변의 형태 / 5)대변이상과 전신 증상

Part 3 외형편

1. 두부·안면부
  (1) 머리[두부(頭部)] _ 160
  1)두경지수(頭徑指數) / 2)전두골상(前頭骨相) / 3)두정부골상(頭頂部骨相) / 4)후두골상(後頭骨相) / 5)두부의 이상 증상
  (2) 얼굴[안면(顔面)] _ 165
  1)망색십법(望色十法) / 2)색진(色診) / 3)얼굴의 색진 / 4)얼굴의 색징(色徵) / 5)면색순역(面色順逆) / 6)면상삼정(面上三停) / 7)얼굴의 유형 / 8)안면의 배속(配屬) / 9)안면 배속의 응용 10)내장 기능이 고르지 못한 얼굴 / 11)뺨의 증후 / 12)이마의 증후 / 13)인당의 증후 / 14)턱의 증후 / 15)법령(法令 ; 비순구)의 증후

2. 눈·귀·코·입·혀·치아
  (1) 눈 _ 186
  1)눈은 오장의 정기가 모인 곳 / 2)눈과 오륜 / 3)눈의 모양 / 4)눈빛 / 5)눈꺼풀[안검(眼瞼)] / 6)눈 흰자위[백정(白睛)] / 7)눈 검은자위[흑정(黑睛)] / 8)눈썹 / 9)눈물 / 10)눈에 먼저 드리워지는 죽음
  (2) 귀 _ 205
  1)귀와 신장의 기능 / 2)귀와 생식 능력 / 3)귓바퀴[이곽(耳廓), 이륜(耳輪)], 귀 삼각와와 귓불[이수(耳垂)] / 4)이농(耳聾)
  (3) 코 _ 210
  1)코의 부위별 명칭 / 2)코와 남성 / 3)코와 여성 / 4)코는 명당(明堂) / 5)콧대 6)콧구멍 / 7)코의 질환 / 8)코와 소아 / 9)코를 잘 고는 사람의 외형 / 10)콧물·가래의 감별
  (4) 입 _ 223
  1) 입술의 색 / 2) 입술의 모양 /

차례

3) 윗입술 · 아랫입술 / 4)인중의 증후
(5) 혀 _ 234
1)혀와 위, 혀와 오장 / 2)혀와 심비(心脾)
3)혀의 색 / 4)혀의 모양 / 5)혀의 운동
6)설태의 유형 / 7)설태의 색(色) /
8)설태의 모양 / 9)설하 · 상악 · 협점막
(6) 치아 _ 246
1)치아의 모양과 색 / 2)잇몸의 증후

3. 인후 · 경항 · 흉부 · 복부
(1) 인후(咽喉) _ 250
(2) 경항(頸項) · 등 _ 256
1)목 / 2)어깨
(3) 흉협(胸脇) _ 261
1)갈우(검상돌기) / 2)결분(缺盆) /
3)흉곽(胸郭)
(4) 유방 _ 263
1)이상적인 유방 / 2)유방의 유형 /
3)유두 / 4)유륜(乳輪 ; 젖판)
(5) 복부 _ 269
1)복부의 외형 / 2)복벽 호흡운동의 망진 /
3)장연동파 · 동통 양상의 망진 /
4)선조 · 반흔 및 반상출혈의 망진 /
5)기타 복부 형태의 망진 /
6)복부의 피부색에 의한 망진
(6) 배꼽 _ 277
1)배꼽의 형태 / 2)배꼽의 색깔 /
3)배꼽과 임신

4. 피부 · 육(肉) · 근(筋) · 뼈
(1) 피부 _ 282
1)피부의 색 / 2)피부의 온도와 건습 /
3)부종의 촉진 / 4)피부 발진 등의 트러블
5)피부의 문리(紋理) / 6)점(點)
(2) 육(肉) _ 292
1)비만 타입 / 2)비만 증후와 비만의 측정
3)수척 / 4)주리(腠理)와 기육(肌肉)
(3) 근(筋) _ 299
1)체형 / 2)12경근(頸筋)의 특성 /
3)근육의 긴장과 근육통 / 4)근력의 약화
5)힘줄의 병
(4) 뼈 _ 311
1)남녀의 뼈의 차이 / 2)관절과 이상 체격
3)뼈의 여러 증상 / 4)뼈의 외형상 특징

5. 손 · 발
(1) 손 _ 322
1)어깻죽지와 팔 / 2)손가락 / 3)손가락의
모양 / 4)손가락의 색 / 5)손가락의 3관
(三關) / 6)손의 온도 촉진 / 7)손바닥 /
8)손바닥의 구(丘) / 9)손금 /
10)지문(指紋) / 11)손톱
(2) 발 _ 369
1)걸음걸이 / 2)다리 / 3)발의 궁(弓) /
4)발의 건강 / 5)발뒤꿈치

6. 모발 · 전음 · 후음
(1) 모발 _ 377
1)신(腎) · 기화재발(其華在髮) / 2)수염 /
3)머리카락 / 4)대머리(탈모) /

5)백발 · 새치 / 6)체모(體毛) /
7)음모(陰毛)
(2) 전음(前陰) _ 385
1)음경 / 2)고환 · 음낭 / 3)여성의 전음 /

4)산증(疝證)
(3) 후음(後陰) _ 391
1)치질 / 2)장풍(腸風)과 장독(腸毒)

Part 4 잡병편

1. 암(癌, 적취(積聚)]
(1) 암의 망진 개요 _ 394
(2) 암의 일반적인 전신 증상 _ 394
1)얼굴 / 2)모발 / 3)눈 / 4)귀 · 코 /
5)혀 · 입 / 6) 목 · 어깨 / 7)유방 /
8)손 · 발 / 9)피부 / 10)복부 /
11)소변 · 대변 / 12)자궁 · 기타
(3) 각종 암의 망진 _ 400
1)갑상선암 / 2)구강암 / 3)비인암 /
4)후두암 / 5)위암 / 6)장암 / 7)췌장암 /
8)간암 / 9)담낭암 · 담도암 / 10)유방암
[투유(妬乳), 내암(嬭巖), 유암(乳巖)류] /
11)자궁암[석가(石瘕), 혈고(血蠱), 혈징
(血癥) 등의 각종 암류(癌瘤)] /
12)전립선암 / 13)백혈병

2. 중풍(中風)
(1) 중풍의 체형 _ 407
(2) 머리 _ 407
(3) 혀 _ 409
(4) 손발 · 손톱 _ 409

3. 두통
(1) 두통의 부위 _ 411
(2) 두통의 유형 _ 411

4. 소아의 병
(1) 소아의 한열 7증 _ 413
1)소아의 한증 / 2)소아의 열증
(2) 소아의 장수와 단명의 감별 _ 414
(3) 소아의 안면 망진 _ 417
(4) 소아의 눈의 망진 _ 417
(5) 소아의 입과 입술의 망진 _ 419
(6) 소아의 코의 망진 _ 420
(7) 허약한 아이 _ 422
(8) 오장의 만성 소모성 증상 _ 424
1)간장 기능의 허약 / 2)심장 기능의 허약
3)비장 기능의 허약 / 4)폐장 기능의 허약
5)신장 기능의 허약
(9) 소아의 여러 병증 _ 426
1)숫구멍이 이상할 때 / 2)성장통의 특징
3)태질(胎疾) / 4)5연(五軟)과 5경(五硬)
5)가와사키병 / 6)알레르기성 질환 /
7)경풍(驚風) / 8)놀란 병 / 9)소아의 발열
10)소아의 복통 / 11)소아불안증 /
12)수두 / 13)어린이가 죽는 증

● 찾아보기 _ 442

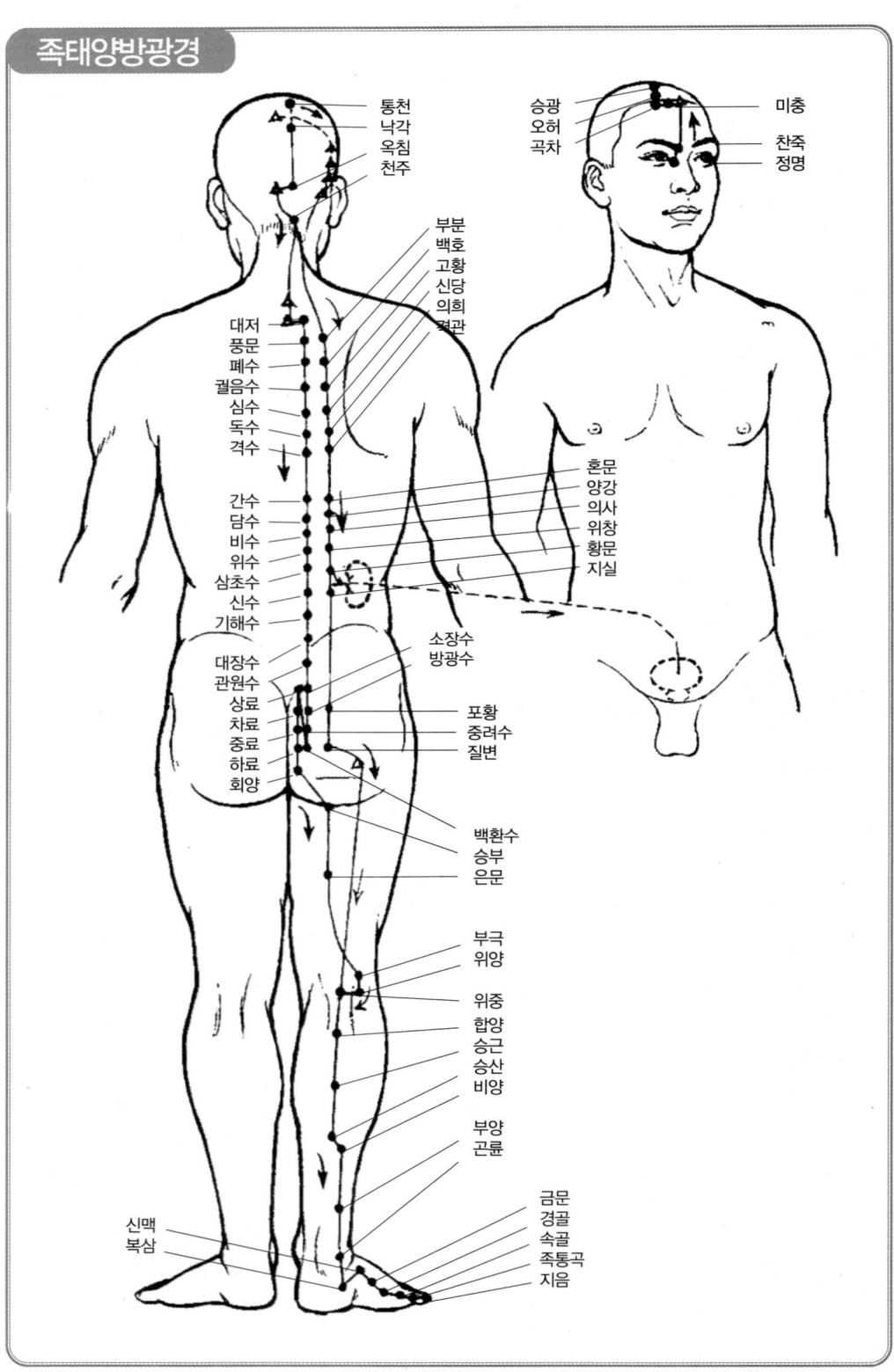

Part 1
서론

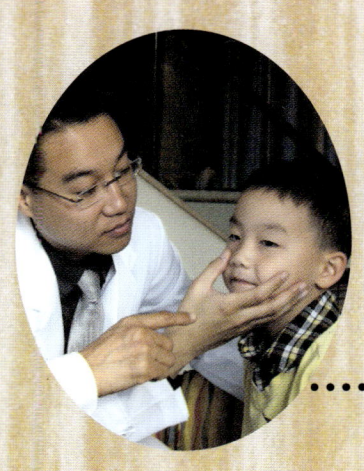

서양의학이 병명을 확정한 후에야 치료 방침이 서는 의학이라고 한다면, 동양의학은 병명보다는 증세를 파악해야만 치료 방침이 서는 의학이라고 말할 수 있다. 다시 말해서 서양의학의 진단 목적은 병명을 발견하는 데 있고, 동양의학의 진단 목적은 병증을 파악하는 데 있다.

1. 8강(八綱)의 묘리

　서양의학이 병명을 확정한 후에야 치료 방침이 서는 의학이라고 한다면, 동양의학은 병명보다는 증세를 파악해야만 치료 방침이 서는 의학이라고 말할 수 있다.
　다시 말해서 서양의학의 진단 목적은 병명을 발견하는 데 있고, 동양의학의 진단 목적은 병증을 파악하는 데 있다.
　동양의학에서 병증을 파악하는 법을 '진법(診法)'이라 하며, 그 주요 내용은 망진(望診)·문진(問診)·문진(聞診)·절진(切診)이다. 이 4가지 진단법을 통해서 병상을 수집하여 병을 일으키는 원인을 파악하고, 그런 연후에 8강(八綱)을 운영해서 분석·귀납시켜 병증의 속성, 정기(생명 에너지)와 사기(질병을 유발하는 기운)의 성쇠, 병변이 있는 위치의 깊고 얕음을 인식하고, 복잡한 병상을 체계화시켜 적절한 진단을 내리게 된다.
　따라서 눈으로 보고 사람의 품성이나 재색은 물론 건강 상태나 질병을 알아내고자 한다면, 우선 8강에 대해 터득해야만 정확하게 파악할 수 있다.

　8강이란 음양(陰陽)·표리(表裏)·한열(寒熱)·허실(虛實)을 말한다.
　음양은 병증의 유형을 구별하는 것이고, 표리는 병변이 존재하는 부위를 지시하는 것이다. 한열은 병상의 증후가 되는 현상을 가리키는 것이며, 허실이란 정기와 사기의 성함과 쇠함을 가리키는 것이다.
　이제 8강의 운영에 대해 몇 가지로 나누어 설명하기로 한다.

음(陰)·양(陽)	병증의 유형을 구별하는 총강
표(表)·이(裏)	병변이 존재하는 부위
한(寒)·열(熱)	병상의 증후가 되는 현상
허(虛)·실(實)	정사(正邪 ; 정기와 사기)의 소장(消長 ; 성함과 쇠함)

(1) 음양의 성쇠

　음양은 동양의학의 중요한 기초 이론의 한 부분으로, 일찍이 어떠한 사물이든 대립과 동시에 통일이 있는 음·양의 양면을 갖고 있다고 생각하였으며, 이 음양의 대립 혹은 상호 작용과 부단한 운동을 우주 만물이 생성·변화하여 쉬지 않는 원동력으로 보았던 것이다. 그러므로 음양은 만물의 강령이며, 변화의 근원이다.

따라서 모든 현상도 음양으로 구분될 수 있고, 인체의 구조도 음양으로 구분될 수 있다. 음양이 항상 그 평형 상태를 유지하여야만 정상적인 생리 상태가 유지되는 것이다. 만약 음양이 조화를 잃으면 평형의 파괴가 오고 편승이 발생하며, 따라서 질병을 발생시키는 계기가 된다.

그러므로 병리 현상이 발생한 후에는 증세가 아무리 복잡하게 나타나더라도 귀납하면 음양의 편성(치우치게 성함)과 편쇠(치우치게 쇠함)에 지나지 않는다.

아무리 8강을 논한다 하지만, 표리·한열·허실은 음양이 개괄하는 것으로 음양은 8강의 총강이 된다. 예를 들어 표(表)·열(熱)·실(實)은 양(陽)의 범위에 속하고, 이(裏)·한(寒)·허(虛)는 음(陰)의 범위에 속한다.

《경악전서》에도 "우선 음양을 밝히는 것만이 의도(醫道)의 강령이다."라고 했듯이, 음과 양 두 강령을 변증의 주요한 관건으로 보는 것이다.

동양의학에서 '음증'이니 '양증'이니 하는 것은 복잡하고 변화가 많은 증후를 음과 양의 두 가지로 개괄한 것이다. 즉, 보다 밝고 덥고 뻗치고 외향적인 증후가 많은 병증을 양증으로 관찰하고, 보다 어둡고 춥고 구부리고 내향적인 증후가 많은 병증을 음증으로 관찰한다.

또 장부(臟腑) 중 장의 병은 음에 속하고, 부의 병은 양에 속한다. 기혈(氣血) 중 혈의 병은 음에 속하고, 기의 병은 양에 속한다.

예를 들어 얼굴을 밖으로 향한 채 눕거나 수족을 곧게 뻗고 밝음을 좋아하며, 찬 것을 좋아하면서 가슴이 후끈 달아오르며 몸에는 열이 많고 손발이 따뜻한 증상이 있으면 이는 양증이다. 반면 얼굴을 벽으로 향한 채 눕거나 수족을 오그리고 눈을 감고 밝은 것을 싫어하며, 찬 것이 싫어 따뜻한 것을 찾거나 몸이 차고 손발이 싸늘한 증세가 있다면 이는 음증이다.

같은 이치로 대변이 굳어 있고 소변이 붉으며 맥이 들떠 있고 빠른 편에 속하면 양증이라 하고, 대변이 굳지 않고 소변이 투명하며 맥이 가라앉아 있고 느린 편에 속하면 음증이라고 한다.

그러나 양이 지나치게 허해져 있을 경우도 있으며, 음이 지나치게 허해져 있을 경우도 있으니, 이것을 양허(陽虛)·음허(陰虛)라고 한다.

양허하면 양적인 증후들이 없으므로 몸은 차고 소화가 되지 않으며, 대변은 묽고 맥은 크기는 하나 힘이 없고 입술이 파리하다. 음허하면 음적인 증후들이 없으므로 몸에 열이 많고 열이 위로 치솟으며, 이러한 허화(허해서 오는 열화)가 위로 치솟기 때문에 입이 마르면서 입술이 타고, 대변은 굳어지고 맥은 빠르면서도 힘이 없다.

이 상태가 더욱 지나쳐 음이나 양이 편허(치우치게 허함)한 데서 그치지 않고 고갈된 상태에 이를 수가 있다. 이렇게 양이 고갈된 것을 '망양(亡陽)'이라 하며, 음이 고갈된 것을 '망음(亡陰)'이라고 한다. 망양·망음은 질병 과정 중의 중대한 증세로, 대개는 지나치게 땀을 흘렸거나 토하거나, 지나치게 설사를 했거나 고열·실혈 등이 과다한 상황 속에서 나타난다.

(2) 표리의 상대성

표리는 병위(병변의 위치) 즉, 병적 현상이 발현되는 부위를 말하니 표(表)는 양이요, 이(裏)는 음이다.

질병이 우선 체표부의 경락에 반응을 보이는 것도 많으나, 직접 외사(체외로부터 침입하여 질병을 유발하는 기운)가 직음(음경락에 직접 침입하여 질병을 유발하는 기운)하여 3음증과 같은 이증(裏證)을 야기하는 수도 있다. 그러나 신경성·과로·음식 등에 의한 급성 질병은 외기의 변동 등 외부 요인에 의한 것이 많고 비교적 급격하게 체표부에 발현되는 일이 많으므로 표증이다. 표증(表證)은 '양' 현상 즉, 양에 속한다고 할 수 있다.

표증은 대체로 실증이 많으나 역시 허실의 구별이 있고, 한열의 차이도 있다. 또한 이증도 한열·허실과 연관을 지어 관찰하지 않으면 안 된다. 또 하나의 병으로써 표증이 있는 위에 다시 이증이 있는 경우도 있다. 이를 '표리동병(表裏同病)'이라 하며, 이 역시 한열·허실로 구분지어 관찰하지 않으면 안 된다.

한편 「상한병」에서는 소위 '6경증'이라고 하여 표증으로부터 이증에 이르기까지 6단계로 구분하였는데, 태양·소양·양명의 3양증과 태음·소음·궐음의 3음증이 그것이다.

3양은 표병이요 3음은 이병인데, 대개 상한 초기에는 표증으로부터 시작하여 점차 안으로 병이 전변되어 급기야 이증에 이를 수도 있으며, 때로는 표리 사이에 머물수도 있다. 이렇게 표증도 아니고 이증도 아닌 상태를 '반표반리(半表半裏)'라고 한다. 그러나 질병이란 반드시 '표'에서 '이'로만 전해지는 것이 아니라, 때로는 '이'

에서 '표'로 전해지는 수도 있다.

따라서 진단을 할 때에는 표증·이증·표리의 중간, 표리의 한열·허실 등을 잘 구분해야 한다.

(3) 한열과 진가(眞假)

모든 사물과 현상은 음과 양으로 구분할 수 있다.

체온이 높아 찬 것을 좋아하고 추운 계절을 좋아하며, 갈증이 많아 냉수를 찾고 얼굴이 붉고 감정의 변화가 많으며, 맥은 강하고 빠르며 내쉬는 숨은 세고, 소변이 붉고 양이 적으며 횟수도 적으면서 변비가 되고, 혀에 누런 태가 앉는 경향은 '양'이다.

반면 체온이 낮아 따뜻한 것을 좋아해서 더운 계절과 따뜻한 물이 좋고, 갈증이 없으며

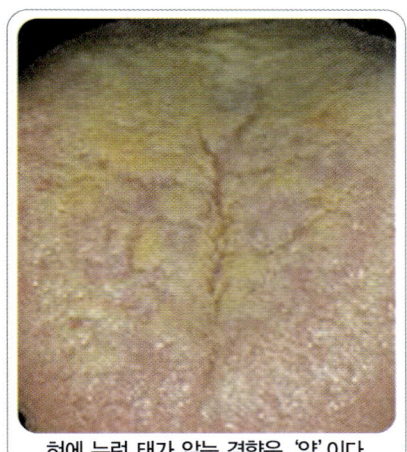

혀에 누런 태가 앉는 경향은 '양'이다.

얼굴은 약간 파리한 편이고 감정의 변화가 적거나 소극적이고, 맥은 약하고 느리며 들이쉬는 숨이 세고, 소변은 맑고 양이 많으며 횟수도 많으면서 묽은 변이나 설사를 하는 경향이 많은 것은 '음'이다.

그러므로 '한'은 '음'이요, '열'은 '양'이다. 그렇지만 임상에서의 감별은 그리 간단한 것이 아니다.

① 설사라고 해서 모두 한증은 아니다.

대변이 희박하면서 약간의 나쁜 냄새가 난다면 한증이면서 비위가 허하기 때문이요, 설사가 매일 새벽에 상습적으로 보인다면 한증이면서 비장과 신장의 기능이 허하기 때문이다. 또 처음에는 변이 굳지만 곧이어 배설되는 변이 묽거나 설사와 같다면 한증이면서 중기(중초의 기운)가 허하기 때문인 것이다.

그러나 같은 설사라도 변에서 썩은 냄새가 난다면 이것은 내부에 열이 적체되어 이루어진 열증에 속하며, 피고름(농혈)이 섞여 나오고 뒤가 무지근하면서 깨끗하지 못한 설사나 이질이 있다면 이것은 대장에 습열이 적체되어 이루어진 열증에 속한다.

② 변비라고 해서 모두 열증은 아니다.

만성질환자·노인·임신부·산모 등에서 볼 수 있는 변비는 열증이라기보다는 오히려 진액과 혈액이 부족해서 오거나, 장의 연동운동을 영위해 나갈 힘이 모자라는 기허 상태 때문이라고 볼 수 있다.

③ 소변의 색이 붉고 짙으며 양이 적다고 모두가 열증은 아니다.

소변이 방울방울 흐르면서 하복부의 통증과 발열 증상이 수반된다면 열증에 속하지만, 소변의 양이 점점 감소하거나 아예 배뇨를 하지 못하면서 허리와 다리가 냉하고 아프다면 이것은 오히려 한증에 속하면서 인체의 기능이 극도로 쇠약해졌다고 보는 것이 좋다.

이와 같이 일반적으로 한증과 열증을 감별하기는 쉽지만, 임상적으로는 그 감별이 그리 쉽지 못한 경우들이 많다. 이때는 비위가 허한가, 비장과 신장의 기능이 허한가, 중기(중초의 기운)가 허한가, 이열이나 습열이 강하고 실하게 적체되어 있는가, 진액과 혈액이 허한가 혹은 기허한가, 전신의 기능이 극도로 쇠약해졌는가 하는 따위를 아울러 가늠해야 할 필요가 있다.

이를 8강에서 '허실' 이라고 하였다.

상한(上寒)	소화가 되지 아니하며, 배는 그들먹하고 구역감이 있다.
하한(下寒)	소화가 되지 않은 변 그대로 설사를 하며 배가 아프고, 특히 하복부가 고환까지 당기면서 통증이 온다. 손발이 싸늘하고 냉증이 많다.
상열(上熱)	머리가 아프고 눈이 충혈되며, 목구멍이나 치아가 아프다.
하열(下熱)	변비가 오고 소변은 누렇거나 붉어지면서 매우 탁하다. 다리와 허리에 부종과 통증이 생긴다.

이상은 음양과 한열을 개괄적으로 본 것이지만, 때에 따라 한이 위에만 치우쳐 있는 경우도 있으며, 아래에만 치우쳐 있는 경우도 있다. 또 열이 위로만 기울어져 성한 경우도 있고, 아래로만 기울어 성한 경우도 있다.

예를 들어 열이 위에만 성해져 있으면 머리가 아프고 눈이 붉게 충혈되며, 목구멍이나 치아가 아플 수 있다. 또 열이 아래에만 있으면 변비에다가 소변이 누렇거나 붉어지면서 탁해지고, 허리나 다리에 부종과 통증이 생길 것이다.

이상과 같이 한이 위나 아래 어느 쪽으로 편성된 경우도 있고 열이 어느 쪽으로 편성된 경우도 있지만, 한증이 발전하여 극점에 도달하면 열의 가상(假象)이 나타날 때가 있으며, 또 열증이 극점에 도달하면 한의 가상이 나타날 때도 있다. 한증이 열의 가상을 나타낼 때를 '진한가열(眞寒假熱)'이라 하고, 열증이 한의 가상을 나타낼 때를 '진열가한(眞熱假寒)'이라 한다.

진열가한은 속열이 매우 성하나 그 양의 기운이 울체되어 밖으로 뻗지 못하기 때문에 수족은 차고 맥은 가라앉아 있다. 그러나 한편 이것을 누르면 손끝에 매끄럽고 힘이 있는 반응을 느낄 수 있다. 또 몸은 차디찬데도 자꾸 옷을 벗어던지려고 한다. 그 까닭은 체표 부위에는 한기가 있으나 속에는 열기가 있기 때문이다. 진한가열은 맥이 들떠 있거나 빠르지만 이것을 손끝으로 누르면 기별이 없으며, 무겁게 누르면 없는 것같이 느껴진다. 또 몸은 펄펄 끓어 불덩이 같은데도 오히려 옷을 껴입으려고 한다. 그 까닭은 열기가 체표 부위에 있으나 속에는 한기가 있기 때문이다.

(4) 허실과 기혈

앞서 말한 바와 같이 건강은 음과 양이 평형된 상태라고 한다면, 이 음양의 과부족 즉, 불균형이 되었을 때에 질병이 발생한다고 보는 것이 동양의학적 이론이다.

음양 중 한 쪽은 정상 상태이나 다른 쪽이 정상보다 부족할 때 이것을 '허(虛)'라고 하며, 이와 반대로 음양 중 한 쪽은 정상인데 다른 쪽이 정상보다 과한 상태를 '실(實)'이라고 한다.

그러나 허는 진음 혹은 원양의 부족을 의미하므로 허증은 내재적 원인이 주가 되어 만성 경과로 변하는 예가 많으며, 실은 내재적 원인이 아닌 외래적 원인 즉, 외기·음식 등에 의해 급격히 온다. 이때에 외래적 원인을 가상하여 이것을 '사(邪)'라 하고, 이 사기의 항진이 왕성한 것을 가리켜 '실'이라 하는 것이다. 따라서 허실을 판별하는 것은 환자의 정기의 강약과 사기의 성쇠를 가늠하는 것이다.

임상 때에는 허증과 실증과의 기본적 구별을 인식하지 않으면 안 되지만, 조금 더 나아가 기허에 속하는가, 혈허에 속하는가를 구분하고 허혈의 음양을 구분하여 허실의 진가를 감별하는 것이 필요하다.

㉮ 일반적으로 건강한 상태에서 병이 된 것은 대부분 실증에 속하고, 몸이 약해 오

래 앓았던 병은 대개 허증에 속한다.

㉯ 대개 환자의 체질과 증후가 여유와 강성의 현상을 띤 것은 실증이요, 부족이나 쇠약의 현상을 띤 것은 허증이다.

㉰ 진땀이 자꾸 흐르며 몸은 마르고 신경이 쇠약해지고 구토하며 소화불량을 일으키는 것은 허증이요, 밖으로는 경락을 폐색시키고 안으로는 장부의 기능을 묶거나 혹은 기를 막고 혈의 순환을 응체시키는 것은 실증이다.

㉱ 같은 외감병으로 발열·오한이 나더라도 땀이 없는 것은 표증 중에서도 실증이요, 땀이 있으면 표증 중에서도 허증이다.

㉲ 같은 위장 증세를 보이면서도 배가 그들먹하고 변비가 있는 것은 실증이요, 배가 유연하고 묽은 변이나 물같이 배설하는 변이면 허증이다.

㉳ 같은 복통이 와도 손으로 누르면 더 아프고 기분이 나쁘면 실증이요, 손으로 눌러서 시원하고 기분이 좋으면 허증이다. 그러나 지극히 허증일 때에는 오히려 성세를 부려 마치 실증처럼 보이고, 지극히 실증일 때에는 오히려 위축되어 마치 허증처럼 보이니, 마치 한열의 진가를 판별하듯이 허실의 진가도 판별하여야 한다.

기혈의 허실	
기허(氣虛)	호흡이 짧고 힘이 없다. 땀이 흐르고 심장이 두근두근거리며, 머리가 멍하고 귀가 울리며, 피로하고 식욕이 없고 소화력도 좋지 않다. 때에 따라 탈항·헤르니아·자궁탈출 등이 있을 수도 있다. 맥은 극히 약하다.
기실(氣實)	가슴이 답답하고 명치 밑이 뻐근하다. 가래가 많고 호흡이 가쁘며, 신트림이나 썩은 냄새의 트림이 올라오고, 변비 혹은 설사를 한다.
혈허(血虛)	영양부족이나 혈액 손실이 많아 잠들기 어렵고, 심장이 번거롭고 화내기 쉬우며, 밤에는 열이 오르고 잠잘 때만 땀이 날 수도 있다. 살갗이 까칠해지고 입술은 핏기가 없으면서 위축된다. 맥은 지극히 가늘고 힘이 없다.
혈실(血實)	어혈이나 축혈에 의한 까닭에 한열이 교착되고 조열이나 도한(수면중 땀흘림)이 있고, 몸이 쑤시거나 근육경련이 온다. 가슴이 찌르는 듯 아프고 입술과 혀는 검은 자색이 되며 기억력이 감퇴된다. 때로는 소화기 장기에 통증이 오며 대변은 검고, 아랫배가 당기며 아프고 배가 그들먹하다. 소변이 수없이 나오고 정신이상이 초래되는 수도 있다.

2. 망진의 내용

망진이란 의사가 시각에 의해 환자의 신(神)·색(色)·택(澤)·형(形)·태(態)를 관찰하여 병상의 변화를 예지하는 것이다.

(1) 신(神)

정신·신기 등의 변화를 관찰하는 것인데, 이 관찰로 그 사람의 성쇠를 예측할 수 있으며 질병의 경중과 예상되는 후유증의 상태를 알 수가 있다.

예를 들어 환자의 증상이 아무리 중하다 하더라도 신기(神氣)가 좋으면 정기(精氣)는 아직 상해 있지 않으므로 예후는 일반적으로 양호하지만, 비록 증상이 심하지 않아도 신기가 허탈해 있으면 이미 정기가 쇠약한 현상이므로 일반적으로 예후가 불량하다.

(2) 색(色)

청·황·적·백·흑(靑·黃·赤·白·黑) 등의 각종 색채를 말하는 것으로, 각 색은 5행(五行)·5장(五臟)과 연관이 있다.

5색(五色)	청(靑)	적(赤)	황(黃)	백(白)	흑(黑)
5장(五臟)	간(肝)	심(心)	비(脾)	폐(肺)	신(腎)
5행(五行)	목(木)	화(火)	토(土)	금(金)	수(水)

관형찰색(觀形察色)하여 푸르기가 물총새 깃과 같거나, 붉은빛이 닭벼슬 같거나, 누런빛이 게의 배딱지 같거나, 흰빛이 돼지기름 같거나, 검은빛이 까마귀 날개와 같이 광택이 있는 것은 다 예후가 양호한 것이니 살아날 징조이다.

반면 푸른빛이 초자와 같거나, 누런빛이 탱자 같거나, 검은빛이 연기에 그을린 것 같거나, 붉은빛이 엉긴 핏빛 같거나, 흰빛이 마른 뼈 같은 것은 다 예후가 불량한 색이니 사망할 징조이다.

그러나 실제로는 단일색으로 나타나는 경우가 적고, 대개는 강약의 차이가 있으나 2~3종 혹은 4~5종의 색이 얼굴의 특정 부위에 일시적으로 나타나는 수가 많은데, 이때는 다음과 같이 진단한다.

적색과 백색이 나타나면	폐가 약한 징조이다.
백색과 청색이 나타나면	음성폐결핵의 징조이다.
청색과 황색이 나타나면	간 질환, 특히 황달의 징조이다.
황색과 흑색이 나타나면	만성 위장병의 징조이다.
흑색과 적색이 나타나면	폐결핵의 징조이다.

(3) 택(澤)

신선·광·선명·암 등의 광채를 말한다. 신선하고 선명한 색택이면 예후가 양호하고, 암색과 광택이 없으면 예후가 불량하다.

예를 들어 황달병에는 음황(陰黃)과 양황(陽黃)이 있는데, 음황은 어두운 황색인 반면, 양황은 황색이지만 선명한 색깔이다.

(4) 형(形)과 태(態)

언제나 상호 관계에 있는 것으로 형태상을 보면 때때로 많은 병증을 알 수가 있다. 예를 들면 비대한 사람에게는 중풍이 많고, 마른 사람에게는 폐병이 많다. 또 등이나 어깨가 굽고 결리면 오장육부 중 부(腑)의 병이 의심되고, 허리가 불편하면 신(腎)의 병이 많으며, 눈을 감고 밝은 쪽을 보려고 하지 않으면 음증이요, 그 반대이면 양증이다.

이상과 같은 신(神)·색(色)·택(澤)·형(形)·태(態)를 기본으로 하여 영양 상태, 안색 및 피부색, 눈의 청탁(淸濁 ; 맑음과 탁함)과 윤건(潤乾 ; 윤택함과 건조함), 혀·발진(發疹)의 색조와 형상, 대소변이나 가래 혹은 월경의 상태와 색조, 손바닥이나 손톱 혹은 머리털 등의 상태와 색조, 동작의 적극성과 소극성 혹은 체위와 골격 구조 등을 관찰하여 집증(執證)해야 한다. 아무쪼록 오묘한 인체 내부의 상태를 정확히 파악하기 위해서는 인체의 외형을 잘 살펴야 한다.

중국의 명의 주단계(朱丹溪)도 일찍이 인체 내부의 병변을 알고자 한다면 외부에 나타난 변화를 관찰하면 된다고 하였다.

바로 색과 택을 관찰하고, 형과 태를 보며 소리를 듣고 체취를 맡아 병변을 알아본다는 것이다.

Part 2
내경편

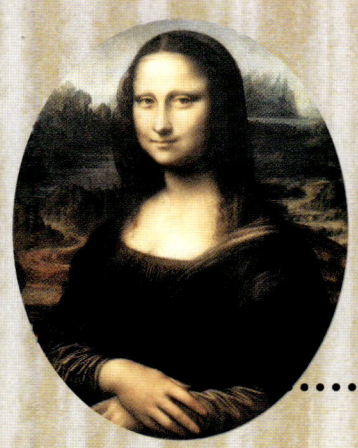

오묘한 인체 내부의 상태를 정확히 파악하기 위해서는 인체의 외형을 잘 살펴야 한다. 중국의 명의 주단계(朱丹溪)도 일찍이 인체 내부의 병변을 알고자 한다면 인체 외부에 나타난 변화를 관찰하면 된다고 하였다. 바로 인체에 나타나는 색과 택을 관찰하고, 형과 태를 보며 소리를 듣고 체취를 맡아 병변을 알아본다는 것이다.

1. 신형(身形)과 체질

(1) 신형(身形)

《동의보감》에 이런 말이 있다.

"일반적으로 사람의 형체는 키가 큰 사람이 작은 사람만 못하며, 몸집이 큰 사람이 몸집이 작은 사람만 못하며, 살진 사람이 야윈 사람만 못하며, 하얀 사람이 검은 사람만 못하며, 누렇게 들뜬 사람이 생기발랄한 피부색만 못하고, 피부가 엷은 사람이 피부가 두터운 사람만 못하다.

게다가 살이 찌면 습기가 많고 여위면 화기가 많으며, 피부가 희면 폐기(肺氣)가 허하고 검으면 신기(腎氣)가 충만하다. 이렇게 사람에 따라 형과 색이 다르고 장부(臟府)도 다르므로 외부의 증상이 비록 같다고 하더라도 치법은 사람에 따라 확연히 다르다."

《망진존경》에는 "형체가 비만한 형은 다혈소기(多血少氣 ; 혈이 많고 기가 부족함)하고, 형체가 소수한 형은 다기소혈(多氣少血 ; 기는 세고 혈은 모자람)하다"고 했다.

《의문법률》에는 "비만형은 체내에 습(濕)이 많고, 수척형은 체내에 화(火)가 많다"고 했다.

1) 형체의 세 가지 기본형

사람 체형의 강·약과 살찜·여윔은 내장기 기능과 기혈의 성쇠와 상응한다. 따라서 사람의 외형을 살핌으로써 각 장기의 기능을 알 수 있으며, 아울러 기혈의 성쇠와 사정(邪正 ; 病邪와 正氣)의 소장(消長)을 예측해서 알 수 있고, 심상(心相)마저 헤아릴 수 있다.

㉮ 머리는 정명지부(精明之府)로서, 정·기·신이 거처하는 곳이므로 이를 살펴 정신의 여부를 알 수 있다.

㉯ 등은 흉중지부(胸中之府)로서, 이를 살펴 흉곽 내의 장기가 건강한지 않은지를 알 수 있다.

㉰ 허리는 신지부(腎之府)로서, 이를 살펴 신장 기능의 여부를 알 수 있다.

㉱ 무릎은 근지부(筋之府)로서, 이를 살펴 근육의 상태를 가늠할 수 있다.

㉲ 뼈는 수지부(髓之府)로서, 이를 살펴 골수의 충족 여부를 알 수 있다.

쉽게 관찰하기 위해서 형체를 다음과 같이 세 가지 기본형으로 분류해 보자.

① 근골이 건실한 형

형체는 골격이 크고 기육(肌肉)이 충실하며, 흉곽이 넓고 두툼한 것이 볼품 있는 모습이다. 상체는 역삼각형이고, 얼굴은 사각형이며 광대뼈가 튀어나와 있다. 머리카락은 뻣뻣하고 숱이 많으며, 귀 중앙부가 울퉁불퉁하니 튀어나오고, 손가락의 길이가 엇비슷하면서 손가락마디가 굵다. 음성은 힘이 있고 무거우며, 글씨체는 갈겨 쓰는 모가 진 필체이다.

성격은 자존심이 강하며 의지적 실행가로서 관철력이 투철하지만, 융통성과 타협성이 없어 의견대립이 많고 졸속한 실천력으로 시행착오를 겪을 수 있다. 가정에서도 독선적이며, 취미도 한 가지에 빠지면 깊이 몰두한다.

일반적으로 내장기가 견실하고 기혈이 왕성해서 저항력도 강하며, 설령 병에 걸렸다고 해도 예후가 양호한 편이지만, 항상 아픈 부위나 약한 부위를 보호하려는 본능적 행위를 잘 관찰하면 이 체형의 취약점을 알아낼 수 있다.

② 살쪘으나 기허한 형

형체는 비만하고 근육은 물렁거릴 정도로 부드럽다. 배와 허리가 더 토실토실하고, 얼굴도 둥글며, 코·입술·귓불 등이 두툼하고, 머리카락과 눈썹은 숱이 많고 부드럽다. 손바닥도 부드러우며 두툼하고, 목소리 역시 부드러우나 약간 느리고 끝맺음이 명료하지는 않다. 글씨체도 둥글둥글하다.

성격은 사교적이며 온순하다. 융통성도 있으나 변덕이 심하다. 세밀한 계획에 따라 조직적으로 일을 처리하는 경향이 없기 때문에 언행불일치한 인물로 간주되기 쉬우며, 주관과 의지가 박약해서 일의 매듭이 희미하다. 그러나 뛰어난 사교술과 처세술로 위기를 잘 모면하는 수가 많다. 가정에서는 애정적이며, 비속한 취미에 몰두하고 팔방미인으로 꼽힌다. 미각이 예민하고 요리 솜씨가 있으며, 달고 기름진 것을 좋아한다.

일반적으로 피로해 하며 기운이 없고, 양기 부족과 다습다담(多濕多痰)의 경향이 있다. 그래서 어지럼증·가슴답답함·수족저림 등의 증상이 나타난다. 이러한 체형이 두통·어지럼·얼굴 붉어짐 등의 증상을 나타낸다면 중풍에 걸리기 쉽다. 둥글둥글하고 토실토실한 영양질 상태로 얼굴색까지 불그스레하면 동안처럼 보이기는 하지만, 중풍을 일으키기 쉬운 것이다.

③ 여위었고 음허한 형

형체가 바짝 여위고 메말라 가늘고 약하며, 흉곽이 협착해서 가슴둘레가 신장에 비해 작고, 어깨가 처져 있으며, 안색은 창백하고 피부는 거친 것이 특징이다. 그래서 나이에 비해 겉늙어 보이는 경향이 있다.

머리가 몸에 비해 큰 듯싶은데, 머리도 윗부분만 넓을 뿐, 턱으로 갈수록 좁아진다. 머리카락과 눈썹도 가늘고 부드러우며, 입술이 얇고 귓불도 얇다. 손끝이 가늘고 섬세하며 손금은 잔주름이 많아 복잡하다. 음성은 작지만 명료하다.

성격은 논리적이며, 깔끔하고 꼼꼼하며 정직하다. 홀로 있기 좋아하며, 기억력과 상상력이 풍부하고 예민한 분석력이 있다. 그러나 어딘지 쓸쓸한 성격이며, 현실보다 이상적이고, 상대에게 너무 완벽한 것을 원하면서 관용이 적기 때문에 때로 부딪치기도 하는데 그러면 쉽게 좌절한다. 좌절과 비관에 빠지면 쉽게 헤어나지 못하며, 때로는 스스로 불행을 예상하여 불행을 자초해 나가는 자기감응력이 큰 경향까지 있다.

일반적으로 정신신경계가 울체되기 쉬워 화(火)를 축적해서, 속칭 '홧병'을 일으

Tip 인체의 4해(四海)

인체에는 4해(四海)가 있으니, 수해(髓海)·혈해(血海)·기해(氣海)·수곡해(水穀海)의 4개가 그것이다. 《영추(靈樞)》「해론편(海論篇)」에 의하면,
① 수곡해는 위장이며, 이곳이 실하면 복부가 팽만해지고, 이곳이 허하면 공복감은 있으나 먹을 수 없다고 했다.
② 기해는 전중(膻中)이며, 이곳이 실하면 기가 막혀서 가슴이 답답해지고 호흡이 괴로워지며 이로 인해 얼굴이 붉어지고, 이곳이 허하면 원기가 없어지고 말도 할 수 없게 된다고 했다.
③ 혈해는 충맥(衝脈)이며, 이곳이 실하면 언제나 신체가 무겁게 느껴지고 울적해지는데 도대체 어디가 아픈지 알 수 없으며, 이곳이 허하면 언제나 야윈 것처럼 느껴지고 신체가 짓눌리는 것같이 압통이 생기지만 도대체 어디가 아픈지 알 수 없다고 했다.
④ 수해는 뇌(腦)이며, 이곳이 실하면 정력이 충실한 듯이 느껴지므로 성생활의 방종이 따라서 정(精)을 상실할 우려가 있으며, 이곳이 허하면 머리가 흔들리고 귀에서 소리가 나며 눈이 어지러워서 볼 수 없고, 종아리가 저리면서 아프고 수족의 힘이 빠져 언제나 눕기를 좋아하게 된다고 했다.

킨다. 이로써 음정(陰精)이 손상되어 후끈후끈 얼굴이 달아오르고, 발바닥이 화끈거리며 뺨이 붉어지고, 가슴도 열에 들뜬 듯 답답해지며, 때로 밤에 잠자리에서 옷을 적실 정도로 땀을 흘리기도 한다.

2) 한국인의 신체적 특질

인종을 분류하는 데에는 인자형(因子型)에 의한 것과 표현형(表現型)에 의한 것이 있는데, 이 중에서 표현형이란 유전적으로 내려오는 신체적 특징인 피부색·머리카락의 형태·신장·체모 등으로 분류하는 방법이다.

한국인은 황색인종이며, 몽고인종 중에서도 북방계 몽고인종에 속한다.

㉮ 키는 중등대(中等大)에 속한다.

세계 인류의 신장분류표를 보면 초과소·소·중등대·대·초과대 등으로 나뉘는데, 중등대의 키는 남자 164~167cm, 여자 153~156cm이다.

㉯ 얼굴은 몽고족의 보편적 인상과 같다.

즉 얼굴은 넓고 크며, 관골이 앞으로 솟고 턱뼈는 강대하다. 비근(鼻根 ; 양 눈 사이의 콧대)은 들어가고 콧방울은 넓으며, 입이 넓고 입술도 넓다.

㉰ 머리의 형태는 단두형(短頭型)이다.

다른 민족과 구별되는 보다 구체적인 신체상의 특징은 두개골의 길이와 폭의 지수(指數)인데, 한국인은 머리의 길이가 짧고 폭이 넓은 단두형이다. 두개강의 용적은 1,800cc로 큰 편이고, 뇌의 중량 역시 남자는 1,353g, 여자는 1,206g이다.

한편 백회(百會) 경혈이라 불리는 두정부의 살집은 빈약한 편이다.

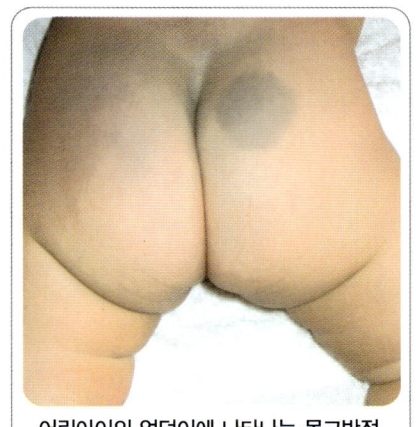
어린아이의 엉덩이에 나타나는 몽고반점.

㉱ 체형은 가슴이 좁고 다리가 짧다.

흉곽은 좁고 길다. 체모도 적으며, '몽고반점'이라는 푸른 반점이 어린아이의 엉덩이에 나타나고 피부에 점도 많은 편이다.

한국인의 체형은 주로 원통형으로 하체가 짧다. 손목·발목도 짧다. 또 한국인의 90%는 한쪽 다리의 각도가 뒤틀려 있거나 길다.

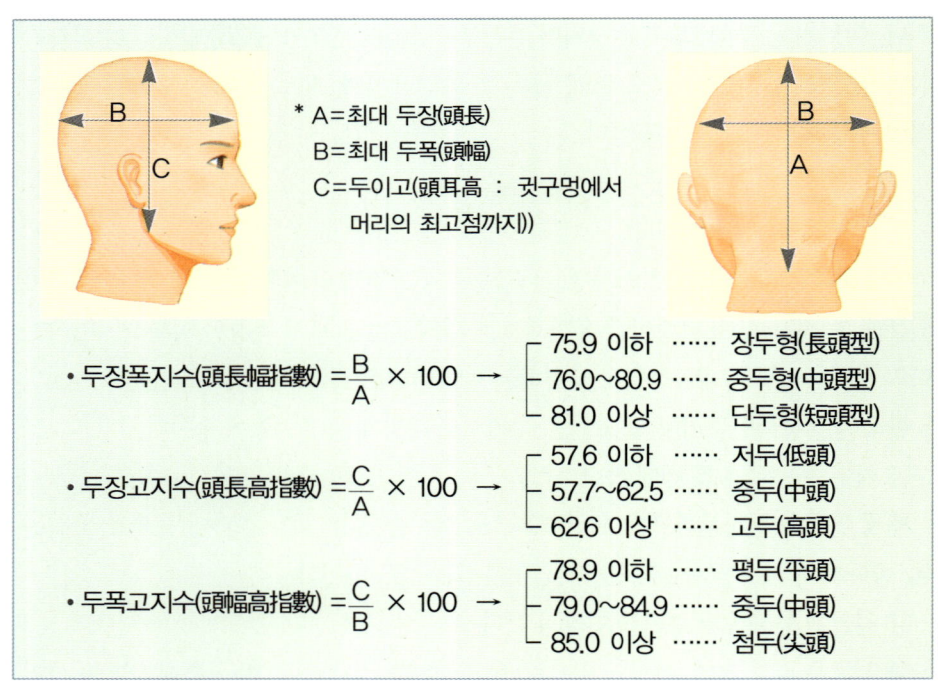

일반적으로 왼쪽 다리가 긴 사람은 위·장 등 소화기가 약하고 비뇨생식기 질환에 걸렸거나 걸릴 우려가 매우 크다.

그리고 오른쪽 다리가 왼쪽 다리보다 더 긴 사람은 천식·심장병·순환기·기관지 등의 질병에 약하다.

3) 수명의 망진

천수를 다할 장수의 상을 망진하면,

① 코와 턱이 강해야 장수한다.

㉮ 코가 길고 높다.
㉯ 턱이나 볼이 강건하게 윤곽이 뚜렷하다.
㉰ 안면의 상·중·하의 기복이 뚜렷하게 균형 잡혀 있다.
㉮와 ㉯는 호흡과 음식저작이 완전히 이루어지고 영위의 운행이 조화된 증거이며, ㉰는 뼈대가 튼튼하고 살집이 좋다는 증거이다.

한편, 천수를 다하지 못하는 상을 망진하면,

㉮ 코가 짧고, 콧구멍이 밖으로 향하여 크게 벌어진다.
㉯ 호흡이 거칠고 숨결이 빠르다.
㉰ 턱이나 뺨도 빈약하고 광택이 없다.
㉱ 빈혈 상태로 근육도 단단치 못하다.

이런 사람은 자주 풍기·한기 등 천기에 손상되기 쉬우며, 그 때문에 혈기가 허하고 경맥의 흐름이 원활치 못하여 정기와 사기가 서로 싸우기만 하여 사기를 추방할 수 없다. 그래서 수명을 다하지 못하고 쓰러지게 되는 것이다.

② 몸매와 혈기가 조화를 이루면 장수한다.

㉮ 몸매와 혈기의 운행이 조화되어 있는 자는 수명이 길고, 반대로 조화되어 있지 않은 자는 요사한다.

㉯ 피부와 근육의 상태가 조화되어 있는 자는 장수하며, 조화되어 있지 않은 자는 요사한다.

㉰ 혈기의 운행이 왕성하면 몸이 다소 쇠약해 보이더라도 비교적 장수하지만, 반대로 몸이 강건해 보이더라도 혈기의 운행이 쇠약하면 단명한다.

㉱ 몸매가 충실하고 피부가 유연한 자는 장수하나, 몸매가 충실하되 피부가 긴장되어 팽팽한 자는 단명한다.

㉲ 몸매가 충실하고 맥이 건실한 것은 좋지만, 몸매가 충실한데도 맥이 지나치게 약한 것은 정기가 쇠진한 것이기 때문에 좋지 않다.

㉳ 몸매가 충실하고 어깨·손목·둔부·대퇴부 등의 근육이 풍만한 것은 근육이 단단하다는 증거이므로 장수할 수 있지만, 이와 반대로 외관상으로는 몸매가 충실해 보이더라도 이들 부위의 근육이 얇고 평평한 것은 근육이 무르다는 증거이므로 단명한다.

㉴ 귀 둘레의 골격이 평평하고 융기되지 않으면서, 도리어 그 높이가 주위의 근육보다 낮은 자는 30세가 되기 전에 사망할 수 있다. 만약 이런 사람이 병이라도 걸리면 20세까지도 살기 어렵다.

㉵ 혈기의 힘이 몸매보다 나은 경우는 외견상 약하게 보이더라도 장수하지만, 환자로서 이미 몸매가 수척하고 쇠퇴해졌으면 혈기가 충실한 것처럼 맥이 비록 강하더라도 이는 이미 진기(眞氣)가 아니므로 장수할 수 없고, 이때 맥이 너무 미약하면 위험한 상태이다.

③ 8가지가 크면 장수한다.

8가지가 크면[八大] 장수한다. 그러나 8가지가 작아도[八小] 격에 맞으면 건강 장수의 좋은 인상이라고 할 수 있다.

㉮ 눈이 크고 광채가 있으면 좋다. 그렇지만 작아도 가늘고 길면 좋다.

㉯ 코가 크고 연수가 높으면 좋다. 그렇지만 작아도 연수가 높으면 좋다.

㉰ 입이 크고 끝이 위로 향해 있으면 좋다. 그렇지만 작아도 붉고 윤택하면 좋다.

㉱ 귀가 크고 윤곽이 뚜렷하면 좋다. 그렇지만 작아도 단단하고 윤택이 있으면 좋다.

㉲ 머리는 크고 이마가 솟아 있으면 좋다. 그렇지만 작아도 골이 반듯하면 좋다.

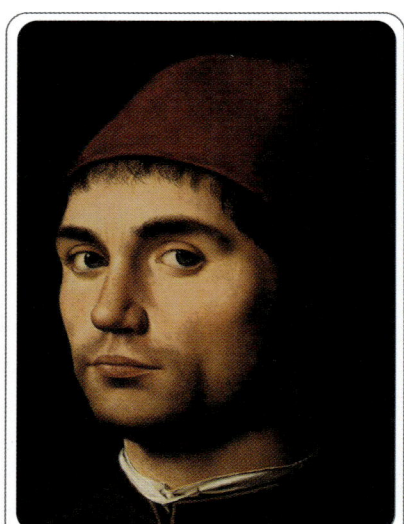

안토넬로 다 메시나의 작품 「어느 청년의 초상」 부분. 광대뼈가 툭 튀어나왔고, 턱이 강하다. 8대(八大)인상이다.

㉳ 얼굴이 크고 윤곽이 분명하면 좋다. 그렇지만 작아도 위엄이 있으면 좋다.

㉴ 몸이 크고 상체가 길면 좋다. 그렇지만 작아도 단정하면 좋다.

㉵ 목소리가 크고 맑으면 좋다. 그렇지만 작아도 맑으면 좋다.

④ 5관이 조화로우면 장수한다.

5관이란 명당(明堂)·궐(闕)·정(庭)·번(蕃)·폐(蔽)의 다섯 부위를 말한다.

명당은 코, 궐은 두 눈썹 사이, 정은 이마, 번은 뺨, 폐는 귓구멍 앞 입구의 돌기 부위이다. 열 발짝 거리에서 5관

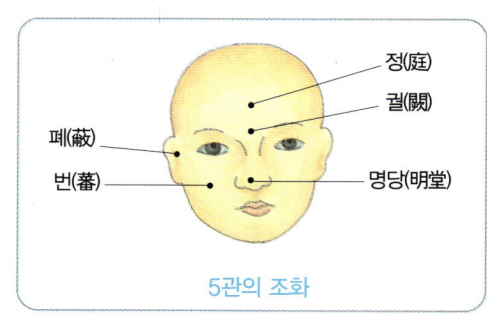

5관의 조화

을 살펴보아 이들 부위가 풍만하고 균형이 잡혀 있으면 장수할 상이다.

㉮ 이마(정)·두 눈썹 사이(궐)·뺨(번) 등이 조화를 이루고 있어야 하고, 코(명당)를 중심으로 뺨(번)·귀 둘레 골격(폐)이 정확히 자리를 잡아야 하며, 이 부위의 색택(빛나는 윤기와 광택)이 아름다워야 한다.

㉯ 반대로 오관이 뚜렷하지 못하고 이마(정)와 두 눈썹 사이(궐)가 넓지 않으며, 코

(명당)가 작은 경우나 뺨(번)·귀 둘레 골격(폐) 부위가 뚜렷하지 못하며, 귀 둘레 골격(폐)이 가라앉아 낮고 좁으며, 인중이 비틀어지고 턱이 빈약하면 각종 질병에 시달리고 오래 살지 못한다.

⑤ 코의 색이 맑으면 장수한다.

㉮ 콧마루가 우뚝하고 곧다.

㉯ 오장에 해당되는 부위가 순서 있게 배열되고, 육부에 해당되는 부위도 코를 중심으로 하여 그 양측에 바르게 배치되어 있다.

㉰ 미간(眉間)과 이마, 심(心)에 해당되는 부위가 양 눈의 중간선에 정확히 자리 잡고 있다.

㉱ 체내의 오장이 편안하고, 얼굴의 각 부위에 계절의 특성 있는 색깔이 나타날 뿐 이상한 색깔은 나타나지 않는다.

㉲ 더구나 오장의 표현인 코의 색택이 아름답고 맑다면, 이것이야말로 건강의 징표라고 할 수 있다.

⑥ 5열(五閱)로써 장수를 진단한다.

5열(五閱)이란 눈·귀·코·혀·입술의 다섯 기관을 망진한다는 것이다. 오장의 상태가 안면의 이 다섯 기관에 반영되기 때문이다. 이러한 반영을 5사(五使)라고 한다. 《영추(靈樞)》「오열오사편(五閱五使篇)」은 내장기의 반영처인 다섯 기관을 망진해서 내장기의 기능을 진단하는 방법을 서술했다.

먼저 안면의 다섯 기관의 기능이 정상이고, 눈썹 사이와 이마가 넓게 벌어지고 있음을 확인한 다음, 명당의 망진에 들어간다.

㉮ 코는 넓고 커야 한다.

㉯ 볼이 풍만하게 벌어진다.

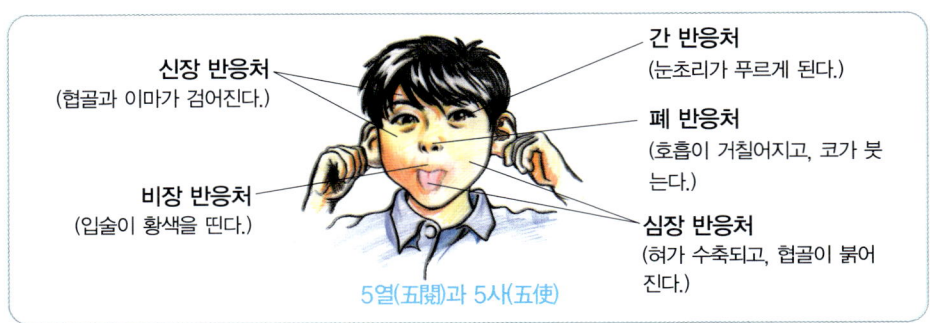

5열(五閱)과 5사(五使)

㉰ 턱이 든든하다.
㉱ 귀가 크게 드리워진다.
㉲ 안면에 나타난 다섯 색깔이 계절의 색깔과 합치되며, 안면의 전체 모습이 넓게 탁 트여야 한다. 이런 조건을 구비하고 있으면 장수하고 병에 걸려도 치료가 쉽다. 이는 선천적으로 혈기가 충실하고 살도 단단하기 때문이다.

그러나 5열 중,
㉮ 코를 살폈을 때 코가 붓고 호흡이 거칠면 폐에 병이 든 것이다.
㉯ 눈초리가 푸르면 간에 병이 든 것이다.
㉰ 입술이 황색을 띤다면 비장에 병이 든 것이다.
㉱ 혀가 수축되어 말려들고 광대뼈 부위가 붉다면 심장에 병이 든 것이다.
㉲ 광대뼈 부위와 이마가 검게 된다면 신장에 병이 든 것이다.

한편 병이 들지 않았더라도 원래부터 이들 안면의 다섯 기관의 기능이 나쁜 경우가 있는데,
㉮ 눈썹 사이나 이마가 좁고, ㉯ 코가 작으며, ㉰ 볼이 핼쑥하게 이완되고, ㉱ 턱이 작으며, ㉲ 귀는 얇고 뒤로 젖혀져 있다면 비록 병에 걸리지 않더라도 요사(夭死)하기 쉽다.

장수의 상	단명의 상
코가 길고 높다.	코가 짧고 인중이 비틀리거나 살집이 없다.
턱이나 볼의 윤곽이 강건하고 뚜렷하다.	귀 둘레의 골격이 가라앉아 낮고 좁다.
호흡이 완만하다.	호흡이 거칠고 숨결이 가쁘다.
음식을 씹는 저작이 잘 이루어진다.	턱·뺨이 빈약하고 광택이 없으며, 혈허증이 있다.
영위(營衛)의 운행이 조화를 이룬다.	영위의 운행과 호흡이 정상을 지키지 못한다.
뼈대가 튼튼하고 살집이 좋다.	뼈대가 작고 광대뼈가 약하다.
살이 부드럽고 윤택하다.	살이 부드럽지 않고 근육도 단단하지 않다.
피부가 튼튼하고 치밀하다.	피부가 부드럽지도 치밀하지도 않다.
어깨·손목·둔부·대퇴부 근육이 풍만하다.	엉치쪽 근육이 약하고, 뼈가 평평하거나 낮다.
원기가 곡기를 이기면 여위어도 장수한다.	곡기가 원기를 이기면 살이 너무 쪄 단명한다.

(2) 체질(體質)의 망진

1) 체질의 허(虛)·실(實)

 허와 실은 정기(인체의 생명 에너지)와 사기(질병의 유발 기운)의 비중을 가늠하는 기준이다. 즉 '허'는 정기의 허약을 나타내며, '실'은 사기의 강함을 뜻한다. 까닭에 허증이라고 하면 정기가 허약하기 때문에 나타나는 병적 증후군이며, 실증이라고 하면 강력한 병세를 동반하는 증후군이다.

 그러나 체질을 분류할 때의 허와 실이란 질병 진단상의 허와 실의 개념과는 조금

> **Tip 수명은 천명이다**
>
> 《소문(素問)》에는 인간의 수명이 하늘에 의해 이미 정해져 있다 하여 '현명어천(懸命於天)'이라 하였다. 이렇게 사람의 수명에는 각자의 천명이 있는데, 그 천명은 천지, 즉 부모로부터 받은 원기를 말한다[천명자 천지부모지원기야(天命者 天地父母之元氣也)]. 아비는 하늘에 비유되고 어미는 땅에 비유되는데, 부정모혈(父精母血)의 넉넉함과 모자람이 같지 않기 때문에 사람의 수명도 역시 각각 차이가 있다는 것이다. 그래서 선천적으로 아비와 어미로부터 받은 기가 넉넉하면 상·중의 수명[상중지수(上中之壽)]을 얻을 것이요, 기가 아비나 어미 중 어느 한쪽으로 치우치게 넉넉함을 품수하면 중·하의 수명[중하지수(中下之壽)]을 얻게 되지만, 기가 아비나 어미 모두의 쇠약함을 받은 때는 항상 수양·양생을 잘 해야 근근하게 하수(下壽)밖에는 얻을 수 없게 된다고 하였다. 그러나 그나마 수양을 잘 하지 못하면 단명할 수밖에 없다고 하였다.
> 한편, 선천적으로 강력한 저항력을 품수하고 충만한 에너지를 받아서 장수할 수 있는 여건을 두루 갖추고 태어났다고 하여도 기후나 환경의 불리, 정신적 스트레스, 과로와 음식의 부절제, 색욕의 방종 따위로 후천적 여건이 좋지 못하다면 천명을 보전하기 어렵다는 것이 《동의보감》의 지론이다.
> 까닭에, 천명에만 의지하여 개탄하지 말고, 먼저 사람으로서의 행할 바를 옳게 하고 최대로 갈고 닦은 다음 천명을 기다려야 한다고 《동의보감》은 또렷하게 계교를 내리고 있다. "전해지는 말에 의하면 몸을 닦아서 천명을 기다린다 하였으니, 반드시 인사를 다하여서 하늘의 뜻을 따라야 되는 것이다[필수진인사 이부천의(必須盡人事 以副天意)]!"
> 또한 《동의보감》에는 상양자(上陽子)의 말을 인용하여 "만 306일이나 296일이 되어 낳은 아이는 상등인품이 되고, 286일이나 266일이 되어 낳은 아이는 중등인품이 되며, 256일이나 246일이 되어 낳은 아이는 하등인품이 된다."고도 했다.

다르다. 체질 분류상의 '허'란 원기의 쇠약 상태를 뜻하며, '실'이란 원기가 건실한 상태를 뜻한다.

허성 체질은 소식하면서도 소화 장애가 쉽게 나타나고, 설사도 보다 잘 하는 편으로 저항력이 약해 감기를 비롯한 여러 질병에 걸리기 쉽다. 무슨 일이든 꼼꼼하게 처리하지만, 앞장서려 하지 않아서 큰 일은 도모하지 못하는 경향이 있다.

반면 실성 체질은 비교적 식욕이 왕성하고, 외향적 성격을 지닌 편이다. 자신의 건강을 과신한 나머지, 오히려 돌이킬 수 없는 질병에 빠지는 경향이 있으므로 주의해야 한다.

	허성(虛性) 체질	실성(實性) 체질
외형	• 얼굴색이 희고 푸른 기가 돈다. • 외모가 유순하고 미려한 편이다. • 피부가 얇고 눈이 가늘며, 턱이 예리하다. • 가슴이 좁고 목이 가늘며, 손가락도 가늘다. • 근골·치아가 약하고 근육이 무르다.	• 얼굴은 붉은 편이다. • 몸에 비해 머리가 큰 편이다. • 후각이 예민하고 안광(眼光)이 번뜩이며, 눈이 큰 편이다. • 손발이 항상 뜨거운 편이다. • 목이 굵고 어깨가 딱 벌어진 체격이다.
성격	• 내성적이고 꼼꼼하나, 사소한 일에도 감정의 변화가 크다.	• 외향적이고 자기주장이 투철하며, 의도했던 일을 과감하게 실행한다.
식성	• 뜨거운 것을 좋아하고, 단 것을 즐긴다. • 소식(小食)하며, 편식 경향이다. • 평소 자기 기능을 강화하고, 과음과 편식을 피해야 한다.	• 찬 것을 좋아하고, 쓴 것도 잘 먹는다. • 무엇이든 잘 먹는다. • 건강을 과신하고 과음과 과식하는 것을 피해야 한다.
주의할 질병	• 목소리가 가늘고 낮으며, 쉽게 목이 쉰다. • 쉬 피로하고 저항력이 약하며, 일단 질병에 걸리게 되면 만성·고착화된다. • 정신신경계, 소화기 질환, 요통에 주의해야 한다.	• 목이 굵고 힘이 있으며, 발음이 명료하다. • 열정적인 성격과 충실, 과감한 행동 때문에 가정 문제가 오지 않도록 자제해야 한다. • 비뇨생식기, 심장순환기 질환, 성기능 쇠약을 주의해야 한다.

2) 체질의 음(陰)·양(陽)

체질은 시대에 따라, 동서에 따라, 학자에 따라 그 분류 방법이 다르다.

그러나 체질을 대별하면 음성 체질과 양성 체질로 양분할 수 있다.

① 양성 체질은 얼굴에 붉은빛이 돈다.

이 체질은 양이 성하고 음이 허하기 때문에 체온이 높은 편이다. 따라서 서늘한 것을 좋아하게 되고 겨울이나 가을을 좋아하며, 물을 많이 마시는데 특히 냉수를 즐긴다. 열이 있기 때문에 소화도 잘 되어서 식욕이 왕성한 편이나, 변비가 잘 되거나 열에 의하여 소변이 붉으면서 탁하고, 분량 역시 적고 횟수도 드문 편에 속한다.

또 능동적이고 적극적이기 때문에 감정의 변화가 극렬하고 육체적 움직임이 많다. 따라서 맥박도 빠르고 강한 편이며, 내뿜는 숨[호식(呼息)]이 강하다. 잘 웃고 경쾌한 편이며 용감하고 야욕이 강한 편이다. 음식도 담백하고 정갈한 것을 좋아한다.

② 음성 체질은 손·발 또는 하복부가 냉하다.

음성 체질의 외형은 얼굴이 창백하거나 푸른 기가 돌며 손·발 또는 하복부가 냉하다. 이 체질은 음이 성하고 양이 허하기 때문에 체온이 낮아서 자궁의 분비물이 심한 편이고, 손발이 저리기 쉽다. 그래서 따뜻한 곳에 기거하려고 하며, 따뜻한 물을 좋아하되 그리 많이 마시려고 하지는 않는다. 추위를 잘 타기 때문에 봄이나 여름 같은 계절을 좋아하지만, 봄이면 생동·충동하려는 생리적 욕구에 인체의 기능이 미처 따라가지 못하기 때문에 '봄을 타는 병'을 앓게 된다.

또 몸이 찬 편이기 때문에 갈증도 별로 없고 소화도 제대로 되지 못한다. 뱃속이 꾸르륵거리는 장명이 심할 수 있으며, 식욕마저 적은 편이나 설사하기도 쉽다. 소변이 맑고 분량이 많으며 횟수도 잦다.

오락으로는 장기·바둑·화투를, 취미로는 독서나 영화 관람 등 고요히 있는 것을 좋아한다. 즉 양성 체질처럼 적극적이고 동적인 취미랄 수 있는 여행·등산·골프·스키보다는 정적이고 소극적인 취미를 갖는 편이다. 맵고 자극성 있는 음식을 좋아하고, 술이나 담배를 의외로 즐기는 편이다.

불면을 호소하거나 머리가 무겁고 어지럽다고 말하기 쉬우며, 생각에 잠기기 쉽고 침울해 하며 눈물을 잘 흘리는 편이다. 용감하지 못하고 누구를 원망하기도 잘 한다. 한편 성에 탐닉하는 경향으로 성욕은 강한 반면, 그 기교면에서는 떨어지는 경향을 갖고 있다.

따라서 변태성욕을 띠게 되거나, 혹은 성적 호기심을 만족시키기 위해 연애지상주의자가 되기도 한다. 그러나 학구적이고 세심한 직업에 대성할 수 있는 것이 이 체질의 특징이다.

3) 5태인(五態人)의 감별

《영추(靈樞)》「통천편(通天篇)」에는 체질과 성격을 5행(五行)에 맞추어 음양화평인을 기준으로 하여, 태양·태음·소양·소음의 5가지 체질로 나누었다.

① 음양화평인(陰陽和平人)은 의젓하다.

이 체질의 외형은 특히 눈매가 매우 부드럽고, 생김새도 잘 조화되어 있다.

위엄이 있고 온화하며 인자하다. 욕심이 없고 신의와 충효를 지키며, 모든 것이 순리대로 움직이게 한다. 음에 치우치지도, 양에 치우치지도 않게 조화를 지킨다.

단, 비현실적인 경향이 있는 것이 단점이다.

② 태양인(太陽人)은 꼭 임신부처럼 걷는다.

이 체질의 외형은 어깨를 척 젖히고 배를 불쑥 내밀고 걷는 것이다.

태양의 특징 그대로 양이 많고 음이 적다. 그래서 자만심이 대단하다. 상대방을 우습게 여기며 타협심이 적어 제 고집을 끝까지 관철하려고 한다. 또 허영·허풍이 심한 것이 단점이다.

③ 태음인(太陰人)은 꼭 장승 같은 인상이다.

이 체질의 외형은 장승처럼 체구가 크고 곧다. 또한 살이 검고, 허리와 등이 쭉 뻗어 있다.

의젓한 것 같고 공손한 것 같으나 탐욕이 많다. 인자한 면이나 융통성·타협심이 적지만, 겉으로는 제법 겸손한 티가 난다. 청렴결백한 듯싶지만 욕심이 많은 이기주의자이다. 그렇다고 조급하게 욕심을 채우려고 하지는 않는다. 은근하게 남이 알지 못하게, 느릿느릿 의뭉스럽게 일을 처리한다. 폐 기능이 약해 혈액 중의 산소량도 부족해서 신진대사에 장애가 많다. 또 간장 기능이 너무 좋다고 무리하는 바람에 간 기능마저 약화되는 것이 단점이다.

④ 소양인(少陽人)은 경박한 교만인의 모습이다.

이 체질의 외형은 고개를 쳐들고 어깨는 건들건들 흔들며, 경박스러우면서도 교만한 모습으로 걷는다. 재주와 총명함이 있기 때문에 자만심도 대단하다.

또한 사교성은 있으나 집안일에는 관심이 적다. 따라서 기를 꺾는 약물요법을 쓰는 것이 좋다.

⑤ 소음인(少陰人)은 풀이 죽은 쭉정이 자세로 걷는다.

이 체질의 외형은 패기라고는 어느 구석에서도 찾아볼 수 없을 정도로 잔뜩 몸을 구부리고 힘이 없이 걷는다. 그러나 일면에는 청아한 선비의 자태가 보이고, 일면에는 쌀쌀하고 깐깐한 모습도 보인다.

질투심과 시기심이 많아 자비도 없으며, 때로 남이 이득을 보면 괜히 자기가 손해를 본 듯 배 아파한다. 소화기관의 기능에 있어서 위장은 약한데, 소장은 항상 극성해서 균형을 잃고 있다. 그래서 기혈이 모두 손상되기 쉽다.

4) 사상체질의 외형 망진

① 태양인 : 귀가 크고 머릿골이 성하다.

㉮ 우선 귀가 크고 잘 생겼다.

㉯ 머릿골의 기운이 성한 형세이며, 이마가 툭 불거져 나왔다. 그러나 허리는 가늘어 약하게 생겼다. 즉 머리는 크고 둥근 편이며 목덜미와 뒷머리가 발달해 있는데, 상체에 비해 허리가 매우 약해 보인다는 것이다.

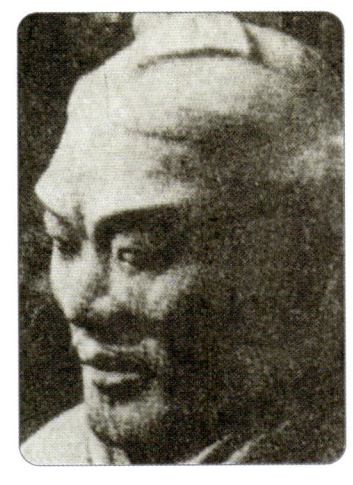

상체가 하체보다 발달해 있는 체질은 태양인과 소양인이다. 그런데 '태양인'은 머리가 잘 발달해 있고 허리 자세는 약한 반면, '소양인'은 가슴이 잘 발달해 있고 방광이 약해 앉아 있는 자세가 외롭게 보인다. 이에 반하여 '태음인'은 태양인과 달라서 허리 자세가 좋고 머릿골의 발달은 약하며, '소음인'은 소양인과 달라서 방광이 앉은 자세는 좋지만 가슴둘레가 약하다.

한편 태양인은 간장이 작고 옆구리가 협소하며, 자궁이 허약하다. 그래서 여자의 경우라면 불임증이 되거나, 임신이 된다 하더라도 손쉽게 출산하지 못하는 단점이 있다. 특히 열격(噎膈)·반위(反胃)라는 구토 증상이나 해역(解㑊)이라는 하체무력증이 있기 쉽다. 평상시에는 병이 없는 건강한 체질처럼 보이는 것이 특징이다. 건강한 태양인의 소변은 빛깔이 맑고 양이 많다.

단, 태양인은 때로 8~9일씩이나 대변을 보지 못하는 경우가 있는데, 이것은 그렇게 위태로운 병이 아니므로 걱정할 것은 없다.

사상체질의 창시자인 이제마의 표현에 의하면, 한 고을의 인구를 1만 명으로 쳤을 때 태양인은 고작 3~4명 내지 10여 명 정도에 지나지 않는다고 하였다.

태양인의 타고난 기질과 성격으로 항상 급박한 마음을 갖는 것이 흠이다. 만일 이대로 급박한 마음을 가라앉히지 못한다면 간장 기능에 충격을 줄 것이다. 그러나 사리에 밝게 거침없이 통하는 것이 장점이고, 사람과 잘 사귀는 능력이 있다.

한편 소양인의 장점은 굳세고 날랜 것이며, 사무처리 능력이 뛰어나다. 태음인은 일을 성취하는 데 장점이 있고, 가정이나 자기의 처지를 잘 지키는 능력이 있다. 소음인은 단정하고 침착한 데 장점이 있고, 동료와 무리지어 일을 조직하는 능력이 있다.

그러므로 사리에 밝게 거침없이 통하는 장점을 지녔고 교우관계에 훌륭한 재간을 가진 태양인과 다른 체질을 감별한다는 것은 그리 어려운 일이 아니다.

② 소양인 : 어깨가 떡 벌어져 있다.

㉮ 수족은 늘 따뜻한 편이며, 음성이 가늘다. 인체의 하체가 약하고 왼쪽 팔다리가 약하다. 가슴이 넓게 잘 발달해 있으나, 방광이 약해 앉아 있는 자세가 외롭고 약해 보인다.

㉯ 머리는 좁은 편이며 입이 작고 턱이 가냘프다. 눈과 눈썹이 곱고 아름다우며 눈빛이 매우 강렬하다. 한편 피부는 희지만 윤기가 적고, 골격마저 연약하여 병약한 느낌을 주는 경향이 있다.

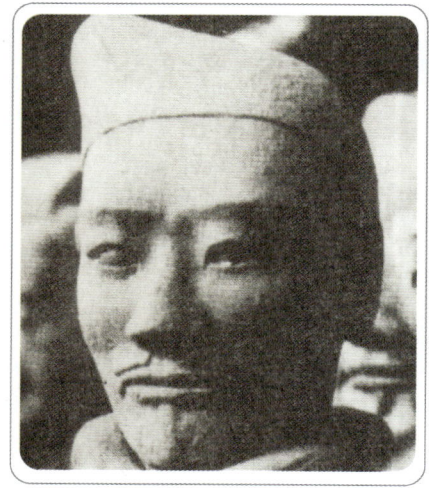

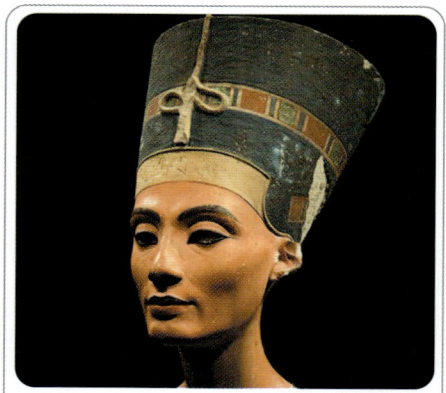

네페르티티 흉상. 이집트의 왕비인 네페르티티의 흉상에서 소양인 체질의 전형적인 모습을 볼 수 있다.

㈐ 땀이 적고, 얼굴은 흰빛에 약간 누런색이 혼합되어 있다.

소양인은 하고 싶은 말을 참지 못하며, 시각적 만족을 추구하려는 경향이 크다. 밖의 일은 좋아하고 가정에는 경솔한 경향이 있다. 감정의 변화가 심하여 희노애락이 엇갈리고, 근본적으로 지기 싫어하는 성격이다. 손재주나 창조력은 있지만 한 가지 일을 마무리짓는 인내력은 부족하다.

식성은 좋은 편으로 날음식이나 냉한 음식을 좋아한다. 하체 기능이 약하기 때문에 성기능 쇠약 · 비뇨생식기 질환 · 요통 등으로 고생하는 경향이 있으며, 특히 소양인의 경우 구토 · 설사 따위의 질병이 생기면 좋지 않다.

③ 태음인 : 복부가 견실하다.

㈎ 머리는 체격에 비해 작고, 가슴도 약하나 복부는 견실한 편이다. 한마디로 삼각형 모양의 체격을 지니고 있다.

㈏ 인체의 상부를 비롯하여 오른쪽 귀와 눈이 약하지만 후각 신경이 뛰어나다.

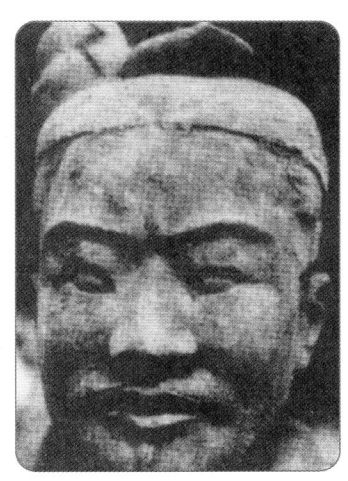

눈은 시원한 느낌과 범상한 인상을 주고 안광은 순한 빛이다. 귀는 크면서 귓불과 입술이 두툼하다.

㈐ 피부는 검은 편이고 골격이 장대하며, 손발도 마찬가지로 큼직하다. 복부가 견실하기 때문에 태음인은 걸음걸이가 무척 안정되어 있다.

땀을 많이 흘리는 편으로, 땀을 흘리지 않으면 질병이 생기기 쉽다. 과묵하고 가정에 충실한 편이지만 도박성도 있다. 겉으로는 점잖고 속으론 약간 의뭉스러운 것이 성격의 특징이다.

태음인 체질은 사상체질 중에서 가장 보편적이고 흔한 체질이다. 한국인의 약 60%가 이 체질로 추정될 정도이다.

이 체질을 「호흡기 · 심장형(型)」 체질이라고 한다. 간대폐소(肝大肺小)로 표현할 수 있는 이 체질은 호흡기 계통과 심장순환기 계통이 약한 반면, 간장 기능 계통은 비교적 강한 편이다. 때문에 고혈압 · 중풍 · 기타 성인병에 걸리기 쉽다. 피부 질환도 앓기 쉽다. 식사는 편식 없이 과식하는 경향으로, 이러한 불규칙한 식생활 때문에 소화기 질환에 빠지기 쉽다.

Tip 칸트와 사상체질

히포크라테스(기원전 460~337년경)의 다혈질(多血質)·점액질(粘液質)·담즙질(膽汁質)·흑담즙질(黑膽汁質)의 〈4액체병리설〉을 근거로 갈레누스(기원전 199~129년경)는 체질을 4기질로 분류했으며, 시고(1914)는 소화기형·호흡기형·근육형·두뇌형으로 배열한 바 있다.

소화기형(영양질형)은 사교적이고 명랑하며, 호흡기형(마름모꼴)은 강한 의지와 인내를 지녔으나 고집스럽고 냉담하다. 근육형(사각형)은 실천하는 성격이지만 융통성이 적고, 두뇌형(역삼각형)은 논리적이지만 우울한 경향이 있다고 했다.

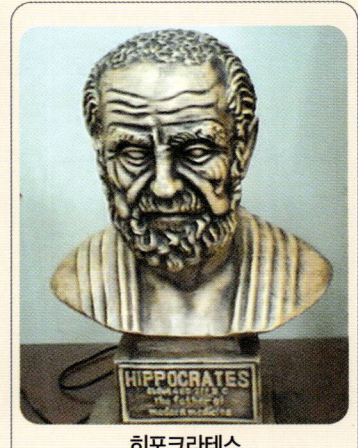
히포크라테스

또 벤데(1934)도 히포크라테스의 〈4액체병리설〉에 기초를 두고, 무력단신형·강력단신형·강력장신형·무력장신형으로 각각 배열한 바 있다.

무력단신형(혈액질형)은 흥분이 빠르며, 강력단신형(점액질형)은 인내심이 강하고, 강력장신형(황담즙질형)은 용맹하고 객관성이 뚜렷하며, 무력장신형(흑담즙질)은 지성적이지만 신경질적인 경향을 갖고 있다고 했다.

철학자 칸트 역시 히포크라테스의 〈4액체병리설〉을 근간으로 인간의 기질을 분류한 바 있다.

다혈질은 사교적이며 낙천적이지만 말이 행동보다 앞서고, 우울질은 변덕스러우며 소견이 좁고, 담즙질은 자기애(自己愛)가 지나치며 카리스마적이고, 점액질은 냉혈적이며 소극적이라고 했다.

또 칸트는 인간의 기질을 '감정기질'과 '활동기질'로 대별하여 '감정기질'에는 다혈질·우울질이 속하고, '활동기질(의지적 기질)'에는 담즙질·점액질이 속한다고 했으며, 다혈질·담즙질은 상향성(上向性) 적극적 기질이고, 우울질·점액질은 하향성(下向性) 소극적 기질이라고 했다.

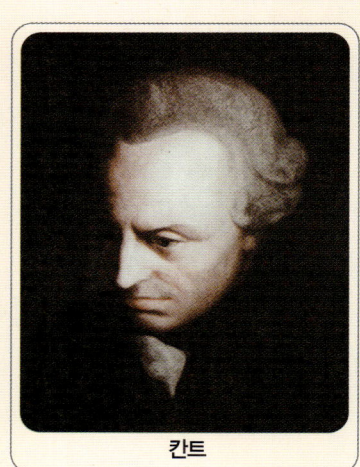
칸트

칸트가 밝힌 이 4기질을 사상체질과 연계해 보면, 다혈질은 소양인, 우울질은 소음인, 담즙질은 태양인, 점액질은 태음인으로 볼 수 있다.

④ 소음인 : 엉덩이가 풍만하다.

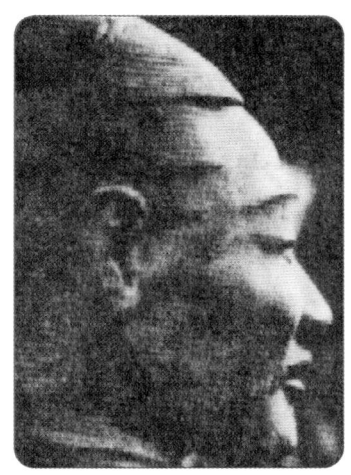

㉮ 체형이 작은 편이다. 물론 소음인 중에서도 키가 8~9척이나 될 정도로 장대한 경우도 있다.

㉯ 시력도 떨어진다. 단, 소음인은 눈초리에 대한 병적 증상이 없지만, 태음인은 눈초리가 위로 당겨 올라가거나 눈동자가 속으로 아픈 증상이 잘 나타난다.

㉰ 상체가 빈약한데, 특히 가슴이 빈약하다. 그리고 하체가 상체보다 풍만한데 특히 엉덩이가 풍만하다.

㉱ 살결과 살갗은 마치 부은 것처럼 부드럽다. 평상시에는 호흡이 고르다가 때로 한번씩 긴 한숨을 쉬는 때가 있다.

㉲ 안색이 붉은 사람이 조금 있고, 수염이 난 사람이 드물다. 수족냉증이 많고, 손발이 저리고 떨리며 힘이 빠지는 증세가 주로 나타난다.

㉳ 발이 큰 사람이 많아 걷기와 달리기를 잘하며, 몸가짐은 유연하고 깜찍하다.

소음인은 단정하고 침착하며, 순서가 있고 논리정연한 말을 아주 설득력 있게 잘한다. 무리와의 조직에 능력이 있으며, 손으로 하는 일을 시작하면 잘하여 요리·바느질·수공업 등에 뛰어나다.

따뜻하고 맵고 방향성이 강한 음식을 즐기며, 비린 것과 지방이 많거나 청량한 음식을 싫어한다. 고열로 오한증이 있을 때도 냉수를 먹지 못한다.

한편 소음인은 땀이 나면 좋지 않다. 또 설사가 멎지 않으면 배꼽 아랫배가 반드시 얼음같이 차가워진다. 따라서 대변이 굳게 나오면 몸이 튼튼한 것이다. 항상 마음이 편안하지 않아 신경불안증을 많이 나타내며, 인후 계통의 질병이 오면 매우 위중한 병이 된다. 소음인은 1만 명을 기준으로 했을 때 약 2,000명 정도라고 이제마는 밝혔다. 20% 정도가 소음인이라는 것이다. 태음인이 50%, 소양인이 30%인 것에 비하면 크게 열세이지만, 최근의 어느 논문에 의하면 태음인이 44.5%, 소양인이 12.2%, 그리고 소음인이 오히려 소양인보다 더 많아서 42.2%에 달한다고 하였다.

그러나 태음인 〉 소양인 〉 소음인 〉 태양인의 순이라고 밝혔던 이제마의 통계가 더 확실한 것 같다.

2. 정·기·신·혈 & 몽·담음

(1) 정(精)

1) 정허(精虛)-정력이 쇠약한 징조

- 이마나 미간이 좁고 살집이 빈약하다. 어깨가 좁고 살집이 없다.
  얼굴이 크고 윤곽이 뚜렷하며 마름모꼴이면 좋은데 그렇지를 못하며, 더구나 역삼각형이다. 또 볼과 이마가 검다.
- 광대뼈와 볼이 빈약하고 광택이 없거나 색이 안 좋다. 또 코에서 턱까지 살집이 적으며, 턱이 뾰족하거나 무턱이고 광택이 없다.
  광대뼈가 빈약하면 어깨 역시 빈약하고 아울러 폐 기능 또한 취약하기 때문에 정력이 떨어진다. 광대뼈가 붉으면서 수염이 짙으며, 눈꼬리가 처지거나 이마 좌우에 살집이 없으면 허열(虛熱)에 의해 섹스를 지나치게 즐길 우려가 있다. 이런 모습은 강간범에게서 많이 볼 수 있다.
  한편 코끝(준두)에서부터 턱밑(지각)까지를 '하정'이라고 하는데, 이 부위의 살집이 안 좋고 색도 곱지 않으면 성욕도 떨어지게 된다. 그러나 때로는 성욕이 강하게 병적으로 항진되는 경우도 있는데, 이것은 '음허화동'이라는 극히 쇠약한 증후에 따른 2차성 대상성 증후라고 봐야 한다. 비록 지금은 성욕이 강하더라도 돌이킬 수 없는 정력쇠약이 뒤따르게 된다.
- 눈동자가 노랗거나 함몰되어 있거나, 돌출되어 있다.
  눈의 흰자위에 이상한 색채, 예를 들면 흰자위가 탁하거나 노랗거나 하면 정력이 약할 수 있다. 이런 경우는 술이나 도박에 잘 빠지고 배신을 잘 할 수 있으며, 간 기능이 약해질 수도 있다.
  특히 눈동자가 노랗고 하관이 빠르다 못해 턱이 뾰족하면 정력이나 신경이 모두 약할 뿐 아니라, 전립선 질환이나 생식

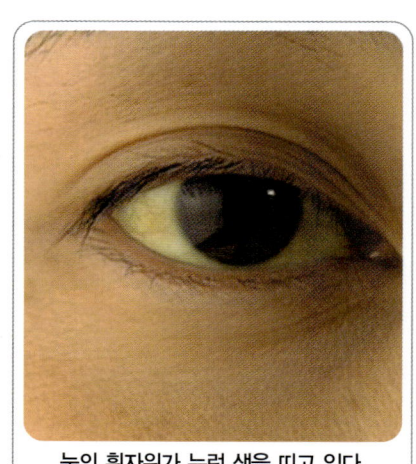

눈의 흰자위가 누런 색을 띠고 있다.

기 기능 쇠약증이 오기 쉽다. 물론 이런 타입 역시 배반을 잘 하거나, 해코지를 잘 하거나 폭력을 잘 휘두를 경향이 농후하다.

눈의 흰자위에 푸른빛이 돌면 히스테리 경향이고, 누런색이면 신경질이나 과로의 경우이며, 검고 탁하면 신장과 호르몬의 쇠약을 의심할 수 있다. 또 눈동자가 함몰되어 있으면 장 기능에 이상이 많고, 돌출되어 있으면 갑상선 기능에 이상이 있을 수 있는데, 이런 경우에도 정력이 약한 편에 속한다.

● 아래 눈꺼풀의 살집이 적거나 늘어졌거나, 튀어나와 있거나 어둡다. 혹은 안검·하안검이 어두운 흑색이다.

눈 아래 와잠부의 살집이 여위어 있으면 있을수록 정력이 약한 편에 속한다. 실제로 이런 남성은 섹스 도중 일과성 현훈증이 야기되어 마치 차멀미를 하듯이 가슴이 답답해지고 머리가 싸늘해지며, 어지럽고 메슥거릴 수가 있다.

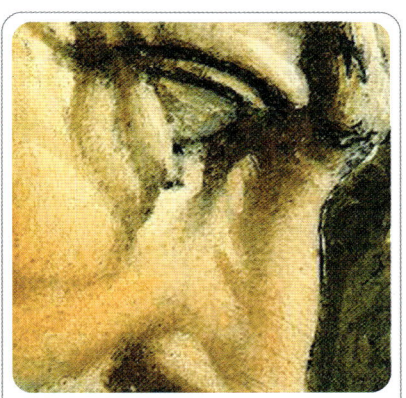

아래 눈꺼풀의 살집이 늘어져 축 처져 있는 남성은 정력이 약한 편이다.

허나 아래 눈꺼풀이 유달리 돌출되어 있으면 정액을 손상한 소치이며, 와잠부가 노인네처럼 축 처져 있거나 이 부위에 어두운 흑색을 띤 것도 정력을 과잉 소비한 소치이다. 따라서 이런 남성은 정력이 약한 편이다.

● 코가 짧고 콧구멍이 밖으로 향하며, 콧구멍 둘레의 살집이 얇다. 또 콧구멍도 작고 코끝이 마르고 윤택이 없으며, 코끝이 누렇거나 콧방울이 검붉다.

양 눈썹 사이(미간)에서부터 코끝(준두)까지를 '중정'이라고 하는데, 이 부위의 색택이 안 좋으면 성기능 쇠약이 올 수 있다. 누런빛이든 흑색이든, 청색이든 흰색이든 코에 어떤 색이 나타나면 모두 정력이 약한 편이라고 할 수 있다.

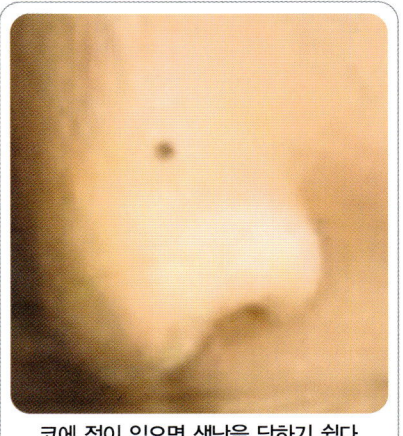

코에 점이 있으면 색난을 당하기 쉽다.

한편 코끝은 음낭·음경의 반응 부위이므로 이 부위의 색택이나 형태에 이상이 나타나서는 안 된다. 예를 들어 콧구멍 둘레에 살이 얇으면 고환이 작고, 콧구멍과 콧구멍 사이의 살이 얇으면 귀두가 빈약한 것이며, 콧방울이 얇으면 음경이 작은 편이다. 또 코에 점이 있으면 색난을 당하기 쉬우며, 콧구멍을 벌렁거리면서 숨을 쉬거나 코를 고는 경우도 정력이 좋지 않은 증거가 될 수 있다.

- 법령이 뚜렷하지 못하고, 인중이 얕고 짧으며 비틀어져 있다. 또는 색이 엷다.
  입 주위에 있는 큰 주름, 그러니까 콧방울 양옆에서 입술 양끝으로 반월형을 그리며 내려오는 큰 주름이 '법령(法令)'이다. 일명 '거분'이라고도 한다.
  이 법령이 뚜렷하지 못하면 대퇴부 내측의 살집이 빈약하여 섹스 능력이 졸렬하다는 증거이며, 결국은 정력이 약한 편이라고 할 수 있다.

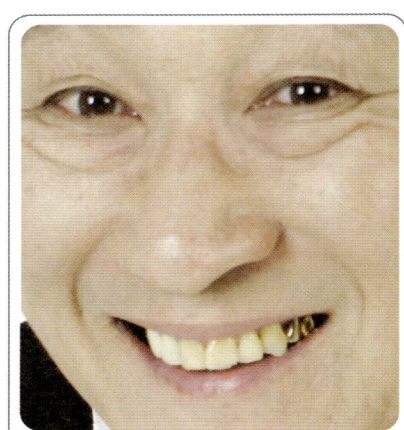

법령은 콧방울 양옆에서 입술 양끝으로 반월형을 그리며 내려오는 큰 주름이다.

  한편 인중이 짧고 편평하면 고환발육부전·발기부전·유정(遺精) 등이 의심된다. 인중에 구진(丘疹)이 있으면 생식기 염증·전립선염 등이 의심되며, 인중이 암회색이고 빛을 잃으면 발기부전이 의심된다.
- 귀가 작고 살집이 없어 얇다. 또 뒤로 젖혀져 있다.
  귀의 크기는 생식기의 형태를, 귀의 살집은 성의 기교를 반영한다. 귀는 작되 살집이 풍부하면 생식기의 형태는 빈약하지만 성의 기교가 좋다. 한편 귀는 크되 살집이 없으면 생식기의 형태는 좋지만 성의 기교는 안 좋다.
- 치아가 뼈처럼 하얗다. 또는 발치(拔齒)가 많다.
  치아가 지나치게 하얀 것은 호르몬 부족으로 인해 나타나는 현상으로 정력이 약한 편일 수 있다.
- 젖꼭지가 작고 밋밋하며 색깔이 옅다.
  남자의 젖꼭지가 분홍빛을 띤다면 정력이 극히 약한 경우이다. 그러나 지나치게 탁한 검은색도 안 좋다.

- 배꼽 주위가 검고 윤택을 잃었거나 야위었으며, 배꼽이 깊지 못하다.

  배꼽 주위의 살마저 통통히 쪄 있지 못하며, 윗배가 부르고 배꼽이 아래쪽에 붙어 있어 배꼽이 밑으로 향해 있다.

- 체중이 표준 이상이다.

  호르몬의 수용체 능력이 적다는 것이다. 따라서 비만하면 여윈 경우보다 정력이 떨어질 수 있다.

- 손바닥의 중앙이 희지만 윤택하지 못하다.

  손바닥의 중앙이 희고 윤택하면 정력이 좋지만, 희기는 하나 윤택하지 못하면 호흡기가 약해서 기허(氣虛)하고 정력이 약해지게 된다. 또 손바닥의 중앙에 자줏빛이 도는 것은 순환기 계통이 약한 증거이며, 흑색이 돌면 신장이 약한 것이므로 정력도 떨어진다.

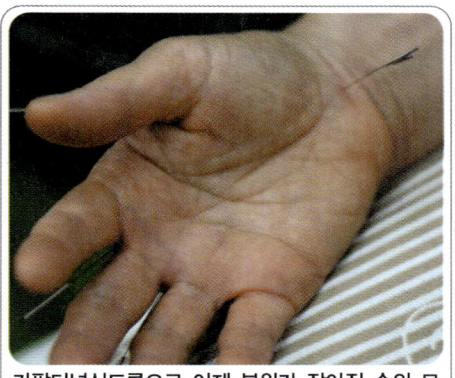

카팔터널신드롬으로 어제 부위가 작아진 손의 모습이다.

- 손의 살이 야위었거나 두텁지만 탄력이 없다. 어제(魚際)가 빈약하며, 이 부위에 성상의 잡무늬나 문란한 잡선이 많다.

  손의 살집에 힘이 없고 맥이 없다면 무의욕주의자로서 섹스에는 하품이다.

  엄지 밑 손바닥의 불룩한 부위(금성구)가 지나치게 살집이 적고 여위어 있거나 평평하다면 정력이 약한 편에 속한다. 또한 어제가 빈약하며 잡선이 많은 것은 간염·만성위염·당뇨병·암 등의 질환에서 많이 볼 수 있다.

- 손가락이 가늘고 길며, 특히 식지의 끝마디가 휘어 있거나, 혹은 새끼손가락이 짧거나 휘어 있다.

  둘째손가락이 길고 뾰족하면 정력이나 체력도 떨어지는데, 그럴수록 우울증·정신신경계 질환에 걸리기 쉽고, 위장 질환을 앓기 쉽다. 또 손톱이 연하고 무르며, 작고 위축되어 있는데, 특히 새끼손가락이 짧고 휘어 있으며 손톱이 심하게 작다.

- 음모의 색농(色濃)이 엷고, 흰 털이 있다. 음모의 굵기·경도(硬度)·권축(卷縮)

등이 안 좋고, 새치가 있다.
- 눈썹의 끝이 흐리며, 체모가 적다.
눈썹의 숱이 많고 짙어야 좋은데, 안 그러면 정력이 약한 것이다. 눈썹 외측의 1/3은 남성 호르몬의 영향을 받기 때문에 이 부위의 눈썹이 듬성듬성하거나 흐릿하면 정력이 약할 수밖에 없다. 눈썹이 거칠고 뻣뻣하거나 혹은 눈썹이 무성치 못한 것은 폐기(肺氣) 또한 조잡한 것이다.

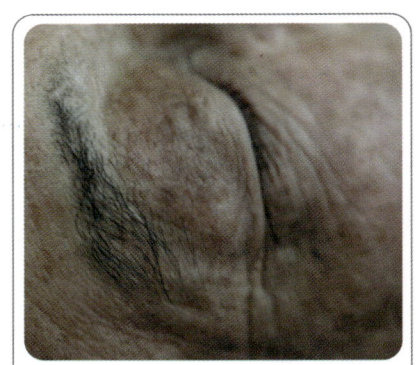

눈썹의 숱은 많고 짙어야 좋다. 눈썹의 끝이 흐리고 숱이 적으면 정력이 약한 편이다.

눈썹은 기(氣)의 반영이며 기는 정(精)의 배우자이므로, 눈썹으로 정력의 강약

Tip 손으로 보는 섹스 타입

① 도톰하게 살이 찌고 보드라운 손은 다음(多淫)의 기질이 있다.
단단한 살집의 손은 슈퍼 섹스를 구사하며, 탄력이 없이 거칠고 딱딱한 손은 사랑이 없는 섹스를 충동적이고 폭발적으로 분사시킬 타입이다.
② 손가락이 굵으면 관능적 섹스를 즐기고, 손가락 마디가 울퉁불퉁한 경우는 음흉한 섹스를 하되 신중성은 있다.
③ 엄지손가락이 짧으면 뇌와 신경계에 저장된 생명 에너지가 적기 때문에 수동적 섹스를 한다.

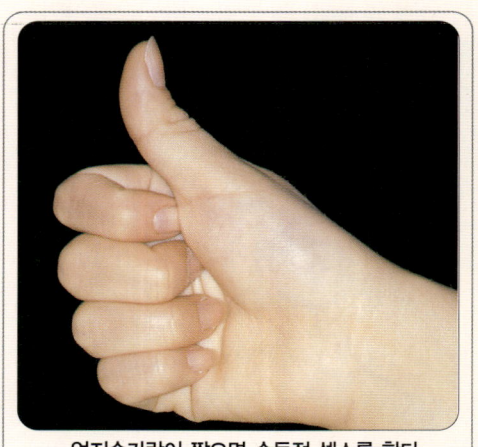

엄지손가락이 짧으면 수동적 섹스를 한다.

둘째손가락이 가운뎃손가락 쪽으로 굽어 있는 사람은 섹스 때에 질투심을 모두 다 분출하며, 그 뿌리의 권력구가 발달한 사람은 독단적인 섹스를 한다. 가운뎃손가락이 짧으면 신허한 반면 예의 없는 섹스를 하고자 덤비는 타입이다.
넷째손가락이 가운뎃손가락 쪽으로 크게 굽어 있으면 난봉꾼이며 시각적 섹스를 즐기려 한다. 새끼손가락이 굽어져 있으면 정력이 약하고 불임의 경향을 띠고 있으며 가식적인 섹스를 한다.

을 유추할 수 있다. 눈썹이 쥐가 갉아먹은 듯 듬성듬성하면 방광 경락의 혈기가 왕성하지 못한 까닭으로 스태미나도 약하다.

한편 눈썹에 점이 있으면 일단 정력이 약한 축에 드는 것으로 본다. 또 수염이 옅고 숱이 적으며, 특히 가슴털이 빈약하고 팔다리의 체모도 굵지 않고 많지 않으면 정력쇠약의 징조이다.

● 모발이 약하며, 특히 측두부의 머리숱이 적고 새치가 있다.

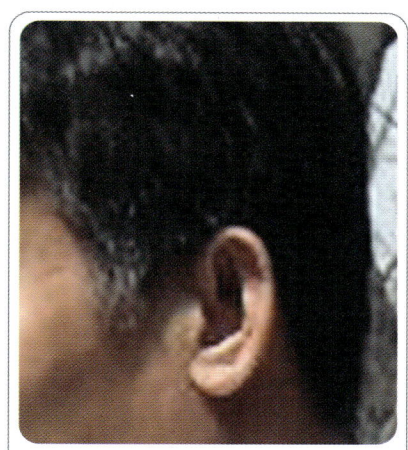

귓바퀴 위에서 약간 후하방 부위에 유난히 새치가 많거나 백발화된 경우는 약한 남성의 상징이다.

④ 엄지 밑 손바닥의 불룩한 부위(금성구)가 지나치게 발달되어 있으면 정력과잉형으로 향락적인 경향이 매우 짙다.

새끼손가락 밑 손바닥의 불룩한 부위(월성구)가 크게 발달되어 있어도 정력이 세다. 그러나 신비를 동경하는 듯한 섹스를 구사하지만, 상대에게 쉽게 싫증을 낸다.

⑤ 두뇌선이 생명선과 같이 붙어서 시작하는 경우는 표준형으로, 수줍은 조루형 섹스를 한다. 그러나 서서히, 은근히 지속적으로 사랑하는 타입이다.

두뇌선과 생명선이 붙어서 길게 이어지다가 갈라진 경우는 내성적이고 상상력을 총동원한 섹스를 한다. 섹스중에 머릿속으로 온갖 환상을 펼치면서 섹스의 질을 높인다.

한편 두뇌선과 생명선이 많이 떨어진 경우는 독단적이고 괴팍한 섹스를 무절제하게 즐기며, 정조 관념이 없다.

⑥ 두뇌선 · 생명선 · 감정선이 모두 붙어나오다가 갈라진 경우에는 저돌적인 프리섹스를 즐긴다.

정조 관념이 없기는 마찬가지지만 정에 인색하고 섹스에만 몰두한다.

⑦ 감정선이 짧으면 냉혹한 자기본위의 관능적 섹스를 하고, 지나치게 짧으면 더더욱 욕구해소 위주로 섹스를 하며, 반대로 지나치게 길면 사랑을 만끽하는 섹스를 즐기는 타입이다. 감정선이 이중이면 섹스 본능이 지나친 문란파이다.

한편 감정선의 시발점에 가는 선이 많으면 초강력 정력파이지만, 그 부위에 섬 같은 무늬가 있으면 형편없는 무능력자이다.

한편 감정선이 아주 길고 사슬 모양이면 다세대 섹스이어야 만족한다.

머리카락은 굵고 단단하고 검어야 하는데, 그렇지 못하다. 특히 귓바퀴 위에서 약간 후하방 부위의 머리카락이 유난히 백발화된 경우, 또는 오목하게 파인 뒤통수 부분이 눈에 띄게 백발화된 것은 약한 남성의 상징이다. 또 직모였던 머리카락이 곱슬머리로 바뀌기 시작하면 자율신경계의 실조가 일어난 것이므로 정력이 쇠약해질 수 있다.

2) 성결핍증 – 성욕 불만족의 징조
- 얼굴에 열이 달아오른다. 입술이 빨개지거나 잘 트고 입안이 잘 헌다. 또한 눈이 충혈되고 침침하며, 눈을 뜨기가 힘들다.
- 피부가 까칠해지며, 긁으면 벌겋게 자국이 난다.
- 뒷머리에서 목덜미까지 뻣뻣해지고, 어깨가 결리며 등이 아프다.
- 발뒤꿈치와 발목이 몹시 피로하고, 손발이 화끈거려 답답하다.
  아랫배 특히 오른쪽 아랫배가 간혹 아프고, 넓적다리 안쪽이 뻐근하며, 발뒤꿈치에서 안팎 양쪽의 복사뼈 사이를 잇는 선의 중앙이 아프다.
- 음경이 무지근하며, 대소변이 상쾌하지 않다.
  음경이 가렵거나 아프고 무지근하다. 소변도 시원치 않고 뒤끝이 개운치 않다. 대변도 양이 적고 뒤가 무지근한 것이 도통 시원한 느낌이 안 든다.

3) 성과잉증 – 절륜(絶倫)의 징조와 성욕 항진
- 장두형(앞뒤짱구 타입)일수록 동물성 경향이 짙어 동물적 성욕이 강하다.
  뒷머리가 빈약할수록 자기비하가 심하거나 매우 박정한 편이요, 이 부위가 과잉 발달되어 툭 불거져 나올수록 자만심이 강하고 고집불통인 면도 있으며, 때로는 음란한 색정광으로까지 비약하기도 한다.
- 얼굴 모양이 마름모형이면 정력이 강한 편에 속한다.
  얼굴이 붉고 이마가 넓으며 눈썹이 많고 수염과 머리카락이 짙을수록 성 탐닉 경향이 강하며, 혹은 이성을 감언이설로 유혹하고는 쉽게 배반할 타입이다.
- 머리카락이 무성하고 광택이 있으면 간장과 신장 기능이 충실한 것이며, 까닭에 정력이 강한 편이다.
  에너지가 충만하면 머리카락이 단단하며, 색이 검을수록 정열적이고 정력적이다. 단, 검은빛보다 약간 붉은빛이 감도는 검은빛의 머리카락은 정열적이기는 하지만 성도착 경향이 있을 수 있다.
- 이마 양쪽 가장자리의 머리카락이 몹시 곱슬곱슬할수록 대단한 성 탐닉 경향을 지니고 있다.

  고수머리를 파상모라고 하는데, 정도에 따라 완파상모·빈파상모·만곡모로 구분하는 것처럼 그 정도에 따라 성 탐닉의 정도가 달라진다.
- 눈꼬리쪽에 항상 핏발이 서 있으면 성을 탐닉할 경향이 있다.

  이 경우 귀에 점까지 있다면 성적인 관심이 병적으로 높을 수 있다.
- 눈썹꼬리 부위의 눈썹이 미려하고 충실할수록 정력이 강하다는 증거이다.

  그러나 이 부위의 눈썹이 수북하다 해도 이 부위에 점이 있으면 방종해서 성기능이 쉽게 쇠약해진다. 심장과 순환기 질환, 전립선 등의 생식기 질환 또는 성기능 쇠약증, 그리고 여성의 경우는 자궁 질환 등에 걸리기 십상이다. 때로 어혈증이나 허로증이 올 수도 있다.
- 눈 아래 와잠부의 살집이 풍부할수록 강한 남성에 속한다.

  한편 눈시울에 기름기가 배어 있으면 음탕한 눈으로 여긴다. 또 눈을 살포시 감는 버릇이 있거나, 아래에서 위로 치켜뜨는 버릇이 있거나, 혹은 눈을 깜박거리는 버릇이 있는 경우를 다음(多淫)형이라고 한다. 특히 눈을 살포시 아래에서 위로 치켜뜨는 여성의 눈을 '자녀안(恣女眼)' 이라고 부른다.
- 삼백안은 성 탐닉 경향이 짙다.

  흰자위가 검은자위를 중심으로 좌우 두 군데에만 있는 것이 아니라 검은자위의 위에나 아래에도 보여서 세 군데에 흰자위가 나타나는 경우를 '삼백안(三白眼)' 이라고 하는데, 삼백안은 일반적으로 성 탐닉 경향을 띠기 쉽다.

  삼백안은 일반적으로 성에 대해 탐닉하는 경향을 띠기 쉽다.

  특히 위에 흰자위가 보이는 것을 '상삼백안', 아래에 흰자위가 보이는 것을 '하삼백안' 이라고 하는데, 섹스에 상당히 강하고 병적으로 음란할 수 있다고 한다. 의학적 인식과는 다르게 속설에 의하면 이런 타입은 이성을 배반하거나 모반을 계책하는 경향이 있다고도 한다.

더구나 좌·우·상·하 네 군데에 흰자위가 보이는 '사백안(四白眼)'의 경우라면 섹스광일 뿐더러, 서슴지 않고 부도덕하고 흉악한 일을 할 타입이라고 한다.
- 눈이 몹시 검고 광대뼈가 툭 튀어나와 있으며, 머리가 넓고 입이 크며 입술이 두툼하면 정력이 강한 편이라고 할 수 있다.

  눈동자가 붉으면서 이마가 둥글고 눈썹이 적으면 성을 탐닉할 타입이다. 특히 눈동자가 붉다 못해 충혈이 된 듯싶고, 얼굴마저 불그레하고 눈썹에 눈이 바짝 올라가 붙은 듯이 눈이 깊숙한 인상 역시 대단한 성 탐닉 경향이 있다. 이런 눈을 전형적인 '색골안(色骨眼)'이라고 하는 것도 이런 이유 때문이다. 검은 동자가 누런빛을 띠는 경우도 성 탐닉 경향이 병적으로 강한 편에 속한다.
- 양 눈썹 사이 인당(印堂) 부위의 살집이 좋으면 성욕이 왕성하다고 슈풀츠하임이 밝힌 바 있다.
- 법령이 뚜렷하면 대퇴부 내측의 근육이 충실하다는 증거이며, 정력이 강한 편이라고 할 수 있다.
- 입술이 지나치게 붉으면 성 탐닉 경향이 있을 수 있다.

  특히 혀로 입술을 자주 핥는 습관이 있으면 소위 '색광'이라 불릴 정도로 병적일 수 있다.
- 치열이 가지런하고 누런빛을 띠면 성에 관심이 높은 편이다.
- 남자의 젖꼭지가 크고, 색깔이 검을수록 성욕이 강하다. 특히 지나치게 탁한 검정색이면 성을 탐닉하는 편력이 심하다.
- 배꼽 주위의 살이 도톰하고 담홍색을 띠고 있다면 색감이 대단히 뛰어나다.

  특히 배꼽 아래에서부터 음모가 나 있다면 병적으로 성에 탐닉할 경향이 크다.

4) 과색상(過色傷)의 징조
- 광대뼈와 입술이 지나치게 붉고, 인중이 너무 넓고 깊으며 혹은 길다. 또 수염이 짙고, 이마 좌우에 살집이 없다.
- 이수(귓불)가 붉으면 색정광이요, 푸르면 과색상이다.

  귀가 크고 두껍거나 귀에 점이 있거나, 특히 귓불이 유난히 붉으면 색정광이다. 그러나 과색상일 때는 귓불이 푸르다.
- 눈이 아물거리며, 눈밑 부위에 어두운 흑색을 띤다. 눈썹이 가늘고 눈꼬리가 처

져 있거나 눈꼬리의 혈륜(血輪)에 핏발이 서면 과색(過色)할 상이며, 아래 눈꺼풀이 튀어나온 것은 이미 과색상으로 정(精)이 손상된 것이다.
- 음낭이 습하고, 정액의 양이 적거나 묽다.
  혹 사정이 잘 되지 않거나 사정할 때 극치감이 없고, 몽정(꿈에 저절로 사정하는 것)·활정(낮에 저절로 사정하는 것)을 한다.
- 땀이 극심해져서 탈진되어 복부가 뜨거워지고 목이 탄다.

(2) 기(氣)

여자는 음에 속하므로 기를 만나면 막히는 일이 많다. 그러므로 여자에게 기병(氣病)이 많다.

㉮ 기가 부족하면 아랫배에 힘이 없으면서 말할 힘도 없다.

기해(氣海)·단전[丹田, 일명 관원(關元)]에 힘이 없다. 전중(膻中)에 기가 부족하면 말할 힘도 없다. 그러나 전중에 기가 지나치게 많으면 가슴과 얼굴이 모두 벌겋게 된다.

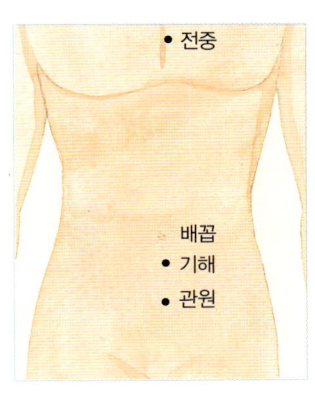

㉯ 습사(濕邪)에 기가 상하면 부종이 온다.

습사란 6기(六氣 ; 풍·한·서·습·조·화의 6가지 기후 이상변화에 의해 질병을 야기하는 인자) 중 하나인데, 이것에 의해 기가 상하면 몸이 무겁고 관절이 아프며 오한발열하고, 땀이 나며 특히 몸이 붓는다.

한편 6기 중 풍사(風邪)에 기가 상하면 통증이 오고, 한사(寒邪)에 기가 상하면 오한이 나고, 더위[暑邪]에 기가 상하면 열이 나고 답답하며, 조사(燥邪)에 기가 상하면 대소변이 나오지 않는다.

㉰ 7기(七氣)가 몰리면 명치 밑과 배가 비트는 듯이 아프며, 덩어리가 생긴다.

7기란 희로우사비공경(喜怒憂思悲恐驚)의 7가지 정서적 이상변화에 의해 질병을 야기하는 인자이다. 너무 기쁘면 기가 이완되고, 너무 분노하면 기가 역상하

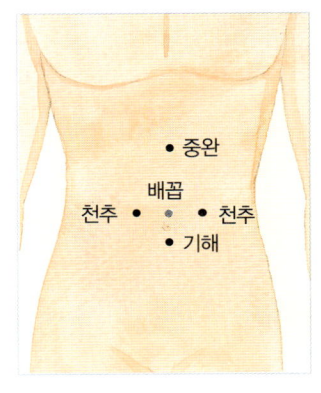

고, 너무 슬프면 기가 소모되고, 너무 두려우면 기가 하함이 되는 등 백병이 기에 의해 생긴다고 할 정도로 여러 병증을 일으킨다. 또 매핵기(목에 뭔가 걸린 것 같아 답답한 증상)가 생기며, 속이 그득하고 숨이 찬다. 중완(中脘)이나 배와 옆구리가 불러오고, 심하면 5적(五積) · 6취(六聚) · 산증(疝證) · 벽증(癖證) · 징가(癥瘕)가 된다. 이상의 병증은 체내에 응어리가 생기는 병으로, 혹은 통증이나 헤르니아를 일으키기도 한다. 물론 7기가 몰리면 대소변도 잘 안 나가게 된다.

㉣ 중기(中氣)일 때는 까무러치고 이를 악물며 몸이 싸늘하다. 그러나 입에 담연(痰涎)은 없다.

중기를 일명 '기중(氣中)'이라고 한다. 중기는 유중풍(중풍 유사 병증)의 하나로 정서적 격변에 의한 기의 울체나 기의 역상 등 기분에 의해 중풍처럼 의식을 잃거나 쓰러지며 이를 악물고 팔다리를 경련하는 등의 병증인데, 중풍과 달리 까무러쳐도 몸이 싸늘하며 가래가 인후를 막는 경우가 없어 중풍과 구별이 된다.

㉤ 상기(上氣)일 때는 어지럽고 눈앞이 아찔하며 허리와 다리에 힘이 없다.

상기는 기가 역상하여 인체 상부가 가로막힌 증후이다. 기가 상역하고 하강하지 않아 가슴이 답답하고 천식을 앓으며 소리가 나기도 한다.

한편 하기(下氣)는 기가 하강하는 것인데, 이때는 트림과 방귀가 잦다.

㉥ 단기(短氣)일 때는 숨이 가쁘고 몹시 밭다.

단기는 폐허로 기가 부족해졌거나 신허로 기가 위로 치솟아 폐의 경락을 가로막았거나 해서 생기는 것이다. 이름 그대로 기가 짧아진 병증으로 항상 기가 부족하게 느껴져 정상처럼 호흡하지 못하고, 숨이 미약하고 짧고 빨라져 계속 이어지지 않아서 마치 천식처럼 보이는 병증이다. 단, 어깨를 들먹이지 않으며 아파하지 않고, 가래 끓는 소리가 나지 않는 것이 천식과 다르다.

㉦ 소기(少氣)일 때는 온몸의 혈맥에 벌레가 기어다니는 것 같다.

기가 허해 열이 나고, 가슴이 늘 불안하면서 두근거리며 머리가 무겁고 띵하다.

㉧ 기가 겉에 막히면 온몸이 쑤시고 붓는다.

기가 상초(上焦)에 막히면 가슴이 더부룩하고 아프다. 기가 중초(中焦)에 막히면 배와 옆구리가 찌르는 듯이 아프다. 기가 하초(下焦)에 막히면 허리가 아프고 산가(疝瘕)가 생긴다. 산가란 복부에 동통성 응어리가 생기는 병증인데, 이것이 생기면 아랫배에 열이 나면서 요도에서 흰색의 점액이 흘러나오기도 하고, 복부의 피부가 부풀어오른다. 이 응어리를 만지면 움직여 이동하며, 복부의 동통이 허리와 등까지 파급되어 당기기도 한다.

㉔ 기가 배에서부터 때때로 치밀어오르면 말없이 머리를 숙이고 엎드린다.

폐에서 기가 혼란하면 몸을 숙일 때나 젖힐 때 숨이 차서 손으로 폐를 누르고 숨을 내쉰다. 위나 장에서 기가 혼란하면 곽란이 생기는데, 곽란이란 구토와 설사가 동시에 발생하는 병증으로 심하면 배가 꼬이는 듯 아프다. 사지에서 기가 혼란하면 팔다리가 싸늘해진다. 머리에서 기가 혼란하면 정신을 잃고 넘어지거나, 머리가 무겁고 어지럽다.

㉕ 기울(氣鬱)하면 부종과 창만(脹滿)하며 습이 막히고, 습이 막히면 열이 난다.

기울이란 정서적 소통이 제대로 이루어지지 못해 기가 울결된 병증이다. 기울이 발생하면 위통·흉통·협통이 있고 심신이 안정되지 않아 놀란 듯 가슴이 뛴다. 혹은 토혈·자궁출혈 등이 있거나 어지럽고 미릉골(눈언저리 이마 뼈)이 아프며, 정신이 억울하고, 몸이 붓고 배가 팽만해진다. 또 얼굴이 때없이 붉어지며 뜨거워지고, 혹은 얼굴이 누렇고 들뜨며, 음식을 먹고 싶지 않아 몸이 여위며, 가슴속이 그득하고 답답하다.

㉖ 기가 부족하면 병이 생긴다.

상초(上焦)에 기가 부족하면 귀에서 소리가 나고 머리를 잘 듣지 못하게 되며, 눈이 어둡게 된다. 중초(中焦)에 기가 부족하면 대소변에 이상이 오고 배가 끓는다. 하초(下焦)에 기가 부족하면 위궐(痿厥)이 되어 가슴이 답답하게 된다. 위궐은 위증(痿證)으로 기혈의 궐역이 발생하는 병증이다. 사지가 연약하고 무력한데, 특히 하지를 펴지 못하고 서지도 걷지도 못하며, 심하면 근육이 위축되는 병이다.

(3) 신(神)

1) 신(神)과 질병의 경중

주단계(朱丹溪)는 "욕지기내자 당이관호외(欲知其內者 當以觀乎外)"라고 했는데, 이 말은 체내 병변을 알려면 체외의 변화를 관찰하라는 뜻이다. 즉 색(色)·택(澤)·형(形)·태(態)를 보며, 성(聲)을 듣고 취(嗅)를 맡으라는 것이다.

그러나 우선 '신(神)'을 살펴야 한다. 신이란 정신·신지(神志) 등의 변화를 관찰하는 것인데, 신을 살피면 정기의 성쇠와 질병의 경중을 알 수 있다. 정기가 충족되면 정신과 신체가 모두 건강해서 병에 걸려도 쉽게 치료할 수 있지만, 정기가 쇠하면 정신과 신체마저도 쇠약해져서 좀처럼 치료하기 어려운 중병에 걸리게 된다.

① 기질적 장애로 기능에 이상이 있으면 정신에도 변화가 와서 표정이 달라진다.
- 중풍이나 심장병이 있을 때는 안면 한쪽이 비뚤어지고 눈도 잘 감기지 않으며, 입술이 뒤틀려 침을 흘리기도 하고 이마의 주름에도 변화가 온다.
- 3차신경통으로 안면에 동통이 오면 고통스런 표정과 함께 몹시 아파서 실신할 정도가 된다.
- 파킨슨병일 때는 얼굴에 가면을 쓴 듯이 표정이 없어진다.
- 정신분열증이나 수막염일 때는 멍청한 표정이 된다.
- 간질에 시달릴 때는 갑자기 웃는 얼굴이 되기도 한다.

② 감정이나 정서의 변화에 따라서도 표정은 여러 가지로 바뀐다.
- 심하게 비관을 하여 우울증에 걸린 경우에는 맥이 빠진 표정이 된다. 맥이 빠졌다는 것은 신기(神氣)가 없다는 말이다.
- 병적으로 고민에 시달려 불쾌한 감정에서 벗어나지 못할 때는 아주 괴로운 표정을 짓게 되고, 때로 의식이 혼미해지기도 한다.

2) 득신(得神), 실신(失神), 가신(假神)

① 득신(得神)

정신이 충만하고 눈빛이 빛나며, 발음이 또렷하고 얼굴에 윤기가 흐르며, 호흡이 순조로운 것을 '득신'이라 한다.

아무리 어려운 병으로 고생해도 득신의 실마리가 잡히기 시작하면 그런대로 쉽게 치료가 되고 예후도 양호하다. 득신이란 정충신왕(精充神旺)의 상태이다. 다시 말해서 정신이 충만하고 왕성하다는 뜻이다. 의식 활동이 명료하고 지각과 운동력이 예민한 상태로 색(色)은 밝고 좋아 얼굴색이 화사하다.

택(澤)은 윤기가 흐르며, 형(形)은 건실하고, 태(態)는 기민하다. 그래서 호흡도 평온하며 언어도 명확하다.

성(聲)은 이렇게 평온·명확하며 취(臭)도 깨끗하다.

② 실신(失神)

정신이 쇠퇴하고 눈이 침침하며, 몸이 야위고 얼굴에 윤기가 없어 까칠하고, 호흡도 불규칙한 것을 '실신'이라고 한다.

비록 증세가 심하지 않더라도 점점 실신에 가까운 증후들이 나타나는 기미가 보이는 경우에는 대개 예후가 좋지 않다. 실신은 정허신쇠(精虛神衰)의 상태이다. 다시 말해서 정신이 허하고 쇠해 있다는 뜻이다.

정신상태가 위축되고 지각과 운동력도 아주 둔하다. 눈에 광채가 없다. 색(色)이 어둡고 얼굴색이 암울하다. 택(澤)은 이미 윤택함을 잃고 있으며, 형(形)은 수척하고 비정상적인 형상을 갖는다. 태(態)는 예민함을 잃고 이상한 짓을 하기도 한다. 성(聲)은 약하여 호흡은 짧고 약하며 헐떡거리고, 기어드는 소리를 하거나 헛소리를 한다. 취(臭)는 악취를 풍긴다.

한의학에서 말하는 실신은 서양의학에서 말하는 'syncope' 또는 'ohnmacht' 처럼 발작적·반사적·일과성의 의식 장애가 아니라 정허(精虛)·신쇠(神衰)·기절(氣絶)의 상태를 말한다.

그래서 실신이 심해지면 신이 혼미해져 정신이 맑지 못하고 혼수까지 온다고 본다. 헛소리도 하고 허공을 움켜쥐려고도 한다.

③ 가신(假神)

정·기·신(精·氣·神)이 이미 쇠했는데 반짝 정신이 든 듯 보이는 경우를 '가신'이라고 한다.

사람이 완전히 신을 잃으면 죽을 수도 있다. 그러나 잠시나마 신이 돌아서는 경우도 있다. 다 죽어가던 환자가 갑자기 정신이 맑아지고 식욕이 증진하여 먹어도 배부른 줄 모르고, 무슨 얘기인지 주절주절 한없이 늘어놓으려 하며 뺨에도 엷으나마 붉은빛이 감돈다. 다시 살아나는 것처럼 병세가 호전되는 것이다.

그러나 이것은 정말로 신을 되찾은 것이 아니고, 이미 정·기·신은 쇠갈되어 남은 정마저 밖으로 흘리는 상태이다. 마치 꺼지는 촛불이 마지막으로 한번 밝은 빛을 내는 것과 같은 것이다. 그야말로 잔등복명(殘燈復明)의 현상에 불과하다. 이것은 회광반조(回光返照)와 같은 것으로, 이미 음이 양을 수렴하지 못해 허양부월(虛陽浮越)하는 것이다.

어떤 질병이 있더라도 득신의 형상을 띠고 있으면 영양질상(營養質相)으로 정력과 활동력이 뛰어나고 통솔력이 강하다.

그러나 아무리 건강하더라도 실신의 형상을 띠고 있으면 심성질상(心性質相)으로 신경질이 많고 선병질적이 된다. 그래서 《소문(素問)》「이정변기론(移精變氣論)」에는 "득신자창 실신자망(得神者昌 失神者亡)"이라고 하였다. 득신하면 모든 것이 충족하고, 실신하면 모든 것이 쇠망한다는 뜻이다.

3) 신(神)의 망진

- 백회(百會)·신정(神庭)·후정(後頂) 등으로 정신신경계를 알 수 있다.

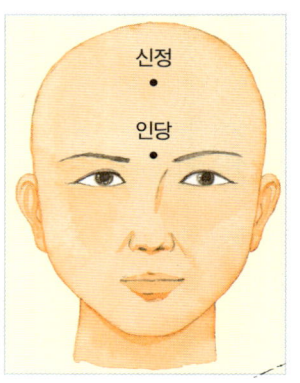 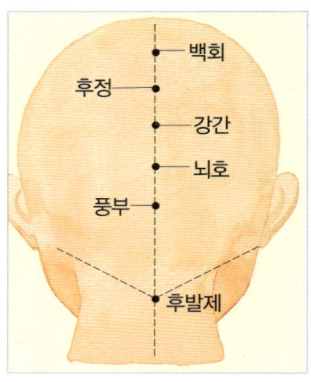

백회가 빈약하면 건망증·신경쇠약 등이 오기 쉽다. 신정과 후정이 발달하면 정신분열증이 잘 온다. 강간(强間)이 발달하면 간질이나 정신병 등이 오기 쉽다. 뇌호(腦戶)가 발달하면 정신병이 잘 온다. 풍부(風府)부터 후발제(後髮際)가 발달하면 정신분열증에 잘 걸리고, 빈약하면 히스테리에 잘 걸린다.

- 미간에 핏대가 서거나 한 줄 혹은 두 줄의 주름이 있으면 신경쇠약·우울증이다. 인당이 발달하면 정신분열에 시달리고, 빈약하면 신경쇠약으로 고생하는 경우가 많다.
- 광대뼈는 유달리 튀어나왔는데, 태양혈(太陽穴)이 옴폭하면 소아퇴행성 심성(小兒退行性 心性)이다.
- 눈동자가 노랗고 하관이 빠르면 신경성 질환을 주의해야 한다.

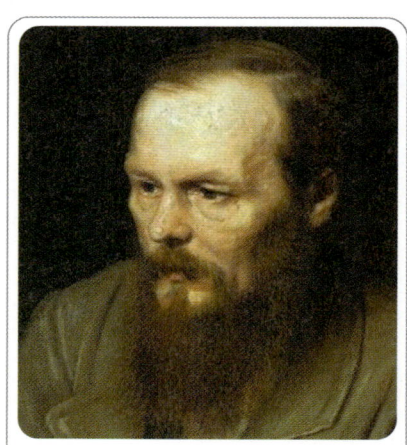

러시아의 대문호 도스토예프스키. 태양혈 주위가 옴폭한데 소아퇴행성 심성을 볼 수 있다.

눈빛이 쏘는 듯 강하면 감정격변이 심한 성격이다. 또 눈꺼풀이 아래로 처지며 눈을 깜박거리면 억울증을 의심할 수 있다.

- 피부가 붉고 피부의 무늬가 작으면 정신 감동으로 손상받기 쉽다.

  또한 자율신경실조증이 있으면 직모가 곱슬머리로 바뀌는 경우가 많다.

- 쇄골은 알맞게 보여야 한다. 결분이 움푹 패였으면 심 기능이 위축된 것이다.

- 갈우(검상돌기)가 보이지 않으면 건망증이 있으며, 신경계의 기능이 떨어진 것이다. 한편 갈우가 기울어져 있으면 심장 기능이 온전치 못하고, 또 너무 솟아 있으면 심약하다.

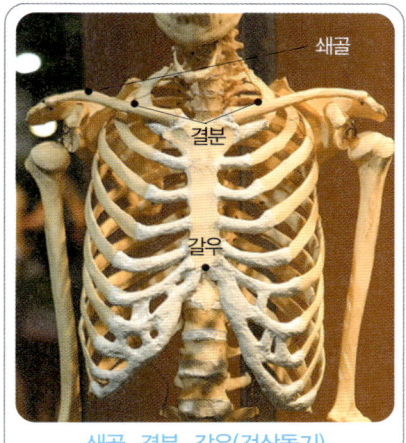

쇄골, 결분, 갈우(검상돌기)

- 손가락이 가늘고 길면 우울증에 걸리기 쉽다.

  귀두(龜頭 ; 엄지 끝 넓은 부위)가 뭉툭하면 간기울체와 뇌 질환이 잘 오며, 빈약하고 엄지손가락 끝이 가늘어지면 신경질환에 시달린다.

- 매우 짧고 작은 손톱이나 위축된 손톱은 신경의 지각 과민 상태이다. 심장병이나 노이로제에 걸리기 쉬운 소질이다.

  엄지손톱에 움푹한 홈이 있으면 정신침체이고, 손톱에 많은 백반이 있으면 신경질적이다. 황반이 많으면 뇌의 장애를, 청반이 있으면 심장 질환을 의심할 수 있고, 손톱이 질기고 푸른색을 띠면 화를 잘 낸다.

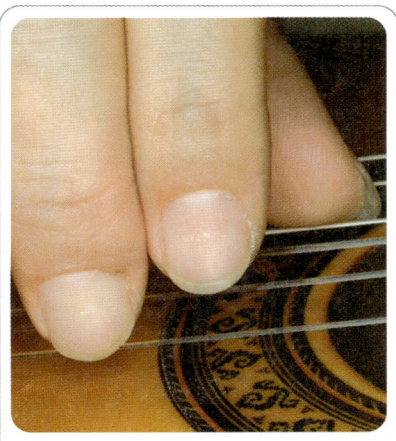

손톱이 너무 작거나 매우 짧으면 신경의 지각 과민 상태이다.

한편 손톱이 검고 줄무늬가 많으면 울화증이 오래된 것이다.

- 입술의 폭이 눈 길이의 두 배 정도가 되면 우둔하다. 또한 혀가 붓고 커지고 번들거리면 우울증 등을 의심케 된다.

(4) 혈(血)

1) 혈허(血虛)

혈이 순행하는 곳이 맥관의 내부이기 때문에 맥을 '혈부(血府)'라고 부른다. 혈액은 심장의 추동 작용에 의하여 혈부의 안을 순환하면서 인체의 모든 곳에 두루 영양을 주기 때문에 심장이 혈을 주관한다고 한다. 그리고 간장이 혈을 저장하고, 비장이 혈을 통섭한다고 한다. 그 까닭에 심장의 추동 작용이 떨어지면 혈의 흐름이 안 좋고, 간장의 저장

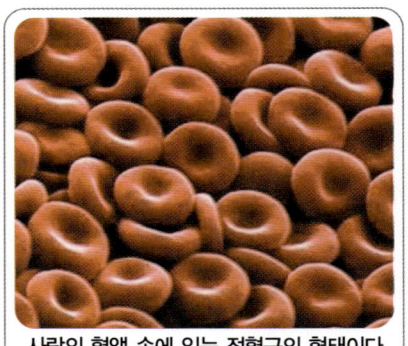

사람의 혈액 속에 있는 적혈구의 형태이다.

작용이 떨어지면 혈이 부족해지고, 비장의 통섭 작용이 떨어지면 출혈 등 혈의 이상 손실이 일어난다. 그리고 이런 과정에서 일어나는 현상이 바로 '혈허'라는 병증이다. 혈허는 꼭 그런 것은 아니지만 '빈혈'을 포괄하는 개념일 수도 있다. 빈혈이란 적혈구, 또는 적혈구가 가지고 있는 헤모글로빈(혈색소)의 부족 상태를 말한다.

● 얼굴이 크고 넓은데 턱은 뾰족하며, 안색이 푸르스름하거나 창백하다.

Tip 혈허

다음 항목의 물음에 O, X를 해보자.
① 어지럽고 눈앞에 모기가 나는 듯, 꽃잎이 아른거리듯 하면서 눈이 침침한가?
② 가슴이 괜히 두근거리고 조금만 움직여도 숨이 찬가?
③ 피부나 점막, 귓바퀴나 손톱이 창백한가?
④ 얼굴이 창백하고 누렇게 들떠 있는가?
⑤ 안구건조증처럼 눈이 뻑뻑하고 눈이 피로하며, 모두 뿌옇게 보이는가?
⑥ 눈꺼풀을 뒤집어보면 결막이 빨갛지 않고 흰가?
⑦ 입술에 혈색이 없는가?
⑧ 손톱이 잘 갈라지는가? 혹은 손톱이 스푼을 뒤엎어 놓은 것 같은가?

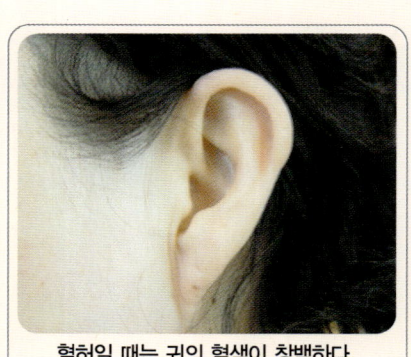

혈허일 때는 귀의 혈색이 창백하다.

빈혈형 얼굴은 크고 넓으나, 턱은 뾰족하다.
- 동공 사이가 넓다. 안검결막이 창백하며, 흰 동자가 푸르스름하고 창백하다.
- 코의 색이 희며 창백하고, 비근(鼻根)과 입술 사이가 짧다. 코의 색이 희면 기허(氣虛) 혹은 실혈(失血)의 징조이다.
- 잇몸도 창백하고, 입술의 색이 담백하며, 입술이 건조하다.
- 혀를 내밀 때 혀가 가늘게 떨린다.
- 상악의 점막이 덜 붉고 희뿌옇거나 창백하다. 그러나 출혈성 질환일 때는 상악에 자홍색의 작은 출혈점이 있거나 중주 양옆에 출혈점이 있다.
- 혀가 얇아 수박설(瘦薄舌)이며 담백하다. 그러나 심하면 설질이 암홍색이고

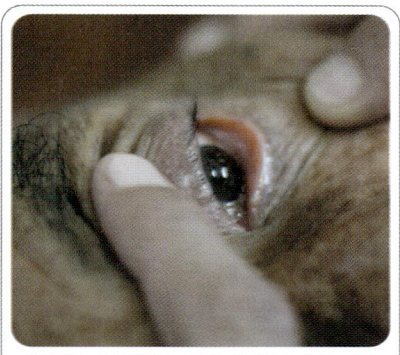

혈허일 때 빈혈이 가장 쉽게 나타나는 곳이 눈의 안검결막으로, 창백하다.

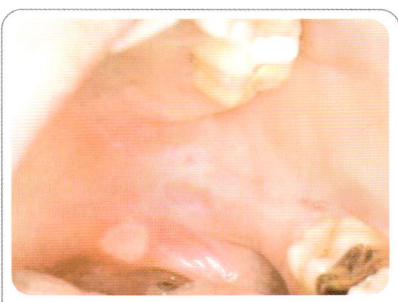

혈허일 때는 상악의 점막이 창백할 정도로 희뿌옇다.

⑨ 혓바닥이 미끈거리는가?
⑩ 입술 주위가 부르트며, 입안이 잘 헤지고 파이면서 염증이 잘 일어나는가?
⑪ 손발이 차고 저린가?
⑫ 근육이 뻣뻣하거나 뭉치거나, 바들바들 떨리는가?
⑬ 머리가 무겁거나 아프며 귀에서 윙윙 소리가 나는가?
⑭ 때로 미열을 느끼거나 갈증이 있는가?
⑮ 정신력이 떨어지며 만사에 의욕이 없는가?
⑯ 집중력·기억력·지구력이 모두 떨어지는가?
⑰ 때로 잠을 이루지 못하고 번거로움을 느끼는가?
⑱ 뚜렷한 어떤 이유도 없이 월경이 안 나오는가?

이상의 항목에 O가 많을수록 '혈허'하다는 증거이다.

설태가 벗겨진다.
- 복강 내 출혈이 있으면 배꼽 주위에 푸른빛이 나타난다.
- 손톱이 활 모양으로 되바라진다. 손톱이 창백하고 얇은데, 특히 손톱 복판이 얇다. 손톱이 약하고 메말랐으며 창백하여 푸른빛이 돈다.
잘 찢어지고 갈라지고 부서진다.
- 손톱을 눌렀다가 떼면 담홍색으로 잘 회복되지 않고, 눌린 자국이 오히려 백색을 띤다.
- 손톱에 줄무늬가 많거나 흰 점이 많으며, 창백하면서 윤택마저 없다.
- 조근에 반달마저 나타나지 않을 때는 위험하다.

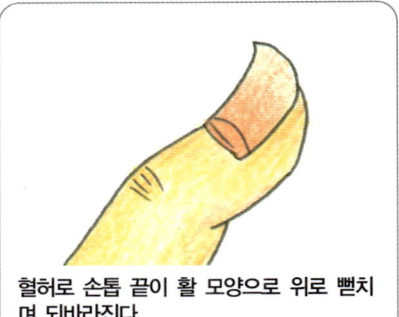

혈허로 손톱 끝이 활 모양으로 위로 뻗치며 되바라진다.

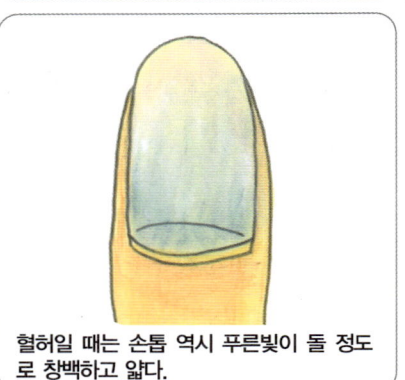

혈허일 때는 손톱 역시 푸른빛이 돌 정도로 창백하고 얇다.

2) 어혈(瘀血)

'어혈'이란 한마디로 정지된 혈액이다. 울체된 혈액, 즉 혈액의 대사 장애를 말한다. 어혈은 혈어(血瘀)이다. 혈어란 혈액이 체내에서 울체된 증후군으로 경맥(經脈) 내부 및 기관 내에 정체하는 것을 포괄한다.

흔히 말초혈액순환 장애 및 액체 역학적 이상, 혈액 점도의 상승이나 혈소판 점착도의 상승 또는 혈액 내 지방질의 상승 등 혈액성분 이상 및 지질대사나 결합직대사 이상, 조직 내 혈액저류, 조직증식 혹은 변성, 외상성 혹은 염증성 혈종(血腫), 한냉 자극성 혈관 운동신경의 실조, 면역이상 등의 각종 병리가 혈어를 형성할 수 있다. 물론 변비일 때도 어혈을 일으킬 수 있다.

변비는 체내에 독소를 축적시키고, 이 독소가 장 주변의 혈관에 흡수되어 문맥을 통해 간장으로 침투되어 간 기능을 저하시켜 여러 가지 중독 증상을 일으킬 뿐 아니라 열의 울체를 일으키게 되고, 이러한 열의 울체는 자궁 등에 전달되어 어혈을 생기게 한다. 그 결과 질염 · 대하증 · 부정기적 자궁출혈 등을 일으킬 수도 있다. 이렇

Tip 어혈

다음 항목의 물음에 O, X를 해 보자.
① 안색이 까맣게 죽었거나 검푸르고 꺼칠한가?
② 피부도 거칠거칠하면서 윤기가 하나도 없는가?
③ 입술도 검푸르거나, 입술에 꺼풀이 일어나거나 잘 트고 거무죽죽하지 않은가?
④ 혀를 보면 선홍빛이 적고 암적색, 즉 검붉은빛을 띠는가?
⑤ 검붉은 반점이 혀 위나 특히 혀 밑에 흩어져 있지는 않은가?
⑥ 입이 마르는가, 그래서 물을 마시고 싶지만 먹히지는 않는가?
⑦ 머리가 항상 무겁거나 멍하지는 않은가?
⑧ 항상 어찔어찔 어지러운 느낌이 드는가?
⑨ 무안할 정도로 하품이 잦은가? 때로 메스꺼움을 동반하는가?
⑩ 괜히 가슴이 두근거리고 숨이 가쁜가?
⑪ 어깨가 결리고 사지가 저리거나, 감각마비 같은 것을 느끼는가?
⑫ 맥박이 매우 약하고 잡히지 않을 정도로 가라앉아 있는가?
⑬ 특히 왼손 맥이 오른손 맥보다 현저하게 약하다고 느껴지지 않는가?
⑭ 하복부가 자주 팽팽해지는가?
⑮ 손으로 꾹 누르면 누르는 곳마다 복부 여기저기가 모두 아픈가?
⑯ 왼쪽 아랫배(오른쪽 맹장 부위에 대칭되는 부위)를 누르면 자지러질 듯 아픈가?
⑰ 여드름이 심한가, 특히 코 주위부터 입 둘레, 앞가슴과 잔등 쪽에 심한가?
⑱ 염증이 잘 생기는가?
⑲ 두드러기나 습진 등도 잘 생기는가?
⑳ 상습적인 변비로 고생하는가?
㉑ 변비는 아니더라도 토끼똥처럼 동글동글 마른 변의 형태를 띠는가?
㉒ 불면증을 비롯해서 괜히 불안·초조·짜증이 잘 나는가?
㉓ 월경불순인가? 월경이 늦어지거나 색이 검고 진득거릴 정도로 점도가 높거나 덩어리를 이루고 있지 않은가? 혹은 월경통이 심하지 않은가?

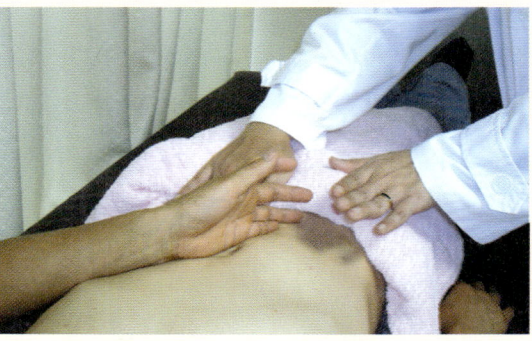

이상의 물음에 O가 많을수록 '어혈' 병증이 있다고 볼 수 있다.

게 각종 병리가 어혈을 형성할 수 있으며, 또 어혈이 각종 질병을 야기할 수 있다.

한편 어혈은 열과 쉽게 결합하기 때문에 임상 표현이 비교적 복잡하지만, 그 주된 증후를 정리하면 다음과 같다.

㉮ 고정성의 완고한 둔통이나 찌르는 듯한 자통이 머리·가슴·옆구리·허리·사지 등에 나타나며, 그 통증은 야간에 더 심하다.

정맥계 울혈로 긴장성 통증이 초래된 것이며, 심장의 혈액 추동 작용이 떨어져서 근육운동에 의한 보조 작용이 없어지는 야간에 심해지는 것이다.

㉯ 어혈은 만성적으로 반복되는 출혈을 일으킨다.

코피·잇몸출혈·토혈·각혈·혈변·혈뇨·부정기적 자궁출혈·피하출혈 등 어혈성 출혈은 미세혈관 폐색이나 이에 따르는 혈관 투과성의 증대, 국소 울혈로 생기고 정맥성의 출혈이기 때문에 검은빛을 띨 때가 많다.

㉰ 어혈은 종류(腫瘤)를 일으킨다.

간장·비장·자궁·난소 등에 종양류를 일으키고 복강 내 혈종을 일으키며, 때로는 외상성 혈종도 일으킨다. 종양류는 기관 내의 울혈이나 출혈, 면역복합체의 침착, 결합직 대사의 장애가 원인이 된다.

㉱ 어혈로 말미암아 조직의 영양이나 대사가 장애되면 '혈허'가 생기게 되고, 자율신경계 기능이 장애되면 '기체'가 발생한다.

한편 자율신경계 특히 혈관 운동신경의 실조로 어혈이 생기는데, 이런 경우 기체나 혈허를 겸하는 경우가 많다.

- 안색이 까맣게 되거나 검푸르고 거칠며, 눈 주위에 다크 서클이 생긴다. 코끝이 검거나 혹은 자홍색을 띠며 우툴두툴하다.
- 입이 마르지만 물이 안 먹히고, 입술에 꺼풀이 일거나 잘 트고, 입술이 검푸르며 거무죽죽하다.
- 어깨가 결리고 사지가 저릿저릿하다.

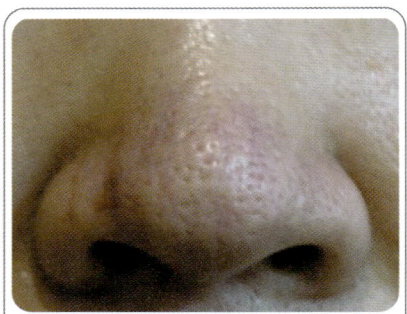
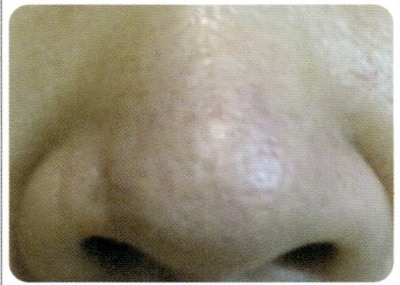

혈관 운동신경의 실조로 어혈이 생길 때 코끝이 검거나 혹은 자홍색을 띠며 우툴두툴하다.

혈어가 장(臟)에 있으면 모발이 끊어진다. 혈어가 부(腑)에 있으면 열이 올랐다 내렸다 하고, 기육(肌肉)에 있으면 갈증이 나며, 기부(肌膚)에 있으면 한열이 오락가락 왕래한다.

- 상습적인 변비, 또는 토끼똥 같은 동글동글 마른 변의 형태를 본다.
- 월경불순으로 색이 검고 진득거릴 정도로 점도가 높거나 덩어리를 이룬다.
- 머리가 무겁거나 멍하다. 어지럽고 하품이 잦으며 가슴이 두근거리고, 때로 메스껍다. 숨이 가쁘고 불안·초조·짜증이 잘 난다.
- 복부에 푸른 정맥이 불거진다. 배꼽 아래의 살갗이 말라 거칠고 하복부가 팽팽해진다. 배를 눌러 보면 누르는 곳마다 아픈데, 특히 왼쪽 아랫배를 누르면 자지러질 듯하다.
- 혀에 선홍빛이 적고 검붉은빛을 띤다. 강설(絳舌)에 설태가 적고 진액이 축축하다. 특히 검붉은 반점이 혀 위나 밑에 흩어져 있다. 또한 설하낙맥(舌下絡脈)이 짧고 굵으며 구불구불하고, 불룩 튀어나오고 뭉쳐 있다.
- 조근(손톱 뿌리) 쪽에 남색의 반월형이 나타난다.
- 얼굴·늑골 등에 붉은 실 같은 지주상모세혈관 확장의 흔적이 있다.
- 피부가 거칠거칠하고 윤기가 없으며, 염증이 잘 생기고 두드러기나 습진도 잘 생긴다. 여드름도 심하다. 특히 코 주위부터 입 둘레, 앞가슴과 잔등에 굵고 붉은 여드름이 심하다.

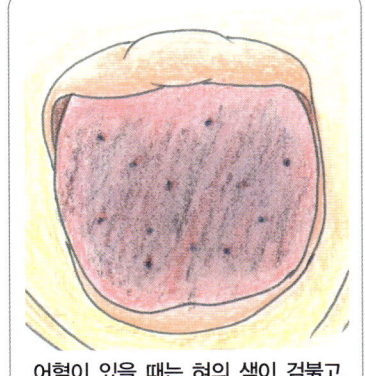

어혈이 있을 때는 혀의 색이 검붉고, 혓바닥에도 검붉은 반점이 나타난다.

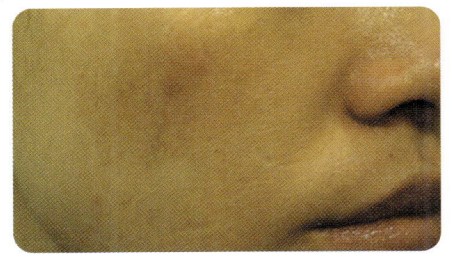

어혈로 얼굴, 늑골 등에 붉은 실 같은 지주상모세혈관의 확장이 보인다.

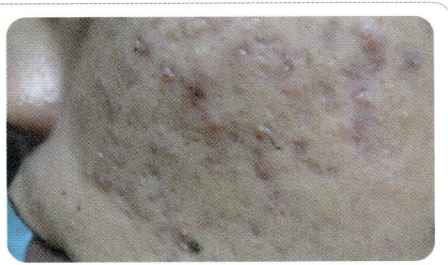

어혈이 있으면 코 주위부터 입둘레, 앞가슴과 잔등에 굵고 붉은 여드름이 심하다.

(5) 몽(夢)

몸에 열은 없으나 어지러우며 눈앞이 아찔하면서 아프고, 입과 목 안이 마르나 갈증이 나지 않고, 정신이 또렷해지면서 잠들지 못하면 허번(虛煩) 때문이다.

밖을 향하고 자거나 밝은 것을 좋아하는 것은 양증(陽證)이며 원기가 실한 것이고, 벽을 향하고 자거나 어두운 것을 좋아하는 것은 음증이며 원기가 허한 것이다.

한편 게을러지고 눕기를 좋아하는 것은 비위에 습이 있기 때문이며, 백회(百會)·후정(後頂)·강간(强間)이 빈약하면 불면증에 잘 걸린다. 또한 상악의 색택은 정상이지만 중주 양옆에 바늘 끝만한 작은 구멍이 있으면 불면증에 잘 걸린다.

잠버릇으로 병을 진단할 수 있다.

- 《소문(素問)》「맥해편(脈解篇)」에 보면, 자다가 몸을 뒤척이지 못하는 것은 음성(陰盛)한 까닭이라고 하였다.

  불빛을 향해 누워도 잠을 잘 자는 것은 양기가 왕성하다는 징조이다. 그러나 불빛을 피해서 어두운 쪽으로 몸을 향해 누워 자는 것은 음기가 양기를 덮쳐서 양기가 없어지고 음기가 성해진 까닭이다. 이런 사람은 체력의 소모가 심하고 내성적이며, 병을 앓고 있다면 더 악화될 징조이다.

- 잠을 자면서 손으로 허공을 움켜쥐려고 허우적거리는 사람이 질병 상태에 있다면, 이것은 병이 말기에 가까운 위험수위라는 반영이다.

- 움츠려 구부리고 자는 것은 특히 위장이 약하고, 심장도 비교적 약한 징조이다. 이런 경우는 자질구레한 일에 신경질적인 반응을 보이기도 하고 변덕도 심하다. 쾌활할 때는 무척 쾌활해하지만, 우울할 때는 무척 우울해한다. 그러나 사고력은 뛰어난 편이다.

- 두 손을 베개 삼고 자는 사람은 이론을 좋아하고 타인의 의견에 쉽사리 승복하지 않는다. 그러나 이런 경우, 또는 잠 자는 자세가 이상할 때, 또한 아기를 재울 때 팔베개를 자주 하면 '수면신경염'에 걸릴 위험이 있다. 신혼여행 후에 오기도 하는데 이 경우를 '신혼신경염'이라고 한다. 자고 나면 팔이 마비되고 아프며, 어깨가 아프고, 때로는 손가락이나 발가락까지 마비되기도 한다.

- 이불을 뒤집어쓰고 자는 사람은 음성(陰盛)한 자이며, 신경질적이고 우유부단한 성격이다.

- 몇 차례씩 뒤척이며 자는 사람은 다재다능하다. 그러나 쉽게 감격을 하기 때문

Tip 꿈으로 건강을 알 수 있다!

《영추(靈樞)》「음사발몽편(淫邪發夢篇)」에 꿈에 대한 풀이가 나온다.

① 음기가 성할 때는 큰 바다를 도보로 건너며 공포에 떠는 꿈을 꾼다. 그러나 양기가 성할 때는 큰 불을 만나 타는 꿈을 꾼다. 한편 음양이 모두 성할 때는 서로 죽이는 꿈을 꾼다.

② 인체 상부의 기가 성할 때는 공중을 나는 꿈을 꾼다. 그러나 인체 하부의 기가 성할 때는 깊은 곳으로 떨어지는 꿈을 꾼다.

③ 배가 고플 때는 무엇을 약탈하는 꿈을 꾼다. 그러나 포식했을 때는 타인에게 무엇을 주는 꿈을 꾼다.

④ 간기(肝氣)가 성할 때는 꿈에서 잘 노(怒)하고, 폐기(肺氣)가 성할 때는 꿈에서 무서워서 울거나 또는 붕 떠오르는 느낌이 난다. 심기(心氣)가 성할 때는 꿈 속에서 잘 웃거나 또는 무서워서 움츠리고, 비기(脾氣)가 성할 때는 꿈 속에서 노래하고 즐기며 혹은 몸이 무거워져서 움직일 수 없다. 신기(腎氣)가 성할 때는 꿈 속에서 허리와 등이 분리되어 따로따로 떨어진다.

⑤ 사기(邪氣)가 심장에 머물면 산에 불기둥이 솟고 연기가 나는 꿈을 꾸고, 사기가 폐장에 머물면 뛰어오르거나 또는 금속제의 괴이한 꿈을 꾼다. 사기가 간장에 머물면 꿈에서 산림의 수풀을 보고, 사기가 비장에 머물면 언덕·늪이나, 파옥(破屋)에서 비바람을 맞는 꿈을 꾼다. 사기가 신장에 머물면 깊은 연못을 들여다보거나 물 속에 가라앉는 꿈을 꾼다.

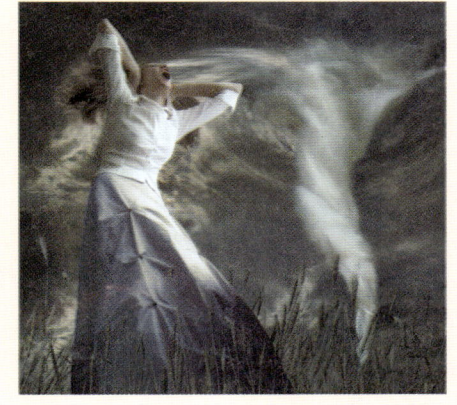

⑥ 사기가 방광에 머물면 여행하는 꿈을 꾸고, 사기가 위장에 머물면 음식을 먹는 꿈을 꾼다. 사기가 대장에 머물면 논밭이나 들판을 꿈에서 보고, 사기가 소장에 머물면 도시의 시가지를 꿈에서 본다. 사기가 담낭에 머물면 남과 싸워서 부상을 입는 꿈을 꾼다.

⑦ 사기가 생식기에 머물면 성교하는 꿈을 꾸고, 사기가 목덜미에 머물면 목이 잘리는 꿈을 꾼다. 사기가 종아리에 머물면 앞으로 나아가려 해도 도무지 발이 떨어지지 않는 꿈을 꾸거나, 혹은 깊은 동굴 속에 있는 꿈을 꾼다. 사기가 수족에 머물면 예배를 하거나 일어서는 꿈을 꾸고, 사기가 방광·직장에 머물면 대소변을 보는 꿈을 꾼다.

일반적으로 꿈을 풀이할 때는 이상과 같이 장기의 기능과 연계시키는 방법이 있고, 또는 어떤 표상을 찾아서 풀이하는 방법이 있다.

에 유혹에 잘 넘어간다.
- 코를 골며 자는 사람은 리더십이 강하지만, 뇌일혈의 염려가 있다.
- 이를 갈고 자는 사람이나 눈을 반쯤 뜨고 자는 사람은 대단한 고집쟁이로서, 조화와 타협을 모르고 히스테리 성격이다.
- 입을 벌리고 자는 사람은 기억력이 나쁜 편이고 콧병이 있거나, 또는 여성의 경우라면 난산의 염려가 있다.
- 엎드려서 자는 사람은 소아 성격이요 의타심이 많고, 고독과 우울증에 잘 빠진다. 그러나 아이디어는 풍부하여 화려한 성공과 출세를 꿈꾸는 경향이 있다. 한편, 성적인 욕구불만이 있으며 팔다리가 피로해지기 쉽다.
- '큰 대(大)' 자 모양으로 네 활개를 쫙 펴고 자는 사람은 대범하다. 또한 사교적이고 낙천적이다. 다만, 끈기가 없는 무골호인이란 것이 흠이고 스트레스에 약하다.
- '11' 자 모양으로 얌전하게, 똑바른 자세로 자는 사람은 순응력이 좋다. 단, 투쟁력이 부족한 것과 자질구레한 일에 몰두해서 항상 피로한 것이 흠이며, 기관지가 약한 편이다.
- 오른쪽으로 누워서 자는 사람은 만사에 신중한 성실파이며, 왼쪽으로 누워 자는 사람은 대담한 이상파이다.

오른쪽으로 누워서 자는 사람은 결단력이 부족하고 지나치게 공처가라는 단점이 있지만, 충실한 것이 장점이다. 심혈관계 질병을 주의해야 한다. 한편 왼쪽

> **참고**
>
> **오른쪽으로 누워 자는 것이 좋아요**
>
> 옆으로 잘 때 왼쪽보다 오른쪽으로 눕는 것이 간이나 폐 기능의 유지에 좋다.
> 예를 들면 오른쪽으로 누웠을 때 폐로 들어가는 공기량은 우폐로 59%, 좌폐로 41%가 들어간다. 왼쪽으로 누우면 우폐에 62%, 좌폐에 38%가 들어간다. 폐를 순환하는 혈액량도 오른쪽으로 누웠을 때는 우폐에 68%, 좌폐에 32%가 순환되지만, 왼쪽으로 누웠을 때는 우폐에 43%, 좌폐에 57%가 순환된다.
> 다시 말해 오른쪽으로 누웠을 때는 공기나 혈액 모두가 오른쪽 폐로 많이 들어간다. 그러나 왼쪽으로 누웠을 때는 공기는 우폐에, 혈액은 좌폐에 많이 모여서 산소와 혈액의 균형이 깨어지게 된다. 따라서 오른쪽으로 눕는 것이 더 좋다.

Tip 《술몽쇄언(述夢瑣言)》의 꿈 이야기

① 나의 마음에 선과 악, 어느 것이 더 많은가를 점검하여 나의 꿈의 맑고 탁함이 어떠한가 증험하라.
② 마음으로 사랑하는 자는 꿈에서도 사랑한다. 마음으로 미워하는 자는 꿈에서도 미워한다.
③ 꿈 속에서도 또한 사물이 근심과 기쁨을 끌어 얽어매는 것이 있다. 그러나 깨어보면 아무것도 없다. 본래 일이 없는 것인데 다시 무엇을 억지로 근심한단 말인가.
④ 꿈 속의 일을 점검하여 보면, 한 가지의 영화도, 한 가지의 치욕도 모두 자기가 하고 싶은 대로 된 것이 아

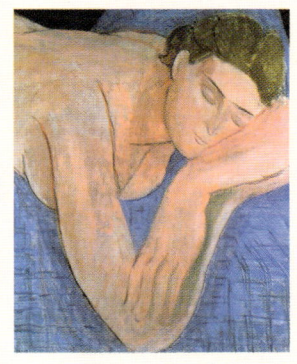

니다. 그러니 명(命)이 있는 것 같다. 꿈 속의 모든 세계는 곧 나의 한 생각일 뿐이다.
⑤ 어린아이가 꿈 속에서 성을 내면 일어난 뒤에도 오히려 성을 내며, 꿈 속에서 무엇을 얻으면 깨어서도 오히려 그것을 찾는다. 이것은 빈 환상이라는 것을 알지 못하고 오직 그것이 참이라고 생각하기 때문이다. 그런 까닭에 깨어 있는 일상생활 속에서 얻는 것, 잃는 것, 기쁜 것, 성내는 것 역시 참이라고 인정하지 않는다.
⑥ 꿈 속에서 혼인하는 꿈을 꾸어 새로운 정이 아직 흡족하지 못하였을 때에 날이 이미 새게 되면 꿈 속의 광경은 무너지고 만다. 비로소 인연과 모이고 흩어지는 것이 모두 꿈이며 환상이라는 것을 알게 된다.
⑦ 과거는 어젯밤의 꿈과 같고 현재는 붕희(棚戱)와 같은 것이다. 어리석은 자는 공을 자랑하고 총애를 고수하여 '높이 나는 새를 다 잡으면 활을 치워 버린다'는 경계를 생각지 않다가, 곧 '깜찍한 토끼를 잡고 나면 사냥개를 삶아 버리는 화'를 만나게 된다.
⑧ '마음에 있는 것은 취중에 드러나고 정에 있는 것은 꿈 속에 보인다.' 고 한다. 꿈이 비록 빈 환상이긴 하나 반드시 원인이 있어서 이루어진다.
⑨ 꿈 속에서 울고 웃는 것도 또한 슬프고 즐거움에 의한 것이니, 꿈의 장면이 잘 변한다는 것은 정식(情識)의 떳떳하지 않은 것에 연유하는 것이다.
⑩ 꿈 속의 마음과 몸도 또한 반드시 무엇엔가 붙잡고 매달린다. 아이! 죽어서도 살아서도, 꿈에서도 깨어서도 자유자재할 때가 없구나.
⑪ 번뇌가 없으면 꿈을 꾸지 않고, 반연(攀緣)함이 없으면 환상이 없다. 진실로 번뇌함이 없다면 능연지심(能緣之心)이 될 것이다. 꿈이 될 것이 무엇이 있겠는가. 진실로 반연함이 없다면 반연의 대상이 적정(寂靜)할 것이다. 환상이 될 것이 무엇이 있겠는가.
⑫ 마음속에 근심이 없는 자는 혼(魂)이 편안하고 백(魄)은 가볍기 때문에 꿈이 맑다. 마음속에 사려가 많은 자는 혼이 흔들리고 백은 무거워서 꿈이 산란하다.
⑬ 하루를 편안하고 고요하게 지내면 밤의 꿈은 맑고 편안하며, 하루를 바쁘고 어지럽게 보내면 밤의 꿈은 어지럽고 복잡하다.

으로 누워 자는 사람은 지나친 적극성으로 가끔 주위의 경계를 받으며, 항상 새로운 것을 찾아 움직이려 드는 것이 단점이다. 피로에 쉽게 빠질 우려가 있다.

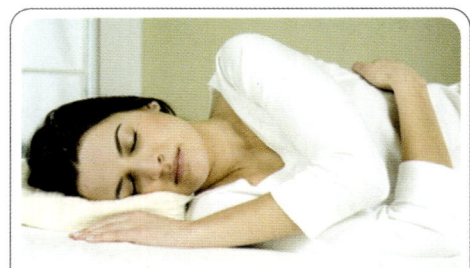
잠잘 때 오른쪽으로 누워서 자는 사람은 만사에 신중한 성실파이다.

- 한쪽 다리만 세우고 자는 사람은 겉치레에 유난히 신경을 쓰는 유행파이다.

 화려한 것을 추구하며, 새것을 찾아 헤매는 것이 흠이다. 쉽게 피로함을 느끼며 히스테리 성격이다.

- 양다리를 다 세우고 자는 사람은 웃음이 많은 호감파이다.

 이성의 관심을 끄는 성격이지만, 이것이 도화선이 되어 이성과의 스캔들로 고생할 우려도 있다. 요통·간염·불임 등의 염려가 있다.

- 베개를 껴안고 자는 사람은 지기 싫어하는 강한 의지를 가진 집념파이다.

 크게 성공할 수는 있지만, 성취 목표에만 몰두하다가 냉정한 사람으로 평가되기 쉽다. 불의의 사고나 부상에 주의해야 한다.

Tip 담음증(痰飮證)

《동의보감》에는 "10중 8~9는 담병(痰病)이요, 체내와 체외의 온갖 질병에 담(痰)으로 생기는 것이 100여 가지가 넘는다."고 했다. 또 《송사(宋史)》에도 "세상 사람들의 질병 중에서 그 손상으로 인해 생명이 위급한 것은 담음보다 심한 것이 없다. 세상의 의원이 보고도 알지 못하거나 알면서도 치료하지 못하니, 이처럼 불행하게 손상되어 횡사하는 사람을 이루 헤아릴 수 없다"는 말이 있다.

《유증치재》에는 "담은 기를 따라 오르내려 전신에 두루 이르는데, 폐에 있으면 기침하고, 위장에 있으면 구역하고, 심장에 있으면 가슴이 두근거리고, 머리에 있으면 어지럽고, 등에 있으면 냉증이 나타나고, 가슴에 있으면 속이 그득하고, 옆구리에 있으면 창만증으로 그득함을 느끼고, 장에 있으면 설사하고, 경락에 있으면 잘 붓고, 사지에 있으면 저림증이 생긴다."고 담음의 증상을 설명하고 있다.

《동의보감》에는 그 증상을 이렇게 설명하고 있다.

① 눈두덩과 눈 아래에 연기에 쏘인 것같이 검은 것은 담이다.

(6) 담음(痰飮)

'담' 은 담음(痰飮)을 통틀어 일컫는 말이다. 비생리적 체액의 통칭이 '담음' 이다.

첫째로 비생리적 체액이 위나 폐에 쌓여 기침이 나고 묽은 침을 뱉거나, 혹은 인후나 흉격 등에 뭔가 막힌 듯하고 장에서 꾸르륵거리는 소리가 나는 것이 담음이다.

둘째로 비생리적 체액이 열에 의해 졸여져 걸쭉하고 탁하게 되어 심장·혈관·경락 등에 쌓이고 막힌 것이 담음이다.

그러나 세분하면 담음은 '담(痰)' 과 '음(飮)' 의 두 병증이다. '담' 은 걸쭉하고 탁한 것으로 인체 어느 곳이든 이르지 않은 데가 없는 병적 산물이요, 양이 성한 것으로 화조(火燥)가 변한 것이요, 오장이 손상되어 온 것이요, '음' 이 응결한 것이다. '음' 은 묽은 것으로 오직 위나 장에만 쌓이는 것이요, 음이 성한 것으로 한습(寒濕)이 변한 것이요, 비·위장 소화기계의 이상에서 온 것이요, '담' 의 근원이다.

1) 담음의 망진상 특징
- 얼굴이 어둡고 누렇게 들뜬다. 눈썹 아래가 소복하며 눈밑이 검다.
- 평소에는 건장하나 야위어지고, 혹은 평소에는 야위었으나 비대해져 마치 부은 것 같다.

② 눈 주위가 거멓고 걸을 때 신음소리를 내면서 움직이기 힘든 것은 뼈에 담이 생긴 것이요, 눈 주위가 거멓고 얼굴이 흑빛이며 팔다리에 이완·저림이 있으면 풍습담(風濕痰)이고, 눈 주위가 거멓고 뺨이 붉으며 얼굴빛이 누런 것은 열담(熱痰)이다.
③ 담병은 때로 정신 질환(邪崇)과 비슷하다.
④ 담증이란 예전이나 지금이나 소상치 못하다. 변화가 심하며, 때로 등[脊上]에 한 줄기[一條]의 선(線) 같이 냉기(冽)가 일어나고, 혹은 혼신습습(渾身習習)하면서 가시밭에 누워 있는 것과 같고, 백병괴증(百病怪症)을 일으킨다.
⑤ 대체로 담증의 초기는 외감표증(外感表證)과 비슷하다.
⑥ 오래 되면 내상음화증(內傷陰火證)과 비슷하고, 담음유주(痰飮流走)는 풍증(風症)과 비슷하여 감별해야 한다.
⑦ 대체로 병이 오래 끌면서 갑자기 죽지 않는 것은 흔히 담음(痰飮)과 식적(食積)이 원인이다.

- 혀가 부은 듯 입안 전체에 가득한 느낌이다. 혀가 맑은 색이 아니며, 설태가 두툼하다.
- 피부의 아래에 부드러운 멍울이 생겨 오랫동안 없어지지 않는다. 피부가 붉어지지 않고 붓지도 않으며, 가렵지도 않고 곪지도 않는다.
- 여성의 유방에 멍울이 생겨 표면은 매끄럽고 통증이나 소양증이 없으며, 오래되어도 화농이 생기지 않고 점차 커지면서 잘 낫지 않는다.
- 하지가 차고 피부가 검게 변하면서 심하면 발끝이 썩는 탈저 병증을 일으킨다.
- 가래가 묽고 말간 것, 혹은 걸쭉하고 누런 색을 띤 것 등 여러 형태로 나타난다.

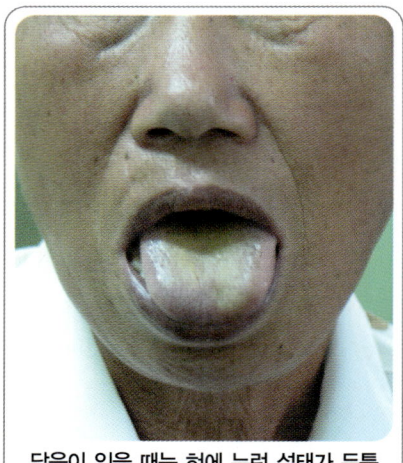

담음이 있을 때는 혀에 누런 설태가 두툼하게 낀다.

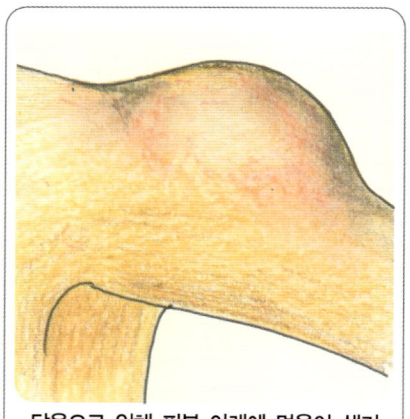

담음으로 인해 피부 아래에 멍울이 생기기도 한다.

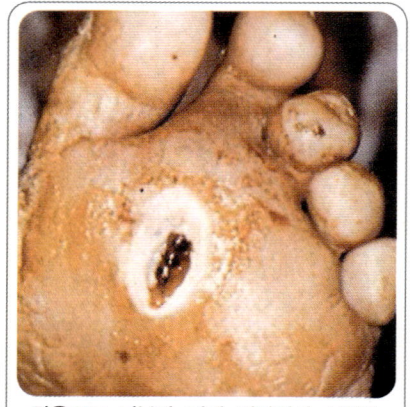

담음으로 피부가 검게 변하면서 심하면 발끝이 썩는 탈저를 일으킨다.

2) 담음의 기타 전신 특징

- 가슴이 답답하며 찌르듯 아픈데, 심하면 등까지 파급되고 숨이 차서 헐떡인다. 등이 차고 가슴은 그득하며, 전신이 냉하면서 숨이 차다.
- 항상 어지러워 마치 배를 탄 것 같아서 서 있지 못하고 몸이 흔들린다.

- 사지가 저릿저릿하고 냉통이 오는데, 그 부위가 일정치 않다.
- 목구멍에 매실의 씨와 같은 것이 낀 것 같다. 가슴이 두근거리며 뭔가에 놀란 것 같고, 잠이 안 오며 꿈이 많고 항상 불안하다. 머리가 무거우면서 아프고, 혹은 조이는 듯 아픈데 수시로 발작한다.
- 의식이 맑지 못하고 사람을 두려워하며, 기억력이 현저히 떨어진다. 화를 잘 내고 욕설을 하며 소리 지르고, 배가 고프지도 먹으려 하지도 않는다.
- 갑자기 졸도하며 거품을 게우고, 경련을 일으키며 괴성을 지르기도 한다. 혼궐하여 의식을 잃거나 혹은 언어불리나 반신불수가 된다.

3. 오장과 육부

(1) 오장(五臟)

① 오장육부는 유기능 체계로 연관되어 있다.

'오장'이란 간·심·비·폐·신의 다섯 내장기를 말하며, 흉복강 안에 위치하고 있다.

'장'이라 이름을 한 것은 이들 장기가 정기를 제조·저장하면서 이를 소모치 않는 작용이 있기 때문에 붙여진 이름이다. 때로 심포락이라는 장기를 포함해서 육장이라고도 하는데, 여하간 서양의학에서는 거론조차 되지 않는 심포락을 동양의학에서 인정하고 있듯이, 동양의학의 '오장'은 서양의학의 '오장'과는 달리 해부학적 실질 장기이면서 생리적 기능과 병리적 변화의 반영을 함께 뜻하고 있는 특이한 장기 개념이다.

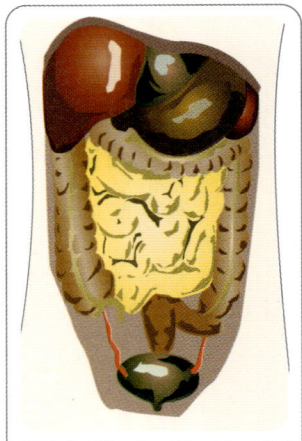

오장은 간·심·비·폐·신이요, 육부는 담낭·위·대장·소장·방광·삼초를 말한다.

예를 들어 심장은 해부학적 실질 장기이면서 아울러 '심주혈맥(心主血脈)'이라 하여 순환계통과 유관한 생리 기능의 의미를 갖고 있으며, 또 '심장신(心藏神)'이라 하여 중추신경계 기능의 의미까지 갖고 있다. '심장이 크다', '심장이 약하다'라는 말은 단순히 해부학적 실질 장기인 심장의 크고 약함을 뜻하는 것이 아니고, 이 말 속에는 정신사유 능력이 강하고 약하다는 의미도 포괄하고 있는 것이 그런 이유이다.

한편 동양의학에서는 반드시 전체와 부분의 대립과 통일관계를 파악하여 질병을 이해한다. 이런 사고를 정체관념(整體觀念)이라 한다. 즉 체내의 장기와 체표부의 조직·기관들은 하나의 유기적 전체성을 가진다는 것이다.

예를 들어 폐가 제대로 작용을 하면 대장의 작용도 원활해지고, 폐기가 조화를 이루어야 코의 통기 기능과 취각 기능이 원활해진다. 또 폐는 체표부를 방위하는 기능이 있는데, 폐기가 약해지면 이 기능이 무너져 외부의 병인이 쉽게 신체에 침입해 들어온다. 그렇게 되면 땀구멍의 조절 기능이 약해져 땀을 많이 흘리게 되는 것이다.

이렇게 신체의 여러 기관들은 병리적으로 유기능 체계를 이루고 있다. 그렇다고 하나의 유기능 계열 안에서만 내장과 체표부의 여러 조직·기관이 유기능적 전체로 간주되는 것은 아니다. 유기능 계열은 유기능 계열끼리 또한 서로 연계가 된다.

정체관념은 여기서 그치지 않는다. 국소 증세에서 전신적 병인을 고려해야 하며, 전신 증세에서 국소적 병인을 고려해야 한다. 또 계절에 따른 기후, 지역의 특징, 환경, 환자의 체질과 습관 등도 영향을 미치는 것으로 간주한다.

② 겉으로 드러나는 신체 부위와 오장의 관계

사람이 천지오행의 기를 받아서 오장육부의 장기가 생성될 때 기를 받음이 모두 같지 아니하여 장부에도 그 질에 다름이 생기고, 사기를 감수하여 질병이 발생하는 경우에도 여러 가지 변화가 있어서 그 증상이 같지 않게 된다.

장부는 눈으로 직접 볼 수는 없으며, 더구나 장부의 질이 다름을 직접 볼 수도 없다. 그렇지만 겉으로 드러난 모양과 색으로 안을 살필 수는 있다.

㉠ 피부가 거칠면 심장이 큰데, 심장이 크면 섬세한 감정에는 좀처럼 영향을 받지 않지만 외부의 사기에는 쉽게 손상되는 것을 알 수 있다.

㉡ 어깨가 크고 가슴이 뒤로 젖혀지며 후두부가 함몰되어 있으면 폐장이 높이 있음을 알 수 있다.

㉢ 입술이 아래로 늘어져 있으면 비장 역시 아래로 처져 있음을 알 수 있다.

이렇게 겉으로 드러나는 모양으로 여러 장기의 용량·위치·기질·형상을 알아낼 수 있는 것이다.

오장이 모두 크면 사물을 원만하게 바라보고 받아들여 스트레스를 잘 이겨내며, 오장이 모두 작으면 외부의 사기 때문에 생기는 병은 적지만 감정의 기복이 심하고 정신의 격동을 잘 견뎌내지 못한다.

또 오장의 위치가 높으면 거동이 교만하고, 낮으면 겸손하다. 오장이 건강하면 질병에 잘 걸리지 않고 다른 사람과 원만하게 지내는 편이지만, 오장이 약하면 항상 질병이 떨어지지 않으며 마음까지 이기적으로 비뚤어진다.

③ 오장에 속한 기관과 5관

《영추(靈樞)》「맥도편(脈度篇)」에 의하면, 오장의 정기는 언제나 안면의 7개 구멍으로 통하고 있으므로, 거기

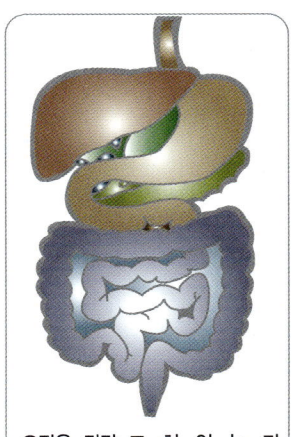

오장은 각각 코·혀·입·눈·귀 등의 5관에 밀접하게 작용한다.

서 오장의 상태를 알 수 있다고 했다.

㉮ 폐장의 기는 코로 통하므로, 폐 기능이 정상이면 취각이 충분히 작용한다.

㉯ 심장의 기는 혀로 통하므로, 심 기능이 정상이면 미각이 충분히 작용한다.

㉰ 비장의 기는 입으로 통하므로, 비 기능이 정상이면 음식물의 자양미를 잘 맛볼 수 있다.

㉱ 간장의 기는 눈으로 통하므로, 간 기능이 정상이면 시력이 충분하다.

㉲ 신장의 기는 귀로 통하므로, 신 기능이 정상이면 음색을 잘 분간할 수 있다.

만일 오장의 기능이 부족해지면 오장의 정기가 이들 7개 구멍으로 통하지 않게 되므로, 그 결과 5관(五官 ; 코, 혀, 입, 눈, 귀)의 작용이 나빠진다.

㉮ 폐에 병이 생기면 숨이 차고 코를 벌름거린다. 폐를 앓으면 '해(咳)' 즉, 기침이 난다.

Tip 5미(五味)의 변화로 오장을 진단한다!

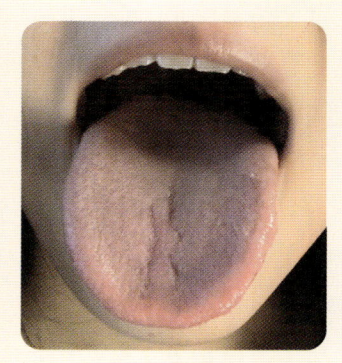

《소문(素問)》「선명오기편(宣明五氣篇)」에 보면,

① 신맛은 간, 쓴맛은 심, 단맛은 비, 매운맛은 폐, 짠맛은 신장과 관계가 있으므로 맛의 변화로 장기 기능의 이상을 판별할 수 있다.

② 신맛은 근병(筋病)을 일으키기 쉽고, 쓴맛은 골병(骨病)을 앓기 쉬우며, 단맛은 육병(肉病)을 일으키기 쉽다. 매운맛은 기병(氣病)을 일으키기 쉽고, 짠맛은 혈병(血病)을 일으키기 쉽다. 까닭에 맛의 기호를 보고 질병을 예견할 수 있다.

③ 오장에는 각기 혐오하는 바가 있으니 이를 '5오(五惡)' 라 한다. 즉 간은 풍(風)을 싫어하고, 심은 열(熱)을 싫어하며, 비는 습(濕)을 싫어하고, 폐는 한(寒)을 싫어하며, 신은 조(燥)를 싫어한다. 까닭에 습기에 지나치게 노출되면 비 기능이 손상될 것이며, 지나치게 습기를 혐오하면 비 기능이 약화되었다는 것을 알 수 있다.

④ '5로(五勞)' 라 하여 다섯 가지 과로가 상해를 주는 부위가 있으니, 오래 걸으면 근(筋)을 손상하고, 오래 보면 혈(血)을 손상하며, 오래 앉으면 육(肉)을 손상하고, 오래 누우면 기(氣)를 손상하며, 오래 서 있으면 골(骨)을 손상한다. 까닭에 과로하고 있는 상태를 관찰해서 어떤 부위가 쇠약해질 것인지를 알 수 있다.

㉯ 간에 병이 생기면 눈시울이 퍼렇게 된다. 간을 앓으면 '어(語)' 즉, 말이 많다.

㉰ 비장에 병이 생기면 입술이 누렇게 된다. 비장을 앓으면 '탄(吞)' 즉, 신것이나 쓴것이 목구멍으로 올라온다.

㉱ 심장에 병이 생기면 혀가 말리고 짧아지며 광대뼈가 벌겋게 된다. 심장을 앓으면 '희(噫)' 즉, 트림이 난다.

㉲ 신장에 병이 생기면 광대뼈와 얼굴이 거멓게 되고 귀가 몹시 마른다. 신장을 앓으면 '흠(欠)' 즉, 하품이나 재채기가 난다.

④ 희로애락에도 숨어 있는 오장의 변화

오장의 작용이 약해지면 체액의 분비가 병적으로 왕성해진다.

㉮ 간이 약해지면 눈물을 많이 흘린다.
㉯ 심이 약해지면 땀을 많이 흘린다.
㉰ 비가 약해지면 묽은 침을 질질 흘린다.
㉱ 폐가 약해지면 콧물을 많이 흘린다.
㉲ 신이 약해지면 마른 침을 흘리게 된다.

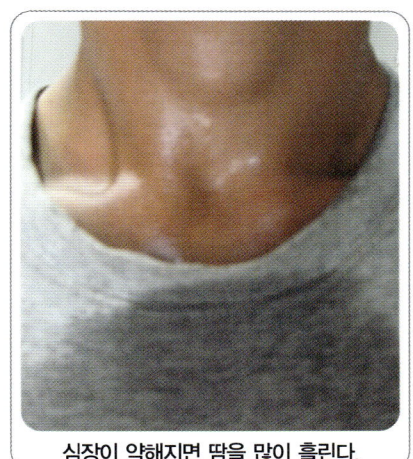

심장이 약해지면 땀을 많이 흘린다.

오장은 지배하고 있는 신체 부위가 있다.

㉮ 간은 근(筋)을 지배한다.
㉯ 심은 맥(脈)을 지배한다.
㉰ 비는 육(肉)을 지배한다.
㉱ 폐는 피(皮)를 지배한다.
㉲ 신은 골(骨)을 지배한다.

따라서 장기의 기능이 쇠약해지면 그 장기가 지배하는 신체 부위까지 쇠약해진다. 그러므로 이들 신체 부위를 관찰하면 오장의 기능을 가늠할 수 있는 것이다.

또 오장은 각기 가지고 있는 정신적 요소가 있다.

㉮ 간은 혼(魂)을 간직하고 있다.
㉯ 심은 신(神)을 간직하고 있다.

㉰ 비는 의(意)를 간직하고 있다.
㉱ 폐는 백(魄)을 간직하고 있다.
㉲ 신은 지(志)를 간직하고 있다.

따라서 내장기의 기능에 이상이 생기면 정신마저 온전치 못한 상태가 되므로, 정신 상태를 살피면 오장의 기능을 가늠할 수 있다.

한편 오장이 각 장기의 정기를 간직하는 힘이 빠지면 그 정기가 어느 하나의 장기로 집중하게 되는데, 이를 '오병(五幷)'이라 한다.

만일 간에 집중되면 근심이 많아지고, 심에 집중되면 너무 지나치게 기뻐하고, 비에 집중되면 깊은 생각에 잠기기 쉽고, 폐에 집중되면 슬퍼하기 쉽고, 신에 집중되면 두려워하기 쉽게 된다.

⑤ 장과 부의 같음과 다름

앓으면서 찬 것을 찾고 사람을 보고싶어하는 것은 부(腑)의 병이고, 더운 것을 찾고 사람을 보기 싫어하는 것은 장(臟)의 병이다. 부는 양(陽)이고, 장은 음(陰)이기 때문이다.

한의학에서는 '장'과 '부'를 배합시켜 표리(表裏)관계로 본다.

'장'을 이(裏)로 보고 '부'를 표(表)로 보아 배합·연계시켰으니, 즉 간-담낭, 비-위, 폐-대장, 심-소장, 신-방광, 심포락-삼초의 관계가 그것이다. 예를 들어 심장은 안으로 소장과 표리를 이루고 밖으로 혈맥과 대응하며, 폐장은 안으로 대장과 표리를 이루고 밖으로 피부에 대응한다.

한편 장(臟)의 상태를 알려면 장의 대·소·고·하·견·취·단정·편경의 8가지를 가늠해야 한다. 장의 상태를 직접 보아서 가늠할 수는 없다. 장부는 인체 표면에 있는 것이 아니고 흉복강 안에 있기 때문이다. 따라서 이들 8가지를 체외에서 관찰하여 알아내야 한다.

다시 말해서, 용량의 대소(大小)-장부 용량의 크고 작음, 위치의 고하(高下)-장부 위치의 높고 낮음, 기질의 견취(堅脆)-장부 기질의 견고함과 취약함, 형상의 단편(端偏)-장부 형상의 단정과 편경 등을 알려면 외후(外候)를 먼저 보아야 한다는 것이다.

이렇게 해서 각 장기의 용량·위치·기질·형상을 알아낸 다음, 이를 취합하여 오장(五臟)의 특성을 결정한다.

㉠ 용량면에서, 오장이 모두 크면 사물에 대응하는 태도가 완만하여 정신적 스트

레스를 잘 이겨내며, 오장이 모두 작으면 외사로 인한 발병은 적지만 정신적 격동에 견디기 어렵다.

㉯ 위치면에서, 오장이 모두 높으면 거동이 교만하고, 낮으면 겸손하다.

㉰ 기질면에서, 오장이 모두 견고하면 질병에 잘 걸리지 않고, 모두 취약하면 항상 질병에서 허우적거리기 마련이다.

㉱ 형상면에서, 오장이 모두 단정하면 타인과 협조적이고, 모두 편경되어 있으면 마음 역시 비뚤어져 있고 이기적이다.

1) 간장(肝臟)

① '간(肝)'은 '간(幹)'이다.

'간(幹)'이란 우리 몸의 지간(枝幹)이라는 뜻이다.

간은 풍장(風臟)으로 풍기에 손상되기 쉽고, 강장(剛臟)이므로 조달(條達)·서창(舒暢)을 좋아한다.

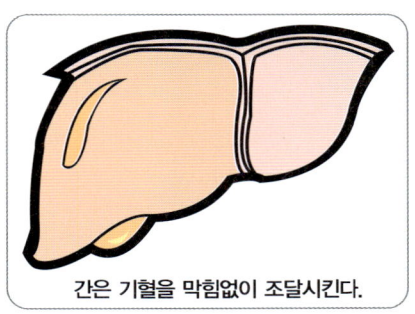

간은 기혈을 막힘없이 조달시킨다.

조달·서창을 좋아한다는 뜻은 간이 목성을 갖고 있다는 말이다. 나무가 무럭무럭 자라고 가지가 쭉쭉 뻗어 창달하는 것처럼, 간의 기능도 기혈을 분포하는 데 막힘없이 조달시키려는 성질을 갖고 있다는 말이다. 간의 조달 작용은 항상 간의 소설(疏泄) 작용에 의지한다. 조달·소설은 막힘없이 쭉쭉 뻗어나가려는 성질이다.

따라서 간은 억울되는 것을 제일 싫어하는데, 그런 까닭에 간 기능에 이상이 초래되어 병이 들면 쉽게 간기울체(肝氣鬱滯)를 일으키게 된다.

② 간허(肝虛)와 간 기능 이상

● 얼굴이 흑갈색에서 청회색으로 어둡고 윤택이 없다.

대체로 얼굴이 둥글넓적하고, 5관(五官)이 큼직하고 두터우나 얼굴색이 거무튀

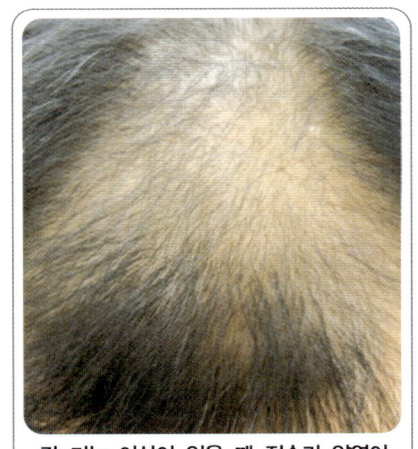

간 기능 이상이 있을 때 정수리 양옆이 벗겨진다.

튀하다. 혹은 얼굴이 마르고 검거나 부어 까칠하고 초췌하다.

양백(陽白)·뇌호(腦戶)가 빈약하고, 풍부(風府)에서 후발제(後髮際)까지 과대하며, 정수리의 양옆이 벗겨진다. 한편 이마가 둥글고 눈썹이 적지만 짙으며, 여드름이 심하고 수염이 난 여자로 맥이 실하면 지방간이 틀림없다.

- 양 눈초리가 푸르며, 눈 주위가 청회색이다. 눈이 침침하고 아물거리며 눈물이 많다. 한편 눈동자에 광택이 없고 회색 같으면서 담황색을 띠면 간 위축증이다. 또한 눈이 말라 깔깔하고 안화(眼花)·현훈하면 간혈허(肝血虛)이다.

- 눈 흰자위가 탁하거나 노랗다. 충혈이 잘 되며 적맥(赤脈)이 나타난다.

간은 외부의 사기를 방위하는 일을 맡고 있으므로, 일명 '장군지관(將軍之官)'이라고 한다. 장군은 눈빛이 또렷하고 매서우며 안목이 깊어야 하는 것처럼, 장군지관이라 불리는 간의 기능이 강한지 약한지를 알려면 눈의 크고 작음을 본다. 또 간이 저장하고 있는 혈액량이 부족하면 눈에 영양을 충분히 줄 수 없어 두 눈이 건조해지고 깔깔함을 느끼게 되며 시력이 감퇴된다.

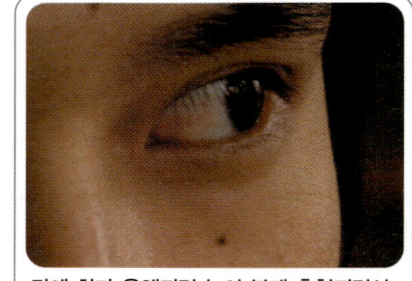

간에 화가 울체되면 눈이 붉게 충혈되면서 눈곱이 많이 낀다.

간에 화가 울체되어 상염하면 두 눈이 붉게 충혈이 되고 눈곱이 많이 낀다.

- 혀의 유두가 위축되어 적자색을 띠며, 태가 두텁고, 혹은 요철[齒痕]이 보인다. 혀의 가장자리가 청자색이면 간장에 어혈이 있는 것이다. 한편 혀가 입 밖으로 나와 전동하기도 하는데, 알코올중독에서 많이 볼 수 있다.

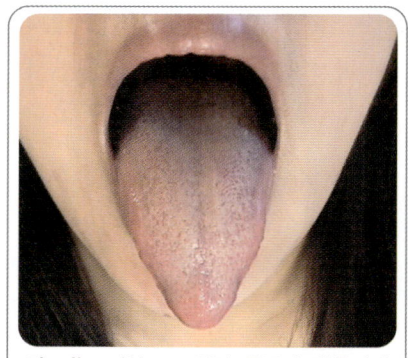

간 기능 이상으로 혀의 유두가 위축되어 적자색을 띠며 설태가 두텁다.

- 뺨과 쇄골의 한가운데, 혹은 늑골 하단에 거미줄처럼 혈관이 몰려 있다.

- 협골이 약해 보이며, 흉복부가 한쪽으로 기울어 있다. 혹은 배가 팽팽해지거나 오른쪽 늑골 밑과 명치 아래가 불러온다.

흉협이 외관상 균형이 잡혀 있으면 간이 견고한 것이고 비교적 건강한 편이다. 그러나 외관상 협골이 약해 보이면 간 역시 취약하여 내열 잠복이 쉽게 일어나서 당뇨병의 범주에 속하는 소갈병을 일으키기 쉽고, 외부의 사기에도 쉽게 손상을 받는다.

또한 흉복부가 외관상 균형이 잡혀 있으면 간이 단정한 것이고 비교적 건강한 편이지만, 이곳이 외관상 불균형해서 한쪽으로 기울어져 있는 듯 보이면 간 역시 한쪽으로 기울어져 있어서 협통이 쉽게 온다.

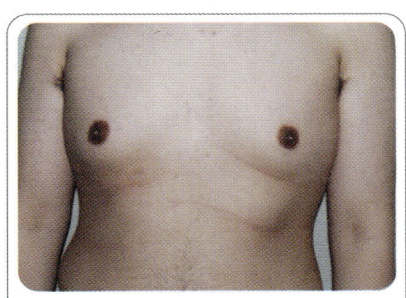
남자임에도 마치 여자의 유방 모습처럼 부풀어 오른다.

- 남자의 유방이 여성의 유방처럼 부풀어 오르거나, 남녀 모두 유방과 유륜이 응어리처럼 뭉친다.
- 가슴이 좁아 토끼 앞가슴 같다.

가슴이 넓고 협골이 밖으로 휘어져 있으면 간이 높이 있는 것이며, 높이 있으면 위장의 분문부와 옆구리가 당겨서 고통을 받기 쉽다. 그러나 가슴이 좁아서 마치 토끼 앞가슴 형상을 하고 있다면 간이 낮게 있는 것이며, 낮게 있으면 위를 압박하여 하수를 일으키므로 옆구리 밑이 비게 되고, 이곳이 비면 외부의 사기가 쉽게 침입한다.

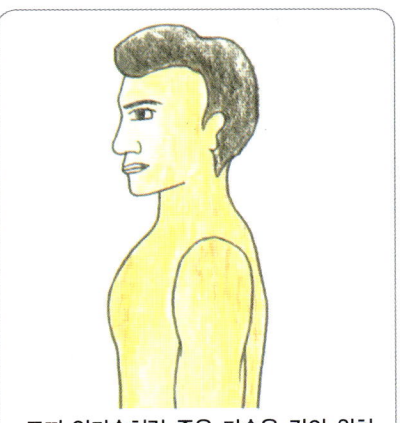
토끼 앞가슴처럼 좁은 가슴은 간의 위치가 낮다.

- 대소 어제(魚際)에 잡무늬가 많고 어둡거나, 손바닥에 암자색의 반점이 있다.
새끼손가락 밑의 손바닥 쪽이 어둡고 잔주름에 둘러싸여 있다.

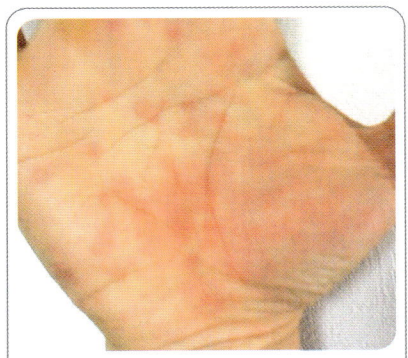
간허일 때 손바닥에 암자색이나 암홍색의 반점이 나타난다.

손바닥에 암홍색이나 자주색의 반점이 있어 손바닥이 마치 색맹 검사표 같다. 손금이 쇠사슬처럼 꼬이거나 잡선이 교차하고, 구불구불 구부러져 있다.
- 오른손의 검지가 왼손의 검지보다 검다. 손끝이 네모져 있고, 곤봉 모양으로 비대해 있다.
- 손톱이 부채꼴 혹은 바둑알 같고, 얇고 무르며 잘 갈라진다. 또한 누렇거나 까칠하고 푸르다.

손톱 끝만 분홍색이고 그 밑은 하얗다. 반월이 없거나 변색되고 투박해지면서

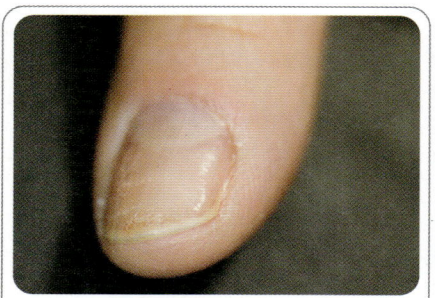
간 기능 이상일 때 특히 손톱은 얇고 무르며 잘 갈라진다.

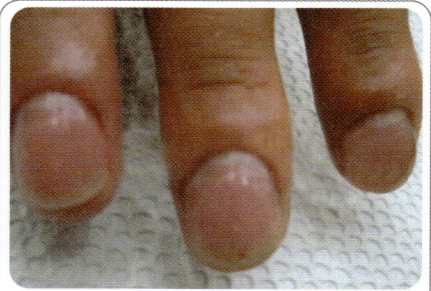
간 기능 이상으로 손톱의 형태가 마치 바둑알처럼 볼록하고 동글동글하다.

윤택을 잃는다. 특히 엄지손톱의 끝과 양측이 뒤집혀서 중앙이 함몰되어 있으면 알코올중독이다.
- 근육이 이완되어 탄력을 잃고 바들바들 떨린다. 혹은 관절통이 자주 일어난다.
- 피부색에 푸른빛이 나고 피부의 문리가 거칠다. 피부가 가렵거나 흰 백반이 섞여 있다.

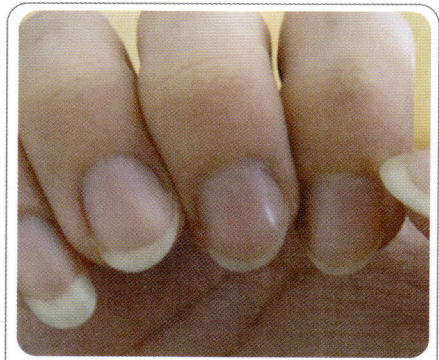
간 기능 이상으로 손톱뿌리(조근)에 나타나는 반월이 없다.

피부색에 푸른빛이 나고 피부의 무늬가 작으면 간이 작은 것이고, 간이 작으면 간기가 안정되어 옆구리 쪽에 병적 현상이 나타나지 않는다. 반면에 피부의 무늬가 거칠면 간이 큰 것이고, 간이 크면 주위의 장기·조직들을 압박함으로써 식도협착·횡격막 주위 동통·소화불량·옆구리 밑의 통증 등이 나타난다.
- 손톱자국처럼 피부가 습진 모양을 띠며, 혹은 화농한다. 그리고 다리가 부어 발

목에 양말 자국이 뚜렷하다.
- 소변이 탁하며 적갈색이나 황갈색이고, 대변은 색이 연하거나 회백색을 띤다.

③ 간열(肝熱)
- 왼쪽 뺨이 붉어진다. 눈에 핏발이 서고 적맥(赤脈)이 눈동자에 침입하며, 눈물이 난다.
- 미열에 들뜬다. 오후에는 어김없이 얼굴에 미열을 느끼게 되므로 양쪽 뺨이 무안당한 것처럼 발그스름해진다.

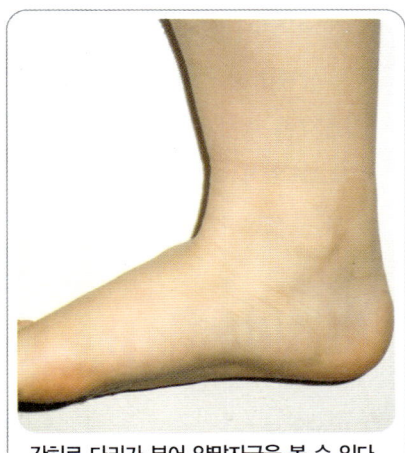
간허로 다리가 부어 양말자국을 볼 수 있다.

- 혀가 붉은데 특히 혀의 양옆이 붉다. 혓바닥은 자색이며 끈적끈적한 태가 두텁다.
- 코피나 잇몸 출혈이 잦으며, 입은 쓰고 갈증이 난다. 목 밑·앞가슴·양팔에 붉은 반점이 나타나며, 손발이 화끈거린다.
- 가슴속에도 열이 맺힌 듯 답답해진다. 소위 번조 증상을 느끼는 것으로, 반복적으로 번열이 일어나면서 땀이 확 쏟아진다. 소나기처럼 쏟아졌다가는 어느새 땀이 가신다.
- 소변의 색이 짙어져 붉어진다. 혈뇨가 나오기도 하고 발이 쉽게 붓는다.
- 때로 수면중에 땀을 흘려 옷을 적시고, 잠을 깨면 언제 그랬냐는 듯 땀이 걷힌다. 마치 '도둑땀' 같아서 도한(盜汗) 증상이라고 한다.
- 맥은 허증일 때처럼 잡힐 듯 말 듯 약하지만, 허열 때문에 빠르게 느껴진다.

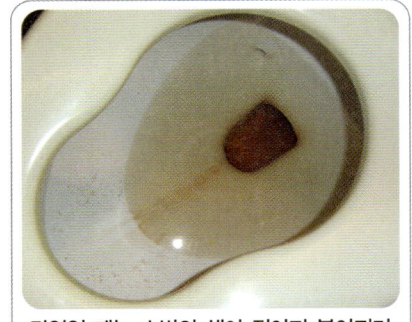
간열일 때는 소변의 색이 짙어져 붉어지기도 하고, 혈뇨가 나오기도 한다.

④ 간양상항(肝陽上亢)
- 두 눈이 돌출되거나 충혈이 되고, 눈곱이 많이 낀다.
- 손톱에 세로로 움푹한 골이 생긴다.
- 혀 밑의 낙맥이 짧고 굵으며 불룩 튀어나오고, 심하면 둥글게 뭉쳐 있고 구불구불하며 홍자색이다. 특히 혀의 가장자리가 붉다.

- 간 기능이 이상항진하면 쉽게 노하고, 이상저하하면 말이 많아진다. 간기가 허해지면 멍해지면서 머리가 둔해지거나 눈과 귀가 어두워진다. 또 다른 사람에게 붙잡힐 것 같은 피해망상에 빠진 채 쉽게 분노를 느끼기도 하고, 옆구리 아래부터 아랫배에 이르는 부위가 당기고 아프기도 하다. 혹은 경련이 일어난다.

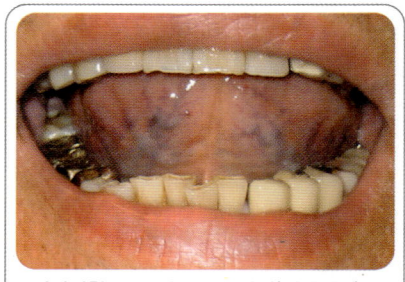

간양상항으로 혀 밑의 낙맥(설하낙맥)이 짧고 굵으며 불룩 튀어나왔다.

- 코끝이 푸르면 간기횡역(肝氣橫逆)이다.
- 간기가 치밀어 역상하면 두통이 오고 귀가 잘 안 들리며, 볼이 붓기도 한다.
- 간의 병은 아침에 증세가 뚜렷해지고, 저녁 때 심해졌다가 밤중에는 잦아드는

Tip 간실(肝實)과 간풍(肝風)

동양의학에서는 간이 체내의 각종 독소를 쳐 무찌르는 작용을 한다고 해서 '장군지관(將軍之官)'이라 부른다. 그리고 상징적으로 간을 청룡(靑龍)에 연계시키고 있다. 또 간장은 혈액과 영양소를 저장하는 바다와 같다고 해서 '혈해(血海)'라고 한다. 혈액과 영양소가 충분하면 체내의 각 장기가 기능을 원활히 수행할 수 있으며, 골수가 충실해지고 눈이 밝아지며, 수족의 활동이 제대로 이루어지고 얼굴에는 화색이 돌게 된다.

① '간실(肝實)'하면 성을 잘 내고 얼굴이 푸르러지며, 손톱이 마르면서 손톱을 잘 물어뜯는다. 배꼽 왼쪽에 손바닥을 대면 벌떡벌떡 뛰는 걸 느끼며 딱딱한 응어리가 만져진다. 가슴속이 그득하여 답답하고 불안하며, 어깨와 목에 열이 있고 넓적다리가 아프다.

② 간의 기운이 소통이 잘 되지 않으면 '간풍(肝風)' 증상이 나타날 수 있다. 중풍처럼 간풍에서도 어지러워 쓰러질 것 같은 느낌을 갖는다. 혹은 실제로 홀연히 쓰러지는 경우도 있다. 두통도 있는데, 이때의 두통은 그냥 두통이 아니라 마치 머리를 꼭꼭 동여매는 것처럼 아프다. 손발이 저리거나 떨리거나 경련이 있기도 하다. 살이 파르르 떨리기도 하고 눈꺼풀이 바들바들 경련을 일으키는가 하면, 종아리 근육이 쥐가 나는 것처럼 굳어지면서 경련을 일으키기도 한다. 언어도 불리하여 발음이 명확치 않고 보행도 불리하다. 마치 중풍의 전조 증상처럼 여겨지는 증상이다.

한편 혈액이 부족했을 때도 간풍 증상이 잘 나타난다. 이때는 머리가 어질하고 눈이 아른거린다. 보이는 것도 명확치 않고 모호하다. 얼굴은 누렇게 들뜨며, 심하면 손발이 마비되기도 한다.

특성이 있다.

⑤ 간기울결(肝氣鬱結)

간기울결이 되면 양옆구리가 창만·동통하고, 인후가 무엇에 막힌 듯 느껴지며, 구역·위장 분문부 통증·복통·월경불순이 나타난다.

- 옆구리가 창만하며 자통(刺痛)이 있다. 혹은 옆구리에 사발을 엎어놓은 듯 응어리가 생기고 간비종대(肝脾腫大)가 일어난다.
- 귀두(엄지 끝 넓은 부위)가 뭉툭하고, 손톱에 가로로 움푹한 골이 생긴다.
- 몸이 무겁다. 그러나 못 견디게 피곤해서 정밀검사를 받아보면 특별히 나쁘지 않다고 한다.
- 가슴이 답답하고 들이쉬는 숨보다 내쉬는 숨이 크며, 옆구리가 그득하다.
- 목구멍에 뭔가 걸린 듯, 막힌 듯 답답해 삼키려 해도 안 삼켜지고, 뱉으려 해도 안 뱉어진다.

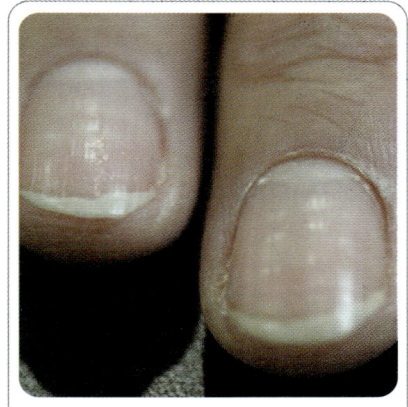

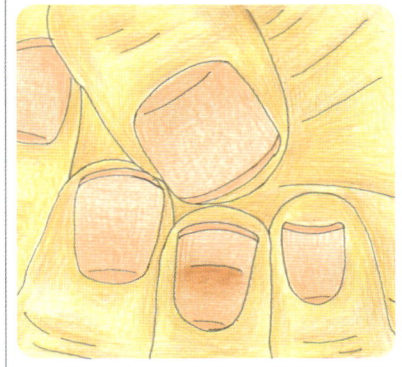

간기울결로 손톱에 움푹하게 골을 만든 가로주름이 생겼다.

- 얼굴은 윤기가 없이 거무칙칙해지고 몸은 여윈다.
- 명치 밑이 막힌 듯 답답하고, 소화가 안 되고 트림이 잦다. 배가 무척 고픈데도 식욕이 없다.
- 헛배가 부르고 뱃속에서 꼬르륵거리는 장명이 있어 남 보기가 민망하다.
- 대변이 시원찮다. 설사하는가 하면 언제 그랬냐는 듯 변비가 있다. 변이 가늘거나 끊어지고 양이 적으며, 매일 보면서도 뭔가 시원찮고 답답하다.

⑥ 간적(肝積)과 고창(鼓脹 ; 간경화)

- 안색이 흑갈색이며, 뺨에 거미줄 같이 검고 붉은 혈관이 돋는다. 눈에는 황달이 있다.

Tip 간경화증

(1) 대상형(代償型) 초기의 증상
① 만성간염과 비슷하여 피로·허약감·오심·식욕감퇴·소화불량·상복부 통증·불규칙한 대변의 배설 및 소변이 농축되고, 황달이 나타나기도 한다.
② 잇몸출혈·코피가 쉽게 난다. 치질로 고생한다.
③ 성욕감퇴·여성형 유방증·고환위축·월경폐색 및 겨드랑이의 털이 빠지기도 한다.
④ 안색이 흑갈색으로 거칠어지고 황달·모세혈관 확장·거미줄 모양의 혈관종 및 특히 엄지손가락이나 새끼손가락 아래의 손바닥에 수장홍반이 생긴다. 빨긋빨긋한 점이 내비치는 것을 말하는데, 이런 손바닥을 불러 '간장(肝掌)'이라고 한다.

(2) 실대상형(失代償型) 말기의 증상
① 간세포의 기능 장애와 합병증이 주증을 이룬다. 배에 물이 차는 복수기(腹水期), 그리고 혼수기(昏睡期)를 포함한다.
② 간 기능 장애는 소화계 증상이 뚜렷해지고, 황달·출혈·자반·빈혈·체중감소·홍반·혈관종·여성형 유방증·월경불순 등 내분비 문란 현상이 뚜렷해진다.
③ 위험한 3대 속발증으로 문맥압항진증과 그 합병증인 정맥류에서의 출혈 및 비장종대, 복수와 부종으로 나타나는 액체저류, 간성혼수를 들고 있다.
④ 간의 구조 파괴로 문맥압 상승을 일으켜 비장종대가 일어나 좌늑골 밑에서 만져진다. 간장비대는 말기에 오히려 위축되어

작아지는 경우도 없지 않다.

(3) 복수기(腹水期)의 증상
① 동양의학에서는 간경화증의 복수기를 '팽창증후군'으로 본다. 팽창증후군의 6증후는 맥창·부창·단복창·고창·장담·석가인데, 이 중 '고창'에 속한다.
② '고창'은 복부가 그득하여 단단해지고 가슴이 답답하며, 숨이 가빠지고 탄식이 잦다. 외견상 복부에 청근(靑筋)이 솟구친다 했으니 복부의 정맥 노창이 있다는 것이다. 또 배꼽이 튀어나오고 입술이 거무틱틱해지며, 몸이 여위고 설사를 하며 입맛이 떨어진다.
③ 복수·부종은 알부민의 합성 장애로 인한 혈장교질삼투압의 저하, 영양 장애로 인한 저알부민혈증, 간 기능 감퇴로 인한 내분비계 문란으로 혈액 중에 에스트로겐·알도스테론 함량의 증가, 신장에서의 나트륨과 수분의 저류 촉진, 간내 정맥압 상승과 문맥압 상승으로 혈관 내의 액체가 복강으로 삽입되는 것 등이 주원인이다.
④ 병의 경과 중 핍뇨·무뇨 등 고도의 신 기능 장애를 가져오는 간신증후군(肝腎症候群)을 일으키기도 한다. 간·비·신(肝·脾·腎) 기능의 불리로 기·혈·수(氣·血·水)가 복부에 뭉쳐 쌓여 고창(鼓脹)을 이룬 것이다.
⑤ 복부에서 측부혈관(側副血管)이 관찰된다. 식도정맥의 파열로 토혈이나 새까만 혈변을 본다

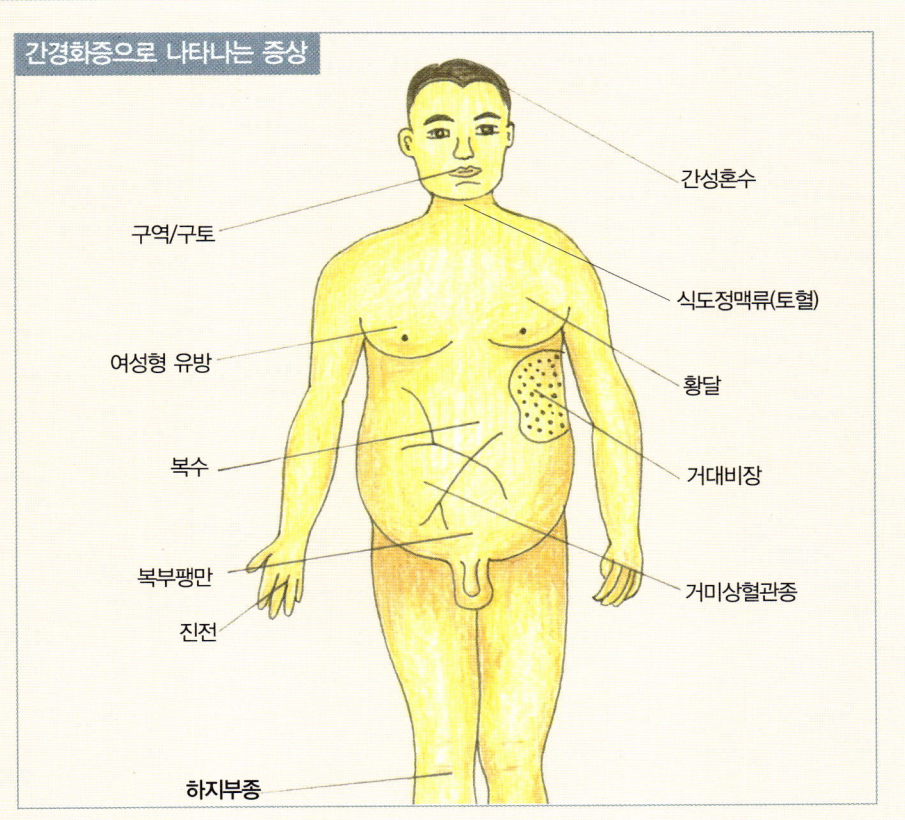

(4) 혼수기(昏睡期)의 증상
① 간경화증의 약 50%는 간성혼수로 사망한다. 장에서 흡수된 질소물질이 전신혈액 속으로 들어가 뇌신경 세포에 중독을 초래하는 것이다.

② 일부 간경화증 환자에서는 간암으로 진행하는 수도 있다.
간암의 발병 원인은 여러 가지가 있지만 약 80%가 간경변의 악화에 의해서 유발된다.

제1기 혼수	정서변화가 심하고 정신 기능의 저하, 수면 리듬의 혼란 등의 증상이다.
제2기 혼수	지남력의 상실, 이상행동, 날갯짓의 진전(flapping tremor), 기면이 일어난다.
제3기 혼수	기면, 정신착란, 흥분 상태, 반항적 태도, 날갯짓의 진전이 심하다.
제4기 혼수	혼수에 빠진다. 그러나 아픈 자극에 대해서는 반응한다.
제5기 혼수	혼수가 깊어져 아픈 자극에도 전혀 반응하지 않는다. 간성 구취(肝性口臭), 출혈, 고도의 황달, 복수, 신부전 등을 볼 수 있다. 한의학에서의 간절(肝絶)에 속한다.

- 코가 청황색이거나, 혹은 콧대에 흑갈색의 반점이 나타난다. 코피가 잘 난다. 코의 모세혈관이 확장·충혈되고, 핏발이 가득 서 있다. 또는 코에 해조문(蟹爪紋 ; 도자기 겉면의 잿물에 게의 발이 갈라지듯 난 금)이 나타나는데, 대부분 콧방울 외측에서 미간으로 뻗는다.

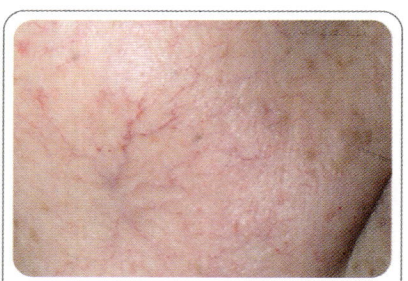
간 기능 이상으로 인해 뺨에 검고 붉은 혈관이 거미줄처럼 돋는다.

- 혀의 가장자리에 청자색 줄무늬나 불규칙한 모양의 흑반이 보인다. 혀 밑에는 어혈사(瘀血絲)가 보이고, 잇몸에서의 출혈이 잦다.

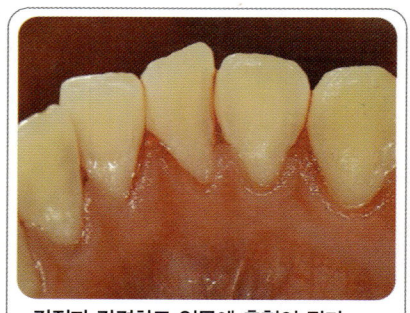
간적과 간경화로 잇몸에 출혈이 잦다.

- 우측 상복부 또는 하복부, 또는 복부 전체가 팽융하며, 붉은 줄무늬나 청맥이 돋는다. 혹은 옆구리에 마치 술잔을 엎어놓은 것 같은 응어리가 생긴다. 이는 간적(肝積)·비기(肥氣)이다.

- 누우면 복부가 흉부만큼 올라오고, 앉거나 서면 복부가 앞으로 튀어나온다. 두드리면 북소리가 나고, 누르면 함몰도 파동도 없다. 이는 기고(氣鼓)이다.

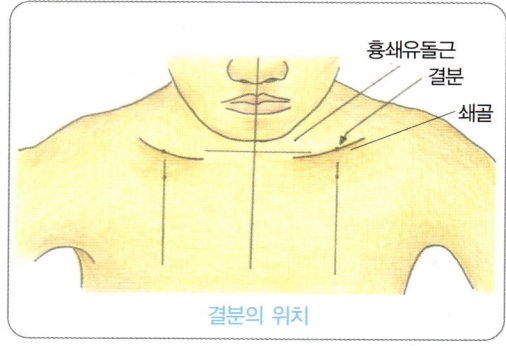
결분의 위치

- 결분(缺盆)이 붓거나, 겨드랑이의 털이 빠지기도 한다. 또 남성의 유방이 여성의 유방처럼 변한다.

- 복부가 단단하고 팽팽하며 색택이 밝고 빛이 난다. 두드리면 탁음이 나고, 물소리와 파동감과 함께 함몰이 있다. 이는 수고(水鼓)이다. 누우면 복부가 좌우로

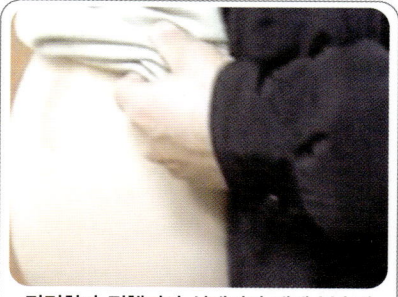
간경화가 진행되어 심해지면 배에 복수가 찬다.

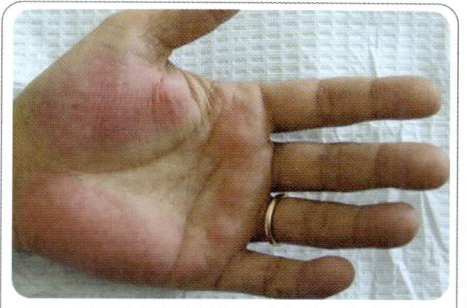
대소 어제에 붉은 반점이 나타나는 수장홍반은 '간장(肝掌)'이라고 한다.

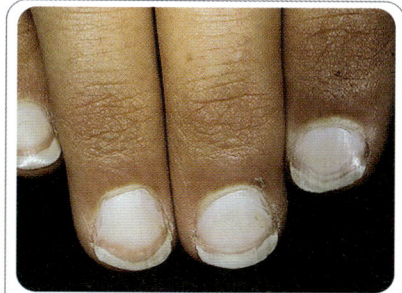
간 기능 이상으로 손톱이 흰색을 칠한 것처럼 하얗게 나타난다.

퍼지고, 옆으로 누우면 측복이 늘어지며, 앉으면 하복이 나온다.
- 배꼽이 돌출되며, 주위에 자주색의 반점이 보인다.
- 피부가 거칠고 모세혈관도 확장된다.
- 대소 어제에 얼룩거리는 붉은 반점(수장홍반)이 생기는데, 이를 '간장(肝掌)'이라고 한다.
- 손톱이 전반적으로 흰데 끝만 분홍색이다. 손톱에 점상 또는 선상의 흰 반점이 나타난다.
- 치질이 심해진다.
- 고환이 위축되고, 음낭은 붓는다.
- 하지가 붓고, 용천(湧泉) 경혈이 붓는다.

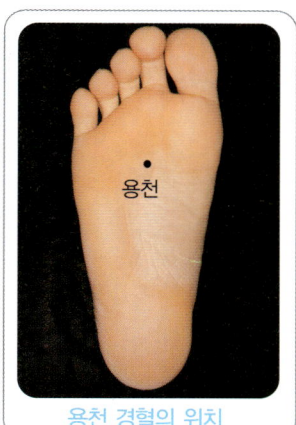
용천 경혈의 위치

2) 심장(心臟)

① '심(心)'은 '신(新)'이다.

혈액이 날로 새로워지게 순환되도록 심장이 주관한다는 뜻이다. 따라서 혈색이 맑으면 심장 기능이 원활한 것이고, 혈색이 탁하면 혈맥이 정체된 것이므로 질병이 생긴다.

심장 기능이 얼굴의 윤택한 빛만으로 나타나는 것은 아니다. 혈맥을 주관하기 때문에 모발에 혈액 공급을

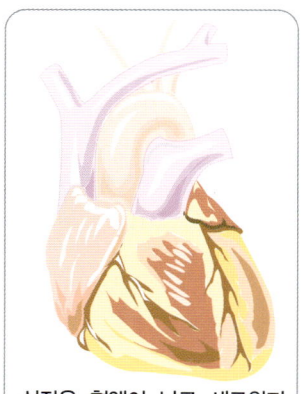
심장은 혈액이 날로 새로워지게 순환되도록 주관한다.

시키므로 모발이 윤택한 것으로도 심장의 기능을 유추할 수 있다. 즉 심기(心氣)가 이를 주관하지 못하면 머리카락이나 안면이 광택을 잃게 된다.

한편 심은 '신장(神臟)'이다. 정신을 주관하는 장기라는 뜻이다. 까닭에 심 기능이 이상항진일 때는 실없이 큰소리로 웃고 기뻐하며, 이상저하일 때는 비관한 듯 표정을 지으면서 번민에 빠지며 땀도 많이 흘린다. 또 심은 '열장(熱臟)'이라고 한다. 열을 받기 쉬운 장기라는 뜻이다.

② 심허(心虛)와 심 기능 이상

- 얼굴이 대체로 둥글넓적하게 크고, 5관(五官)이 큼직하고 두터우나 식은땀이 잘 난다.
- 광대뼈와 이마가 붉고 누르면 함몰되며, 미간에 한 줄의 세로주름이 선다. 얼굴을 땅에 대고 엎드리며 서늘한 곳으로 가거나, 혹은 근육이 바들바들 떨린다.

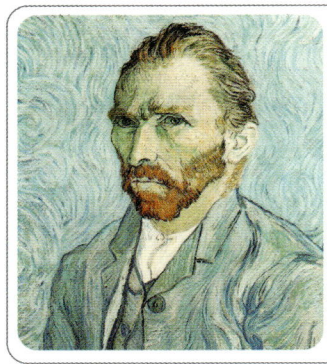 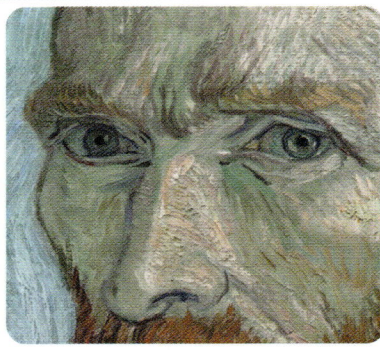

빈센트 반 고흐의 작품 「자화상」 부분. 심허일 때는 미간에 세로주름이 많다. 미간에 핏대가 서거나 한 줄 혹은 두 줄의 주름이 서 있으면 신경쇠약, 우울증이다.

- 피부·모발에 윤기가 없으며, 살결이 거칠다.

피부의 색이 붉고 피부의 무늬가 작으면 심장이 작다. 심장이 작으면 심기가 안정되어 외부의 사기는 잘 침범하지 않지만 우수에 의한 정신감동에 손상되기 쉽다. 반대로 피부의 무늬가 거친 경우엔 심장이 크고, 심장이 크면 정신감동보다 외사에 쉽게 손상된다.

심장은 안으로 소장과 표리 관계에 있고, 밖으로는 혈맥과 대응한다. 피부가 두꺼우면 혈관벽도 두껍고 혈관벽이 두꺼우면 소장벽도 두껍기 마련이며, 반대로 피부가 얇으면 혈관벽이나 소장벽도 얇다. 또한 피부가 늘어져 있으면 혈관도 늘어져 있고 소장이 굵고 길며, 피부가 얇으면 혈관이 좁고 소장도 좁고 짧다. 한편 양경맥이 구불구불하게 나타나 있으면 소장기 역시 울결이 되어 유통이 나쁘다는 징조이다.
- 눈두덩이가 붓고, 눈썹에서 아래 눈꺼풀 밑까지 둥글게 검푸른빛이 돌며, 윗눈꺼풀에 돌출된 누런 반점이 있다.
- 눈의 내·외자에 피멍이 잘 서고, 검은자 주위에 희뿌연 고리(각막환)가 있다.
- 콧마루와 두 눈썹 사이인 산근(山根)이 희고, 비량(鼻梁)이 너무 넓거나 좁거나 휘거나 하며, 세로무늬가 나타난다.
- 입술의 색이 푸르다. 혹은 귓불에 주름이 생긴다. 인중이 길고 좁으며 어둡고 칙칙하다. 이때 귓불에 주름이 보이면 관상동맥 질환이다.
- 혀가 짧게 말리고 굳어지거나, 혀를 빼물거나 혀를 날름거린다. 혹은 입안이 잘 헌다.
- 혀가 붉은 물감에 염색이 된 듯 빨갛다. 특히 혀끝이 빨갛다. 혓바늘이 돋고 패이며 아리다. 심허(心虛)하면 혀가 심열(心熱)일 때보다 덜 빨갛지만, 빨간 편이며 안색이 좋지 않다.
- 심혈허(心血虛)하면 혀에 핏색이 없고, 어혈이 있으면 암자색의 반점이 생긴다. 혀의 색이 청색 혹은 자색이다. 설하낙맥(舌下絡脈)이 짧고 굵게 불룩 뭉치며 홍자색이다.
- 결분(缺盆)이 붓거나 움푹하면 심장 역시 부어 있거나 위축되어 있는 것이다.

심장은 오장육부를 주재하며 결분은 맥기가 승강하는 통로이므로, 결분의 양측

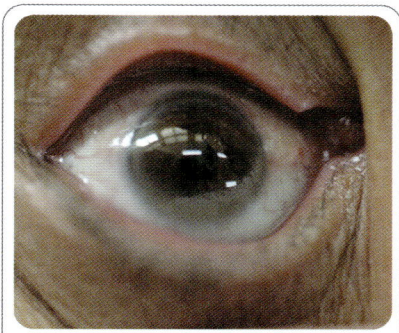
심 기능 이상으로 검은 눈동자를 둘러싸는 희뿌연 고리(각막환)가 나타난다.

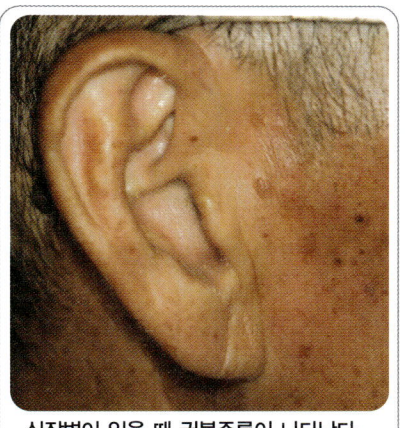
심장병이 있을 때 귓불주름이 나타난다.

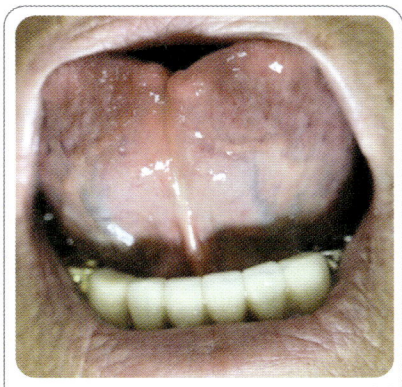
심혈허하면 설하낙맥이 짧고 굵게 불룩 뭉치며 홍자색이다.

넓이와 갈우의 상태로써 심장 위치의 고하와 심장 기능의 강약을 가늠하게 된다. 결분이란 쇄골 위 옴폭 살집이 파진 곳을 말한다. 결분이 부어 있으면 심장 역시 부어 있는 것이요, 결분이 너무 옴폭하게 패어 있으면 심장 기능이 위축되어 있는 것이다.

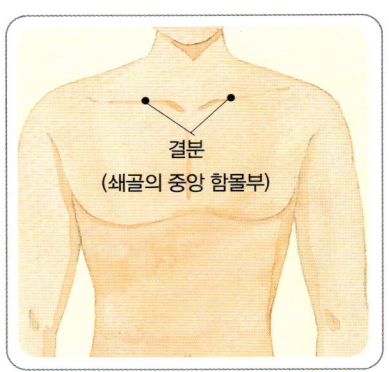

결분
(쇄골의 중앙 함몰부)

- 좌측 견갑골이 앞으로 기울어 있고, 전 복부가 팽융해 있다. 누우면 복부가 퍼지고, 옆으로 누우면 한쪽 아래로 쏠리며, 앉으면 하복부가 불룩하다.

심기가 허해지면 가슴이나 옆구리 아래·허리 사이가 당기고, 가슴·등·어깨뼈 사이가 아프며, 팔의 안쪽에도 통증을 느낀다.

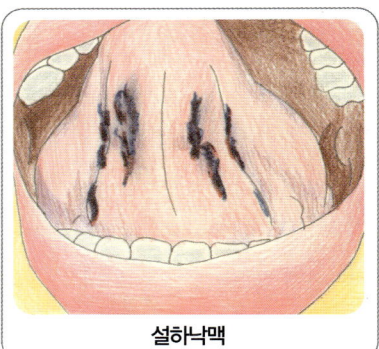

설하낙맥

Tip 심기허약

심기가 허한 경우에는 심장이 두근거리며 기운이 떨어지고 진땀이 난다. 또한 맥이 약하거나 부정맥이 보인다. 심기의 허약이 더 심해지면 심장의 열에너지인 양기마저 허약해져서 심장의 두근거림이 심해지고, 호흡이 거칠어지면서 턱턱 숨이 찬다. 땀을 흘리며 몸이 냉해지고, 가슴이 답답해지면서 얼굴이 창백해질 뿐 아니라 폐와 비·위장의 기운까지 허약해져서 어지럼과 해수가 심해지고, 멀건 가래를 뱉거나 소화가 안 된 변을 설사하기도 한다.
한편 오랜 병으로 몸이 허약하거나 혈액의 생산이 부족하거나, 출혈·과로로 심장을 자양하는 영양물질이 부족해지고 심장에 혈액의 공급이 적어지면 심장이 뛰고 가슴이 답답해지며, 잠을 못 이룬다. 잘 놀라고 잘 잊어버리며, 항상 가벼운 열감을 느끼면서 손발이 화끈거리고, 수면중에 땀을 흘린다. 입도 마르는데 목까지 바짝 마른다.

- 갈우(검상돌기)가 한쪽으로 기울어져 있거나 작거나, 숟가락처럼 뒤집어진 듯 솟아 있다.

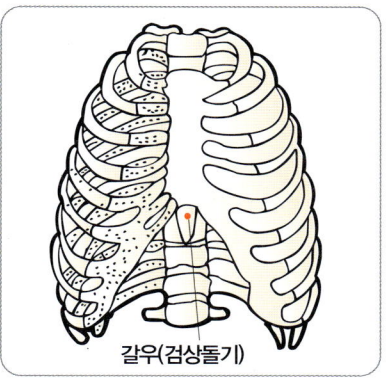
갈우(검상돌기)

갈우가 곧바로 아래로 뻗쳐 있고 떠들려 있지 않으면 마음이 단정하고 조화가 잘 되어 사기에 손상되지 않지만, 갈우가 한쪽으로 기울어져 있으면 심장도 한쪽으로 기울게 되므로 심장 기능이 제대로 발휘되지 못한다.

갈우가 아주 없으면 심장의 위치가 너무 높이 있는 것이고, 그러면 폐가 압박을 받아 건망증이 심하고 사고능력이 저하되며, 말로써 조리 있게 표현할 능력이 모자라게 된다.

그리고 갈우가 작고 짧게 떠들려 있으면 심장이 낮게 위치하고 있는 것이며, 그렇다면 한랭에 손상되기 쉽고 다른 사람의 말 한마디에 쉽게 공포를 느끼게 된

Tip 심장의 이상

심장이 두근거려 놀란 듯하고 불안해하며, 숨이 차고 짧으며 진땀을 잘 흘리는데, 이런 증상은 움직일수록 더 심해진다. 물론 어지럼이나 해수·가래가 많아질 수 있으며, 근육이 바들바들 떨린다. 잠을 잘 이루지 못하며, 꿈이 많고 건망증이 심하다.

심장에 열화가 몰리게 되면 갈증이 심해 자꾸 찬물을 마시려고 한다. 입안과 혀에 혓바늘이 돋거나 걸핏하면 패이고 헐어서 아프며, 인후통이 있고 가슴이 번거로우면서 열감이 심하다. 정서적으로 만사에 조급해지고 잠을 푹 이루지 못한다. 소변은 농축되어 양이 적고 배뇨 때 통증을 느끼기도

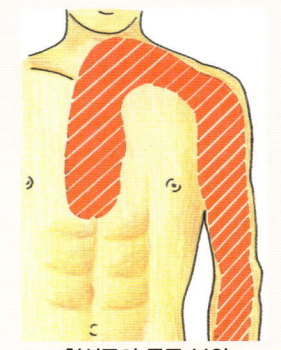
협심증의 통증 부위

하며, 때로 소변에 피가 섞이기도 하고, 혹은 토혈이나 코피가 잘 나기도 한다.
또 흉부에 통증이 나타나는데, 담음(痰飮 : 비생리적 체액)에 영향을 받으면 통증을 느끼고, 어혈(瘀血)에 영향을 받으면 찌르는 듯한 통증이 때때로 발작하며 등까지 아프다. 그래서 협심증·심근경색증·관상동맥부전 등을 나타내는데, 심하면 사지가 냉해지면서 입술·얼굴·손톱까지 모두 청자색이 되며, 혀가 암홍색을 띠고 얼룩얼룩한 어혈 반점 또는 자색 반점이 보인다.

다. 정신신경계 질환이 잘 온다. 또한 갈우가 약하고 작고 얇으면 심장이 취약해서 열이 잠복하기 쉬우므로 당뇨병의 범주에 속하는 소갈병에 잘 걸린다.

한편 갈우가 길면 심장이 견고하여 인체를 안정하게 지킬 수 있으며, 갈우가 숟가락처럼 뒤집어진 듯 솟아 있으면 심장 기능이 약하고 하는 일에 적극성이 없이 적당히 놀고 싶어하거나 사고가 건전치 못하다. 자신의 능력도 미약하지만 그 능력마저도 제대로 발휘하지 못한다.

- 손바닥의 중앙에 십자무늬가 있고, 혹은 손바닥이 화끈거리면서 아프다.
- 손끝이 주걱 모양이거나, 셋째 혹은 새끼손가락이 야위거나 구부러져 있다.
- 손톱에 가로주름이 많고 반월이 없다. 혹은 조근 쪽에 푸른 반월이 있다.
- 조근에 반달도 없는데 손톱의 색마저 푸른빛을 띠거나 검은빛을 띠면 심장이 이미 나빠진 것이다. 혹은 조체가 편평하고 주름이 많으며, 조연이 딱딱하게 굳어 있고 회백색이다. 조근의 홍자색을 띤 곳에 주름이 있다.
- 손톱의 길이가 정상인의 1/2 정도로 짧다. 손톱의 양옆이 모가 나고 손톱 끝의 횡단면마저 사다리꼴이다. 남색의 반월형이 나타난다. 손톱이 청자색이거나, 혹은 지나치게 붉거나, 또는 거무스레한 색을 띤다.

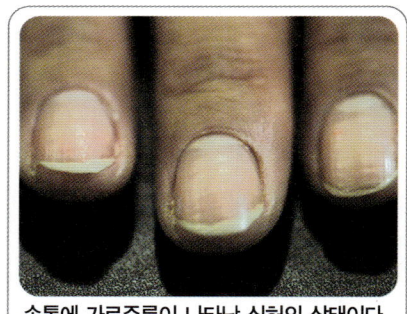

심허로 조근(손톱뿌리)에 푸른 반월이 있다.

손톱에 가로주름이 나타난 심허의 상태이다.

- 손톱을 눌렀다 떼었을 때 분홍빛으로 환원될 때까지 시간이 길다.
- 소변은 농축되어 배뇨통을 느끼며 냄새가 심하고, 소변에 피가 섞인다.
- 몽정을 자주 한다.

③ 심열(心熱)

흔히 정서적으로 불안정하거나 스트레스를 풀지 못하면 몸 안에 열이 쌓여 심열

(心熱)을 조장하고, 내장기 사이에도 기능상의 조화를 잃으면 심열이 악화된다.

- 입안이 잘 헐고, 혀도 뚫어지거나 아린감이 생기며 혓바늘이 잘 돋는다. 심장의 열이 체내의 필수 영양액을 고갈시켜서 이런 증상이 나타나는 것이다. 입이 말라 물을 마시려 하며, 그것도 찬물이 당긴다.

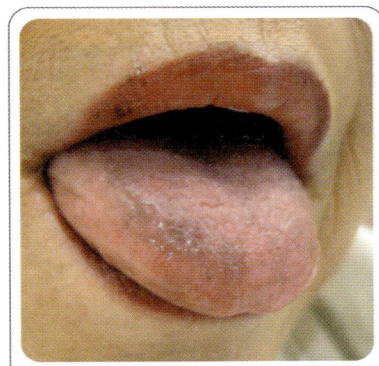

심장의 혈액 운행 능력 이상으로 생긴 어혈이 혀에 암자색 반점으로 나타난다.

- 혀가 붉은 물감에 염색된 듯 빨갛게 된다. 특히 혀끝이 빨갛게 된다.

동양의학에서는 심장이 혀와 연계되어 있다고 본다. 그래서 혀를 '심장의 싹'이라고 표현하고 있다. 혀의 상태를 보아 심장 기능의 변화를 어느 정도 알 수 있다는 이야기이다. 임상적으로 심장의 혈액이 부족할 경우에는 혀에 핏색이 없고, 심장의 혈액 운행 능력에 이상이 생기면 어혈이 생겨 혀에 암자색의 반점이 생긴다.

- 소변의 양이 줄고, 농축되어 색이 짙어지며 냄새가 심해진다. 배뇨 때는 뻑뻑한 느낌이 있어 불쾌하고, 심하면 소변에 피가 섞이는 수도 있다.

흔히 종합건강진단 결과 혈뇨가 보인다 하면서도 정밀검사를 하면 뚜렷한 원인을 발견할 수 없다는 경우가 있는데, 이런 혈뇨를 '특발성 혈뇨' 라 하지만, 동양의학에서는 심장에 열이 있어 소장에 영향을 미친 까닭이라고 보고 있다.

3) 비장(脾臟)

① '비(脾)'는 '비(裨)'다.

도와서 모자람을 채우는 것이 '비(裨)'이다.

비장은 배꼽 옆 늑골 끝부분에 있으며, 흉추에 그 반응이 나타난다. 눈썹과 입에 연계되어 있어 비장에 병이 생기면 입술에 누런빛이 돈다. 비장은 의(意)를 갈무리하는 장기이다. 의가 손상되면 마음대로 손발을 움직이지 못한다. 그러다 점점 피부나 머리카락이 색택을 잃어 까칠해진다.

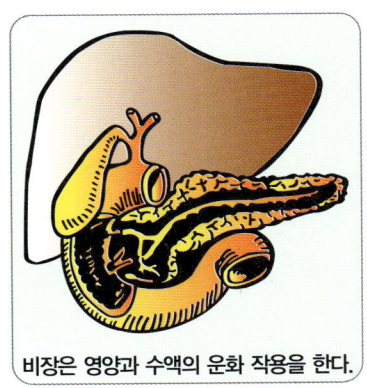

비장은 영양과 수액의 운화 작용을 한다.

비장은 '운화' 작용을 한다. 운화란 말 그대로 운송·수송을 뜻한다. 그러니까 위장에서 1차로 소화된 것을 비장이 재차 소화·흡수의 과정을 거쳐 인체에 이용될 수 있는 물질로 변화시켜 각 조직·장기에 수송한다는 것인데, 첫째는 영양 에센스의 수송으로 조직·장기에 영양을 주는 것이요, 둘째는 수액의 수송으로 조직·장기를 자양·자윤함과 아울러 조직·장기에서 이용된 후 나온 불필요한 수액을 비뇨기로 배출시키는 것이다.

까닭에 비장이 약하면 운화 작용에 장애가 생겨 복부가 더부룩하게 팽창하고, 수액이 체표 밑에 머물러 부종이 되며, 수액이 장에 있어 설사하게 되고, 수액이 위장에 있어 꼬르륵거리며, 수액이 한 곳에 모여 담이 생기게 된다. 물론 피로 권태하며 바짝 마르게 되고, 영양 장애 등의 여러 증상이 나타나게 된다.

여하간 비장은 소화계 및 기관점막의 점액분비 기능·부신피질·면역 기능과 일정한 관계가 있으며, 서양의학에서는 혈액의 저장·여과 및 조혈, 항체 생산을 한다고 한다.

② 비허(脾虛)와 비위 이상

- 신정(神庭)이 빈약하다. 눈동자가 노랗고, 눈의 검은자가 특히 검으며 하관이 달걀 모양이다. 하관이 넓은 달걀 두형(頭形)은 비허(脾虛)형이다. 눈에 검은자가 많거나 검은자가 아주 검은 경우, 특히 광대뼈까지 튀어나오고 입이 크고 입술이 두터우면 틀림없다.

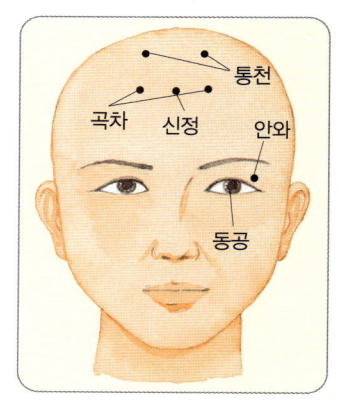

- 숫구멍 부위가 탈모되고 모발이 빛을 잃는다. 구레나룻이 별로 나지 않는다. 음모가 없거나 있어도 적고 짧고 가늘며, 권모가 적고 색도 연하다.

- 눈이 움푹 들어가고 눈꺼풀이 붓고 하수된다. 눈을 다 감지 않고 자며, 눈물이 많다. 흰 동자 아래쪽 중앙(6시 방향)이 충혈되어 검붉으면 위산과다·위염일 수 있다.

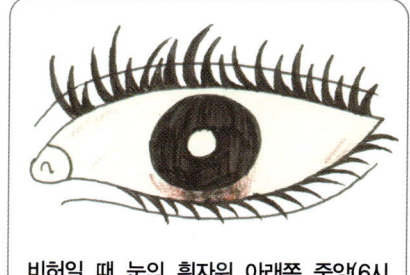

비허일 때 눈의 흰자위 아래쪽 중앙(6시 방향)에 충혈이 나타난다.

- 얼굴이 누렇거나 창백하며 초췌하고 혈색이 없다. 눈밑이 검고 미간에 핏대가 선다. 안광도 빛을 잃고, 광대뼈 아래가 오목하게 들어가 있다. 여위며, 혹은 붓고 수족이 차다.

  비장은 수액대사와 관계가 깊기 때문에, 여기에 이상이 생기면 쉽게 붓는다.

- 콧구멍 옆 또는 입 주위가 지저분하면서 누런 빛을 띤다. 귀에 부챗살 모양의 혈관확장이 보이는데, 이때는 소화성궤양일 때가 많다.

- 산근(山根)에 '一'자형의 청색이나 검은색, 혹은 황색의 맥문이 보인다. 인중(人中)의 오목한 홈이 없어진다.

- 입술이 누렇거나 창백하며, 입술이 젖혀진다. 입안이 텁텁하고 잘 마르며 잘 헌다. 혀는 위축된다.

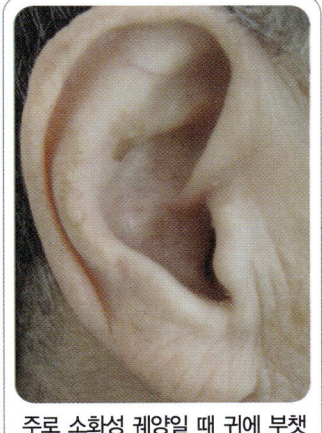

주로 소화성 궤양일 때 귀에 부챗살 모양의 혈관확장이 보인다.

비장의 기능상 영화는 입술 주위에 나타나므로, 이 부위가 홍윤하고 광택이 있으면 비장 기능이 좋은 징조이다. 따라서 비장 기능의 강약을 가늠하려면 입술과 혀의 상태를 보면 된다. 토설·농설·순축·순창·구취 등이 모두 비장 기능의 이상에서 야기되는 것이 그런 이유 때문이다. '토설'이란 혀를 빼물고 거두어들이지 못하는 것이고, '농설'이란 혀를 병적으로 날름거리는 것이며, '순축'

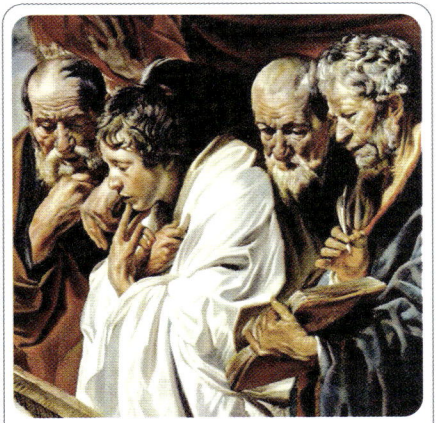

요르단스의 작품 「4복음서의 기자」 부분. 마르코(왼쪽 첫번째)와 마태오(왼쪽 세 번째)의 산근(山根)에 가로주름이 뚜렷하게 그려져 있다.

은 입술의 수축·경련이고, '순창'은 입술 주위의 창양으로 허는 것을 말한다. 비장이 위로는 양 눈썹에 반응하고 그 영화가 구순에 나타난다고 했으므로, 만일 입술이 위로 들려 있다고 한다면 비장이 높이 위치하고 있는 것으로, 그렇다면 측복부에서 옆구리 밑까지 당기고 아파온다. 만일 입술이 아래로 늘어져 있다면 비장 역시 아래로 처져 있는 것이며, 그렇다면 비장이 대장까지 하수되어서 연동운동이 약화되므로 쉽게 외부의 사기를 감수하여 고통을 받게 된다.

입술이 견고하면 비장 역시 견고해서 건강한 편이지만, 입술이 크고 단단하지 않으면 비장이 취약하여 내열 때문에 당뇨병 범주에 속하는 소갈병에 잘 걸린다.

입술의 위·아래가 외관상 균형이 잡혀서 단정하면, 비장 역시 단정하여 그 기능을 충분히 발휘하겠지만, 만일 입술이 외관상 한쪽으로 기울어진 듯하면 비장 역시 한쪽으로 기울어져서 쉽게 창만을 일으킨다.

- 구취가 심해지고 입 주위에 여드름이 난다.

  비장이 약하면 입맛도 없어지고 이식증이 생기거나, 입안이 텁텁하고 입에서 단내가 나며 입술이 창백하다. '이식증'이란 생쌀·흙 등 이상한 것을 즐겨 먹는 병증이다. 한편 코와 입술이 붉고 입이 점조(粘濁)하여 갈증이 나며, 때로 토설(吐舌)하면 비열(脾熱)이다.

- 윗턱의 점막이 희거나 옅은 누런색이다. 그러나 윗턱의 점막이 짙은 누런색이면 비위 습열이다.

- 혀의 점막에 어반(瘀斑)과 출혈점이 있다.

Tip '비위가 약하다'는 증상

비위는 인체의 생리활동을 유지하는 중요한 장기 중의 하나이기 때문에, 동양의학에서는 비위를 '후천의 근본'이라 하며 '기혈 생성의 근원'이라고 한다. 비위가 약하면 소화·흡수는 물론 혈액의 생성·조절·통제 등이 제대로 이루어지지 못해 여러 증상이 나타난다.

우선 비장이 약하면 입이 잘 마르며 입 주위가 창백하고 누렇게 들떠 있다. 눈꺼풀 밑이 거무스름하게 보이고, 피부가 꺼칠하며 '피추'라 불리는 주름이 가득하기도 하다. 혀는 마치 치아로 잣씹어 놓은 듯 치흔이 뚜렷하게 나타나며, 여위게 되고, 담이 잘 생기고 부종이 잘 일어나기도 한다. 안광·모발·음성도 빛을 잃는다. 그러다 보니 목소리도 기어들어가고, 조금만 말해도 목이 가라앉는다. 쉽게 몸이 냉해지기도 하고, 생명의 동력이 함양되지 못해서 지각과 동작도 기민함을 잃게 되어 기억력이나 추리력·의욕 및 감각과 육감이 감퇴되며 동작에 힘이 빠진다. 이렇게 되면 실제로 잘 움직이려 하지 않고 쉬 피로하다며 누우려고만 한다.

비장이 약하면 이밖에도 설사를 잘 하거나 소변도 찔끔찔끔 자주 보지만 시원치 않다.

비허(脾虛)로 혈액의 통섭이 안 된 증거이다. 비장은 혈액을 통섭하는 기능이 있으므로, 비장에 이상이 있으면 출혈 증상이 나타난다.

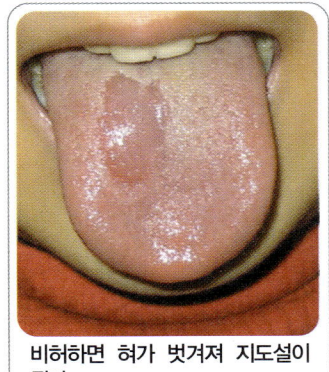

비허하면 혀가 벗겨져 지도설이 된다.

- 혀가 벗겨져 지도설이 된다. 또는 치흔(齒痕)이 뚜렷하거나 혀의 볼륨이 크다.
- 설태가 얇으면 경증이요, 두터우면 중병이다. 백색이면 냉증이요, 황색이면 열증이다.
  이때 혀는 매끄러운데, 혀가 건조한 것은 비위 음허(陰虛)이다. 흔히 혀끝은 위분문부를, 중앙은 위대만부를, 뿌리는 위유문부를 대변한다.
- 견갑골 양측이 뒤로 기울어지고 8자형이며, 위하수일 때는 어깨가 처져 있다. 오른쪽 어깨가 처져 있으면 소식가로 영양불량이다. 경부임파선 결절이 잘 오고, 선병 체질이다. 한편 왼쪽 어깨가 처져 있으면 대식가로 편도선염·설사·뇌졸중 체질이다.
- 명치 밑에서 손바닥 하나쯤까지 오목하거나, '王' 자 모양의 가로주름이 있다. 윗배는 오목하고 아랫배가 불룩하면 비허(脾虛)이다. 한편 주상복(舟狀腹)은 소

헛배가 부르거나 식욕이 떨어지고, 메스껍거나 트림을 자주 한다. 특히 식후에 윗배가 그득하여 답답하거나 권태로워지며, 사지가 무력하고, 혈액이 부족해지고 각종 출혈 증상이 생긴다.

또 위장이 약하면 연동운동이 잘 안 되고 위액분비도 저하되어 소화 장애·식욕부진·변비 등이 나타나며, 뱃속에서 꼬르륵거리는 진수음이 들린다. 가슴이 꽉 막힌 것 같거나 아랫배가 팽팽해진 느낌이 들며, 위가 무겁거나 팽창한다. 그러나 '비위가 약하다'는 것과 다른 질병을 감별해야 한다.

예를 들어 식욕부진은 비허일 때 뿐만 아니라 대부분의 소화기 질환에서 나타나며, 오심과 구토는 비허일 때 뿐만 아니라 담관·췌장 질환 또는 중추신경계 질환, 만성신부전증 등에서도 볼 수 있기 때문에 주의해야 한다.

복통 역시 비허일 때 뿐만 아니라 위장관의 마비나 폐색 등으로 올 수도 있다. 복통 중 '관련통'은 각 장기의 통증 반응 부위가 거의 결정되어 있어서 동양의학적으로는 배수혈(背俞穴) 중 어디에 나타난다.

화기암 · 만성소모성 질병의 말기에 많이 나타난다. 또한 소화기궤양일 때는 상복부 및 우측 계륵부에 국부적인 함몰이 나타난다. 그리고 상복부의 팽융은 위암 · 위 확장이, 좌측 상복부의 팽융은 비장종대가 의심된다.

- 흉곽이 좁고 골격도 가늘며 늑골이 예각을 이루고 있다. 그리고 야위고 뱃가죽이 얇으며 복근이 약하다. 배꼽 밑이 무력하고 아랫배는 가스가 찬 듯 팽팽하다.

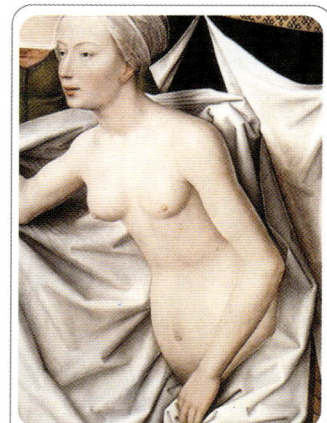
멤링크의 작품 「목욕하는 바세바」 부분.
상복부가 빈약하다. 이런 타입은 비위허약형이다.

복부의 기육이 견실치 못하면 위장의 이완 상태요, 그곳의 문리가 작고 기복이 없으면 위장의 긴장 상태이며, 그곳의 문리가 많고 기복도 많으면 위기가 울결해서 유통이 원활치 못해진다. 위기의 울결은 식도의 유통에도 지장을 준다.

- 손끝이 가늘고, 손바닥에 살이 없고 딱딱하다. 어제(魚際)에 살이 없고 낙맥(絡脈)이 나타나며, 소어제의 외측에 주름이 많다. 그리고 손바닥의 중앙이 어두운 청색이며 잡문이 많다.
어제(魚際)에 파란 낙맥이 많으면 비위 허한(虛寒)이고, 붉은 낙맥이 많으면 비위 열증(熱證)이다. 더불어 자색이 보이면 하리(下痢)이다.

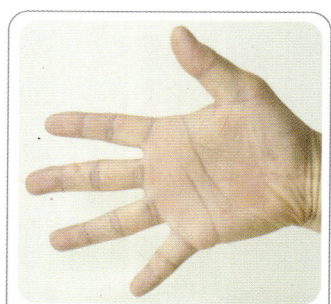
비위허약일 때는 어제에 살이 없고 빈약하다.

- 손가락이 새끼손가락 쪽으로 휘어 있고, 발가락의 살집이 적어 뼈가 드러나 있다. 한편 엎드려 누웠을 때 다리의 길이가 다르다.
- 손톱이 엷은 흑색이며, 혹은 검은색이나 갈색의 세로주름이 나타나고, 반달이 없다.
손톱(주로 오른손 1, 2, 3지)에 조근과 수직인 세로로 검은색 혹은 자주색 또는 갈색이 나타나면 소화기암이나 간암이다.

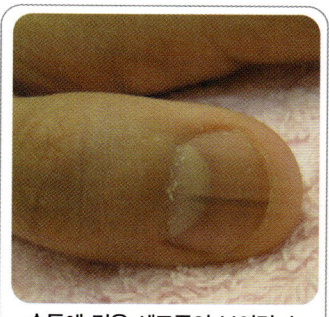
손톱에 검은 세로줄이 보이면 소화기암이나 간암이다.

- 피부가 꺼칠하며 '피추'라는 주름이 가득하다. 또한 피부가 누렇고 멍이 잘 들며, 잘 붓는다.

  피부의 색이 누렇고 피부의 문리가 작으면, 비장 역시 작아서 비기가 안정되어 외부의 사기가 쉽게 침범할 수 없다. 반면에 피부의 문리가 거칠면 비장이 큰 것이고, 비장이 크면 옆구리 밑 측복부가 그들먹해서 통증이 오며 괴로워진다. 그래서 걸음을 빨리 걸을 수 없게 된다.

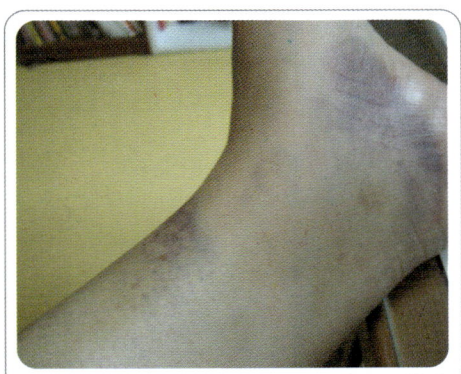

비장은 피를 만들고 피를 통괄·감독하는 작용을 하므로, 비장이 약하면 피하출혈로 스스로 멍이 잘 들고, 대변출혈이나 부정기적 자궁출혈을 한다.

  비장은 피를 만들고 피를 통괄·감독하는 작용을 하므로, 비장이 약하면 피하출혈로 스스로 멍이 잘 들고 대변출혈이나 부정기적 자궁출혈을 한다.

- 근육이 수척해지며, 발에 힘이 없고 종아리가 아프다.

  비장은 사지기육과 관계가 깊다. 따라서 비허하면 사지가 저릿저릿하거나 마비감이 생기며 무겁고, 심하면 붓는다. 근육은 위축되고 발에 힘이 들어가지 않아 걸으면 자주 넘어진다. 또한 종아리가 아프다.

  특히 비장은 운화 작용이 있어 소화흡수와 운수를 수행하므로, 비장에 이상이 있으면 트림·구역·소화불량·복부팽만 혹은 설사를 일으킨다. 또 비장은 습한 것을 싫어하는데, 비장이 약하면 설사·부종 등 습증이 생긴다.

4) 폐장(肺臟)

① '폐(肺)'는 '패(沛)'다.

'패(沛)'란 넉넉할 만큼 쏟아져서 막힘이 없는 것을 뜻한다.

우리 몸 안에서 폐가 하는 역할은 맑은 기를 흡입하고 탁한 기를 뱉어내 체내의 기와 외부의 기를 교환하는 것이다. 단순하게 생각하면 가스를 교환하는 작용이지만 사실 폐의 중요한 기능은 외부의 기와 비·위

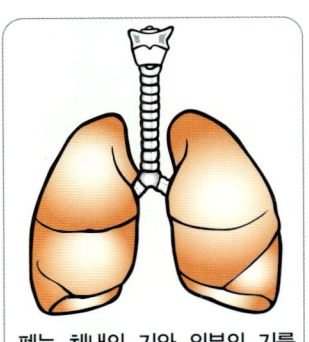

폐는 체내의 기와 외부의 기를 교환한다.

장 등 소화기 계통에 의해 얻어진 곡기(穀氣)를 신장의 정기(精氣)와 결합시켜 전신으로 에너지를 공급하는 것이다.

에너지의 공급은 넉넉할수록, 막힘이 없을수록 좋다. 그래서 '넉넉할 만큼 쏟아져서 막힘이 없는 것'이라는 뜻의 '패(沛)'라는 단어를 써서 폐(肺)라 부르게 된 것이다. 따라서 폐는 기의 근본을 이루는 장기이자 오장육부의 모든 기를 총괄하는 장기라고 할 수 있다. 그래서 폐를 '기장(氣臟)'이라고 부른다.

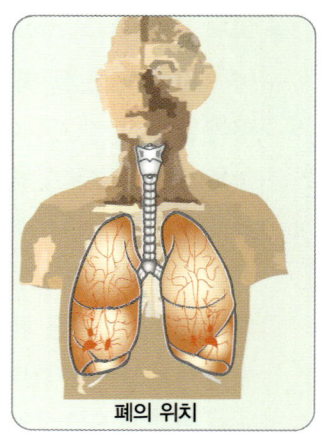
폐의 위치

때문에 폐의 기능이 약해지면 전신의 기를 총괄할 수 없어서 기운이 없고 말하기가 싫어지며, 목이 자주 가라앉고 심한 피로와 권태를 느끼면서 식은땀이 흐르고, 기침과 숨찬 증상 등을 호소하게 된다. 또 가슴과 옆구리에 묵직한 불쾌감이 따르기도 한다.

한편 폐는 오장육부 중 가장 높은 곳에 자리잡고 있다 하여 일명 '화개(華蓋)'라 한다. 또 폐는 백(魄)을 갈무리하는 장기인데, 백이 손상되면 방약무인하게 행동하며 피부와 체모가 색택을 잃게 된다.

② 폐허(肺虛)와 폐 기능 이상

- 신정(神庭)이 빈약하다. 얼굴 5악에 적백색이 나타나며, 얼굴이나 전신이 부어오른다.
- 눈곱이 많으나 굳지 않는다. 이때 눈곱이 많고 건조해 결괴를 이루면 폐실(肺實)이다.
- 양 눈썹 사이에 어떤 색이 나타나며, 눈썹이 부실하다.

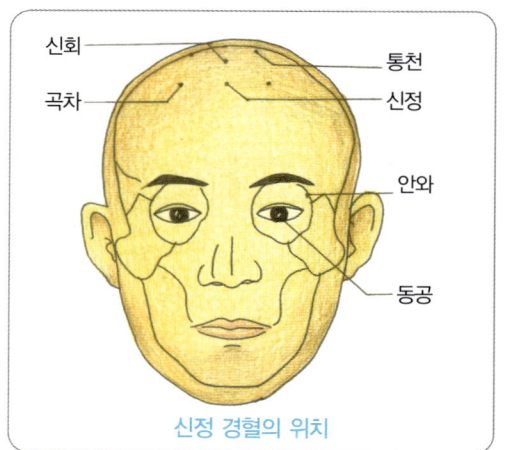
신정 경혈의 위치

폐는 체모와 눈썹을 영양하고, 밖으로는 코에 반응한다. 따라서 체모와 눈썹이 얼마나 무성한가 하는 여부로 폐 기능을 가늠할 수 있다. 눈썹이 윤택하고 부드러우면서 무성하면 폐기 역시 충실한 것이지만, 눈썹이 거칠고 뻣뻣하거나 혹은 무성치 못하면 폐기 역시 조잡한 것이다. 한편 체모와 눈썹은 기의 반영이며 기는 정(精)의 배우자이므로, 체모와 눈썹으로 정력의 강약을 유추할 수도 있다.

폐허하면 눈썹이 거칠고 뻣뻣하거나 숱이 적고, 혹은 누렇고 메마른다. 솜털도 빠지고 바스러진다. 체모가 광택을 잃고 까칠해지며 오그라든다.

- 광대뼈가 함몰되어 있다. 그러나 광대뼈가 너무 돌출되어 마름모꼴이면 폐음(肺陰)의 부족으로 해수·인후통이 잘 온다.

- 코가 붓고, 작고 낮으며 잘 막히거나, 코가 높지만 살집이 없다. 하품과 기지개가 잦다. 폐는 선발 작용(宣發作用 ; 기의 소통 작용)과 숙강 작용(肅降作用 ; 기를 맑게 하고 기를 하강시키는 작용)을 한다. 인체를 늘 청정 상태로 유지할 수 있는 것도 모두 선발 작용과 숙강 작용이 원활하게 이루어지고 있기 때문이다. 그러므로 이들 작용이 순조롭지 못하면 가슴이 답답하고 코가 막히면서 기침·천식 등의 증상이 나타나고, 가래가 많아지고 감기에도 잘 걸리게 된다. 특히 수액의 운행과 배설이 제대로 조절되지 못하기 때문에 소변량이 적어지고 붓기가 나타나며, 숨이 차서 헐떡거리거나 숨이 막히는 듯 고통스러운 증상을 경험하게 된다.

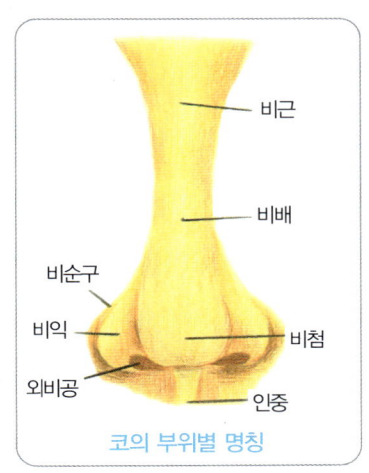

코의 부위별 명칭

폐 기능이 허약하면 주기(主氣) 작용을 수행할 수 없어서 호흡이 미약해진다. 그래서 하품을 자주 하게 되며 기지개를 자주 켠다.

- 콧구멍이 작거나 꺼멓게 변색되면서 건조하다. 인중이 길지 않고 바르지 못하거나, 산근(山根)에 맥문(脈紋)이 세로로 나타난다. 이때 귀에 점선형 혈관확장이 같이 보이면 기관지확장증을 의심할 수 있다.

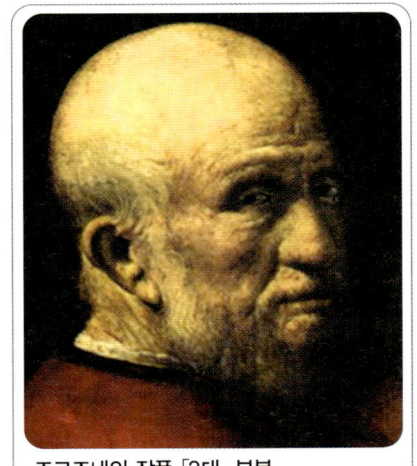

조르조네의 작품 「3대」 부분. 할아버지의 산근에 세로 맥문이 뚜렷하다.

- 혀가 남색 혹은 자색이다. 목이 쉰다.

특히 혀가 남색을 띠는 것은 체내에 습담(濕痰)이 있거나, 탁한 수액이 배출되지 못하고 체내에 머물러 있으며 산소가 결핍된 탓으로 폐허증·폐실증의 대표적인 증상이다.

폐허증을 《동의보감》에서는 "코로 숨쉬기 힘들고 숨결이 약하다. 또는 숨은 제대로 쉬나 숨결이 약하다. 기침이 나면서 기가 치밀어오르고 피가 나오며, 목구멍에서 가래 끓는 소리가 난다."고 하였다.

폐허증은 두 타입으로 나뉜다. 폐기(肺氣)가 허한 타입은 무기력하고 감기에 잘 걸리며, 바람기를 싫어하고 땀을 잘 흘린다. 기침소리나 말소리가 매우 약하고 숨이 차며, 가래는 묽다. 그리고 폐음(肺陰)이 허한 타입은 인후가 건조하고 갈증이 나며 가래의 끈적거림이 심하다. 이때는 목이 잘 쉰다.

- 어깨와 등이 빈약하게 얇다. 혹은 어깨가 좌우 비대칭이거나 처져 있고, 혹은 역(逆)8자형이다.

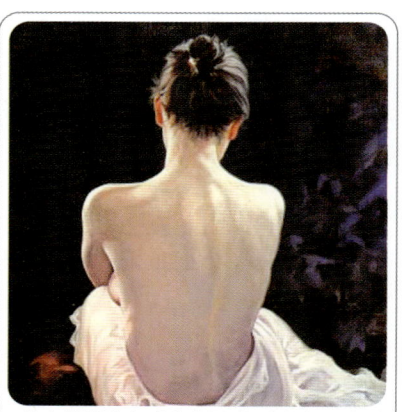

폐가 취약하여 어깨와 등이 빈약해 보일 정도로 야위었다.

어깨가 잘 생기고 등이 두툼하면 폐 역시 견고한 것이며, 따라서 여러 가지 질병에 잘 걸리지 않는다. 대신 어깨와 등이 얇으면 폐가 취약한 것이요, 폐가 취약하면 체내가 열해져서 몸이 계속 수척해지는 당뇨병 범주에 속하는 소갈병이 생긴다.

그리고 어깨가 좌우 비대칭이면 폐가 한 쪽으로 기울어져서 기울어진 가슴이 아프다. 왼쪽 견갑골이 앞으로 기울어져 있으면 좌측 폐가, 오른쪽 견갑골이 앞으로 기울어져 있으면 우측 폐가 약하고 정맥류나 피부병 등에 걸리기 쉽다.

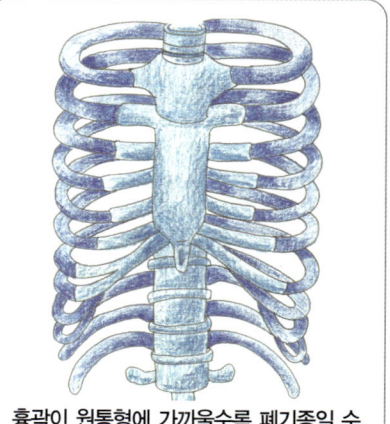

흉곽이 원통형에 가까울수록 폐기종일 수 있다.

한편 어깨가 크고 가슴이 뒤로 젖혀지며 인후 부위가 함몰해 있으면 폐가 높이 위치하고 있는 것이며, 폐가 높이 위치해 있으면 기가 잘 역상해서 괴롭고, 어깨로 숨을 쉬며 기침이 잘 난다.

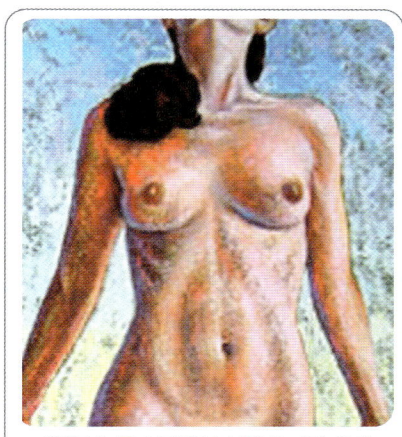

폐허로 늑골 아래쪽이 심하게 꺼져 있다.

● 목이 길며 쇄골의 함몰이 심하다. 등 근육이 뻣뻣하며 아프고, 등이 냉기로 섬뜩하며, 명치끝이 차고 아프다.

● 가슴이 좁고 길며, 늑골 하부가 푹 꺼졌거나 사행(斜行)이다.

겨드랑이가 안 파지고 평평하며 옆구리가 벌어졌으면 폐가 낮기 때문에 협통(脇痛)이 잘 온다. 또 흉곽이 원통형이면 폐기종일 수 있다.

원통형이란 흉부의 좌우 길이와 흉부의 전후 길이가 비슷한 형태이다.

● 피부를 세게 비비면 감청색을 띤다. 배꼽이 희고 광택이 없다.

피부의 색이 희고 피부의 무늬가 작으면 폐도 작고, 폐가 작으면 내장이 안정되지만, 피부의 무늬가 거칠면 폐가 큰 것이므로 수음(水飮)의 정체가 많아져 천식에 잘 걸린다. 또 피부를 긁어 흰 선이 남으면 폐가 조사(燥邪 ; 병을 야기하는 건조한 인자)에 상한 것이다.

폐와 피부·대장은 표리 관계에 있다. 따라서 피부가 두꺼우면 대장벽도 두껍고, 피부가 얇으면 대장벽도 얇으며, 피부가 이완되어 있으면서 복부까지 축 늘어져 있으면 대장도 길고 크다. 피부가 긴장되어 있으면 대장의 기급을 알 수 있고, 이 경우엔 대장의 길이 역시 짧다. 피부가 부드럽고 매끄러우면 대장의 유통도 좋으며, 피부와 근육이 맞붙어 있는 듯하다면 대장의 기결 때문에 대장의 유통이 원활하지 못한 징조이다.

● 솜털의 윤기가 사라져 초췌해지며 피부염에도 잘 걸린다.

폐의 기능은 피부와 땀샘과 솜털의 건강과도 관련이 깊다. 때문에 폐가 약해지면 피부와 솜털의 윤기가 사라져 초췌해지며, 신경성 피부염에도 잘 걸린다.

또 감기와 같은 외부 감염성 질환에도 잘 걸리고, 땀샘의 조절능력이 약해져서 주체할 수 없을 정도로 땀을 많이 흘리기도 한다.

- 음모에 새치가 많고 초췌하다.
- 손바닥은 희고, 손등의 살집이 빈약하며 푸른 힘줄이 울퉁불퉁하게 많이 튀어나와 있다.
- 조연이 엷으며, 조정은 회색이 도는 흰빛을 띤 담황색을 띤다. 혹은 손톱이 희뿌연데 손톱뿌리 쪽만 빨갛다. 손톱 끝 횡단면이 반달 모양이거나, 손톱·발톱이 시들고 금이 간다.

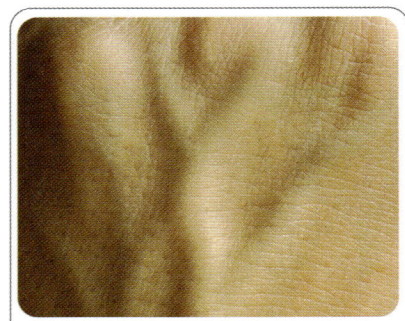
폐허일 때 손등의 푸른 힘줄이 울퉁불퉁하게 많이 튀어나와 있다.

- 손톱이 길고 손톱 폭도 넓다.
  손톱이 손가락의 셋째 마디부터 손끝까지 길이의 1/2 이상이나 될 정도로 길다.
- 손끝이 원추형이다. 또 새끼손가락이 굽어 있다.

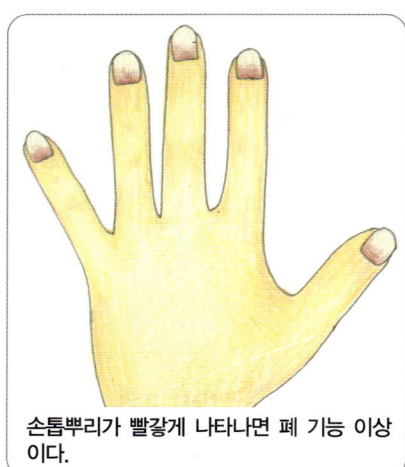
손톱뿌리가 빨갛게 나타나면 폐 기능 이상이다.

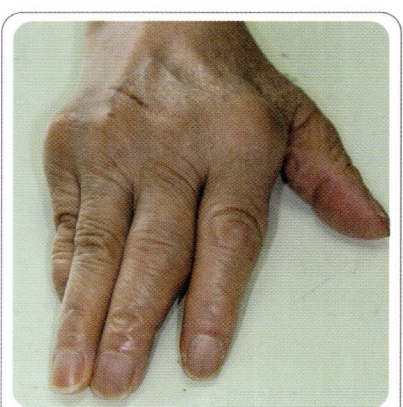
폐허로 새끼손가락의 관절이 굽어 변형되었다.

엄지손가락이 짧으면(집게손가락 근부의 매듭과 둘째 매듭의 중간선보다 짧은 경우) 천식 등 호흡기 질환에 자주 시달린다.

③ **폐열(肺熱)**
- 양 뺨이 홍조를 띠는데, 특히 오후가 심하다. 혹은 우측 뺨이 붉거나 양 턱 옆이 붉다.

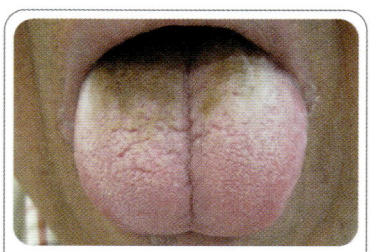
폐열일 때는 혓바닥이 건조하고 누렇게 두터운 태가 낀다.

> **Tip** 폐실증(肺實證)·폐상증(肺傷證)·폐병증(肺病證)

(1) 폐실증
《동의보감》에는 "숨이 차서 헐떡거리며, 가슴에 손을 대고 고개를 젖히고 숨을 쉰다. 숨이 차고 기침이 나며 기가 치밀어오른다. 기가 치밀어올라서 등이 아프고 지긋지긋하다."고 폐실증을 설명하고 있다. 폐실증에는 두 가지 타입이 있다.

첫째, '풍한(風寒)'에 손상된 경우에는 '풍과 한'의 증상으로 발열·오한·두통·체절통·말간 콧물·해수 등이 있으며, 말간 가래가 많이 나오고 설태가 백색이다.

둘째, '풍열(風熱)' 또는 '화열(火熱)'에 의한 경우에는 '풍과 열, 화'의 증상으로 열이 심하게 나고, 바람을 싫어하거나 인후가 바짝 마르면서 통증이 있다. 번거로워서 갈증이 심하게 있으며, 기침소리가 크고 호흡이 거칠고 빠르다. 가래와 콧물은 진득하고 누렇고, 코에서 뜨거운 바람이 나오며 콧구멍을 벌렁거린다. 가슴과 등이 함께 맞잡아 당기는 듯 아프고, 변비와 소변의 농축도 있다. 혀는 건조하고 홍색을 띠거나 설태는 황색이며, 역시 바짝 말라 건조하다.

(2) 폐상증
《동의보감》에서는 "몸이 찰 때 찬 것을 마시면 폐가 상한다. 폐를 상한 사람은 피로하고 노곤해지게 되면 기침이 나면서 가래에 피가 섞여 나온다. 이것은 몹시 날뛰면서 성을 낸 것으로 말미암아 폐가 상하여 기가 막혔기 때문에 생긴 것이다."라고 설명하였다.

여기에는 몇 가지 유형이 있는데, 예를 들어 기침이 나면서 입안에 걸쭉한 침과 거품 침이 생기는 것을 '폐위'라고 하며, 입안이 뻣뻣하고 마른기침이 나며 기침할 때 가슴이 은근히 아픈 것을 '폐옹'이라고 한다.

(3) 폐병증
《동의보감》에서는 "겉으로 나타나는 증상은 얼굴색이 허옇고 재채기를 잘하며, 슬퍼하고 근심하며 즐거워하지 않고 울려고만 한다. 속으로 나타나는 증상은 배꼽 오른쪽이 벌떡벌떡 뛰며, 눌러 보면 단단하고 아픈 것 같다. 숨이 차고 기침이 나며, 오싹오싹 춥다가 열이 나기도 한다."고 설명하면서 때로 피부가 아프고, 어깨와 등이 아프고 땀이 나며, 엉치·다리·무릎·허벅다리·종아리·정강이·발 모두 아프기도 하며, 기침할 때 어깨와 등을 들먹이며, 숨결이 약하여 제대로 숨을 쉬지 못하며, 귀가 먹고 목구멍이 마르기도 한다고 했다.

만일 여위어 큰 뼈가 두드러지고 큰 근육이 움푹 들어가며, 가슴속에 기가 그득 차서 숨이 차고 불편하며, 숨을 쉴 때 몸을 들먹거리면 여섯 달만에 죽는데, 폐의 진장맥(맥이 크게 뛰면서 공허하여 마치 새털이 피부에 닿는 것같이 가볍고 허한 맥상으로 폐기가 쇠잔해진 징조이다.)이 나타나면 180일 이내에 죽는다고 했다.

> **참고**
>
> **폐기가 끊어진 증후**
> 피모(피부와 모발)가 초췌하게 마른다. 피모가 마르면 진액이 없어지고 피부와 뼈마디가 상하며, 피부와 뼈마디가 상하면 손·발톱이 마르고 털이 바스러진다. 또 입을 벌리고 코를 벌름거리며 숨을 가쁘게 쉬는데, 날숨만 쉬며 들숨은 쉬지 못한다. 땀이 나서 머리 털이 촉촉하고 계속 숨이 찬 것도 폐기가 끊어진 증후이다.

- 코피가 잘 나거나, 코밑이 붉게 헐고 코끝이 붉다. 콧물이 탁하고, 코에서 뜨거운 바람이 나오며 콧구멍을 벌렁거린다.
- 입이 마르며 입술도 빨갛고, 인후가 건조하다. 혀가 건조하고 홍색을 띠거나 누렇게 마른 태가 두껍게 낀다.
- 가래가 찐득하거나 비린내 나는 농혈담이 나오면 폐옹(肺癰 ; 폐 화농증)이다.
- 폐가 열에 손상되면 먼저 오른쪽 뺨이 붉어진다. 한편 폐가 풍에 상하면 두 눈썹 사이에 흰빛이 돌며, 코가 막히고 콧물이 나며, 심할 때는 피부 질환이 발생한다.
- 폐기가 역행하면 오른쪽 옆구리 밑에 술잔을 엎어놓은 듯한 응어리가 생긴다.

④ **폐한(肺寒)**

- 입술과 볼에 청자빛이 나타난다. 만성호흡기 질환에서 볼 수 있다.
- 얼굴이 잘 붓고, 전신도 부어오른다.
- 콧물·가래가 말갛고 많다.
- 설태가 백색이고, 혀가 희면서 매끄럽다.

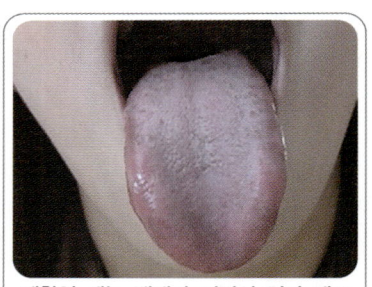

폐한일 때는 백태가 끼면서 혀가 매끄럽다.

⑤ **가래의 상태와 오장의 기능**

- 말간 가래가 나오면 곧 두통이 있거나 열이 날 수 있다. 그러나 누렇고 끈끈한 가래가 끓은 뒤에는 신체 여러 곳에 통증이 나타날 수 있다. 또한 묽으면서 포말 같은 가래가 있다면 어지럼증이나 가슴 답답함, 울분 등을 예견할 수 있다.
- 비장의 기능이 약해져 폐에 생긴 가래는 양이 많고 잘 뱉어진다. 그러나 폐장의 기능이 약해져 메마른 외기의 손상을 받아 생긴 가래는 양이 적고 끈적끈적하며 잘 뱉어지지 않는다.

가래는 오장 가운데서도 비장과 폐장의 기능 실조(失調)와 밀접한 관련이 있다. 다시 말해 가래는 비장의 기능에 따라 생기고, 폐장은 그것을 저장하는 그릇과 같은 것이라는 말이다. 《망진준경》에 따르면 다음과 같다.

㉮ 누렇고 끈끈하며 덩어리진 가래는 심장과 관련이 있다.
㉯ 묽고 흑점이 섞인 가래는 신장과 관련이 있다고 한다.
㉰ 또 푸르고 거품이 많은 가래는 간장과 관계가 있다.
㉱ 희고 묽어서 잘 뱉어지는 가래는 비장과 관계가 있다.
㉲ 끈적거려서 잘 뱉어지지 않는 가래는 폐장과 관계가 있다.

⑥ 가래의 변증

객담은 폐 질환 진단에 중요한 근거를 준다. 폐괴저·폐수종·크루프성 폐렴·기관지천식·기관지확장증·폐농양·급성기관지염·폐디스토마증·공동 있는 폐결핵 등은 각각 특이한 객담이 객출된다.

- 가래가 묽고 포말과 같은 것은 '풍담(風痰)'이다.
  담탁한 것이 상승해서 간풍을 동요시킨 소치이다. 때로 얼굴색이 푸르고, 어지럼증·가슴 답답함·울분 등이 수반될 수 있다.
- 가래가 누렇고 끈적이며 덩어리가 섞여 있으면 '열담(熱痰)'이다.
  열이 진액을 끓게 해서 생긴 것이다. 한편 오래 묵은 가래는 누렇고 탁하고 끈끈하며 점차 악취가 난다.
- 가래가 묽거나 혹은 회흑색의 점이 섞여 있으면 '한담(寒痰)'이다.
  한(寒)이 양기를 응체시켜 진액의 분포가 이루어지지 못해 습이 결취하여 생긴 것이다. 한편 새로 생긴 가래는 맑고 묽다.
  《소문》「지진요대론」에는 "색이 희고 질이 묽은 것은 한증이요, 색이 누렇고 질이 조점한 것은 열증이다."라고 했다. 가래에도 끈기가 적은 것과 끈기가 있는 것을 구별해야 하는 것이다.
- 가래의 양이 많고 희며 묽어 잘 뱉어지는 것은 비장 기능이 약해 습이 결취해서 생긴 가래가 폐에 모인 것이니 '습담(濕痰)'이다.
- 가래의 양이 적고 점성이 높아 잘 뱉어지지 않는 것은 폐장 기능이 약해 건조한 외기로 손상을 받은 것이니 '조담(燥痰)'이다.
- 가래에 고름이나 피가 섞이는 경우 중, 열이 폐락(肺絡)을 파괴하여 혈액이 넘

쳐흐르면 선홍색 혈담이 생긴다. 한편 폐옹(肺癰), 즉 폐 화농증(폐에 농양이 생기는 증)이 있으면 비린내가 나는 농혈담이 생긴다.

- 말간 콧물, 말간 가래가 많이 나오며 설태가 백색이면 폐가 풍한(風寒)에 상했거나 폐기허(肺氣虛)이다.

  새로 생긴 가래는 청백하고 묽으며, 혹 두통·발열 정도의 증상이 수반될 수 있다. 그러나 오래 묵은 가래는 황탁하고 끈끈하며 점차 악취가 생기고, 혹 신체 여러 곳에 통증을 유발시킬 수도 있다.

- 콧물이 탁하고, 코에서 뜨거운 바람이 나오며 콧구멍을 벌렁거린다. 인후가 건조하며 가래도 찐득하고, 혀는 건조하고 홍색을 띠거나 설태는 황색이다. 이것은 폐가 풍열(風熱)에 상했거나 폐음허(肺陰虛)이다.

- 처음에는 물같이 맑고 소량이던 가래가 고름같이 되고 양도 많아지며, 누런 가래 혹은 녹색의 가래가 섞인 기침을 한다. 이는 급성기관지염에서 볼 수 있다.

- 젤라틴 같은 끈적끈적한 가래를 특히 아침에 많이 배출하면 단순성 만성기관지염으로 볼 수 있다. 그러나 가래가 점차 고름처럼 되면 만성기관지염(재발성 점액농성기관지염)으로 볼 수 있다.

- 소아나 노인의 가래빛이 녹 빛깔보다 밝은 선홍색을 띠면 소엽성 폐렴(기관지폐렴)으로 볼 수 있다.

- 고름 같은 진득한 가래, 혹은 이 가래가 핏빛에서 특유의 녹슨 쇠 빛깔로 변하면 대엽성 폐렴으로 볼 수 있다.

- 고름 같은 가래가 계속 배출되면 기관지확장증으로 의심해야 한다.

- 가래가 끊이지 않고 혈담까지 동반하면 폐암일 수 있다.

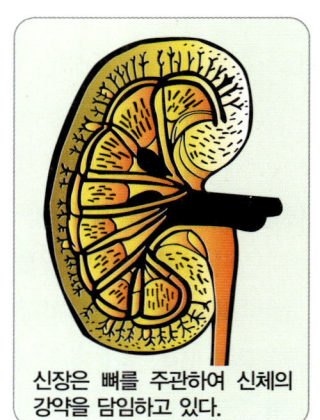

신장은 뼈를 주관하여 신체의 강약을 담임하고 있다.

5) 신장(腎臟)

① '신(腎)'은 '임(任)'이다.

신체의 강약은 모두 신장에 매여 있다. 그래서 '담임'하고 있다고 해서 '임(任)'이라 한다. 또 신장은 '인(引)'이라고도 한다. 신장의 작용이 침정(沈靜)시킨다는 뜻이며, 신장이 납기(納氣) 작용을 하기 때문이다.

신장은 '봉장지본(封藏之本)'이라고 하는데 오장의 정(精)을 간직한다는 뜻이다. 또 신장은 '작강지관(作强之官)'이라고 한다. 신장이 지(志)와 정(精)을 간직하고 창조하는 능력이 있기 때문이다.

신은 지(志)를 갈무리하는 장기로 허리·골수·뇌수·모발·치아·귀 등과 연계되어 있다. 그래서 지(志)가 손상되면 허리를 잘 움직이지 못하며, 피부나 모발이 색택을 잃게 된다.

② 신허(腎虛)와 신 기능 이상

- 모발이 초췌하고 잘 빠진다.

  신장의 영화는 외부적으로 모발에 나타나므로, 신기가 충실하면 모발이 무성해지고 광택이 있지만, 신기가 허약해지면 모발이 초췌해져 탈락되기 쉬워진다.

- 이마의 상부가 검고 전발제(前髮際)에 탁한 반점이 있다. 액면(額面)을 누르면 함몰한다.

- 얼굴이 때가 낀 듯 검고 길며 좁고, 턱은 빼죽하고 동공 사이가 넓다. 뺨이 조로화(早老化)하며, 검은색이 된다.

- 눈의 흰자위가 유달리 넓다. 눈두덩이 붓고 다크 서클이 심하다. 또한 안화(眼花)·냉루(冷淚)가 있고, 결막에 빈혈의 징조가 있다.

  눈으로는 밝은 것을 보기 싫어하고 눈의 흰자위가 많아진다. 특히 검은 눈동자의 주위가 침으로 찌르는 듯 아프다.

- 광대뼈와 이마가 검고, 그 아래가 불룩하니 부어 있다. 하정[下停 ; 코끝 준두(準頭)부터 턱끝 지각(地閣)까지의 부위]에 발색·발진 등이 있다.

- 인중이 얕고 백색을 띤다. 혹은 인중이 갑자기 얕아지고 짧아진다. 그러나 신증후군일 때는 인중이 검다.

- 귀가 얇고 혹은 한쪽으로 기울어 있다. 귓구멍이 크거나 귓불의 살이 얇고, 귓바퀴가 밖으로 뒤집혀 있으며 검푸르다. 귀가 높이 자리잡으면 신장도 높이 자리잡으므로 등뼈 양쪽의 근육이 아파서 등

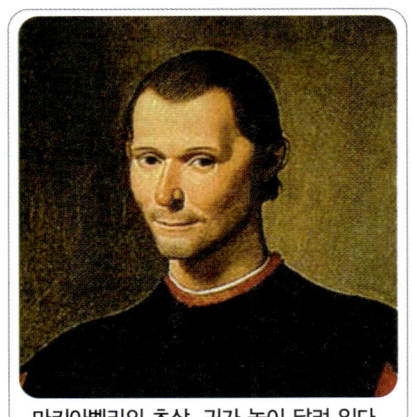

마키아벨리의 초상. 귀가 높이 달려 있다.

을 굽히기도 어려워진다. 그리고 귀가 뒤로 들어가 있으면 신장이 아래로 처져 있어서 요추와 천추에 통증이 오기 쉽다. 또 일종의 장 헤르니아라고 할 수 있는 '호산(狐疝)'이 쉽게 야기된다. 한편 귀가 외관상 한편으로 기울어진 듯싶으면 신장 역시 한쪽으로 기울어져 있어서 요추와 천추 부위의 동통에 시달리게 된다. 귀가 얇아서 단단하지 아니하면 신장 역시 취약한 것이기 때문에 당뇨병 범주의 소갈병을 잘 일으키고, 외부의 사기를 쉽게 감수한다. 한편 신장은 청각을 관장하므로 청각 상태를 살피면 신장의 기능을 알 수 있다. 청각이 예민하면 신정(腎精)이 충족되어 있는 것이고, 청각이 나쁘면 신정이 허한 것이다.

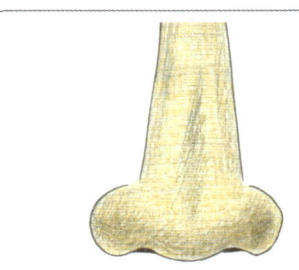

코 전체가 검어지면 신 기능 이상에서도 수기병(水氣病)이다.

- 비준(鼻準)이 황색이면 소변불리의 징조이다. 그러나 코 전체가 흑색이면 수기병(水氣病)이다.
- 치아가 초췌하며, 갑자기 검은색 혹은 팥죽색으로 변한다. 잇몸이 위축되어 치아가 노출되거나 흔들거린다.

'신주골(腎主骨)'이라 하여 신장이 뼈를 주관한다고 한다. 따라서 골수·뼈·치아·허리의 상태에 의해 신장 기능의 강약을 가늠할 수 있다.

예를 들어 소아의 경우 신기가 허약하면 숫구멍이 빨리 합쳐지지 않고 꽁무니뼈가 연해서 늦게 앉으며, 복사뼈가 연해서 늦게 걷고, 치아가 더디게 돋는다. 어른들의 경우도 마찬가지여서 신기가 허약하면 요통·골위가 오고, 치아가 견고치 못해 흔들흔들거리며 잘 빠진다.

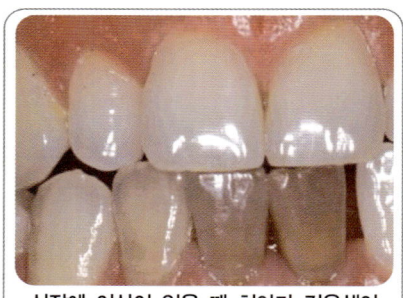

신장에 이상이 있을 때 치아가 검은색이나 팥죽색으로 변한다.

- 흉곽의 전후 직경이 좌우 직경에 비해 커서 새가슴처럼 튀어나와 있다. 혹은

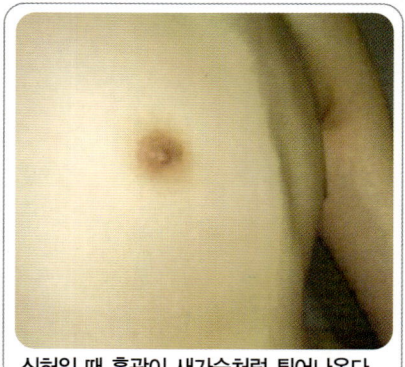

신허일 때 흉곽이 새가슴처럼 튀어나온다.

늑골 하부가 푹 꺼져 흉곽이 깔때기 모양이다.
- 입술은 얇고 입이 작으며 잘 종창한다. 구개점막에 빈혈의 징조가 있으며, 침을 잘 뱉는다.
- 복부가 팽융하며, 색은 옅은데 측복부는 갈색이다. 개구리 배와 같고, 배꼽 아래에 박동(搏動)이 있다. 하복부에도 급통이 온다. 배꼽 주위를 깊이 누르면 단단한 느낌을 받게 되며, 동통을 유발하여 역상한다.
- 음낭이 냉하며 습하고, 정강이가 차고 싸늘하다. 골수가 마르며 다리가 붓고, 몸이 무겁다. 또한 땀이 마르지 않으며 바람을 쐬는 것이 싫다.

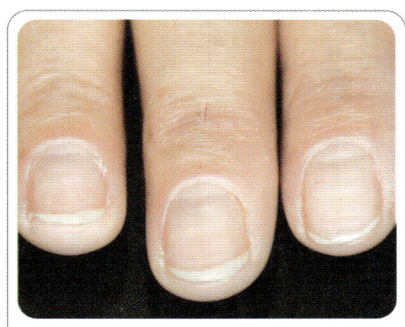

신장병으로 인한 저단백혈증일 때 손톱에 흰색의 가로주름이 나타난다.

- 손톱뿌리가 희고 손톱 끝이 홍갈색이면 신 기능 부전일 때 많이 나타난다. 또한 손톱에 가로로 흰 두 줄, 혹은 점상이나 선상의 흰 반점이 있으면 신장병으로 저단백혈증일 때 많이 나타난다.

한편 신장결석일 때는 손끝이 평평하고 곧으며 모서리가 분명한데, 어혈(瘀血)의 암점(暗點)이 보인다.

- 새끼손가락이 짧다. 특히 짧으면서 휘고 손톱마저 작으면 더욱 그렇다. 둘째손가락의 근부(根部)가 야위고, 셋째손가락은 붓는다. 손에 주름이 생긴다.

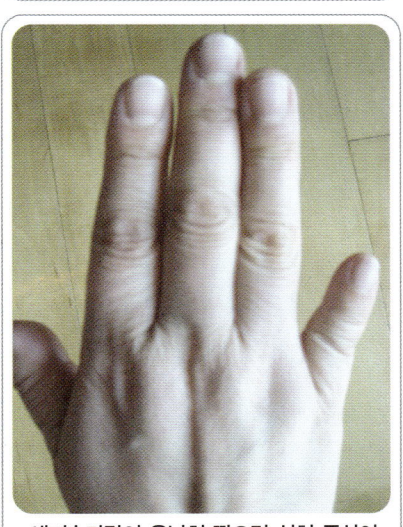

새끼손가락이 유난히 짧으면 신허 증상이 나타난다.

- 소변에 백색 점액성의 부유물이 보인다.

신장은 납기(納氣)를 주관하므로, 신장에 이상이 있으면 내쉬는 숨이 많고 들이쉬는 숨이 적은 특이한 호흡을 하게 된다. 또 신장은 이음(二陰 ; 전음과 후음, 즉 생식기와 항문)에도 연관되어 있다. 따라서 신장에 이상이 있으면 대·소변에 이상이 생긴다.

- 하품이 잦다. 신 기능이 이상항진하면 의지력이 지나치게 왕성해지고, 이상저하하면 하품이 많고 끈기가 약해진다.
- 피부의 무늬가 거칠고 솜털이 적다.

  피부의 색이 거무스름하고 피부의 무늬가 작으면 신장 역시 작아서 신기가 안정되어 있다. 그러나 피부의 무늬가 거칠면 신장이 큰 것이고, 신장이 크면 요통으로 허리 굴신이 어려워지고 외부의 사기가 쉽게 침범한다.

  또 주리(腠理)가 곱고 피부가 두꺼우면 삼초·방광벽이 두껍고, 주리가 거칠고 피부가 얇으면 삼초·방광벽이 얇다. 주리가 성글면 삼초·방광의 이완 상태이며, 피부가 팽팽하고 호모(毫毛)가 없으면 삼초·방광의 긴장 상태이다.

  호모가 아름답고 무성하면 삼초·방광의 유통이 잘 되고 있는 것이며, 호모가 희소하면 삼초·방광이 기의 울결로 유통이 좋지 못하다는 징조이다.

  여기서 주리(腠理)라 함은 피부의 무늬와 같은 것이며, 호모(毫毛)란 피부상의 세모, 즉 솜털을 말한다.

③ 신양허(腎陽虛)

- 얼굴이 창백하고 부어 있으며, 귀가 붉어진다. 또한 안검이 넓게 늘어지고, 하품을 자주 한다.
- 근골(筋骨)이 야위고 파리하다. 특히 어깨가 심하고 뻣뻣하며, 치아도 약하다.
- 뺨의 점막에 검푸른 색소가 침착한다. 입이 마르고 목구멍이 아프며, 입술이 두꺼워지고, 입술이나 혀가 담백하다.
- 손끝이 가늘고, 손톱은 평평한 회백색이다. 혹은 손톱 끝이 황색이다.
- 전신부종 혹은 하지부종이 심해진다. 소변을 자주 보기는 하지만 시원치 않고, 봐도 뒤끝이 무지근하다. 혹은 소변이 물처럼 맑거나, 소변을 컵에 받아 보면 그 속에 실 같은 것들이 둥둥 떠다니기도 하고 매우 뿌옇다.
- 몸이 냉하다.

  '신양허'란 한마디로 양기가 허해져 생긴 여러 증상들, 즉 양기허약증후군을

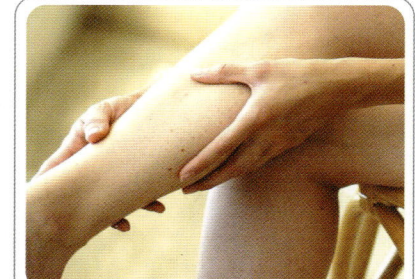

신장의 양기가 허해졌을 때 특히 하지부종이 나타난다.

말한다. 따라서 열에너지의 부족으로 몸이 냉하다. 손발이 냉하고 아랫배도 냉하며, 허리나 엉덩이까지 차다. 그래서 요통이나 무릎에 통증이 있으면서 무릎에서 찬바람이 솔솔 나고, 까닭에 허리와 다리에 힘이 없어 휘청거리는 듯싶다. 머리마저 시리고, 머리가 멍한 듯싶고 맑지 않다.

- 새벽에 복통·장명과 함께 소화가 안 된 대변을 설사하게 된다.

  식욕이 없고 먹어도 소화가 안 되며, 찬 음식을 먹거나 술을 마시면 설사를 잘한다. 밥솥에 앉힌 쌀이 땔나무의 불길이 모자라 생쌀 그대로 선 밥이 되듯이, 열에너지의 부족으로 뱃속에 열기가 하나도 없이 냉해서 소화가 전혀 안 된 변을 설사하는 것이다.

  특히 새벽이면 어김없이 설사가 잦은데, 그 까닭은 음기의 밤을 지나 양기가 시작하려는 새벽이면 양기허약의 증상이 더 두드러지게 나타나기 때문이다. 혹은 설사까지는 하지 않더라도 배가 항상 부글부글 끓고 불편하다.

- 흰색의 대하가 많고, 유정(遺精)·유뇨 등이 있다.

  여성의 경우는 월경불순이 있거나 월경통이 심해서 고통스러우며, 허옇고 멀건 냉이 많이 흘러내려 외음부가 항상 젖어 있고, 그래서 외음부가 잘 헐기까지 한다. 남성의 경우 정력이 떨어지고 유정·몽정·조루와 같은 성신경쇠약 증상이 나타난다. 정액의 양이 줄고 고환이 조그마하게 위축된다. 성욕마저 감퇴된다.

  또한 남녀노소를 막론하고 열에너지의 부족으로 유뇨 증상이 나타난다.

- 가래도 많아져서 기침·천식이 온다.

- 피부까지 희다. 혹은 전신의 피부에 색소 침착이 나타난다. 배꼽이 검다.

④ 신음허(腎陰虛)

- 몸이 야위고, 머리카락이 메말라 잘 빠진다. 심하면 얼굴색이 까맣게 된다. 앞머리가 특히 대머리이면 음허화동(陰虛火動)이다.

  신장이 간직하고 있는 영양물질, 즉 '신음(腎陰)'이 부족해져서 생긴 병증이 '신

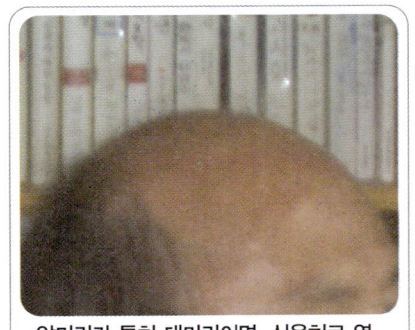

앞머리가 특히 대머리이면, 신음허로 열이 극에 다다른 음허화동(陰虛火動)이다.

음허'다. 신음이란 신장의 음액(陰液)·음정(陰精)을 말하는데, 이 음액·음정이 소모되면 머리카락이 메말라 잘 빠진다.

신음허가 심해지면 허열을 일으키는데, 이것을 '음허내열'이라고 한다. 그리고 이 열이 극도에 다다른 것을 '음허화동'이라고 하는데, 이렇게 되면 앞머리가 특히 대머리가 된다.

● 눈이 돌출되거나 눈빛이 유난히 밝다. 눈이 잘 충혈되고 눈앞에서 꽃잎이 날리는 듯, 모기가 날아다니는 듯 어른거리는 것이 있다.

신음이 부족해지면 음정(陰精)이 눈을 자양하지 못해 눈이 침침해지는 것이다.

● 관홍(顴紅) 및 미열·조열(潮熱)·도한(盜汗) 등이 나타난다. 양 뺨에 열기가 있어 붉어지는데, 이를 '관홍'이라고 한다. 오후가 되면 미열이 오르는 듯하며 매우 피곤하다. 혹은 밀물·썰물처럼 열이 훅 올랐다가 어느새 없어지면서 하루에도 여러 차례

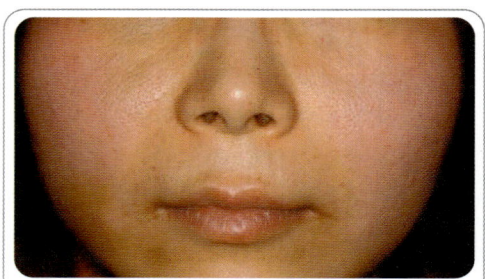

신음허일 때 양 뺨에 열기로 붉어지는 관홍이 나타난다.

반복하기도 하는데, 이를 '조열'이라고 한다. 또한 취침중에 땀이 나고 잠이 깨면 땀이 안 나는데, 이를 '도한'이라고 한다.

혹은 마른기침도 자주 한다. 가래가 끈적끈적해서 잘 떨어지지 않거나 아침에 가래를 뱉으면 덩어리진 것이 뱉어진다.

● 입술이 선홍색이며, 혀가 붉고, 타액이 적고 입이 마른다. 혀뿌리 쪽에 흑태가 보이나, 설태는 별로 없다.

● 코가 마르고 코딱지가 잘 생기며, 치아가 치솟고 윤택이 없이 메마른다.

신음이 부족하면 마치 젖은 나뭇가지처럼 몸이 활기를 띠지 못하고 무겁다. 메마른 나뭇가지처럼 초췌해진다. 나뭇가

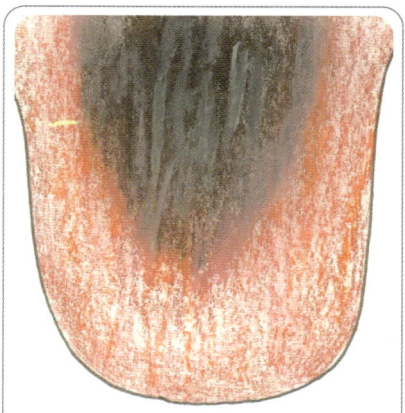

신장의 기운이 허약할 때 혀뿌리 쪽에 흑태가 보인다.

지가 메마르다 보니 불꽃이 잘 일어나 쉽게 타는 것처럼 체내에서 소위 허열이라는 것이 일어나기 마련이다. 그래서 코가 마른다. 한편 신장은 뼈를 주관하기 때문에 신허하면 치아가 안 좋아진다.

- 가슴이 답답하고 번거롭다.

  가슴속에 열불이 맺혀 들이쉬는 숨보다 내쉬는 숨이 더 크다. 조금만 움직여도 숨이 차고, 머리가 띵하고 항상 무거우며, 자꾸 졸리고 드러눕고만 싶다. 그러나 막상 자려고 하면 잠이 오지 않는다. 기억력도 떨어진다. 귀가 멍멍한 것이 마치 높은 곳에 올라갔거나 비행기를 탔을 때와 같다. 때로는 귀에서 매미소리처럼 윙윙거리는 소리가 난다.

- 소변이 황적색이며, 대변은 굳고 보기 힘들다.

- 음경이 위축되고, 유정(遺精)·붕루(崩漏) 등이 있다.

  성욕이 항진되어 때도 없이 성을 탐닉한다. 그러나 조루증이 갑자기 심해지거나 발기력이 약해진다. 사정을 해도 정액의 양이 너무 적고 사정할 때의 쾌감이 극도로 저하된다. 혹은 정액이 저절로 흘러내리기도 하는데, 이를 '유정'이라고 한다.

  여성의 경우에는 부정기적 자궁출혈을 잘 하는데, 이를 '붕루'라 한다.

- 손발이 번거롭고 화끈거리며, 허리가 약하고 슬관절이 무력하다.

  손발에 열이 있어 화끈거려 이불 속에 발을 넣고 자기가 번거로운데, 이를 '수족심열(手足心熱)'이라 한다. 그러나 조금만 추워지면 금방 손발이 냉해진다.

- 허리·발뒤꿈치·종아리의 근육들이 아프다.

  허리가 새큰거리고 아픈데, 특히 기상할 때부터 은근한 통증이 참을 만큼 계속된다. 다리에도 힘이 없다.

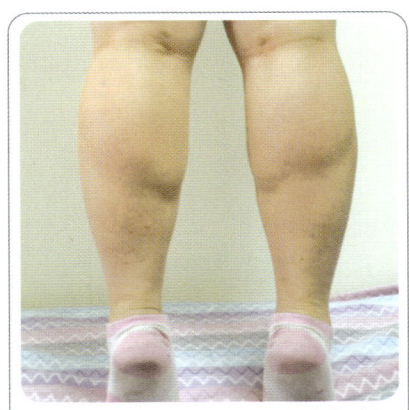

심음허일 때 종아리의 근육이 마치 알통이 배긴 듯 굳으면서 아프다.

발뒤꿈치가 아프거나 또는 종아리의 근육이 마치 알통이 배긴 듯 굳으면서 아프고, 때로 쥐가 나는 듯 경직되거나 경련을 잘 일으킨다.

(2) 육부(六腑)

'육부'는 담낭·위장·소장·대장·방광·삼초의 여섯 기관을 말하며, 부란 인체의 흉복강 안에 있는 곳집과 같다는 뜻이다.

따라서 이 여섯 기관은 곳집 같은 중공(中空) 기관이다. 빈 공간이었다가 채워지면 내보내고 또 채우고 하는 기관이다. 따라서 전화(轉化)를 주요 작용으로 한다.

'장(臟)'에 대한 동양의학의 인식이 서양의학의 인식과 다르듯이 '부(腑)'에 대한 인식 역시 동서의학이 달라서, 동양의학에서는 '부' 자체에 중추신경의 활동

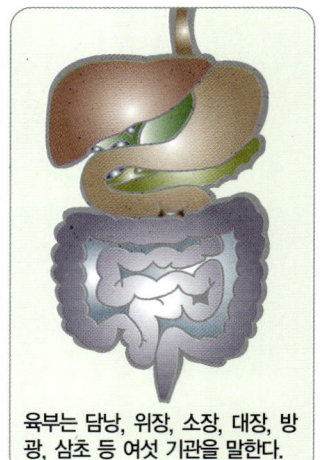

육부는 담낭, 위장, 소장, 대장, 방광, 삼초 등 여섯 기관을 말한다.

과 유관한 일면을 연계시키고 있을 뿐 아니라, 장과 부를 기능상 유사점으로 배합시켜 표리 관계가 있다고 여기고 있다.

'장'을 이(裏)로 보고 '부'를 표(表)로 보아 배합·연계시켰으니, 즉 간-담낭, 비-위장, 폐-대장, 심-소장, 신-방광, 심포락-삼초의 관계가 그것이다. 예를 들어 심장은 소장과 표리를 이루고 밖으로 혈맥과 대응하며, 폐장은 안으로 대장과 표리를 이루고 밖으로 피부에 대응한다. 이것은 일종의 유기능 체계이다.

한편 장의 상태를 8가지의 외후로 알아내야 한다고 앞에서 설명했듯이, 부(腑)의 ① 용량의 대소(大小), ② 형상의 장단(長短), ③ 피부의 후박(厚薄), ④ 형태의 곡직(曲直), ⑤ 성질의 완급(緩急) 등을 알려고 해도 외후를 먼저 보아야 한다.

1) 담부(膽腑)

① '담(膽)'은 '담(擔)'이다.

담낭은 담즙을 저장·배출하는 작용을 하며, 결단력 등 정신의식 활동을 하는 장기로 한의학에서는 인식하고 있다. 간장의 기를 담낭에서 정(精)으로 형성하여 담즙을 분비하므로 담낭을 '중정지부(中精之府)'·'중청지부(中淸之府)'라 하고, 사물을 결단하는 능력을 갖기 때문에 '중

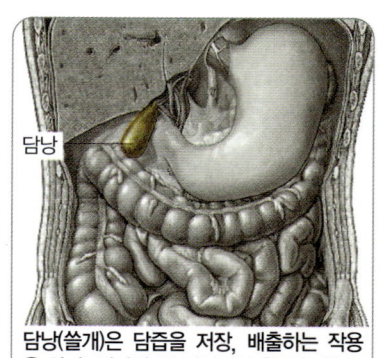

담낭(쓸개)은 담즙을 저장, 배출하는 작용을 하며, 결단력 등 정신의식 활동을 한다.

정지관(中正之官)'이라 한다. 인체 기능의 중정·중도적 유지 기능을 한다는 뜻이다. 이렇게 다른 부(腑)의 기능과는 다른 기능을 수행하기 때문에 '기항지부(奇恒之府)' 라고도 한다.

② 담낭의 허증과 기능 이상

- 담허형 얼굴은 넓고 둥글며, 동공 사이가 좁다.

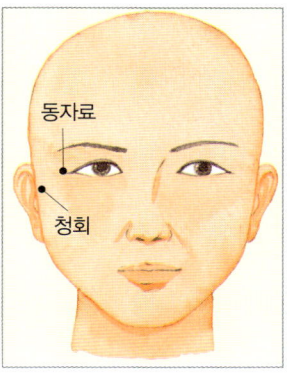
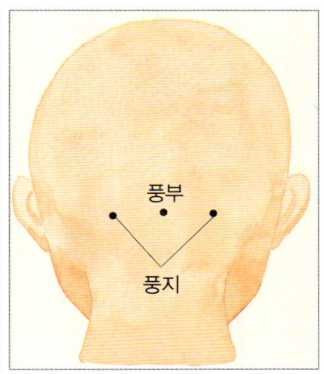

담낭에 이상이 있으면 정수리의 좌우 양옆이 벗겨진다. 한편 얼굴은 윤기가 나는데, 붉은 가운데 검붉은색을 띨 때는 담결석에 걸리기 쉽다.

- 담낭의 기능은 눈밑의 팽융 상태로 본다. 또한 비주(鼻柱 ; 콧마루) 왼쪽 옆에 나타난 색깔로 담낭 병변의 종류를 관찰할 수도 있다.

담낭에 이상이 생기면 동자료(瞳子髎) 및 청회(聽會)에서 풍지(風池)까지 편두통 같은 통증이 있게 된다.

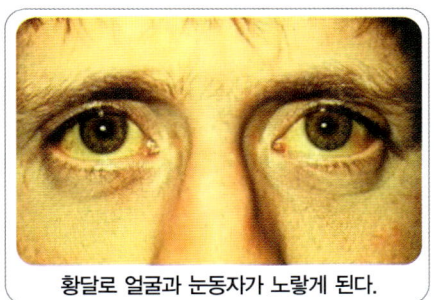

황달로 얼굴과 눈동자가 노랗게 된다.

- 얼굴과 눈이 노랗다.

담즙의 배설이 제대로 되지 않을 경우에는 소화에 영향을 미치며, 황달을 일으킬 수 있다. 담즙은 본래 맛이 쓰고 색이 노랗기 때문에 담낭에 이상이 생기면 입이 쓰고 목이 마르며 쓴물을 토하거나, 얼굴과 눈동자가 노랗게 된다.

- 눈이 흐려지고 눈물이 저절로 흘러내린다.

담낭에 이상이 생기면 전신에 자극을 주는 좋지 못한 요소들을 방어 또는 제거하는 작용을 수행하지 못하고, 기혈의 정상적인 운행을 유지시키지 못한다. 오장육부 장기간의 상호협조 관계를 확보하지 못하여 전체 기능이 조화를 잃게 되며, 작은 자극에도 타격을 받게 되고, 그런 자극에서 쉽게 회복되지 못한다. 그

래서 잘 놀라고, 잘
잘 수 없으며 꿈에
시달리기도 한다.
겁이 많아서 마치
누가 잡으러 오는
것 같아 두려워한
다. 또 눈이 흐려지
고 눈물이 저절로 흘러내린다.

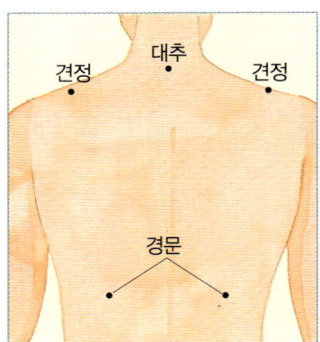
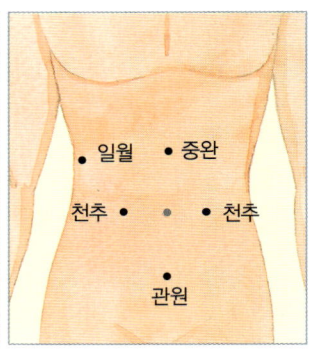

● 견정에서 일월(日月)까지, 또는 일월에서 경문(京門)까지 붓거나 아프다.
● 손톱이 두껍고 누런 색이면 담낭벽이 두껍고, 손톱이 얇고 담홍색이면 담낭벽이 얇은 것이다. 손톱이 단단하고 푸르면 담낭의 긴장 상태이며, 손톱이 유연하고 붉으면 담낭의 이완 상태이다.

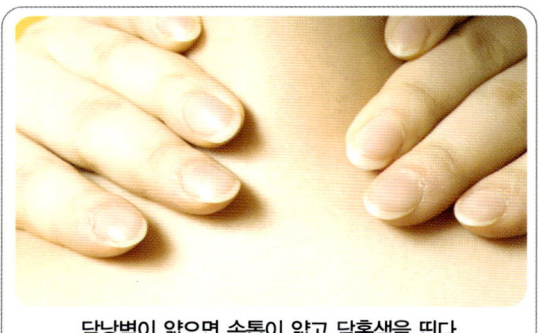
담낭벽이 얇으면 손톱이 얇고 담홍색을 띤다.

간은 안으로 담낭과 표리 관계를 이루고 밖으로 손톱에 반응하고 있다. 그래서 손톱의 후박으로 담낭벽의 두껍고 얇음을 알고, 손톱의 단단함과 무름으로 담낭의 이완과 긴장을 알며, 손톱의 곡직으로 담즙의 유통 상태를 안다.

손톱이 곧게 뻗고 흰빛을 띠며 주름이 없으면 담즙의 유통이 잘 되는 것이고, 손톱이 바르지 못하고 거무스름하며 주름이 많으면 담즙의 유통이 잘 안 되는 것이다.

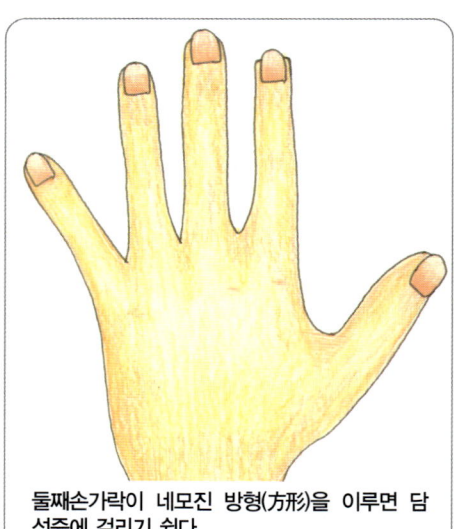
둘째손가락이 네모진 방형(方形)을 이루면 담석증에 걸리기 쉽다.

- 둘째손가락이 네모진 방형(方形)을 이루면 담석증에 걸리기 쉽다.
- 발등 부위의 살집이 빈약하거나 아프거나, 혹은 발바닥까지 아픈 경우가 있다.

③ 담낭의 여러 증후

- 담실(膽實)하면 얼굴이 벌겋게 되며 눈이 충혈된다. 입안이 쓰디쓰고 바짝 마른다. 신경을 안정시키지 못해 걸핏하면 화를 내고 만사에 조급해 한다. 또 머리도 아프고 어지럽고 귀도 울리며, 코피도 잘 흘린다.
  소변은 농축되어 붉어지거나, 지린내가 심한 노란색을 띠거나 혹은 콜라색이 되기도 한다. 대변은 굳어진다.
- 담경(膽經)에 기의 울체가 생기면 모발이 초췌해지고, 얼굴이 먼지 낀 것같이 된다. 또한 가슴·옆구리·어깨·팔 등이 아파오고 소변불리도 올 수 있다.
- 담한증(膽寒證)일 때는 왼쪽 다섯 번째 늑골 안쪽에 동통이 생긴다. 또한 신선한 채소를 먹지 못하고 신물을 토한다.
- 담열(膽熱)일 때는 콧물을 흘리고, 인후가 붓고 아프다. 또한 음식은 잘 먹으나 몸은 마르고, 근육이 이완되어 절름거리고 보행이 곤란해진다.

2) 위부(胃腑)

① '위(胃)'는 '위(衛)'다.

후천적 방위력을 공급하는 창고와 같기 때문에 '위(衛)'의 뜻으로 '위(胃)'라고 한다. 위를 또한 '태창(太倉)'이라고도 한다.

위장은 田과 肉의 두 글자를 합성해서 '胃'라 한 것이다. '밭[田]'은 '토(土)'요, 만물을 배양하듯 온몸에 영양분을 공급한다.

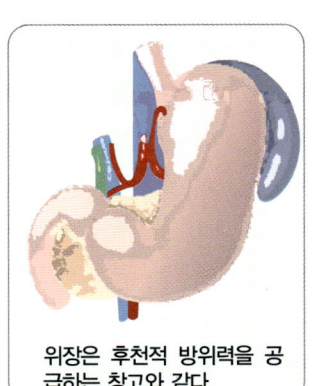

위장은 후천적 방위력을 공급하는 창고와 같다.

② 위장의 허증과 기능 이상

- 위허(胃虛)형 얼굴은 오밀조밀하며, 이마·콧구멍 옆·입 주위가 검거나 지저분하다.
- 눈·코·입이 크지 않고 입술도 얇다.
  일반적으로 아랫입술이 빈약하면 기하함(氣下陷)·복벽유연·내장하수·수족냉증 등이 잘 온다. 반면에 아랫입술이 너무 튀어나왔거나 두꺼우면 복통·변

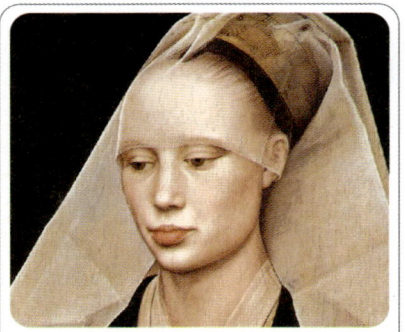
아랫입술이 두터우면 복통·변비·치루를 비롯해서 한열·자한(自汗)한다.

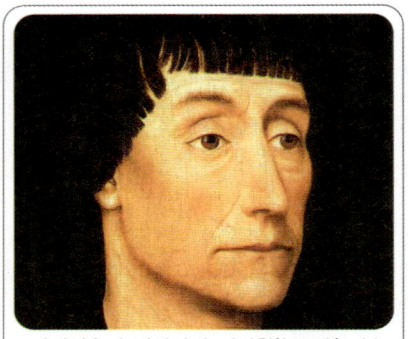
아랫입술이 빈약하면 기하함(氣下陷)·복벽유연·내장하수·수족냉증 등이 있다.

비·치루를 비롯 한열·자한(自汗)한다. 윗입술이 빈약하면 위장연동 부진·식욕저하·소화 장애·설사 등이 잘 온다. 반면에 윗입술이 너무 튀어나왔거나 두꺼우면 체열로 진액의 소모가 많고, 늘 허기지며, 입에서 악취가 나거나 잇몸에서 피가 잘 난다.

- 눈동자가 붉고 이마가 둥글며 눈썹의 숱이 적다. 특히 숫구멍 부위의 머리카락이 잘 빠진다.

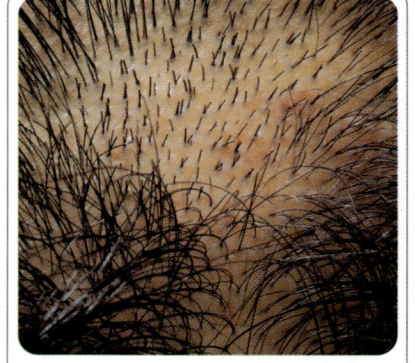
위장 기능 이상일 때는 특히 숫구멍 부위의 머리카락이 잘 빠진다.

- 골격이 작고 목덜미가 가늘며 가슴이 좁다. 골격이 크고 목덜미가 굵으며 가슴이 벌어져 있으면 위장의 용적이 크고 기능도 충분히 수행한다. 그러나 골격이 작고 목덜미가 가늘며, 특히 전중(膻中)과 유두 사이가 좁고 빈약하면 위장이 허하다.

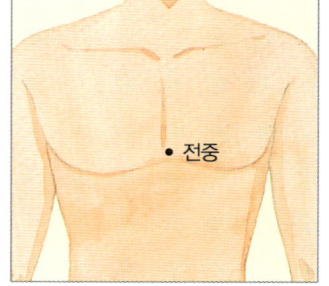

- 심와부가 늑골과 예각을 이루고 있으며, 복직근이 빈약하다.

심와부가 늑골과 예각을 이루고 있으면 위허하며, 특히 복직근까지 빈약하면 위하수를 겸한 위허의 징조이다.

위하수란 위장이 배꼽 아래까지 처져 있는 상태를 가리키는 것으로, 위장 뿐 아

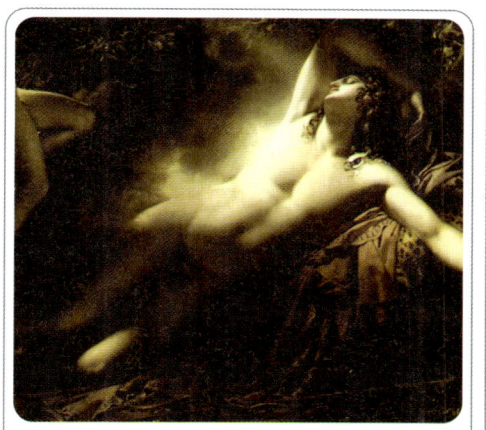
지로데 트리오종의 작품 「엔디미온의 잠」 부분. 복직근의 발달이 매우 좋게 그려져 있다.

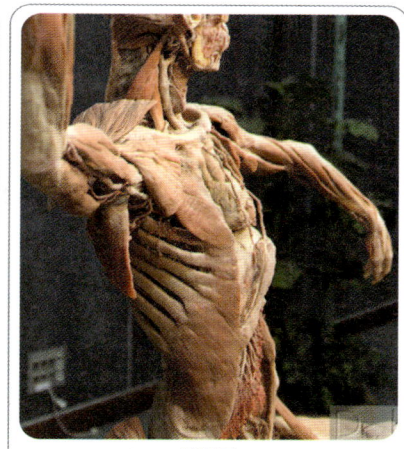
복직근

니라 다른 내장기관들도 조금씩 아래로 처져 있는 경우가 많다. 내장기관이 처져 있다는 것은 근육이 늘어져 있는 상태이므로 그만큼 위장을 비롯한 내장기관들이 무력해져 있다는 뜻이 된다. 보통 마르고 가슴이 좁으며, 얼굴빛이 창백하고 신경질적인 성격을 지닌 사람에게서 많이 발견되는 편이다.

위장의 연동운동이 약해지면서 위액의 분비 능력도 떨어져 소화가 잘 되지 않는 증상이 나타난다. 소화가 잘 되지 않으니 식사 후 속이 더부룩한 증상이 지속되고, 미처 소화되지 않은 음식물 때문에 뱃속이 출렁거리면서 꼬르륵거리는 소리가 자주 들린다. 또 가슴이 답답하고 아랫배는 가스가 찬 듯 항상 팽팽하게 부풀어 있는 것도 위하수의 특징이다. 소화가 원활치 않으므로 식욕도 떨어지고, 소화 장애로 인한 변비도 동반된다. 또한 두통이나 불면증·노이로제·저혈압 등의 증상이 동반될 수도 있으며, 항상 힘이 없고 나른한 전신무력증에 빠지기도 한다.

- 기육이 야위고 뱃살이 얇으면 위벽도 역시 얇다.

복부의 기육이 견실하지 못하면 위장이 느슨해진 것이다. 배의 문리가 작고 기복이 없으면 위장의 긴장 상태이고, 배에 문리가 많고 기복도 많으면 위기의 유통 장애로 식도의 유통도 좋지 않다.

- 심와부에서 중완(中脘)까지 요철(凹凸)의 기복이 많고, 천추(天樞)에서 대거(大巨)까지 빈약하며 탄력이 없다. 뱃살이 별로 없고 빈약하면 위하수가 되고,

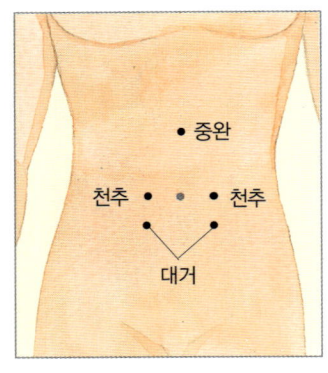

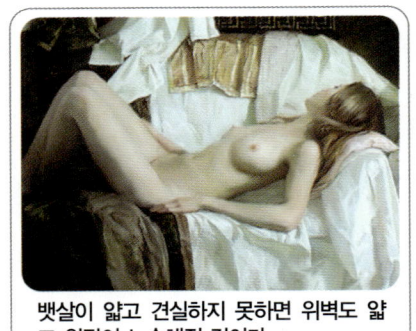

뱃살이 얇고 견실하지 못하면 위벽도 얇고 위장이 느슨해진 것이다.

대·소장의 유통에 방해를 받는다.
- 변비가 될 수 있다.

위장에 진액이 부족하면 이를 위음허(胃陰虛)라 하는데, 이때는 명치 밑이 뿌듯하게 은근히 아프고 입과 목 속이 건조해지며, 잠을 자고 나면 입마름이 한결 더 심해진다. 음식 생각이 없을 뿐 아니라, 식후에는 포만감이 심한 편이고 미열을 느끼며 대변이 건조해진다.

- 피부가 누렇거나 어두운 색을 띨 수 있다.

위장이 허하면서 한랭을 겸한 경우에는 명치 밑의 은근히 아픈 데를 따뜻하게 만져주기를 바라며, 식후의 복부팽만감이 심하면서 오심구토·설사·무기력·부종·백대하가 심하다. 피부도 누렇거나 어두운 색을 띤다.

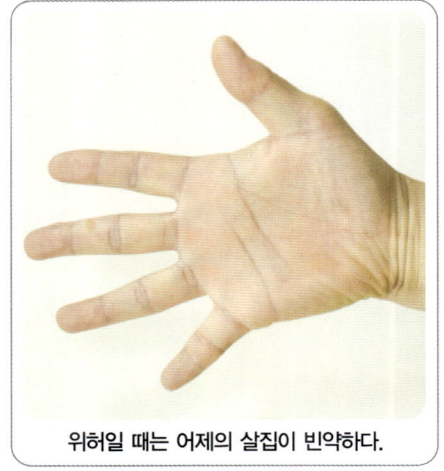

위허일 때는 어제의 살집이 빈약하다.

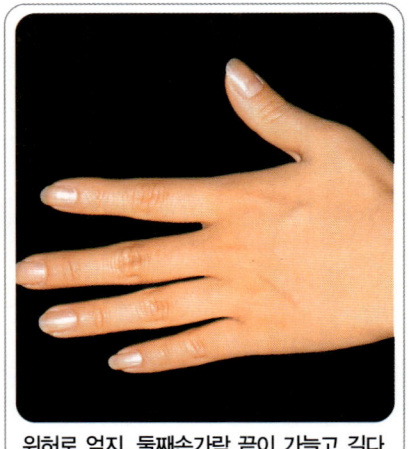

위허로 엄지, 둘째손가락 끝이 가늘고 길다.

- 어제(魚際)의 살집이 얇고 푸른색이 돋아 있다. 어제에 청색 줄무늬가 보이면 위한(胃寒), 적색 줄무늬가 보이면 위열(胃熱)이다.
- 엄지와 둘째손가락 끝이 가늘고 길다. 깡마른 깐깐한 손이며, 네 손가락이 새끼손가락 쪽으로 휘듯이 구부러져 있다.
- 입술과 혀는 핏기가 없이 허옇고, 설태가 엷고 희다.
  혀에 광택이 있으나 설태가 없으면 위기(胃氣)가 심히 손상된 것으로 위험한 징조이다.
- 손톱에 혈색이 적고 야윌 수 있다.
  기가 약하고 혈액순환이 원활치 못한 체질인 경우에는 별 이유 없이 가슴이 두근거리면서 불안하고 머리가 어지러우며, 귀에서 소리가 들리는 증상을 호소하는 경우가 많다. 또 식욕도 없고 소화도 잘 안 되며, 변비와 복부팽만도 심한 편에 속한다. 이런 체질의 사람은 보통 안색이 창백하고 입술과 손톱에도 혈색이 거의 없으며, 몸은 말랐고 체력도 약한 경우가 많다.
- 충양(衝陽) 경혈의 혈관이 굳거나 돋아나기도 하고, 혹은 충양 경혈 주위의 살이 꺼져서 약간 오목해지기도 한다.

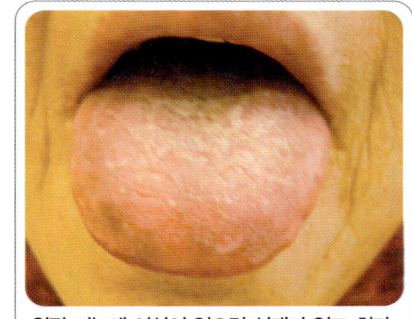
위장 기능에 이상이 있으면 설태가 엷고 희다.

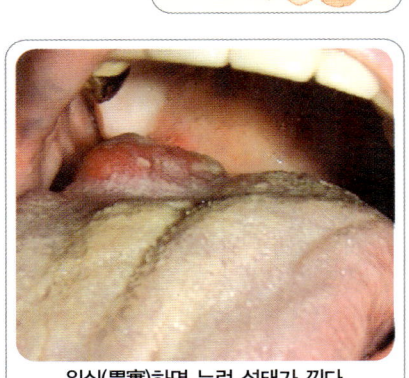
위실(胃實)하면 누런 설태가 낀다.

③ 위장의 여러 증후

- 위경(胃經)이 풍(風)에 손상되면 안면신경 마비나 후두부 마비가 오고, 목덜미에서 땀이 많이 난다. 눈이 누렇게 되며 눈물이 흐른다.
- 위경이 열에 손상되면 사람의 말소리가 싫어지고 목이 타며 침을 흘리고, 겨드랑이에 종양이 생기기도 한다.
- 위경이 냉에 손상되면 으슬으슬 떨리고

> **Tip** 구토물로 병을 안다!

구토의 '구(嘔)'란 소리를 내면서 토물까지 있는 것이며, '토(吐)'란 소리는 지르지 않고 토물만 있는 것이다. 구는 기병이며, 토는 혈병이다.
구 중에 '건구'란 소리만 지를 뿐 토할 것 같으면서도 토하지 않는 것인데, 건구역질이 있으면서 팔다리가 찬 것은 위중열(胃中熱)이요, 토할 듯 토하지 않고 음식만 보면 메스꺼운 것은 위중담음(胃中痰飮)이다.
토 중 음식이 들어가면 즉시 토하는 것은 '열토(熱吐)'요, 음식을 먹고 얼마 지나서 토하는 것은 '한토(寒吐)'이다.

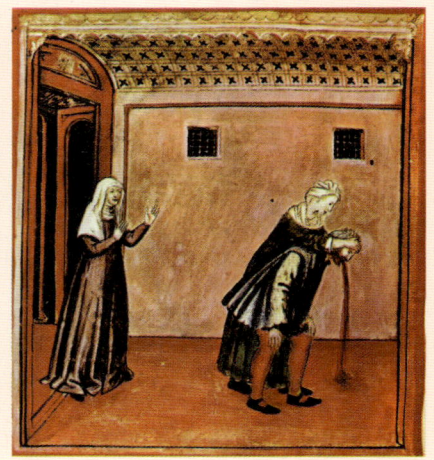

(1) 내상성 구토

첫째, '위한(胃寒) 구토'는 맑은 물을 토하며 시큼한 악취가 없고 갈증도 없다. 따뜻한 것을 좋아하고 찬 것을 싫어하며, 수족이 차다.
둘째, '위열(胃熱) 구토'는 음식을 보기만 해도 토하고, 토하는 증세가 급박하며, 토물이 혼잡하고 더럽고 시큼한 냄새가 심하다. 신 것과 쓴 것을 좋아하고, 찬 것을 기호하며, 목 안이 마르고 혀가 황색의 두터운 태로 덮인다.
셋째, '담음(痰飮) 구토'는 거품이 있는 토물을 음식 먹은 한참 후에 토하는데, 먼저 갈증을 느낀 다음 토한다. 가슴이 메슥거리며 불쾌하고, 혀는 백색을 띤다.
넷째, '숙식(宿食) 구토'는 소화가 되지 않은 시큼한 찌꺼기를 토하며, 복통 후에 토하게 되는데 토하고 나면 복통이 내린다. 배가 그득하고 식욕이 감퇴되며, 때로 악취가 나는 설사를 수반한다.
다섯째, '위허(胃虛) 구토'는 음식을 많이 먹게 되면 토하고, 수시로 발작적 구토를 한다. 음허하면 한열도 없고 조갈증도 없으며 혀가 엷은 백색을 띠지만, 양허하면 입안에 건조한 태가 낀다.
여섯째, '간담울열(肝膽鬱熱) 구토'는 누런빛의 토물에 쓴내가 심하다.

(2) 신경계 울체성 구토

'기울(氣鬱) 구토'라고 한다. 구토를 하면서 음식을 먹을 수 없는 것이 특징이다.
가슴이 답답하고 트림이 계속된다. 혀는 엷은 백색을 띤다.

(3) 외감성 구토
첫째, '풍한(風寒) 구토'는 구토와 함께 오한·발열·두통이 있고, 메슥거리며 배가 더부룩하고 혹은 설사한다.
둘째, '서열(暑熱) 구토'는 가슴이 답답하고 입이 마르며, 온몸에 열이 있으면서 토한다. 때로는 일과성 의식 장애를 수반하기도 한다.

(4) 토물의 각양각색
토물은 소화가 안 된 음식물 그대로이거나(급체 또는 위하수·위아토니·위경련 등의 경우), 황록색을 띠거나(담즙을 토한 경우로 간담울열·십이지장궤양·담석증 등의 경우), 끈끈한 액체를 토한다(위염·요독증 등의 경우). 또한, 냄새가 없는 말간 토물을 토하거나(위한·위허 등의 경우), 고름을 토하거나(위암·콧병 등의 경우), 약품 냄새가 나는 것을 토하거나(장폐색·요독증 등의 경우), 커피 찌꺼기 같은 것이나 피를 토하거나(위궤양·십이지장궤양·위암 등의 경우) 등 여러 경우가 있다.

(5) 구토의 수반 증상
첫째, 구토·두통은 있지만 열이 없는 경우는 혈청간염·뇌종양·뇌졸중 등을 의심할 수 있다.
물론 혈청간염일 때는 전신피로와 황달을, 뇌종양일 때는 언어와 운동마비·경련을, 뇌졸중일 때는 수족마비·경련이 함께 나타난다.
둘째, 구토·두통과 함께 열이 있는 경우는 요독증·뇌막염·화농성 수막염·유행성 외척수막염·감기·편도선염·인플루엔자 등을 의심할 수 있다.
셋째, 구토·복통은 있지만 열이 없는 경우는 복막유착·기생충병·담석증·장염증·위암·소화성궤양·위경련·자궁외임신 등을 의심할 수 있다.
넷째, 구토·복통과 함께 열이 있는 경우는 급성 전염성 간염·감기·급성 복막염·급성 췌장염·충수염·급성 위염과 장염·이질·급성 회백수염 등을 의심할 수 있다.
다섯째, 구역·구토하면서 열은 없고 특히 아픈 곳이 없을 때는 메니에르증후군·입덧·위하수·위아토니·과음숙취·신경쇠약·히스테리 등을 의심할 수 있다.

한편 구토가 완만하고 토하는 소리 또한 힘이 없는 것은 허한(虛寒)에 속하고, 구토가 맹렬하며 토하는 소리 역시 힘이 있고 클 때는 실열(實熱)에 속한다.
또 토하기 전에는 메슥거림이 별로 없을 정도인데, 막상 토하기 시작하면 분사하듯 내쏟는 것은 뇌염과 같은 질환에서 흔히 볼 수 있다.

맑은 물을 자꾸 토한다.
- 위한(胃寒)하면 혀에 희고 매끄러운 태가 끼며 자주 맑은 침을 토하고, 수족과 복부가 냉하다.
- 위실(胃實)하면 혀에 누렇고 마른 태가 두껍게 끼거나, 검고 마른 태가 앉는다. 배꼽 둘레가 딱딱하며, 입은 마르고 진땀이 난다.
- 위장에 열이 많은 병증은 설태가 누렇고 건조하다. 입술이 붉고 마르며, 갈증이 나고 입에서 악취가 난다. 잇몸에서 출혈이 있거나 잇몸이 붓고 아프며, 특히 윗니가 들뜨면서 아프다. 치아가 건조하면서 돌과 같은 느낌을 준다. 위열이 심한 까닭이다. 또 윗배가 타는 듯한 작열감과 통증이 오며, 갈증이 심해 찬물을 마시고 또 마셔도 갈증이 풀리지 않는다. 윗가슴을 훑쳐내는 듯하고, 먹어도 자꾸 배가 고파지며, 변비에다가 소변은 붉다.
- 위장에 탁한 피, 즉 어혈이 있는 병증은 혀가 검붉거나 얼룩얼룩 자색의 반점이 보인다. 가슴속이 쓰리고 윗배가 찌르는 듯 아픈데, 아픈 곳이 일정하고 작열감이 심해서 손대는 것을 싫어할 정도이다. 심하면 통증과 함께 팽만감이 오며, 자흑색의 혈액을 토하거나 자흑색의 대변을 본다.

④ 신경성 위장 장애의 특징

신경성 위장 장애는 기질적인 원인보다 기능적인 원인에 의한 것이기 때문에 기능성 위장 장애라고도 하며, 정신성 위염이라고도 부른다.

망진상 특징은 위허(胃虛)의 징후와 비슷하다.

단, 누워서 손바닥으로 눌러 보면 복벽 아래에 판지를 깔아 놓은 듯한 딱딱한 느낌이 든다. 항상 얹힌 느낌이 들며 윗배가 그득하고 더부룩한 느낌이 있다.

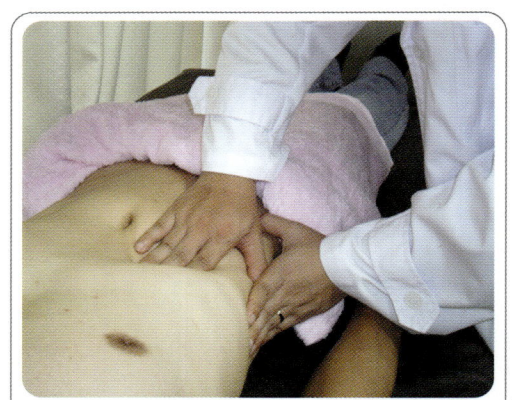

신경성 위장 장애는 위허의 징후와 비슷하지만 복진시 복벽에 판지를 깔아 놓은 듯 딱딱하다.

목에 무엇이 걸린 것 같은데 잘 뱉어지지 않고, 잘 삼켜지지도 않는다. 헛배가 부른 것 같아 트림이나 가스를 일부러 도출하려 하지만 도출이 잘 안 되며, 설령 도출

된다 해도 완전 해소는 어렵다. 그러니까 항상 갑갑하며, 때로 통증이 올 수도 있다.

그러나 다른 소화기 질환에 의한 위통처럼 쓰린 아픔·잡아 뜯는 아픔·경련성 아픔·참을 수 없는 아픔이 오는 경우는 드물고, 또 24시간 계속 아픈 경우도 드물다. 스트레스를 받으면 골치가 아프면서 위장도 아프고, 가슴이 뛰거나 어지럽기도 하며, 대소변이 고르지 못하다.

체중이 잘 늘지 않지만 그렇다고 체중감소는 별로 없는 것이 특징이다.

3) 소장부(小腸腑)

① 소장(小腸)의 '장(腸)'은 '창(暢)'이다.

'창(暢)'이란 통달(通達)한다는 뜻이다.

② 소장의 허증과 기능 이상

- 입술이 얇고, 인중도 짧거나 흐릿하다.
  구내염이 잘 생기면 심장의 열이 소장에 옮아간 징조이며, 갈증과 복부창만도 나타난다.

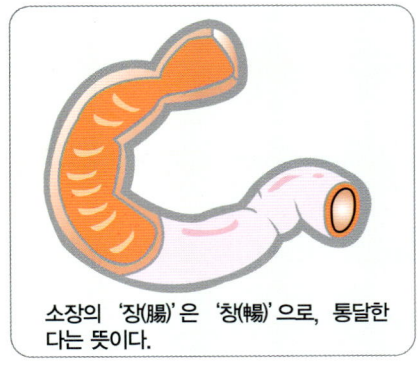

소장의 '장(腸)'은 '창(暢)'으로, 통달한다는 뜻이다.

- 혀에 희박한 백태가 낀다.
  그러나 실열(實熱)일 때는 두텁게 황태가 끼거나 혀의 가장자리가 붉어지며, 혓바늘이 자주 생긴다.

- 새끼손가락이 휘거나 지나치게 야위며, 특히 소택(少澤) 부위가 지나치게 야위어 있다. 혹은 소택에서 양노(養老)나 견정(肩井)까지 구불구불한 경맥이 나타난다. 혹 천종(天宗)의 살집이 얇고, 천종에서 천용(天容)까지의 혈관이 이완되거나, 천용에서 청궁(聽宮)까지 붓는다.

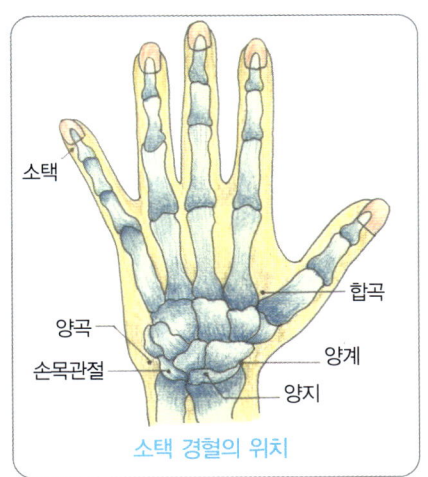

소택 경혈의 위치

- 피부가 얇거나 양경맥이 구불구불하다.
  피부가 얇은 것은 소장이 좁고 짧은 징조요, 양경맥이 구불구불한 것은 소장의 기가 울결되어 유통이 나쁘다는 징조이다.

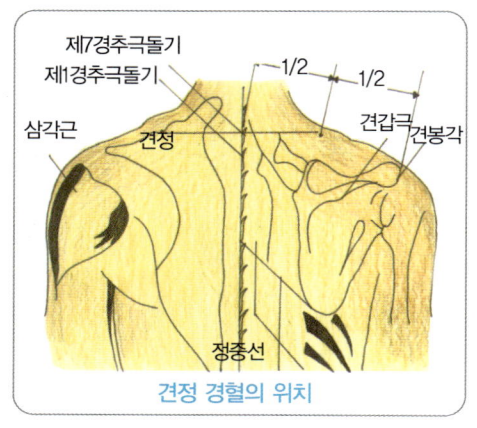
견정 경혈의 위치

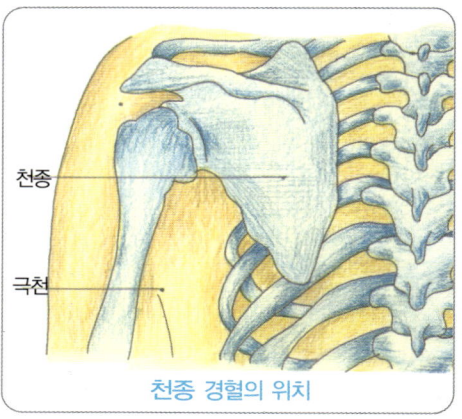
천종 경혈의 위치

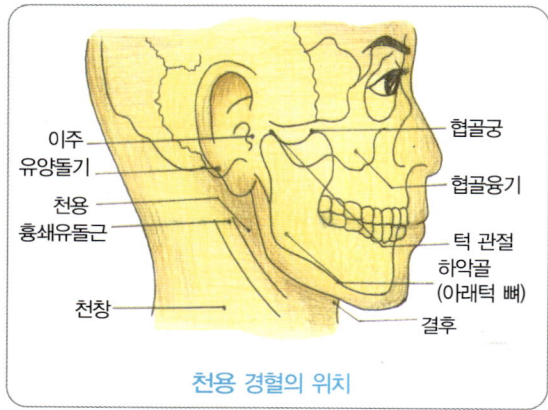
천용 경혈의 위치

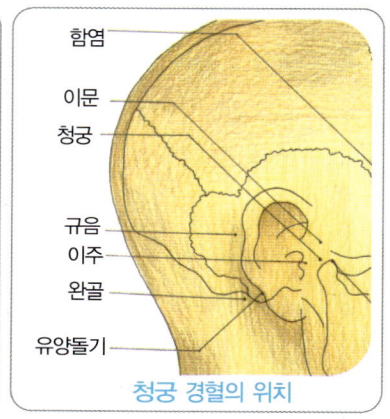
청궁 경혈의 위치

- 허한(虛寒)하면 소변이 맑고 잦다. 아랫배가 늘어지는 듯 켕기나, 눌러주면 나아진다. 그러나 심장이 쇠약하여 소장도 쇠약해지면 유정(遺精)과 대하(帶下)가 있고, 소변이 탁해진다.

③ **소장의 여러 증후**

- 소장의 실열(實熱)일 때는 아랫배에 심한 통증이 유발되어 허리와 고환까지 끌어당기는 듯 아프고, 소변은 붉고 찔끔거린다. 소변을 볼 때 음경에 통증을 느

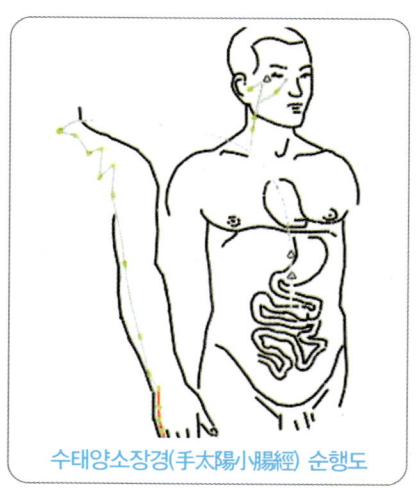
수태양소장경(手太陽小腸經) 순행도

끼기도 하고, 소변 후 아랫배의 통증이 다소 감소되기도 한다.
- 소장에 냉기가 엉기면 소화 장애가 오며, 기열로 혈체가 되면 어깨가 빠져나가는 것같이 아프고 턱이 붉게 붓는다.
- 소장의 병은 시간이 좀 지나면 귀 앞쪽에서 열이 나는 경우가 있으며, 매우 추워지기도 한다. 더러 어깨 위에서만 열을 느끼거나 새끼손가락과 넷째손가락 사이에 열이 나기도 한다. 또한 소장의 경락 부위가 오목해지는 경우도 있다.

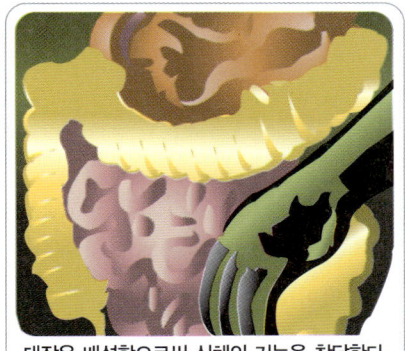

대장은 배설함으로써 신체의 기능을 창달한다.

4) 대장부(大腸腑)

① 대장(大腸)의 '장(腸)'은 '창(暢)'이다.
배설함으로써 신체의 기능을 창달(暢達)하기 때문이다.

② 대장의 허증과 기능 이상

- 몸이 야윈다. 입수염이 적고 짧다.
  수양명경은 입수염을 영양하므로 경맥의 혈기가 왕성하면 입수염이 길고 아름답다. 한편 대장이 안 좋으면 이마 조금 위쪽의 머리카락 색이 붉어지거나, 잘 끊어지고 쉽게 빠진다.
- 눈동자가 함몰되어 있으면 장 기능의 이상이요, 흰자위에 녹색의 점이 있으면 장폐색이다.
  한편 치질일 때는 흰자위의 아래 중앙에 혈관의 충혈이 보인다.
- 콧구멍이나 코와 코에서 아랫니까지의 살집과 색이 안 좋다. 또한 비순구가 깊어진다. 콧구멍이 뻥 뚫려 있고, 코와 코에서 아랫니까지의 살집과 색이 좋아

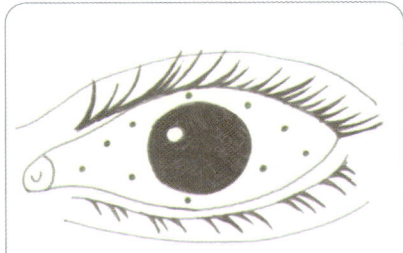

눈의 흰자위에 녹색의 점이 보이면 장폐색이다.

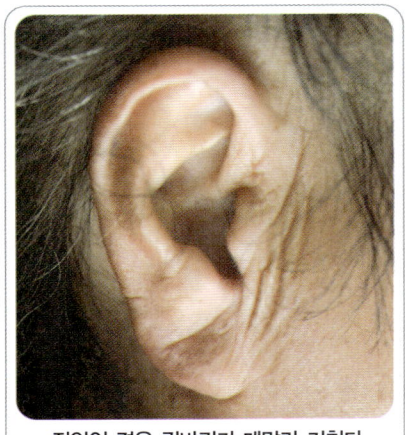

장암일 경우 귓바퀴가 메말라 거칠다.

야 대장의 기능이 좋다.
- 잇몸(특히 아랫잇몸)의 색깔이 변한다. 한증(寒證)이면 희어지고, 열증(熱證)이면 진한 붉은색 내지 검붉은색이 된다.

- 귓바퀴가 메말라 거칠다. 이것은 장암에서 뚜렷하다.

- 설태가 갈색이거나 건조하고 두텁다. 이것은 장폐색일 때 뚜렷하다. 실열(實熱)일 때는 망자(芒刺, 혓바늘)가 많고, 건조하면서 갈라져 있다. 한편 치질일 때는 윗입술의 순계대에 회백색이나 분홍색의 결절이 있다.

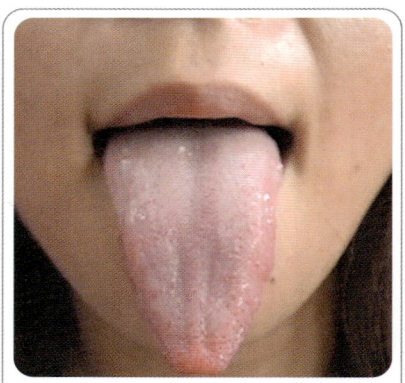

대장에 실열이 있을 때는 혓바늘이 많이 돋는다.

- 피부에 광택이 없고 얇으며, 긴장되어 있다.
피부와 근육이 맞붙어 있는 것 같으면 대장의 기결(氣結)로 대장의 유통이 원활치 못한 것이다.

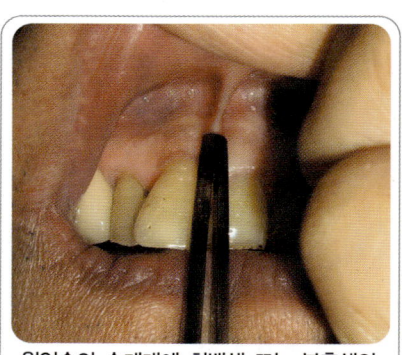

윗입술의 순계대에 회백색 또는 분홍색의 결절이 나타나면 치질이다.

- 복벽에 탄력이 없고, 하복부가 좁고 작다. 장연동이 안 될 때는 배가 공 모양으로 부풀고, 장암(S자상 결장암)일 때는 좌측 배가 부푼다.

- 손바닥과 손가락 마디에 청근이 보인다. 오른손 어제(魚際)의 청근은 회맹부의 숙변이며, 왼손 어제의 청근은 S자상 결장의 숙변이다.
오른손 손가락 마디의 청근은 상행결장의 숙변이고, 왼손 손가락 마디의 청근은 하행결장의 숙변이다. 한편 오른손이든 왼손이든 감정선 손금에 청근이 돋보일 때는 횡행결장의 숙변이다.

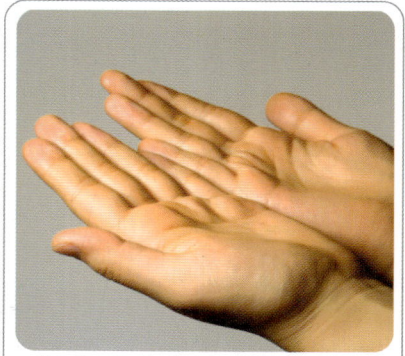

대장의 기능에 이상이 있을 때는 손바닥과 손가락 마디에 청근이 보인다.

- 어제가 충혈되며, 소어제가 꺼져 있다.

  맹장염일 때는 어제에 청근이 짙게 돌고, 소어제에 사각형의 줄무늬가 흐릿하게 생긴다.

- 배꼽이 희고 광택이 없다. 복냉(腹冷)이다. 복강이나 골반의 종양일 때는 배꼽이 어두운 자줏빛이고 메마르며, 간혹 어반(瘀斑)이 보인다. 또한 배꼽의 궤란이 단단하고 돌출한다. 그러나 말기암

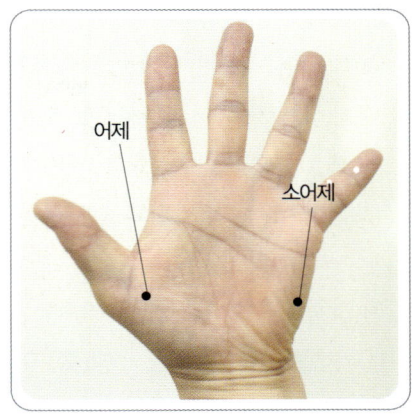

  일 때는 배꼽이 깊어진다. 한편 장경색이나 숙변일 때도 배꼽이 돌출하고 단단하다.

- 새끼손가락이 창백하고 마르며, 둘째손가락의 근부가 빈약하다.
- 손톱의 근부에 반달이 없다.

  설사를 하면 줄곧 설사를 하고, 숙변이 소장에 있다. 그러나 손톱에 반달이 1/3 이상이면 숙변이 대장에 들어차며, 이때는 식욕과잉으로 마구 먹는다.

- 손톱에 주름이 많거나 점같이 움푹 파인 곳이 있다.

  가로주름이 많거나 점같이 움푹 파인 곳이 있으면 변비나 숙변이 있다는 징조이다. 가로주름이 많은 것은 칼슘 부족·기생충·어혈의 징조로, 대변이 검어지고 피부가 건조해지면서 비늘 같은 것이 돋기도 한다. 그러나 세로주름이 많으며 손톱이 잘 부서지면 장 무력증의 징조이며, 심장이 약하다.

- 손톱에 백반이 많다.

  만성변비가 오기 쉽다. 숙변이 있을수록 백반이 많아진다.

  칼슘의 결핍이나 기생충 질환을 의심할 수 있는데, 이런 경우는 일반적으로 신경질적이 되고 피로하기 쉽다.

③ 대장의 여러 증후

- 대장이 열에 손상되면 배꼽 둘레가 쑤시고 아프며, 입이 마르고 헌다. 즉 구창

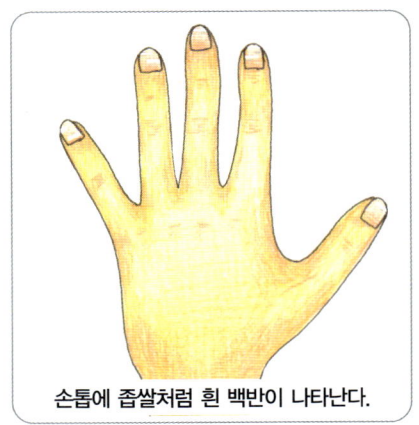

손톱에 좁쌀처럼 흰 백반이 나타난다.

(口瘡)이 잘 생긴다.
- 대장이 냉에 손상되면 설사와 탈항증이 오고, 귀가 잘 들리지 않게 된다.
- 대장에 어혈이 정체되면 코피가 잘 나고, 때로 엄지손가락과 둘째손가락, 어깨·윗팔의 안쪽 근육이 아주 아프게 되며, 손과 팔을 마음대로 움직일 수 없게 된다. 혹 눈빛이 황색을 띠게 된다.

5) 방광부(膀胱腑)

① 방광의 '방(膀)'은 '방(旁)'이며, '광(胱)'은 '광(壙)'과 같다.

'방(旁)'은 두루 넓게 방달(放達)한다는 뜻이며, '광(壙)'은 빈 둥지를 뜻한다.

즉 방광은 진액을 저장했다가 삼초의 기화(氣化) 작용에 의해 소변으로 배출한다. 방광의 기능은 기화하면 사지에 진액을 방달하고 윤택하게 한다. 그러므로 방광은 두루 넓게 방달하여 항상 빈 둥지와 같이 있는 장기이다.

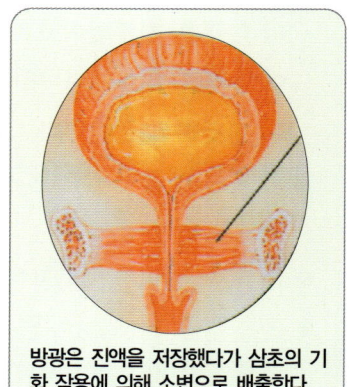

방광은 진액을 저장했다가 삼초의 기화 작용에 의해 소변으로 배출한다.

② 방광의 허증과 기능 이상

- 얼굴이 검어지기도 하는데, 특히 이마가 더 심하게 검어진다. 목의 뒷덜미 살이 여위어 있다. 어깨에 열이 나거나 혹은 어깨가 함몰된다.

- 눈 둘레도 누렇게 되거나 검어진다. 눈물이 저절로 찔끔거리기도 한다. 또한 하정(下停 ; 코끝 준두(準頭)부터 턱끝 지각(地閣)까지의 부위)에 발색·발진 등이 있다.

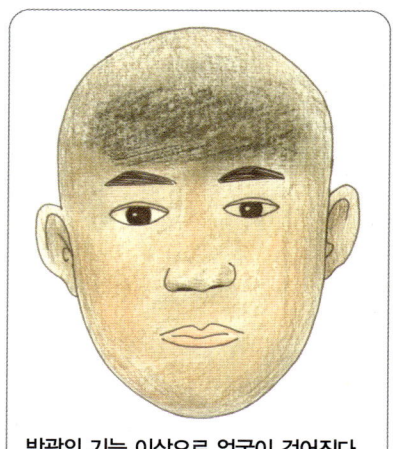

방광의 기능 이상으로 얼굴이 검어진다.

- 콧바람이 약하다. 콧방울 주위가 누렇고, 콧구멍이 작거나 들떠 있다. 또 어지럽고 귀가 멍하며, 섹스가 힘이 없다.

- 인중이 얇고 지저분하며 턱이 빈약하다. 방광결석일 때는 인중이 얇고 희다. 이때 아래턱에 작반(雀斑, 주근깨)이 있으면 발이 차고 야뇨증이다.

- 방광염일 때는 새끼손가락 뿌리 쪽에 세로주름이 많이 나타난다.
- 주리(腠理)가 거칠고 피부가 얇다. 주리가 성글면 방광이 느슨해진 것이다. 피부가 팽팽하고 솜털이 없으면 방광의 긴장 상태이고, 솜털이 아주 적으면 방광의 기가 뭉쳐 유통이 제대로 이루어지지 못하는 징조로 볼 수 있다.
- 새끼발가락의 왼쪽과 종아리, 복사뼈 뒤쪽 부위에 열이 나거나 거기에 함몰부가 생긴다.
- 발뒤축의 살이 적고, 오금에서 종아리까지 푸른 정맥이 튀어나와 있다. 발뒤축이 쉽게 피로해지거나 뒤꿈치 통증을 일으키며, 장딴지의 근육 경련까지 자주 일어난다.
- 부종이 생길 수도 있는데, 부종환자의 콧등에 황색이 나타나면 예후가 나쁘다. 방광병일 때는 아랫배만 붓고 아픈데, 부은 아랫배를 손으로 누르면 소변이 마렵지만 실제로 나오지는 않는다.

③ 방광의 여러 증후

- 방광이 풍(風)에 손상되면 두통이 오고, 눈물이 저절로 흐르며 메스껍고, 근육과 뼈가 부드럽지 못하다.
- 방광에 기가 울체하면 목덜미가 빠지는 것 같고, 등과 허리·꽁무니뼈 등이 아프면서 다리 오금까지 단단하게 굳는다.
- 방광이 열에 손상되면 복부가 그들먹해

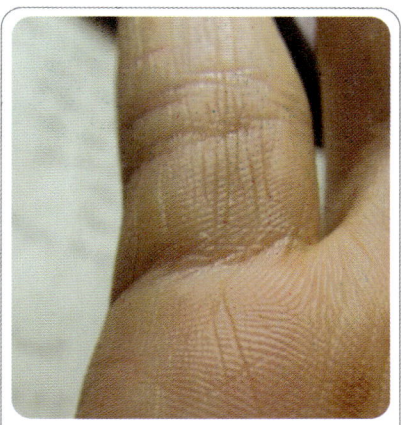

방광염일 때는 새끼손가락 뿌리 쪽에 세로주름이 나타난다.

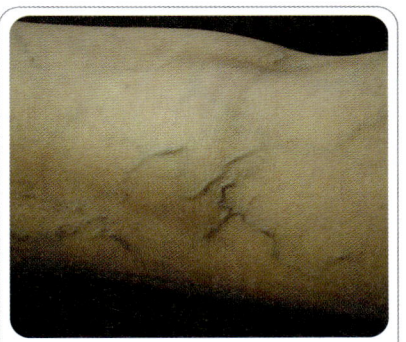

오금에서 종아리까지 푸른 정맥이 울퉁불퉁하게 튀어나와 있다.

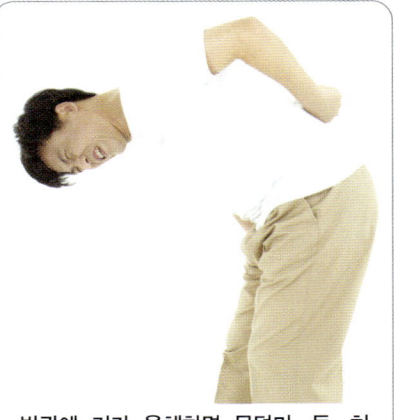

방광에 기가 울체하면 목덜미·등·허리·꽁무니뼈 등이 빠질 것처럼 아픈 통증이 있다.

지고, 소변이 누렇고 붉으며 혼탁하다. 심하면 소변이 나오지 않아서 발광할 지경에 이른다.
- 방광이 냉에 손상되면 침이 많아진다.

④ 방광축수증(膀胱蓄水證)

- 소변불리하며, 갈증이 나지만 물을 마시려고 하지 않는다.
  방광의 축수(蓄水)로 상대적으로 수분의 편재(偏在)가 일어나므로 소변도 보기 어렵고 갈증이 난다. 그러나 체내에 수분이 부족한 것이 아니므로 물을 마시려고 하지 않는다.
  아울러 수분의 편재에 따라 위장관에도 수분의 정체가 일어나므로 뱃속에서 꼬르륵거리는 진수음(振水音)이 들린다.
- 물을 마시면 마신 즉시 토한다.
  방광축수의 주증상이 음입즉토(飮入卽吐)이다. 그러나 메스꺼움을 겸하지는 않는다. 구토물은 수양물(水樣物)로, 이런 증상을 수역(水逆)의 증이라고 한다.
- 부종이 있으며, 물 같은 설사를 한다.
  방광의 축수로 상대적으로 수분의 편재가 일어나므로 부종이 오며, 설사를 하는데 마치 물과 같다. 아울러 편재된 수분 때문에 가슴이 두근거리는 동계(動悸), 머리가 어지러운 현훈(眩暈) 및 몸이 피곤하고 무거운 신체곤중(身體困重) 등의 증상을 겸하게 된다.
- 소복창만(小腹脹滿 ; 아랫배가 불룩해짐)의 증상이 나타난다.

⑤ 방광축혈증(膀胱蓄血證)

- 하복부 창만(脹滿)·급결경통(急結硬痛) 등이 나타난다.
  방광의 축혈에 의한 증후성출혈(症候性出血)로 골반 내에 울혈증후군(鬱血症候群)이 형성된 것으로, 자궁·자궁부속기·장관(腸管) 등에 혈류 장애가 일어나서 아랫배가 팽팽해지는 창만과 함께, 아랫배가 돌연히 굳어져 통증이 온다.

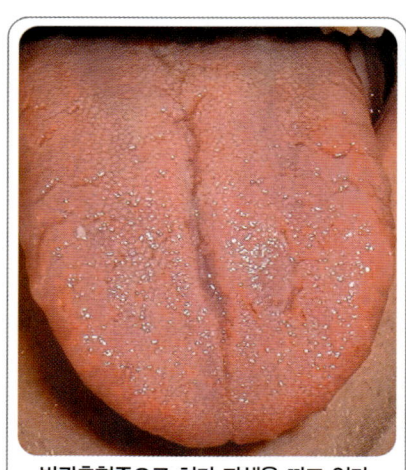

방광축혈증으로 혀가 자색을 띠고 있다.

- 정신이상 증후[여광희망(如狂喜忘)·섬어(譫語)]가 나타난다.

  방광의 축혈이 지나치면 하반신의 순환 장애로 인체의 상하로의 혈액순행 불균형이 일어나서, 반사적으로 인체 상부가 충혈을 하여 심신(心神)에 영향을 미치면, 마치 광증을 일으킨 것 같고 잘 잊어버리며 헛소리를 하게 되는 것이다. 이런 정신이상 증후는 비교적 중하게 나타난다.

  아울러 인체 상부의 충혈로 상기(上氣)·두통·견응(肩凝 ; 어깨 결림)하며, 인체 하부의 혈행 장애로 정맥울체와 함께 하체가 냉해지게 된다.
- 어혈에 의해서 맥은 통하지 않고, 혀는 자색(紫色)을 띤다.
- 소변은 이상이 없이 순조롭게 배출된다. 방광에 혈액이 축적되어도 기화(氣化) 기능은 쇠퇴하지 않기 때문에 배뇨에는 어려움이 없는 것이다.
- 변비 혹은 대변이 검은데, 때로는 혈변이 일어난다.

  일종의 타르변(Tarry stool)이다.
- 야간에 발열이 있거나, 번갈(煩渴)이 따른다.

  혹은 소복급결(小腹急結 ; 아랫배가 단단하고 그득하며 답답한 증상)이 좌측 흉협부로 상역하여 한열왕래(寒熱往來 ; 한기와 열이 번갈아 일어나는 증상), 흉협역만(胸脇逆滿 ; 가슴과 옆구리가 붓어나면서 위로 치미는 증상)을 일으키기도 한다.
- 좌측 장골와(腸骨窩)에서 표재성(表在性)인 색상물(索狀物)이 만져진다.

  왼쪽 아랫배에 소시지 모양의 긴장된 색상물을 손가락 끝으로 신속하게 누르면 뻗고 있던 다리가 움츠러들면서 통증을 느낀다.

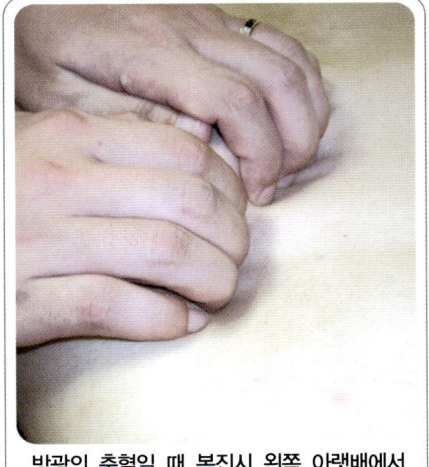

방광의 축혈일 때 복진시 왼쪽 아랫배에서 소시지 모양의 색상물이 만져진다.

6) 삼초부(三焦腑)

① 삼초는 형체는 없고 작용만 있다.

삼초는 몸 속[腔子]을 가리켜 하는 말인데, 창자[腸胃]까지 포함하여 맡아보는 기관[總司]이다. 상·중·하, 삼초의 기가 하나로 되어 몸을 보위[衛]한다. 삼초는 완전한 부[正府]가 아니므로 형체는 없고 작용만 있다.

《내경》에 "삼초는 결독지관(決瀆之官)인데 여기에서 수분이 나온다."고 했다.

상초(上焦)는 안개와 같고, 중초(中焦)는 거품과 같으며, 하초(下焦)는 도랑과 같다. 상초는 명치[心] 아래에 있는데, 가름막 아래와 위(胃)의 윗구멍[上口] 사이에 있다. 중초는 중완(中脘) 부위에서 올라가지도 내려가지도 않은 곳에 있는데, 주로 음식물을 소화시킨다. 하초는 배꼽 아래에서부터 방광 윗구멍 사이에 있는데, 맑고 흐린 것을 나눠서 주로 아래로 전달한다.

② **삼초(三焦)의 허증과 기능 이상**

- 삼초의 기능은 비주(鼻柱 ; 콧마루)의 중앙돌기로 알 수 있는데, 콧마루 가운데가 두드러져 있다.
- 아랫배가 딴딴해지며 아프고 부으면서 소변을 누지 못한다.
  삼초는 음식물의 길이므로 삼초병일 때에는 대·소변이 잘 나오지 않는다. 병이 심해지면 소변을 누지 못하여 수분이 정체되어 배가 불러온다.
- 숨이 차고, 배가 그득해지고 붓는다.
  상초의 병은 숨이 차다[천만(喘滿)]. 중초의 병은 유음(留飮)이 생기며, 유음이 오래 흩어지지 않으면 배가 그득해진다. 하초의 병은 붓는다.
- 주리(腠理)가 거칠고 피부가 얇으면 삼초가 얇다. 그 반응이 모발에 나타난다. 주리가 성글면 삼초가 이완 상태이며, 피부가 팽팽하고 호모(毫毛)가 없으면 삼초의 긴장 상태이다. 호모가 희소하면 삼초의 기의 응결로 유통이 좋지 못하다는 징조이다.

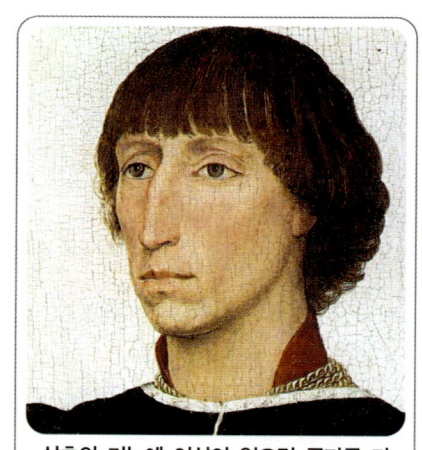

삼초의 기능에 이상이 있으면 콧마루 가운데가 두드러지게 나타난다.

- 주리란 피부의 무늬와 같은 말이며, 호모는 솜털을 말한다.

4. 포·충·소변·대변

(1) 포(胞)

1) 남녀의 포(胞)

포(胞)를 '적궁(赤宮)', '단전(丹田)', 혹은 '명문(命門)'이라고 하는데, 남자는 여기에 정(精)을 저장했다가 내보내고, 여자는 포가 있기 때문에 임신을 하게 된다. 따라서 포는 남녀 모두에게 있는 것인데, 일반적으로 '포'라 하면 여성의 것을 지칭한다. 포는 '기항지부(奇恒之腑)' 중 하나이다.

태아가 들어 있는 곳을 자궁(子宮)이라고 하고 포문(胞門)이라고도 한다. 충맥(衝脈)과 임맥(任脈)은 모두 포의 가운데에서 시작되는데, 모두 기경맥(奇經脈)이다. 충맥과 임맥이 잘 통하면 경혈(經血)이 왕성해져서 월경하며 임신하게 된다.

2) 여성의 정허(精虛), 성력 미약

- 모발이 누렇다.
  모발이 붉으면 불임이 될 확률이 높다. 또한 직모가 어느 날 곱슬머리로 변하면 자율신경실조증이 많다.
- 이마 좌우에 살집이 없다.

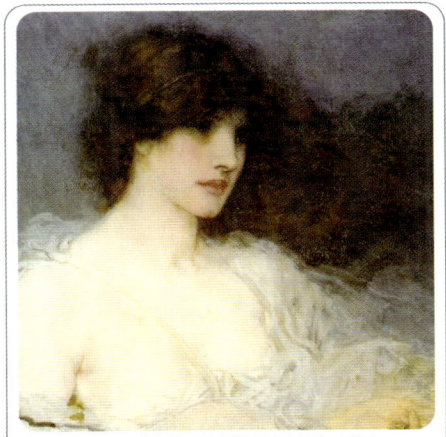

조지 핸리 보튼의 작품 「봄의 여인」 부분. 모발이 붉은 여성은 불임의 확률이 높다.

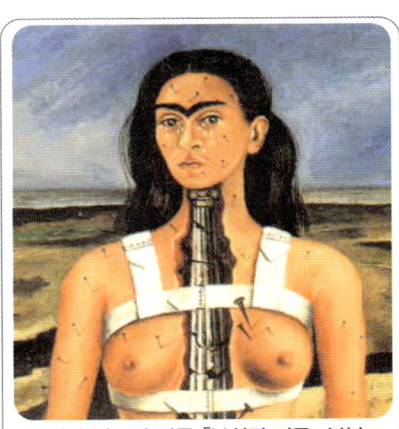

프리다 칼로의 작품 「부숴진 기둥」 부분. 눈썹이 일직선을 이루고 있으면 성의 기교가 부족하다.

이마가 넓고 돌출 있으면 불감증이 많다. 그리고 이마의 색이 탁하고 얼룩덜룩 반점이 있다.
- 눈썹이 일직선이다. 또 눈꼬리가 푸르스름하다.

  눈썹이 일직선이면 성의 기교는 부족한 편이다. 또 눈꼬리가 푸르스름하면 자궁병의 징조이며 정허하다.

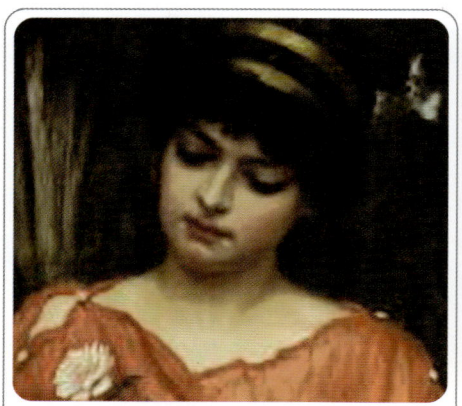

양 눈썹 사이인 인당이 유난히 좁게 그려져 있다. 인당이 좁으면 생식 기능이 좋지 않다.

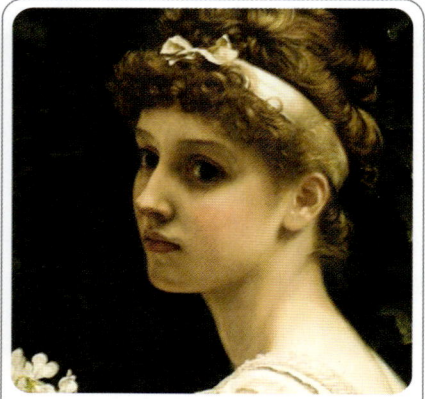

에밀 베농의 작품「pen Bolssom」부분. 눈밑이 검어지면 불임의 경향이다.

- 인당(印堂)이 너무 좁고 색깔이 좋지 못하다.

  인당이 넓으면서 색도 좋으면 성기능도 좋지만, 인당이 아주 좁으면 생식 기능도 좋지 않고, 색이 안 좋으면 성 불만이다.

- 눈 아래의 살집이 늘어지거나 눈밑이 검다.

  눈 아래의 살집이 늘어지거나 검어지면 불임의 경향이다. 한편 신기훼손일 때는 다크 서클[흑안권(黑眼圈)]이 생기는데, 다크 서클은 어혈의 징조이며, 다크 서클이 있으면 월경이 불순하거나 대하증 등이 있을 수 있다.

- 비익(콧방울)이 검다.

  자궁병이 있으면 비익이 검다. 특히 자궁내막증일 때에는 비익이 검을 수 있으며, 한편 월경의 폐쇄일 때는 비익이 붉다.

  참고로 눈썹이나 코끝에 점이 있으면 양허(陽虛)하며, 자궁 질환·성기능 쇠약증에 걸리기 쉽다.

- 귓불이 작고, 귓불 위 홈[주간절흔(珠間切痕)]이 좁다.

귓불이 작으면 정허하며, 귓불의 색이 푸르면 과색상의 징조로 그 결과 정허에 빠질 수 있다. 또 귓불 위의 홈이 좁으면 질이 좁은 경향이라고 얘기되고 있지만, 주로 생리불순이나 생리통 및 정허의 경향을 띤다.

- 인중이 짧거나 홈이 뚜렷치 못하다. 혹은 인중의 주위에 점이 있다.

  인중에 발색하면 방광이나 자궁에 질병이 있는 것이다. 그리고 인중의 옆이나 아랫입술에 점이 있으면 다음(多淫)하지만 성기능 쇠약이나 불감증이기 쉽다.

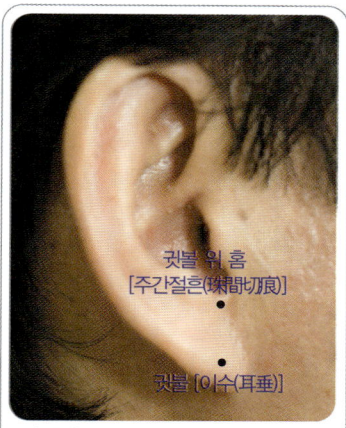

귓불이 작고 귓불 위 홈이 좁으면 성력이 미약하다.

- 입술의 색이 담백하다. 혹은 청자색이다.

  입술의 색이 담백하면 냉증·유산이고, 청자색이면 어혈·한증이다. 한편 입술이 너무 붉으면 성의 탐욕 혹은 지나치게 성에 냉담하다.

- 설하낙맥이 옅은 자색으로 구불구불하거나 작은 결절이 있다. 혀가 청색 혹은 자색이거나, 혀의 가장자리에 청자색의 어점이나 어반이 나타난다.

> **Tip 인중의 망진**
>
> ① 자궁의 발육부전일 때는 인중이 짧고 평평하며 색이 엷다. 혹은 인중이 얕고 넓다.
> ② 자궁이 협소하며 월경통이 있을 때는 인중이 좁고 길며 가장자리가 지나치게 뚜렷하다. 혹은 인중이 푸르다.
> ③ 자궁하수일 때는 인중이 축 늘어진 것처럼 길다.
> ④ 자궁후굴일 때는 인중이 깊다. 혹은 인중의 위가 좁고 아래가 넓다.
> ⑤ 자궁전굴일 때는 인중이 얕다. 혹은 인중의 위가 넓고 아래가 좁다.
> ⑥ 자궁근종일 때는 인중이 넓다. 혹은 인중이 암회색이고 빛을 잃는다.
> ⑦ 골반이상이나 골반협착일 때는 인중에 오목한 함몰이 있다.
> ⑧ 자궁경관 미란 혹은 자궁부속기염일 때는 인중 가운데가 불룩하게 융기되어 있거나 구진이 나타난다. 또는 인중에 종기가 나거나 기름을 바른 것같이 습윤하다.
> ⑨ 임신중에 갑자기 인중이 짧아졌거나 혹은 인중이 누렇게 뜨고 메마르며, 인중의 위가 넓고 아래가 좁아진다면 유산의 징조일 수 있다. 냉성 통경이다.

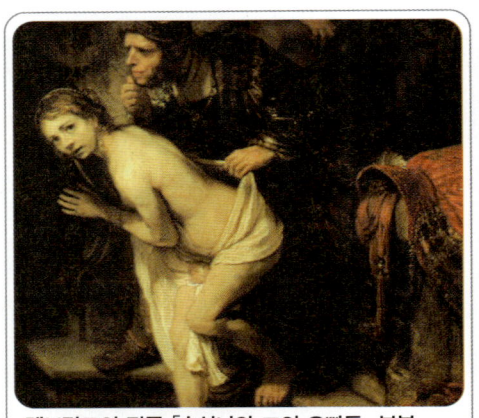
렘브란트의 작품 「수산나와 그의 오빠들」 부분. 입술이 청자색을 띠면 어혈·한증이다.

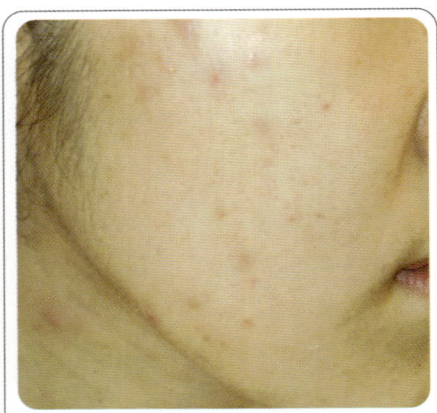
턱과 목에 걸쳐 생기는 여드름은 호르몬의 불균형으로 정허할 수 있다.

설하낙맥이 옅은 자색으로 구불구불하거나 작은 결절이 있으면 월경폐쇄나 월경불순, 어혈 등의 징조이므로 정허해진다. 또 부인과 질환이 있을 때는 혀가 청색 혹은 자색이 된다. 그리고 월경불순·월경통·자궁출혈일 때는 혀의 가장자리에 청자색의 어점이나 어반이 나타난다.

● 코에서 턱까지 지저분하다.

하정(下停 ; 코끝 준두(準頭)부터 턱끝 지각(地閣)까지의 부위)에 발색·발진 등이 있으면 방광도 허하고 정허하다. 또한 턱과 목에 걸쳐 생기는 여드름은 월경불순과 호르몬 분비의 균형이 깨졌기 때문이므로 정허할 수 있다. 물론 이마의 여드름 역시 월경불순과 호르몬 분비의 균형이 깨졌기 때문이므로 정허할 수 있다.

● 다섯째손가락의 길이가 짧고 휘어져 있으며, 손톱이 위축되어 있다.

3) 여성의 정실(精實), 성력 과잉

● 눈썹 위는 볼록하고 그 위의 이마는 평평하다. 인당이 넓다.

특히 두 눈썹 사이의 인당을 살피면 여자의 생식기 상태를 알 수 있는데, 인당이 넓고 밝으면 정실하다.

● 이마 양 옆의 모발이 곱슬곱슬하다.

신정이 충분하면 머리카락이 가늘고 부드러우며 숱이 많고, 간혈이 충족된 상태이면 머리카락이 굵고 부드럽다. 특히 이마 양쪽 가장자리의 머리카락이 몹시 곱슬곱슬하면 대단한 정실 경향이다. 또 폐기(肺氣)가 원활히 순환되면 머리카락이 굵고 질기며 색이 짙은데, 머리카락이 검을수록 정열이 넘치고 정력이 뛰어나다.

- 혈륜(血輪 ; 눈의 좌우 끝의 시울)에 핏발이 많이 서 있다. 옴폭하게 들어간 눈에 속눈썹을 떨거나 혹은 눈꼬리가 붉다.

초승달 눈썹이 가늘어져 아래로 처져 있거나 눈썹 사이가 좁으면 질구(膣口)가 좁고 질의 굴곡도 크다. 그리고 눈언저리·사백혈(四白穴) 직상·하안검 및 눈 속에 점이 있으면 호색한이다.

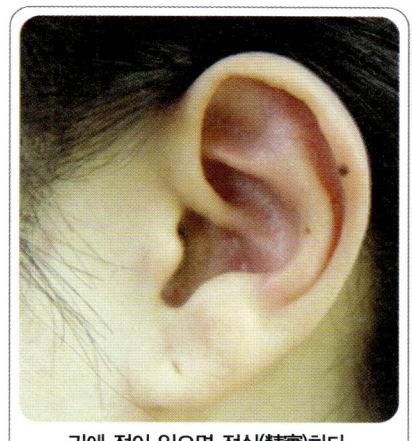

귀에 점이 있으면 정실(精實)하다.

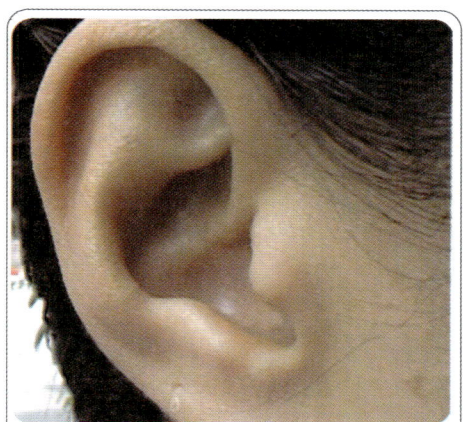

바깥쪽으로 뒤집힌 귓바퀴는 성력 과잉이다.

- 귀에 점이 있다. 귓불의 살이 얇거나 붉고 귓구멍이 크며, 귓바퀴가 밖으로 뒤집혀 있다.

귓불의 살이 얇거나 귓구멍이 큰 경우, 또 귓바퀴가 밖으로 뒤집혀 있는 여자들은 평범하고 행복한 결혼 생활을 하기 어렵다

- 코끝이 뾰족하고, 콧구멍을 벌렁거리며, 콧대가 높다.

콧대가 높고 피부가 검으면 대개 이런

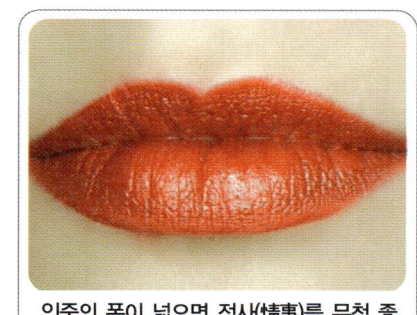

인중의 폭이 넓으면 정사(情事)를 무척 좋아한다.

여자는 정력이 강하기 때문에 자궁계 질환이 많다.

- 인중의 폭이 넓다. 혹은 인중이 또렷하고 좁으며 길고 엷은 분홍빛이다.
  인중의 폭이 넓으면 정사를 무척 좋아하여 수명이 단축되는 경우가 많다.
- 입술이 두텁고 크며, 입술이 지나치게 붉다.
  아랫입술이 윗입술보다 더 앞으로 뻗어 있다.
- 치아의 배열이 가지런하고 누런빛을 띠고 있다.
  앞니가 크고 튼튼하면 음모도 굵고 진하다.
- 입술의 위나 턱에 수염이 있다.
- 평행의 주름이 턱에 있다.
- 피부가 검다. 혹은 야윈 편이다.

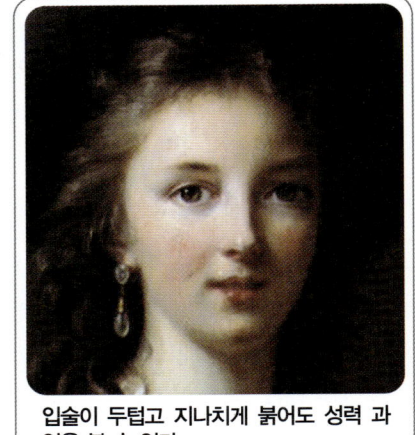

입술이 두텁고 지나치게 붉어도 성력 과잉을 볼 수 있다.

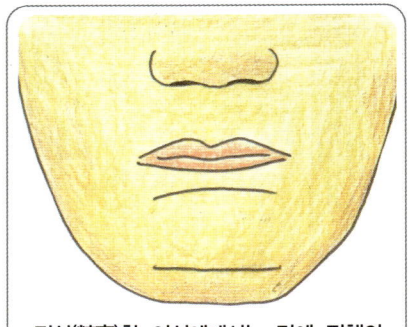

정실(精實)한 여성에게서는 턱에 평행의 주름이 나타난다.

4) 월경의 망진

① 월경의 조짐

㉮ 약한 청반이 있고, 눈썹이 뻣뻣하게 기립한다.

㉯ 눈밑이 검어지고, 입술 주위에 무엇이 난다.

㉰ 유방이 종대하고, 긴장·초조·강박 등이 온다.

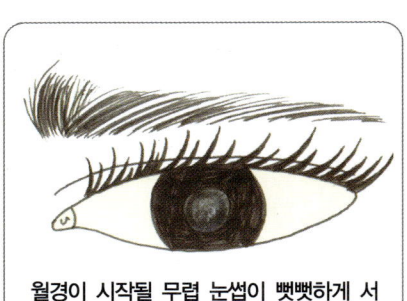

월경이 시작될 무렵 눈썹이 뻣뻣하게 서는 조짐이 나타난다.

② 경혈의 뭉침

핏덩어리가 나오면 기가 뭉친 것이며, 덩어리졌으나 빛이 안 변하면 기가 막힌 것이다.

③ 경혈의 빛

㉮ 빛이 연하면 기혈이 허한 것이고, 빛이 자줏빛이면 기에 열이 있는 것이다. 혹 풍증(風證)이다.

㉯ 검은빛이면 열이 심한 것으로, 덩어리지고 검붉은 것은 열이 있기 때문이다.

㉰ 그을음이 섞인 물 같거나, 초가집 이엉에서 떨어진 물 같거나, 팥물 같거나 누런 것은 습담(濕痰)이다.

④ 경혈의 양

㉮ 경수(經水)가 적으면 진액이 적어진 것이다.

㉯ 양이 많아지면 대변이 굳어지거나 땀이 날 수 있는데, 기가 허한 것이다.

㉰ 생리의 양이 적거나 나오지 않으며, 가슴과 옆구리가 그득하면서 밑에서 치받치는 감이 있으며, 음식을 제대로 먹지 못하며, 코에서 비리고 누린 냄새가 나며, 군침이 돌고 피가래가 나오며, 팔다리가 싸늘해지고 눈앞이 어질어질하며, 때때로 대소변에 피가 섞여 나오는 것은 혈고(血枯 ; 혈액의 고갈)이다.

⑤ 월경불순 혹은 월경통

- 눈썹 끝이 곧고 건조하며, 귓불[이수(耳垂)] 위 홈[주간절흔(珠間切痕)]이 좁다.
- 다크 서클[흑안권(黑眼圈)]이 있다.
- 인중이 좁고 길며 가장자리가 뚜렷하다. 혹은 인중이 얕고 좁거나 색이 엷다. 한편 인중이 푸른색을 띠면 냉성의 통경(痛經)이다.

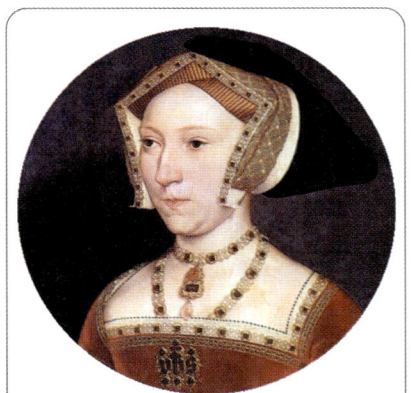

영국 헨리 8세의 왕비 제인 시모어의 초상. 인중이 좁고 길게 그려져 있다.

> **참고**
>
> **월경의 증후**
>
> ① 월경이 안 나오고 배꼽 둘레가 차며 아랫배가 아프다고 하면 자궁에 찬 기운이 들어간 것[한입혈실(寒入血室)]이다.
>
> ② 상한(傷寒)으로 열이 날 때, 월경이 시작되다가 곧 멎고 낮에는 정신이 똑똑하나 밤에는 헛소리를 하며 헛것이 보이는 증후가 나타나면 자궁에 열이 들어간 것[열입혈실(熱入血室)]이다.

- 이마, 특히 턱이나 목에 여드름이 심하다.
- 설하낙맥이 옅은 자색으로 구불구불하거나 작은 결절이 있으며, 혀에 청자색의 어혈 반점이 있다.
- 엎드려 누웠을 때 양 발의 끝이 일치하지 않고 길이가 다르다.
- 월경폐쇄일 때는 콧방울이 붉다.
- 월경 후 엄지손톱을 눌렀을 때 어둡고 광택이 없으면 월경병이다. 그러나 눌렀을 때 붉은색이 선명하고 윤기가 나면 임신이다.

5) 혈붕(血崩)과 혈루(血漏)의 망진

비위(脾胃)가 허손(虛損)되어 습열이 아래로 처지면 피가 조금씩 계속 나오는데,

> **Tip** 호녀(好女)와 악녀(惡女)
>
> **(1) 호녀(好女)의 상(相)은 어떠한가?**
>
> 《옥방비결(玉房秘訣)》에는 ①암전한 여자 ②적당한 살갗에 적당한 키에 날씬한 몸매의 여자 ③유방은 단단하고 ④살이 많고, 머리가 검고 ⑤가는 눈에 흰자위와 검은 눈동자가 분명한 여자 ⑥얼굴과 몸에 윤택이 있어 반질반질하고 ⑦말소리가 곱고 낮은 여자 ⑧네 다리와 관절의 뼈가 풍요한 살에 싸이고 뼈가 굵지 않은 여자 ⑨음부와 겨드랑이 밑의 털은 없거나 혹 있더라도 가늘고 보드라운 여자가 호녀(好女)라고 하였다.
>
> 《대청경(大淸經)》에는 가냘픈 뼈대에 부드러운 기육(肌肉), 고운 살결, 아름답고 희며 엷은 피부, 손가락 마디가 크지 않고 섬세하며, 귀나 입이 뚜렷이 솟아 분명하고, 적당한 키와 적당한 살갗, 단혈(丹穴)이 높직하니 있고, 주위의 살이 잘 발달되어 그 위에 음모가 적고, 몸이 부드러워 솜과 같이 푹신하고, 음부도 부드러운 여자가 호녀(好女)라고 하였다.
>
> 또 머리카락은 마치 옻칠한 듯 윤택해야 하며, 항상 미소를 띠고 온화한 성격이어야 하고, 말씨도 암전하고 고요해야 하며, 음혈(陰穴)이 앞을 향해 있으면서 높직한 게 좋다고 하였다. 한편 아들을 낳는 13가지의 조건을 여자의 13구(俱)라고 하는데,
>
> ①눈매는 길고 눈 끝은 젖지 말아야 하고 ②눈썹이 굽고 이마가 오목하지 않아야 하며 ③콧날은 서서 봉(鳳)처럼 생겨야 하고 ④목소리가 고르고 기족(氣足)해야 하며 ⑤피부에 광택과 향취가 젖어 있어야 하고 ⑥살결은 부드럽고 물기가 스며있어야 하며 ⑦얼굴이 거위나 벼룩의 상(相)일수록 좋고 ⑧어깨가 모나지 않고 등이 두터워야 하며 ⑨손이 봄철에 돋아난 죽순 같아야 하고 ⑩손바닥의 혈색은 붉어야 하며 ⑪젖꼭지가 검고 굳어야 하고 ⑫배꼽이 깊고 배가 두툼해야 하며 ⑬엉덩이가 편편하고 배가 커야 한다는 것이다.

핏빛은 검붉고, 여름에 썩은 고기 냄새와 같으며 흰 냉이 섞여 나온다.

6) 대하(帶下)의 망진

대하(帶下)는 '종대맥이하(縱帶脈而下)'의 뜻으로 여성 성기의 분비물을 총칭하는데, 속칭으로 '냉'이라 한다.

어혈성 대하일 때는 입술과 입안이 마른다. 월경이 불규칙해지고, 해질 무렵에 열이 나며 아랫배가 당기고, 손바닥이 화끈화끈 달아오르기도 한다.

① 적대하

붉은 냉은 붉은 비단과 같다. 심(心)이 상해서 생긴 것은 붉은빛을 띠는데, 붉은 피와 같다. 열이 소장에 들어갔기 때문으로, 혈에 속한다. 적대하는 핏빛의 탁한 분비

물론 이외에도 인중(人中)이 길고 깊으며 뚜렷해야 하고, 입은 크며, 입술은 두터워야 하고, 새끼손가락이 곧고 길어야 하며, 엄지발가락의 본관절(本關節)이 툭 불거져 튕겨나오지 않아야 한다는 조항도 있다.

(2) 악녀(惡女)의 상(相)은 어떠한가?

《옥방비결(玉房秘訣)》에 의하면 ①쑥대 같은 곱슬머리에 ②곰보 얼굴과, 절구통 머리에 ③통뼈가 보이고 ④흑치(黑齒)에 ⑤목소리는 억세고 크며 ⑥큰 입에 높은 치아 ⑦눈동자는 탁하고 흐릿하고 ⑧입이나 턱에 수염이 있거나 ⑨또는 골절이 굵고, 붉은 털이 몸에 나 있고 ⑩음모가 굵고 억세며 ⑪음모가 역(逆)으로 배꼽을 향해 거슬러 나 있으며 거칠고 억센 여자는 악녀(惡女)라고 하였다.

또한 ①피부가 너무 아름다운 여자 ②몸이 수척한 여자 ③언제나 높은 데서 내려다보고 있는 여자 ④다리나 정강이에 털이 나 있는 여자 ⑤목소리가 남자처럼 굵고 억센 여자 ⑥질투심이 많은 여자 ⑦냉증이 있는 여자 ⑧대식(大食)의 여자 ⑨몸이 항상 찬 여자 ⑩뼈가 굵은 여자 ⑪곱슬머리에 목뼈가 툭 튀어나와 있는 여자 ⑫겨드랑이에서 냄새가 나는 여자 ⑬음수(淫水)를 항상 흘리고 있는 여자들도 모두 악녀(惡女)라고 하였다.

《대청경(大淸經)》에는 여자의 상(相)을 볼 때는 먼저 그녀의 음모와 겨드랑이 밑의 털이 어떻게 생겼는가 살펴보지 않으면 안 된다고 하였다. 그 털이 부드러운 여자는 좋지만 그와 반대로 역모(逆毛)가 나고, 팔이나 정강이에 털이 나 있고, 그것이 거친 여자는 악녀라고 하였다. 또 머리카락이 붉고, 얼굴은 강초하여 병이 있어 정기(精氣)가 없는 여자도 남자에게 이익이 없다고 하였다.

물로 주로 우울·사려 과다·울분·격노 따위가 비장과 간장을 손상시켰거나, 혹은 심장의 과로 따위가 원인이다.

② 백대하

흰 냉은 콧물과 같다. 폐(肺)가 상해서 생긴 것은 흰빛을 띠는데, 콧물과 같다. 열이 대장에 들어갔기 때문으로, 기에 속한다. 습열이 임맥(任脈)과 대맥(帶脈)에 뭉쳐서 진액이 넘쳐나는 데 있다.

백대하는 콧물이나 타액과 같은 흰 분비물이 흐르는 것으로, 주로 정신신경계의 울체가 그 원인이다. 잘 슬퍼하며 즐거워하지 않는 것은 대하증이 오래되어 양기가 몹시 허해진 것으로, 이를 간울습열(肝鬱濕熱)이라 한다. 혹은 비신양허(脾腎兩虛), 즉 비장과 신장의 양적 발양촉진 기능이 허약하여 초래되는 경우도 있다.

살찐 사람의 백대하는 습담(濕痰)이며, 여윈 사람의 백대하는 열이다.

붕루증이 오래되어 백대하가 생겨서 조금씩 계속 나오면 뼈가 나무처럼 마른다. 이것은 혈붕증이 오래되면 피가 적어지고 양기가 없어지기 때문에 희면서 미끈미끈한 것이 아래로 계속 흘러내려 혈해(血海)가 마르게 된다는 것이다.

백대하가 오랫동안 흐르면서 멎지 않고 허리 아래가 얼음이나 눈 속에 있는 것 같으며, 얼굴빛이 허옇게 되고 눈이 퍼렇게 되며 몸이 여위는 것은 상·중·하, 3양(三陽)의 진기(眞氣)가 모두 허해졌기 때문이다.

③ 적백대하

붉고 흰 냉이 흐르는 것은 대·소장에 열이 들어간 것이다.

④ 황대하

비(脾)가 상해서 생긴 것은 누런빛을 띠는데, 물크러진 참외와 같다. 황대하는 누런빛이 감도는 분비물이 흐르는 것으로, 나중에 심해지면 찻물과 같은 황갈색을 띠게 되고 비린내가 풍긴다. 주로 비습(脾濕)이 원인이다.

⑤ 청대하

간(肝)이 상해서 생긴 것은 푸른빛을 띠는데, 진흙과 같다. 청대하는 푸른빛이 감도는 분비물이 흐르는 것으로, 나중에 심해지면 녹두즙 같은 모양을 띠게 되며 비린내를 풍긴다. 주로 간경(肝經)에 풍습(風濕)이 응체된 것이 원인이다.

⑥ 흑대하

신(腎)이 상해서 생긴 것은 검은빛을 띠는데, 죽은 피와 같다. 흑대하는 흑두즙 모양의 분비물이 흐르는 것으로, 주로 신화(腎火)가 원인이다. 하복부의 동통·배뇨시 찌르는 듯한 통증·날이 갈수록 두드러지는 체중감소·번거로움·갈증·외음부의 적종(赤腫)과 소양증 등이 나타난다.

⑦ 특수한 색과 형태

㉮ 임균에 의한 대하는 녹황색을 띠고, 주로 대장균이나 잡균에 의한 대하는 노란 빛을 띤다.

㉯ 자궁종양에 의한 대하는 커피를 묽게 탄 것 같은 다갈색을 띠고, 결핵성은 회색 또는 건락상(乾酪狀)의 대하를 유출한다.

㉰ 칸디다균에 의한 경우는 비지 같은 대하를 유출하고, 트리코모나스균에 의한 경우는 비누거품 같은 대하를 유출한다.

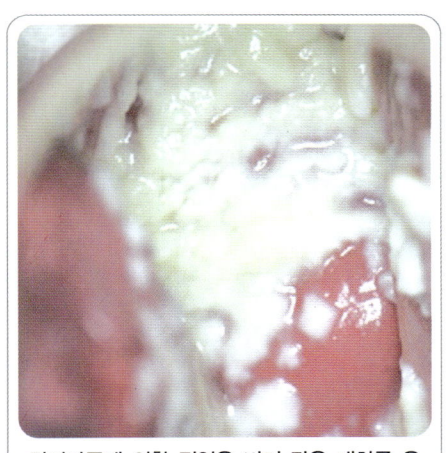

칸디다균에 의한 질염은 비지 같은 대하를 유출한다.

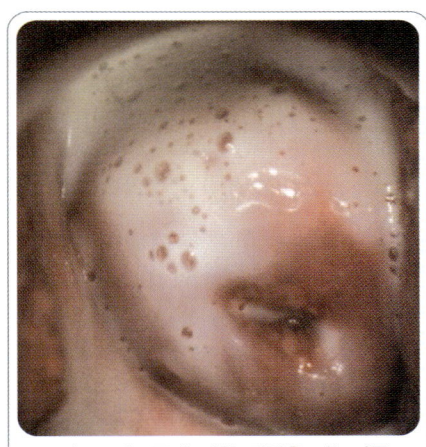

트리코모나스균에 의한 질염은 비누거품 같은 대하를 유출한다.

㉱ 외적으로 풍(風)에 손상되고 내적으로 소화기가 냉(冷)으로 손상되면 하복부가 차고 아프며, 배가 끓고 설사하면서 대하가 유출된다.

㉲ 외적으로 한습(寒濕)에 손상되면 허리·다리·머리가 아프면서 대하가 유출된다.

㉳ 외적으로 습열(濕熱)에 손상되면 근육 위축·외음부 소양 등이 있으면서 적백색(赤白色)의 대하가 유출된다.

㉴ 수척한 여자의 경우 열(熱)에 의해서 대하가 유출되고, 비만한 여자의 경우 습(濕)에 의해서 대하가 유출되기도 한다.

⑧ 대하증의 외형

다크 서클[흑안권(黑眼圈)]이 생기고, 입술의 색이 담백하다. 귀 삼각와 내에 탈설(脫屑 ; 피부의 각질이 떨어진 것)이 보인다.

(2) 충(蟲)

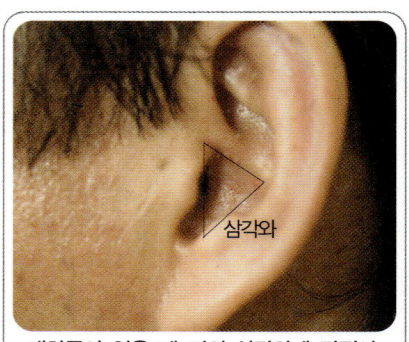

대하증이 있을 때 귀의 삼각와에 각질이 떨어진 것 같은 탈설이 보인다.

1) 충(蟲)의 망진

- 얼굴에 흰 얼룩이 생긴다.
- 얼굴이 핏기가 없이 누르스름하다. 혹은 얼굴빛이 퍼러면서 누렇다.
- 관골 부위에 해조문(蟹爪紋 ; 게 발톱 같은 핏줄) 몇 개가 뚜렷하게 나타난다.
- 흰자위에 푸른 반점이 나타나면 회충, 검은 반점이 나타나면 요충일 수 있다.
- 눈언저리와 코밑이 검으면서 퍼렇다.
- 인중·코·입술이 일시적으로 검푸른 색을 띤다.

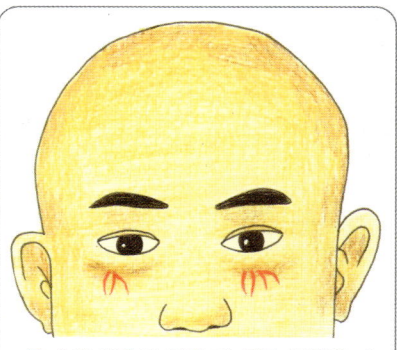

몸 속에 해충이 있을 때 관골 부위에 게 발톱 같은 핏줄(해조문)이 뚜렷이 보인다.

- 입술이 빨갛다.
- 어금니를 꽉 물며, 거품침이나 멀건 물을 토한다.
- 자면서 이를 갈며, 혹은 침을 흘린다. 충이 동(動)하면 위가 늘어지고, 위가 늘어지면 염천(廉泉)이 열리기 때문에 침이 나온다.
- 팔꿈치에서 아래로 3~4치 되는 곳이 열한 것은 창자 속에 충이 있기 때문이다.
- 명치 밑이 몹시 아프고 혹 퍼런 물이나 황록색 물을 토하며, 거품침이 나오고 혹 회충을 토하면서 발작했다가 멎지 않는다.
- 뱃속에 덩어리가 생겼다가 손으로 누르면 없어지고, 뭉친 것이 왔다갔다하면서 계속 아프며, 새벽(4~5시)이 되면 가슴이 쓰리다.
- 음식을 많이 먹어도 살이 찌지 않는다.
- 배가 아프면서 몹시 불러 오르고, 청근이 선다.

- 음식을 먹으면 구역하면서 답답해지는데, 회충이 음식냄새를 맡고 올라오기 때문이다. 가슴앓이가 멎었다가 다시 답답해지고, 그것이 잠시 후에 또 멎곤 하면서 음식을 먹으면 구역(嘔逆)이 나며 답답하고 회충을 토하는 것을 회궐(蛔厥)이라고 한다.
- 손톱에 백반(白斑)이 많다.
- 손톱에 가로주름이 많다. 손톱이 창백하면서 줄무늬가 많다.

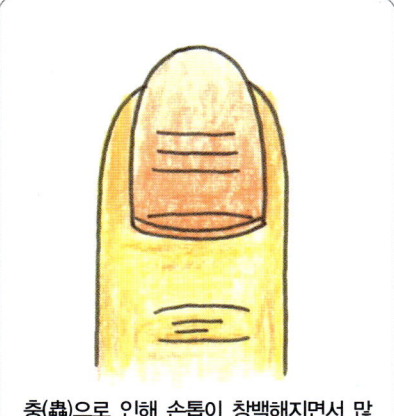

충(蟲)으로 인해 손톱이 창백해지면서 많은 가로주름이 나타난다.

- 손톱이 활모양처럼 뒤집혀 되바라진다. 손톱이 짧아지고 뒤집혀 되바라진 경우에는 무의식적으로 손톱을 깨무는 버릇이 있다.

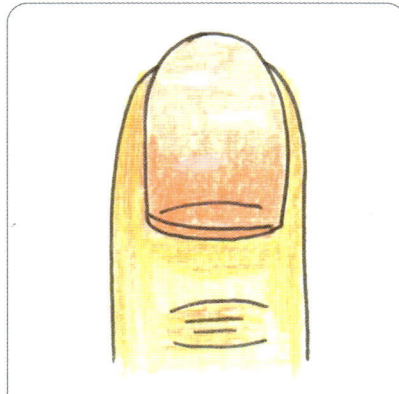

체내에 충(蟲)이 있을 때 쌀알처럼 흰 반점이 나타나기도 한다.

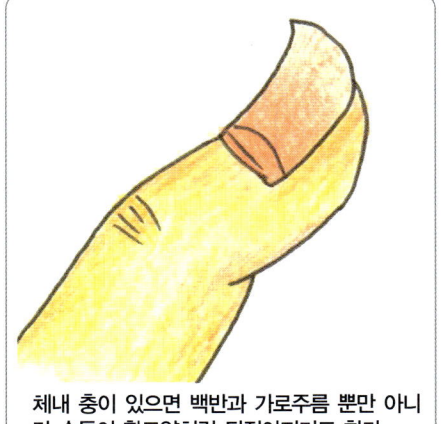

체내 충이 있으면 백반과 가로주름 뿐만 아니라 손톱이 활모양처럼 뒤집어지기도 한다.

2) 노체(勞瘵)

노체(勞瘵)를 전시(傳尸)라고도 한다.
- 아침에는 정신이 맑다가 오후가 되면 조열(潮熱)이 있고, 팔다리가 약간 뜨거우면서 얼굴빛이 나빠진다.
- 양 눈이 다 밝지 못하다. 잠을 편안하게 자지 못하며 식은땀[盜汗]이 난다. 꿈에

죽은 사람이 보이고, 잘 놀라며 가슴이 두근거린다.
- 몸이 몹시 여위고 피로하며 기운이 없다. 음식 생각은 나지만 많이 먹지 못한다.
- 입과 코가 마르며 뺨과 입술이 벌겋다. 머리카락이 마르고 곤추선다.
- 목 뒤 양쪽에 작은 멍울[結核]이 생긴다.
- 어깨와 등이 아프다. 가슴이 그득하고 답답하며 뱃속에 덩어리가 생긴다.
- 팔다리에 힘이 없고 무릎과 다리가 새큰거리듯 아프며, 눕는 때가 많다.
- 기침하고 객혈(喀血)을 하거나, 가래가 끈적끈적하며 혹 피고름을 뱉는다.
- 유정(遺精)과 설사를 잘 하며 소변이 뿌옇다.

> **Tip** 노체 불치증(不治證)
>
> ① 살이 마르고 얼굴빛이 까맣게 되거나, 혹은 살이 다 빠지면 치료하기 어렵다.
> ② 뼈가 아프거나 골위(骨萎)가 되었다.
> ③ 말소리에 힘이 없거나 목이 쉬어 말소리가 나오지 않는다.
> ④ 허로(虛勞)로 설사가 멎지 않아도 죽는다.

3) 폐결핵 체질의 망진

- 체모가 까칠해지며 오그라든다.
- 눈썹도 거칠고 뻣뻣하며, 숱이 적고 누렇고 메마른다.
- 이마가 탁하고 얼룩덜룩한 반점이 있다.
- 동공 사이가 가깝고, 흰 동자가 푸르스름하다.
- 코가 높지만 살집이 없다.
- 안색이 창백한데 뺨이 붉다. 특히 오후가 되면 양 뺨이 붉어진다. 얼굴에 백청색이 나타나면 음성, 흑적색이 나타나면 활동성 폐결핵이다.
- 얼굴이 갸름하고 턱이 좁다. 목이 길면

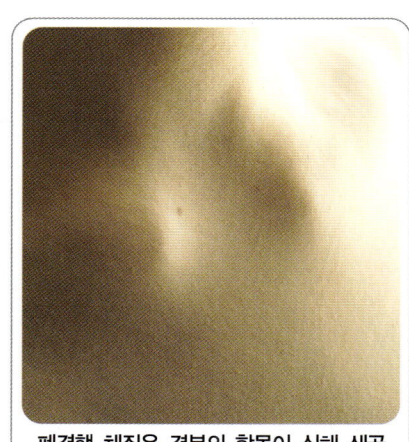

폐결핵 체질은 결분의 함몰이 심해 쇄골이 돌출한다.

서 가늘다.
- 결분의 함몰이 심하여 쇄골이 돌출되어 있다.
- 어깨가 좁고 견갑골 양측이 앞으로 굽는다. 혹은 견갑골이 역(逆)8자형이다.
- 등과 가슴이 붙어 평평하다.
- 가슴이 좁고 길며, 늑골이 사행(斜行)이다.
- 흉곽의 한 쪽이나 한 부분이 함몰되어 있다.
- 손가락이 북채 모양이고 길쭉하다. 손바닥에 열감이 있고 땀에 젖어 있다.
- 손톱이 참새 알 모양 혹은 수저를 엎어놓은 듯 복판이 높은 스푼 모양이고, 조연이 엷다.
- 특히 둘째손가락의 손톱이 짐승의 발톱같이 뾰족하다.
- 손톱이 빨갛다. 조정은 회색이 도는 흰빛을 띤 담황색이다.
- 어제(魚際 ; 대어제 및 소어제)에 홍반이 보이고, 손바닥의 허물이 잘 벗겨진다.

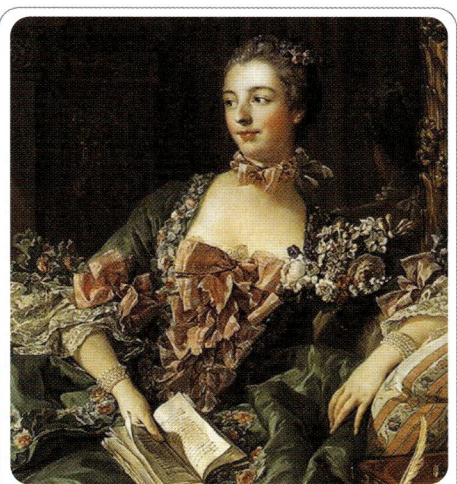

프랑수아 부세의 작품 「퐁파두르 후작 부인의 초상화」 부분. 양 뺨이 붉고 입술이 붉으며 손가락이 가늘고 긴 모습은 폐결핵 타입이다.

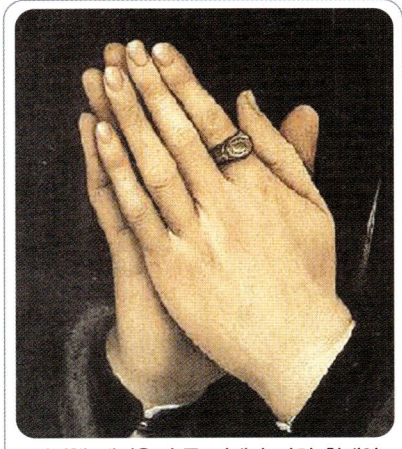

폐결핵 체질은 손톱 전체가 마치 참새알처럼 동들동글해진다.

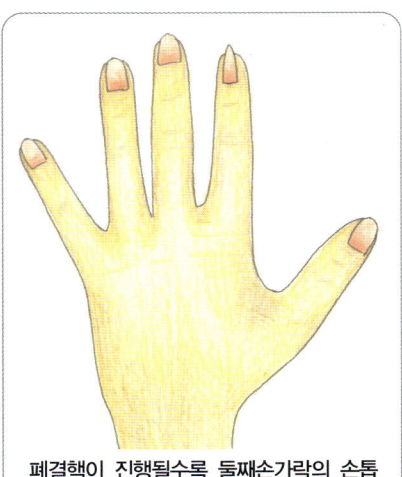

폐결핵이 진행될수록 둘째손가락의 손톱이 짐승의 발톱처럼 뾰족해진다.

(3) 소변

1) 소변이상의 망진
- 코끝이 누렇게 되면 배뇨 곤란이다.
- 얼굴이 길고 좁으며, 동공 사이가 넓다. 광대뼈와 볼과 귀가 검어진다.
  또 이마의 상부가 검고 머리카락의 경계 부위에 탁한 반점이 있거나, 광대뼈 아래가 팽창해 있으면 소변이상이 잘 온다.
- 손가락으로 얼굴을 누르면 함몰이 생기거나, 인중이 검다.
  또는 광대뼈 아랫부분이 부어 있고, 아래 눈꺼풀이 붓는다.
- 손톱에 가로로 백색의 두 줄이 나타난다. 혹은 손톱에 흰 반점이 나타난다. 손톱의 끝 쪽은 홍색이고 뿌리 쪽은 백색이다.
- 새끼손가락의 뿌리 쪽에 많은 세로주름이 나타난다.

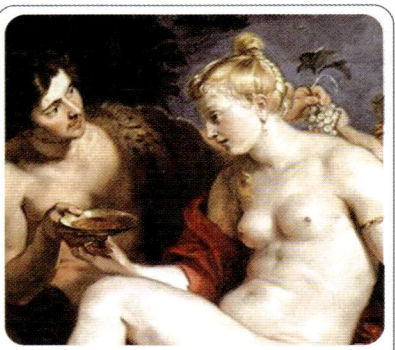

루벤스의 작품 「비너스와 큐피트와 바커스」 부분. 소변이상 증후인 아래 눈꺼풀이 뽀송하게 부어 있다.

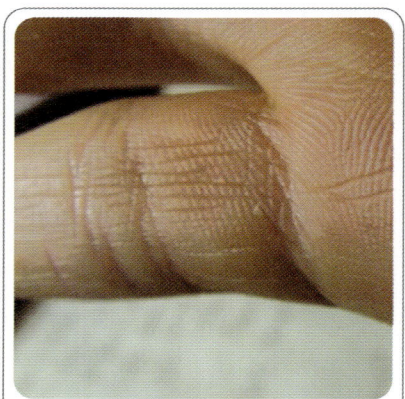

소변에 이상이 있을 때는 새끼손가락의 뿌리 쪽에 세로주름이 나타난다.

2) 소변의 색깔

① 소변이 허옇다
- 흰 소변은 하초 원기의 허랭(虛冷)이다.
  단, 야뇨증일 때는 아래턱에 작반이 있거나, 혹은 윗턱의 색택은 정상이지만 중주 양옆에 바늘 끝만한 작은 구멍이 있다.
- 색이 엷고 희면 물의 섭취가 많은 것이

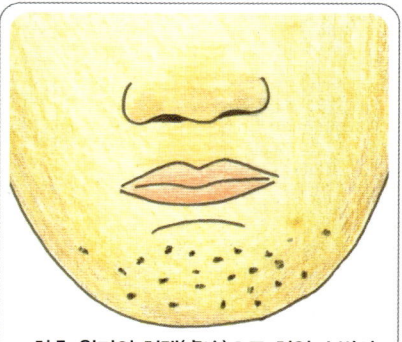

하초 원기의 허랭(虛冷)으로 허연 소변이 있으면서 아래턱에 점처럼 작반이 보인다.

다. 단, 땀을 많이 흘리면 색이 짙어진다.

② 소변이 누렇다

- 소변이 먼저 누런빛을 띠며 나오게 되면 간열(肝熱)이다.
- 소변불리한데 잦고 누렇게 되면 하초의 혈허이다. 한편 소변불리한데 누렇고 붉으면 음분(陰分)이 허하여 양열(陽熱)이 침범한 것이다.
- 소변이 누렇다면 아랫배의 열이다.
  혹은 족양명지맥(足陽明之脈)에 병이 생겨 기(氣)가 성한 것이다.
- 소변이 황경피나무즙[黃柏汁] 같이 짙게 노랗다면 황달이다.

③ 소변이 붉다

- 소변불리한데 붉으면 상초가 왕성하고, 하초가 허한 것이다.
  소변불리하며 붉으면 열증이다. 열림(熱淋)은 붉은 소변이 찔끔찔끔 나오면서 배꼽 아래가 당기며 아픈 것이다.

> **참고**
> 발작성 혈색 소변 · 출혈성 황달 · 화상 · 담석증 · 간경화 등일 때는 소변이 적갈색이나 황갈색이 된다.

3) 소변의 증상

① 소변이 탁하다.

- 기름 같은 것이 뜨고, 여러 색깔이 난다.
  가라앉히면 엉킨 것이 곱 같기고 하고 쌀뜨물 같으며, 가루풀 같고, 혹 벌건 고름 같으면 적탁(赤濁)이나 백탁(白濁)이다.
  여기서 적탁(赤濁)은 혈허(血虛)하면서 열이 심한 것인데, 심(心)과 소장에 병이 생긴 것이므로 화(火)에 속한다.
  백탁(白濁)은 비(脾)에 허열(虛熱)이 있고 신(腎)이 부족한 것으로 기(氣)가 허하

> **참고**
> 탄산염(야채, 과일, 사이다 등) · 인산염(피로, 흥분일 때) · 수산염(토마토, 시금치 등) · 요산염(육식 등) 때문에 소변이 탁해지기도 한다. 때로 정액이 섞일 때나 신우신염 · 방광염 · 요도염 때문에 탁해지기도 한다.

면서 열이 적은데, 폐(肺)와 대장에 병이 생긴 것이다.
- 기름 같은 소변이 나오면서 음경 속이 저리고 아프다. 마치 비계 같다. 이를 고림(膏淋)이라 한다.

② 소변에 피가 보인다.

배뇨시 소변에 피가 보이면서 아프지 않으면 혈뇨이며, 아프면 혈림(血淋)이다. 혈림은 소변이 잘 안 나오며, 피가 섞여 나오고 아랫배가 그득하며 당기는 것이다. 열이 몰리면 음경이 아프다.

핏빛이 선명하면 심(心)과 소장의 허열(虛熱)이요, 검정콩물 같은 것은 신(腎)과 방광의 화(火)이다.

> **참고**
> ① 배뇨 초에만 피가 나면 요도염·요도종양 등이고, 배뇨 끝무렵에 피가 나오면 후부 요도염·종양·전립선종양·방광염·방광결석 등이다.
> ② 배뇨 초부터 끝까지 피가 나오면 요도결석·방광염·비뇨기종양·사구체신염 등이다.
> ③ 혈뇨가 있으며 통증이 있을 때 옆구리·등·허리가 아프면 상부요로결석·수신증일 수 있고, 신장 부위가 아프다면 신경색일 수 있다.
> ④ 움직일 때마다 출혈이 많으면 방광결석·유주신 등일 수 있고, 출혈이 때때로 있으면 초기 방광종양이나 신종양일 수 있다.
> ⑤ 혈뇨가 선홍색이면 방광·하부요로 출혈이고, 암적색이면 신장·상부요로 출혈이다. (이때도 선홍빛을 띨 수 있는데, 그렇다면 출혈량이 많다.) 초콜릿색은 화농성 상부요로 질환일 수 있다. 방광에 피가 고였는데 오래 치료를 하지 않으면 암적색을 띤다.

③ 소변에 결석이 나온다

석림(石淋)이나 사림(沙淋)일 때는 인중이 얕고 백색을 띠거나, 혹은 손끝이 평평하고 곧으며 모서리가 분명한데 어암(瘀暗)이 보인다.

석림(石淋)이나 사림(沙淋)은 소변으로 모래나 돌 같은 것이 나오는 것인데, 혹 까무러치기도 한다. 음경 속이 아프면서 속으로 당기고 소변이 잘 나오지 않으며, 아랫배가 팽팽하게 불러올라 아프다. 석림은 뭉쳐서 덩어리가 된 것이므로 잘 풀리지 않으나, 사림은 기름이 엉긴 것이므로 쉽게 풀린다.

④ 소변이 잘 안 나온다

- 소변불리한데 잦고 방울방울 떨어지면 신허(腎虛)한 것이다. 소변불통한데 갈

Tip 소변의 이상

(1) 빈뇨
① 빈뇨는 방광염·방광종양·방광결핵·방광결석·만성 간질성 방광염 등에서 볼 수 있다. 당뇨병·고칼슘증·저칼슘혈증·울혈성 심부전·신실질 손상 등에는 빈뇨가 있지만, 배뇨 때의 불쾌감은 거의 없다.
② 빈뇨로 횟수와 양이 많을 때는 당뇨병·요붕증·위축신 등을 의심할 수 있다.
③ 빈뇨 중에서도 야간 빈뇨가 심할 때는 신경화증·전립선염을 의심할 수 있다.

(2) 소변불리
배뇨의 횟수와 양이 모두 감소하는 경우는 흔히 고열·다한·구토·설사 등에 의한 탈수 상태일 때, 흉수나 복수가 형성되는 어떤 질환(늑막염·복막염·간경변 등)일 때, 혹은 울혈성 심부전이나 급성 신부전일 때 올 수 있다.

(3) 소변불통
소변이 전혀 나오지 않는 것을 '폐증'이라고 한다. 혹은 소변이 나오지 않아서 하복부가 창만해지고 통증이 생기는 경우도 있다.
만일 복부에 열감이 있고 대변 경결이 있으면 열실(熱實)에 속하고, 오한을 느끼며 대변이 묽으면 양허(陽虛)요, 오후에 발열이 있고 갈증이 있으면 음허(陰虛)이고, 만일 복부는 더부룩한 감이 별로 없으나 권태롭다면 기허(氣虛)에 속한다.
주로 혈압의 급강하·다량 출혈·급성 사구체신염·수은이나 중금속 중독·화상·요로폐색 등일 때 많이 올 수 있다. 또는 오랫동안 소변을 참거나, 소변을 참고 남녀 교접을 행했을 때도 오는데, 특히 이런 경우를 '전포증'이라고 한다.

(4) 소변곤란
배뇨곤란증의 증후군을 '융증'이라고 한다. 융증 중에서 열이 있고 입이 마르며 혀가 누렇게 되는 것은 열증(熱證)이고, 오한·연변·백태가 끼는 것은 양허(陽虛)요, 구강 건조·오후의 미열이 있는 것은 음허(陰虛)이고, 호흡촉박·정신피로 등이 있는 것은 허증(虛證)이다.

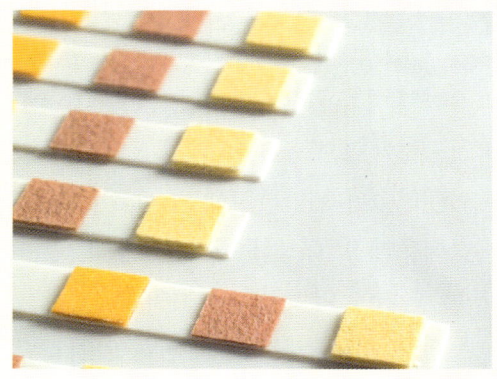

증이 없으면 하초의 혈분(血分)에 열이 몰린 것이며, 갈증이 나면 상초의 기분(氣分)에 열이 있는 것이다.

- 노림(勞淋)일 때 성생활을 하면 기충(氣衝) 부위가 당기고 아프며 꽁무니까지 아프다.

  기림(氣淋)은 소변이 방울방울 떨어지고 아랫배가 그득하다. 그리고 냉림(冷淋)은 오한 후 소변이 조금씩 자주 나오고, 요도가 붓고 아프다.

- 포비증(脬痺證)일 때는 하복과 방광 부위가 아픈 것이 끓는 물을 퍼붓는 것 같고, 소변이 잘 안 나오며 멀건 콧물 같은 것이 나온다.

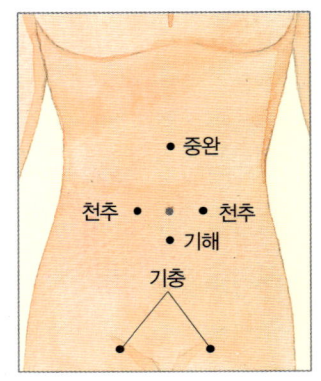

  전포증(轉胞證)일 때는 배꼽 아래가 조여드는 듯 아픈데, 소변이 찔끔거리며 잦고, 참을 수 없이 아프다. 이질처럼 대변이 잦고, 배가 부르며 붓는다.

  관격증(關格證)은 토하려 해도 안 나오고, 내려보내려 해도 안 내려간다.

(4) 대변

1) 대변이상의 망진

- 정수리나 이마 위의 모발이 붉어지거나 잘 끊어지고 빠지면 변비나 치질이 쉽게 온다. 이마의 색이 다르면 횡행결장의 숙변이고, 우측 태양(太陽)혈에 정맥류가 있으면 맹장부의 숙변이다. 한편 유아의 미간에 핏대가 서면 숙변이다.
- 콧구멍이 짧으면 대변이상이 잘 온다.
- 아랫입술이 빈약하면 기하함(氣下陷), 복벽유연 및 내장하수와 설사를 잘 한다. 반면에 아랫입술이 튀어나왔거나 두꺼우면 복통·변비·치루 및 한열과 진땀이 많다.
- 피부가 거칠면 대변이상이 잘 온다.

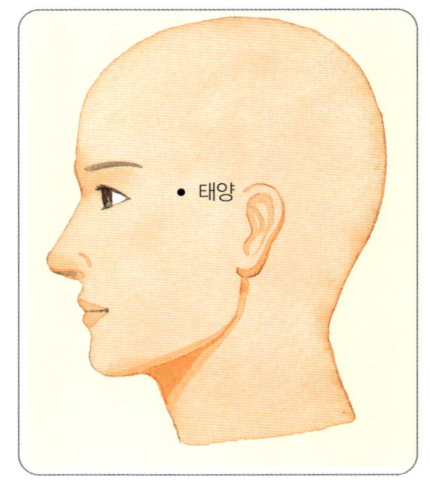

피부가 두껍거나 이완되면 변비를, 피부가 얇고 긴장되면 설사를 잘 할 수 있다.
- 어제(魚際)에 정맥혈관의 충혈이 있으면 대변이상이 있다.

2) 대변의 색깔

① 대변이 허옇다.

'식적설(食積泄)'·'대장설(大腸泄)'이다. 희고 오리똥[압당(鴨奎)] 같으면 '한리(寒痢)'이다. '허리(虛痢)'일 때는 흰 콧물과 같거나 언 갖풀과 같다.

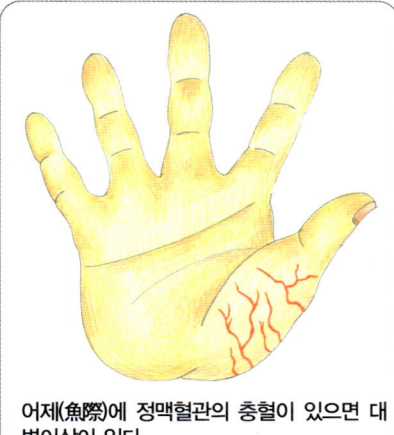

어제(魚際)에 정맥혈관의 충혈이 있으면 대변이상이 있다.

> **참고**
> 하얀 연변을 보는 것은 바이러스성 간염·담석증·백색변성 설사증 등이 있거나 소화액을 비롯한 체액의 분비가 줄었거나, 장기의 흡수력이 나쁠 때나 장연동이 항진되었을 때이다.

② 대변이 누렇다.

'위설(胃泄)'이다. 누런 죽 같으면 장이 냉한 것이고, 누런색으로 악취가 있으면 습열이다. '적리(積痢)'일 때는 누렇고 물고기골[魚腦]과 같다.

> **참고**
> 식물성 음식을 많이 섭취하면 노란색이나 연녹색을 띤다.

③ 대변이 푸르다.

'풍리(風痢)'이다. 소아 급경풍(急驚風)일 때도 퍼런데, 이것은 열이 있는 것이다.

④ 대변이 붉다.

'심화(心火)'이다. 진붉은색은 열이 심한 것이다.

⑤ 대변이 검다.

열이 심한 것으로, 검은 콩즙[黑豆汁]과 같거나 혹은 적색을 띠면 '습리(濕痢)'이다. '열리(熱痢)' 일 때는 검은 자줏빛이다. 장위(腸胃)에 습독(濕毒)이 있으면 배가 아프고 검정콩물과 같은 설사를 하거나, 어혈(瘀血)이 나온다.

> **참고**
> 철분을 많이 섭취하면 흑록색이고, 육식을 하면 흑갈색이 된다. 까만 타르변은 소화성궤양 · 식도정맥류 · 위암 · 장염 · 장종양 등일 수 있다.

⑥ 대변의 색이 혼합되어 있다.

붉고 희면 습열리(濕熱痢)인데, 열이 심하면 적색을 많이 띠고, 습이 심하면 백색을 많이 띤다. 퍼렇거나 누렇거나, 혹은 벌겋거나 까만 것은 열이 있는 것이다.

3) 피나 점액이 섞인 대변

- 선홍색이면 근혈(近血)로 풍열(風熱)에 의한 항문 · 대장의 출혈이다. 한편 출혈 후 변이 나오며 선홍색이면 습열이다.
- 암자색이면 원혈(遠血)로 노권(勞倦)이나 장독하혈(臟毒下血)로 상부 소화관의 출혈이다. 한편 대변 후에 피가 나오며 정신적으로 피곤하고 혹 복통을 겸하면 허한(虛寒)에 속한다.
- 선홍빛 및 자색의 피가 나온다.
  '풍설(風泄)' 일 때는 선지피가 나온다. '역리(疫痢)' 일 때는 자색의 피가 나오며, 고열 · 구갈 · 두통 · 혼미 · 복통 · 수족 냉증이 수반된다. 한편 '적리(赤痢)' 는 소장에서 오는 것이며, 습열이다.
- 곱이 나온다.
  점액변은 비허(脾虛)이다. '백리(白痢)' 는 흰 곱이 방울방울 나오며, 얼굴이 검고 뼈가 무력하다.
- 피고름이 나온다.
  '적백리(赤白痢)' 는 피곱과 흰 곱이 절반씩 나온다. '오색리(五色痢)' 는 여러 색이 혼재하고 피고름마저 섞인 것이

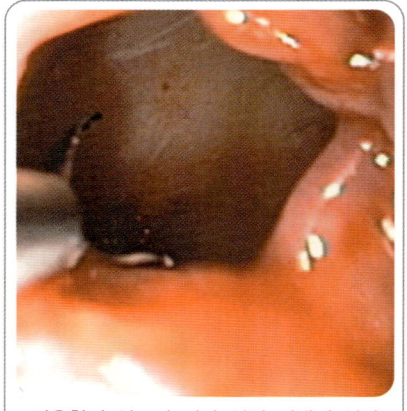

장유착이 있으면 피가 섞인 점액의 설사를 한다.

다. '농혈리(膿血痢)'는 피고름이 좀 진하게 나오며 변을 보고 난 후에 뒤가 묵직하다.

한편 피고름이 섞인 설사는 '소장설(小腸泄)'이다.

> **참고**
> 물 같은 설사로 색의 변화는 없으나 점액의 피가 섞이면 소화불량증 · 알레르기성 설사 · 신경성 설사 · 저산성 설사 · 직장암 · 장기생충 · 장유착 · 급성위염 · 급성간염 · 식중독 · 급성대장염 · 이질 등을 의심할 수 있다.

4) 대변의 형태

① 소화가 안 된 설사를 한다.

'손설(飧泄)', 즉 수곡리(水穀痢)이다. 더구나 피곤하고 식욕부진하며 얼굴이 누러면 허설(虛泄)이다. 삭지 않은 변에서 비린내가 나면 한증(寒證)이다. 한편 열이 습과 만나도 삭지 않은 설사를 한다.

② 갑자기 물 같은 설사를 한다.

'폭설(暴泄)'은 일어나려면 설사하고, 멎으려다가도 멎지 않는다.

'습설(濕泄)'은 '유설(濡泄)' · '통설(洞泄)'인데, 배가 끓지만 아프지 않다.

'활설(滑泄)'은 항문이 벌어져 걷잡을 수 없다.

③ 대변이 게거품[蟹勃] 같다.

'기리(氣痢)'이다.

④ 새벽(4~5시경)에 묽은 설사를 한다.

'신설(腎泄)'로 일명 '새벽설사[晨泄]'이다.

⑤ 멀건 물만 나온다.

'풍리(風痢)'로, 변이 푸르거나 곱 같기도 하고 피 같기도 하나, 곱도 피도 아니다.

⑥ 대변이 토끼똥 같다.

대변이 결장(結腸)에 오래 머문 탓이다.

> **참고**
> 이때는 선천적 거대결장 · 직장암 · 장협착 · 소아 비후성 유문협착증 · 장결핵 · 위궤양 · 위암 · 담석증 · 급만성 복막염 · 항문주위 질환 · 치질 · 뇌졸중 등을 의심할 수 있다.

5) 대변이상과 전신 증상

- 설사할 때 소변이 맑고 희며, 막히지 않으면 한증(寒證)이다. 그러나 소변이 붉으면서 잘 나오지 않는 것은 열증(熱證)이다. 소장설(小腸泄)은 소변이 잘 안 나오며 피고름이 섞인 설사를 한다.
- 복부가 부풀면서 구토와 설사를 하면 '비설(脾泄)'이다.
  얼굴이 누렇게 시들고, 중완(中脘)이 무직하며, 팔다리와 몸이 무겁다.
- 목이 말라 물을 켠다.
  '서설(暑泄)'은 얼굴에 때가 낀 것 같고 소·대변이 붉으며, 저절로 땀이 나고 등이 차며, 치아가 마르고 속이 답답하다.
  '화설(火泄)'은 '열설(熱泄)'인데, 소·대변이 붉고 대변이 끈적끈적하며, 물 쏟듯 설사하고 뒤가 무직하다.

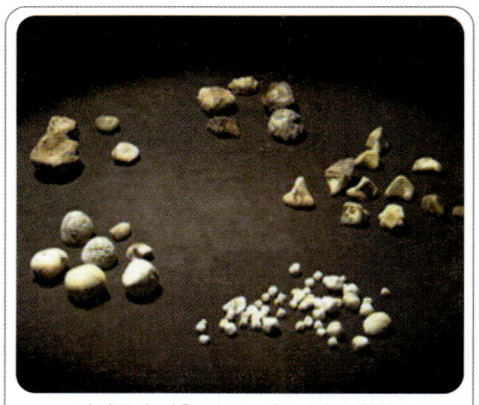
담석증이 있을 때도 묽은 설사를 한다.

- 달걀 썩은 냄새의 트림을 하며 신물이 나오면 '식적설(食積泄)'이다.
  배가 아프다가[痛] 설사 후엔 통증이 덜하다. 윗배가 그득하고 단단하다.
- 얼굴이 꺼멓고 뼈에 힘이 약하다.
  '백리(白痢)'는 항문이 빠지는 듯 아프고[下迫窘痛], 소변이 붉고 잘 안 나온다.
  '주설(酒泄)'은 뼈가 드러날 정도로 여위고 먹지 못하며, 술을 마시면 설사하는데 새벽에 반드시 설사한다.
  '신설(腎泄)'은 다리와 발이 차고 살이 빠지며, 새벽에 배꼽 아래가 비트는 듯이 아프거나 배가 끓으면서 묽은 설사를 한 번씩 한다.
- 바람이 싫고, 코가 매우며 몸이 무거우면 '풍리(風痢)'이다.
  푸른 변이나 멀건 물만 나온다. 설사한 것이 곱 같고 피 같지만, 곱도 피도 아니다.

Part 3
외형편

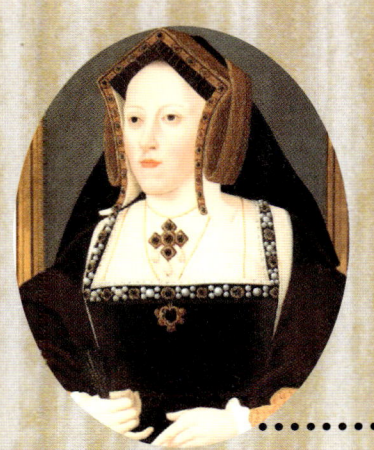

사람이 천지오행의 기를 받아서 오장육부의 장기가 생성될 때 기를 받음이 모두 같지 아니하여 장부에도 그 질에 다름이 생기고, 사기를 감수하여 질병이 발생하는 경우에도 여러 가지 변화가 있어서 그 증상이 같지 않게 된다. 그렇지만 겉으로 드러난 모양과 색으로 안을 살펴 장부의 상태와 건강을 알 수 있다.

1. 두부 · 안면부

(1) 머리 [두부(頭部)]

머리는 형태적인 의미와 기능적인 의미를 갖고 있다.

형태적 의미의 머리란 목 이상의 부위에서 얼굴을 제외한 부위 전체를 가리킨다. 또는 두골과 그것을 둘러싸고 있는 피부를 말하며, 또는 두골 속에 있는 뇌수만을 국한시켜 표현하는 단어이기도 하다.

그러나 일반적으로 목 이상의 부위에서 얼굴을 제외한 부위 전체를 가리키며, 이 전체 부위를 여섯 부위로 나눈다.

㉮ 전두부(前頭部) - 눈썹에서 머리카락이 있는 곳까지의 이마 부위.

㉯ 두정부(頭頂部) - 머리카락이 시작하는 곳부터 머리 꼭대기까지의 부위.

㉰ 측두부(側頭部) - 귀 둘레를 제외한 옆머리 부위.

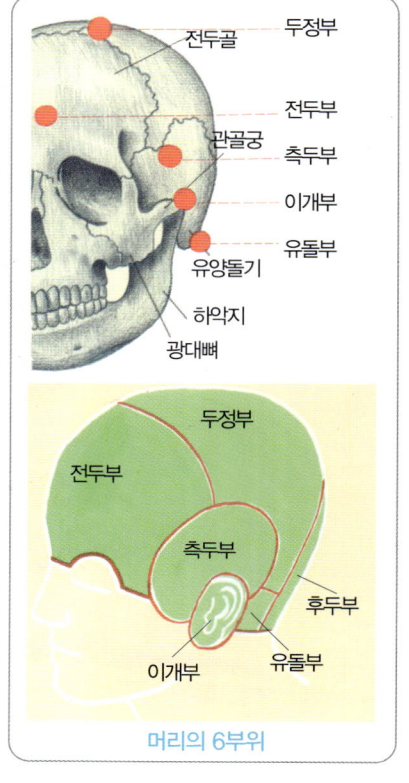

머리의 6부위

㉱ 후두부(後頭部) - 유양돌기에서 외후두융기까지 그은 선에서 윗쪽 부위.

㉲ 유돌부(乳突部) - 귀 둘레의 유양돌기 부위.

㉳ 이개부(耳介部) - 귓바퀴의 둘레 부위.

1) 두경지수(頭徑指數)

장폭지수가 작은 것을 장두형(長頭型 : 75.9 이하)이라 하며, 장폭지수가 큰 것을

장폭지수(長幅指數)	머리 위쪽에서 폭(幅)을 중심으로 수치를 낸 것 (두경 최대폭 ÷ 두경 최대장) × 100
장고지수(長高指數)	머리 측면에서 높이[高]를 중심으로 수치를 낸 것 (두경 최대고 ÷ 두경 최대장) × 100

단두형(短頭型 : 81~85.4)이라 하고, 그 중간치를 중두형(中頭型)이라 하며, 단두형의 장폭지수보다 더 큰 경우를 과단두형(過短頭型)이라고 한다.

㉮ 장두형일수록 동물성 경향이 짙다.

식욕이 동하는 대로 먹으려 하며, 동물적 성욕이 짙고 머리가 저하되어 있으며, 안쪽 대뇌피질인 변연피질(邊緣皮質)이 발달해 있다. 본능적·정동적이다.

㉯ 단두형일수록 식물성 경향이 짙다.

신중하다는 평을 받기는 하지만 박력과 추진력이 결여되어 있으며, 식물성 경향이 짙고 머리가 고양되어 있다. 바깥쪽 대뇌피질인 신피질(新皮質)이 발달해 있다. 이론적으로 이해할 수 있는 조건이 선행되어야 남을 이해한다.

㉰ 달걀모양 머리(아래가 큰 것)는 비위(脾胃) 허약으로 설사·식욕부진이기 쉽다.

㉱ 거꿀달걀모양 머리는 신음(腎陰)의 부족이 많다.

㉲ 마름모꼴 머리는 폐음(肺陰)의 부족으로 해수·인후통이 잘 온다.

㉳ 직사각형 머리는 위증(痿證)이 잘 온다.

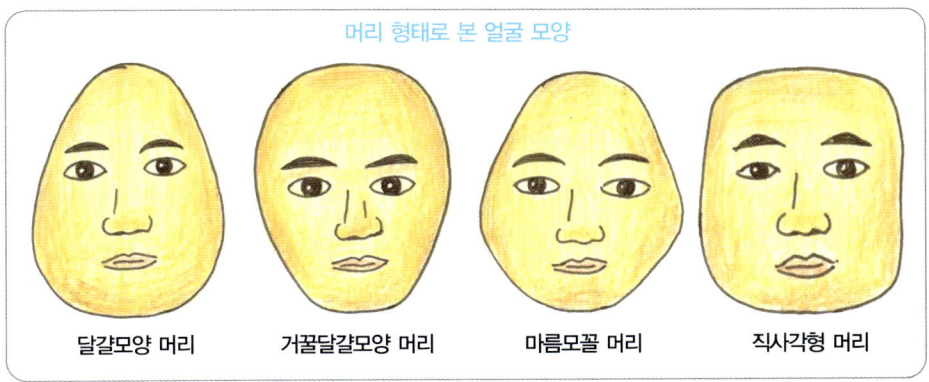

머리 형태로 본 얼굴 모양

달걀모양 머리 거꿀달걀모양 머리 마름모꼴 머리 직사각형 머리

2) 전두골상(前頭骨相)

① 인당(印堂)

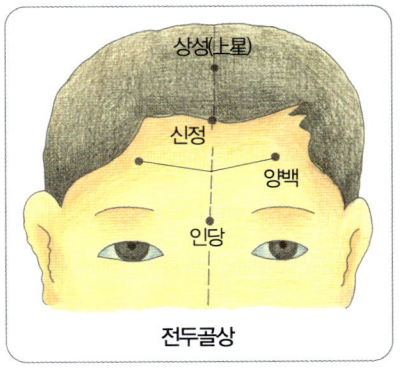

전두골상

㉮ 과잉이 되면 고혈압·경련성 질환·정신분열증·두통이 잦다.

㉯ 인당이 빈약하면 현훈(어지럼증)·저혈압·신경쇠약·불면증·심계·감기가 잘 올 수 있다.

② 신정(神庭)
㉮ 신정 부분이 과잉이 되면 정신분열증·강박신경증·두통·경계·불면증이 오기 쉽다.

㉯ 빈약하면 해수·천식·현훈 및 피부와 소화기가 약하다.

③ 상성(上星)
㉮ 과잉이 되면 안 질환·열성 질환·간질·비후성 비염 등에 걸리기 쉽다.

㉯ 빈약하면 안면부종·두풍(頭風)·목현(目眩)·안화(眼花)·비뇨생식기 질환 등에 걸리기 쉽다.

④ 양백(陽白)
색채 질서 능력을 판별할 수 있는 부위이다. 이 부위에 결함이 있으면 색맹·안면신경 마비·삼차신경통·안 질환·두통·간장 질환 등에 잘 걸린다.

3) 두정부골상(頭頂部骨相)
● 백회(百會)

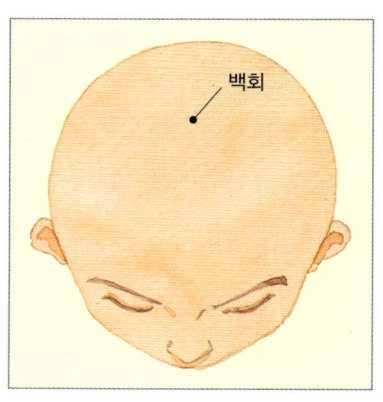

㉮ 백회 경혈이 과잉이 되면 열성 두통·고혈압·간질·중풍 등이 오기 쉽다.

성격적으로는 융통성이 없고 자기주장이 강하다.

㉯ 빈약하면 현훈성 두통이나 불면·건망증·신경쇠약·치질이 잘 온다.

참고
'백회' 경혈 부위의 살집이나 형태로 성격을 알아보기도 한다!

백회 부위에 살집이 없고, 이마가 매끈치 않고 눈이 흐린 경우	바람기가 심하다.
백회 부위가 다소 들어가고 빈약한 경우	의지력이 약하다.
백회가 매우 들어간 경우	변덕이 심하고, 근심·걱정이 많다.
백회 부위가 불거져 나온 경우	청렴결백형이다.
백회와 이마가 매끈하며, 미간(眉間)이 넓고 살집이 풍부하며, 눈에 힘이 있는 경우	순결형이다.

4) 후두골상(後頭骨相)

① 후정(後頂)

㉮ 과잉이 되면 정신분열증·두통이 오기 쉽다.

㉯ 빈약하면 현훈·불면·감기 등이 쉽게 온다.

② 강간(强間)

㉮ 과잉이 되면 간질·정신병 등이 오기 쉽다.

㉯ 빈약하면 구토·뇌선(腦旋)·불면 등이 잘 올 수 있다.

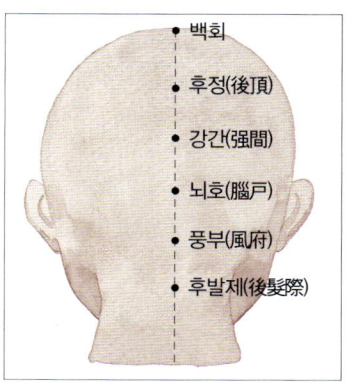

③ 뇌호(腦戶)

㉮ 과잉이 되면 광신자 같고 정신병·갑상선기능항진증 등이 많이 온다.

㉯ 빈약하면 박정하다. 갑상선 기능과 간 기능에 이상이 잘 온다.

④ 풍부(風府)에서 후발제(後髮際)까지

㉮ 과잉이 되면 중풍·코피·황달·고혈압·정신분열 등이 잘 온다.

㉯ 빈약하면 두통·뇌수허약·히스테리·손발저림증·감기·언어불명확 등이 오기 쉽다.

> **Tip 골상학으로 본 심적 특성**
>
> **슈푸르츠하임(Spurzheim)의 심적 특성의 분류**
>
> 1.성욕 2.소아애 3.거주성 4.우애 5.투쟁성 6.파괴성 6a.음식 7.비밀성 8.획득성 9.구조성 10.자존성 11.자부심 12.경계심 13.인혜 14.숭경심 15.양심 16.강의 17.희망 18.영묘성 19.이상 20.기지 21.모방성 22.개성 23.형상 24.대소 25.경중 26.색채 27.위치 28.계수 29.질서 30.사실 31.시간 32.음조 33.언어 34.비교 35.추인

5) 두부의 이상 증상

● 이마의 상부가 검고, 특히 머리카락 경계 부위에 탁한 반점이 있다. 혹은 광대뼈 아래가 팽창해 있거나 목 뒷덜미의 살이 여위어 있다.
　이는 신허(腎虛)의 징조이며, 방광이 약한 징조로 이런 경우에는 소변이상이 잘 온다. 특히 이마에 검은 반점이 갑자기 생길 때는 생명이 위험한 징조이다.

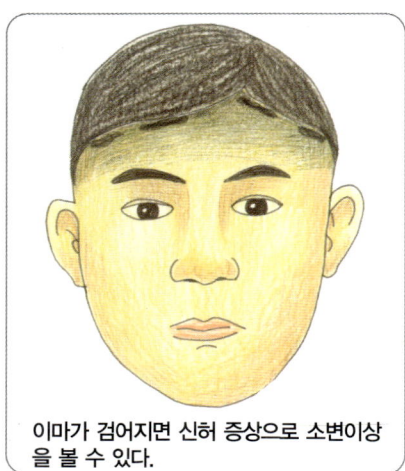

이마가 검어지면 신허 증상으로 소변이상을 볼 수 있다.

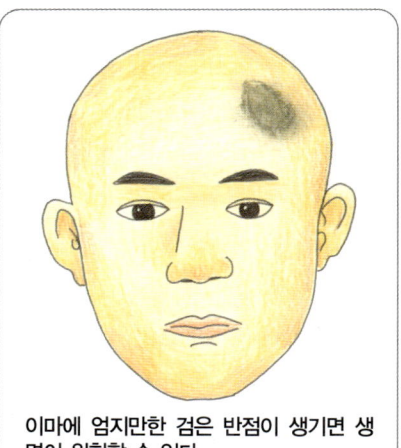

이마에 엄지만한 검은 반점이 생기면 생명이 위험할 수 있다.

● 여성의 이마 좌우에 살집이 없다. 혹은 이마가 넓고 돈이 있다. 이는 여성으로서 성력이 약하거나 불감증이 많은 징조이다.

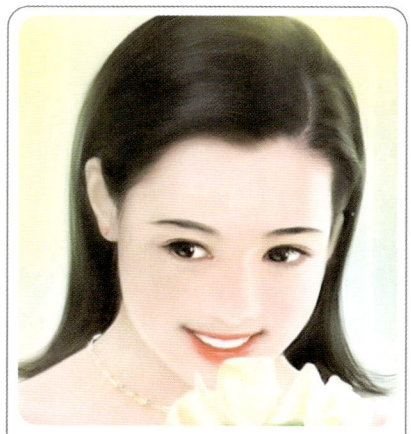

여성의 인당이 넓고 색이 좋으면 성 기능도 좋다.

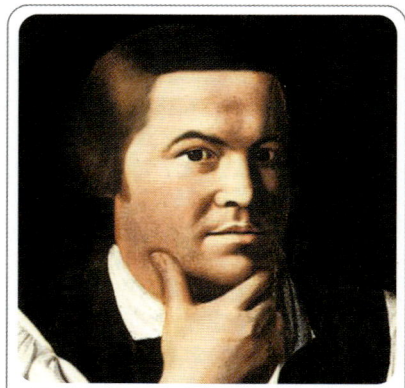

존 싱글턴 코플리의 작품 「폴 리비어」 부분. 눈썹 위 미릉골(眉稜骨)이 두드러져 있고, 따라서 인당 주위가 상대적으로 움푹해 보인다.

- 여성으로서 인당(印堂)이 넓으면서 색도 좋으면 성 기능도 좋다. 그러나 인당이 너무 좁고 색깔이 좋지 못한 여성은 정허(精虛)의 징조로 성력이 미약하다.
- 여성으로서 인당이 아주 좁으면 생식 기능도 좋지 않다. 겸하여 색도 안 좋으면 성적 불만이 쌓인 징조이다.
- 여성으로서 눈썹 위가 볼록하고 그 위의 이마는 평평하면 정실(精實)의 징조이며, 즉 성력 과잉의 징조이다.

(2) 얼굴[안면(顔面)]

1) 망색십법(望色十法)

'망색십법'이란 청나라 때의 명의 왕굉(汪宏)이 안면의 색택을 10종으로 분류하여, 이를 관찰함으로써 질병을 감별하는 진단법이다.

부(浮)·침(沈)·청(淸)·탁(濁)·미(微)·심(甚)·산(散)·박(搏)·택(澤)·요(夭)의 10종을 관찰하면 질병의 위치·속성 및 질병의 시간 경과와 질병의 경중까지 알 수 있다는 것이다.

관찰 부위는 계절에 따라 다르다.

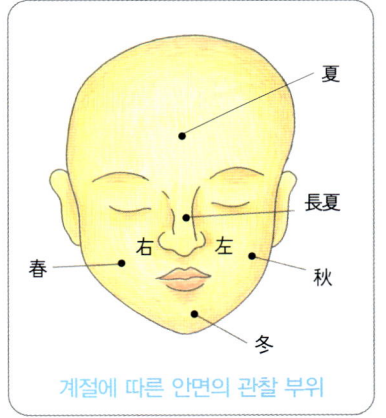

계절에 따른 안면의 관찰 부위

예를 들어 봄에는 오른쪽 볼을, 여름에는 이마를, 가을에는 왼쪽 볼을, 겨울에는 턱을, 장하(장마철)에는 코 부위를 중시해서 관찰하는 것이다.

그렇지만, 여기에 구애 받을 필요는 없다. 전체적으로 얼굴을 살피면 된다.

㉮ 안색이 어떤 색이든 표피로 들떠 있다.

부(浮)이며, 이것은 질병이 표피에 있다는 증거로, 이를 표병(表病)이라 한다.

㉯ 안색이 표피 깊숙이 숨겨져 있는 듯하다.

침(沈)이며, 이것은 질병이 체내 깊숙이 있다는 증거로, 이를 이병(裏病)이라 한다.

예를 들어 감기에 걸렸을 때 열에 들떠 안면이 붉어진 것은 부이며 표병이지만, 간경화증으로 어두운 검은색이 안면 깊은 곳에서 은근히 감지되는 것은 침이며 이병이다.

㈐ 안색이 어떤 색이든 청명하게 드러난다.

청(淸)이며, 이것은 질병의 속성이 양증(陽證)이라는 징조이다.

㈑ 안색이 탁하고 암울하게 감추어져 있다.

탁(濁)이며, 이것은 질병의 속성이 음증(陰證)이라는 징조이다.

예를 들어 양증은 급성이고 흥분성이며, 기능항진성이고 외향성이기 때문에 안색이 확연히 드러난다. 반면에 음증은 만성이고 정적 억제성이며, 퇴행성이고 내향성이기 때문에 안색이 암담해지기 마련이다.

㈒ 안색이 어떤 색이든 짙지 않고 담백하다[천담(淺淡)].

미(微)이며, 이것은 정허(正虛)를 의미한다.

'정허'란 인체의 정기(正氣)가 부족하여 저항력이 감퇴하고 생리 기능이 떨어진 것이다. 그래서 안색이 창백하거나 표피로 들떠 있는 담백한 색택을 띠게 된다.

㈓ 안색이 어떤 색이든 짙고 농후하다[심농(深濃)].

심(甚)이며, 이것은 사실(邪實)을 의미한다.

'사실'이란 질병을 야기한 사기가 극성한 것으로 정기와의 투쟁이 격렬하다는 것을 암시한다. 그래서 안색이 깊숙한 곳으로부터 농도 짙은 색택을 띠게 된다.

㈔ 안색이 어떤 색이든 흩어지려 한다[소산(疏散)].

산(散)이며, 질병의 시간 경과상 새로 생기는 병을 의미하고, 아울러 병사가 해제되려는 것을 뜻한다.

㈕ 안색이 어떤 색이든 뭉쳐서 흩어지지 않을 듯하다[옹체(壅滯)].

박(搏)이며, 이것은 질병의 시간 경과상 만성병을 의미하고, 아울러 병사가 점점

부(浮)	안색이 표피에 들떠 있다.	표병(表病)
침(沈)	안색이 깊숙이 숨어 있다.	이병(裏病)
청(淸)	안색이 청명히 드러난다.	양증(陽證)
탁(濁)	안색이 탁하고 암울하다.	음증(陰證)
미(微)	안색이 천담(淺淡)하다.	정허(正虛)
심(甚)	안색이 심농(深濃)하다.	사실(邪實)
산(散)	안색이 소산(疏散)하다.	신병(新病)
박(搏)	안색이 옹체하다.	구병(久病)
택(澤)	안색이 윤택하다.	경증(輕症)
요(夭)	안색이 고고(枯槁)하다.	중증(重症)

취합하여 극성을 부릴 징조임을 뜻한다.

㉔ 안색이 어떤 색이든 윤택하다.

택(澤)이며, 병이 가볍다는 징조이다. 인체의 기능이 아직 쇠약해지지 않아서 병이 가볍고 따라서 곧 치료될 수 있음을 나타낸다.

㉕ 안색이 어떤 색이든 메마르고 거친 듯하다[고고(枯槁)].

요(夭)이며, 병이 중하다는 징조이다. 이것은 인체의 기능이 이미 쇠퇴해져서 병이 중하게 되었고, 따라서 치료가 어렵게 되었다는 것을 나타낸다.

색이 이상해도 광택이 있으면 장정상영(臟精上榮)이 이루어지고 있다는 징조이므로 예후가 양호하다. '색지기부지자사(色至氣不至者死)' 하며, '기지색부지자생(氣至色不至者生)' 한다. 즉 색(色)은 있는데 기(氣)가 없으면 죽고, 색은 없어도 기가 있어 은은히 비추고 있으면 산다는 것이다.

2) 색진(色診)

색깔로써 신체의 건강·질병 또는 어떤 이상을 가늠하고자 하는 진단법이 '색진'이다. 색은 색깔과 윤택함이며 주로 얼굴의 색택을 말한다. 내장기의 기혈성쇠가 외부로 반영되는 것이 곧 색택이며, 신(神)의 표현이다. 따라서 기혈이 왕성하면 신채광택(神采光澤)하고, 기혈이 쇠퇴하면 신요색패(神夭色敗)한다. 이를 '색수기화(色隨氣華)'라 한다.

색진(色診)을 할 때는 ① 부침(浮沈) ② 산박(散搏) ③ 윤택(潤澤)·고고(枯槁) ④ 향방(向方) ⑤ 오색(五色) 등을 참고해야 한다.

㉮ 부침(浮沈)은 색의 명암으로 병의 표리를 가늠하는 것이다.

선명한 색이면 표병(表病)과 관련되고, 어두운 색이면 이병(裏病)과 관련된다.

㉯ 산박(散搏)은 색의 담심(淡甚)으로 병의 시간 경과를 가늠하는 것이다.

> **참고**
>
> **색진에서는 정색(正色)과 병색(病色)을 가려야 한다!**
>
> 정색은 건강색으로, 여기에는 주색(主色)이라 하여 개인의 특징적 피부색과 객색(客色)이라 하여 기후와 환경에 따라 생리적으로 변화되는 색이 있다.
> 병색에는 예후가 양호한 선색(善色)과 예후가 불량한 악색(惡色)으로 나누어 보아야 한다.

옅으면서 담담한 색이면 새로 생긴 병으로 병세가 가벼운 것이며, 짙으며 깊은 색이면 만성병으로 병세가 심한 것이다.

㈐ 윤택(潤澤)·고고(枯槁)는 색택으로 위장 기운의 상태를 가늠하는 것이요, 기혈의 상태를 가늠하는 것이다.

윤택하면 위장의 기가 있고 오장의 정기가 충족한 것이며, 메마르고 거칠면 위장의 기가 쇠갈한 것이며 기혈이 소모된 만성병의 용모를 나타낸다. 이를 색췌(色悴)라고 한다.

㈑ 향방(向方)은 색의 확산 방향으로 병의 진전·경중을 가늠하는 것이다.

색이 상향으로 확산하면 병 역시 상향으로 진전하는 것이며, 색이 하향으로 확산하면 병 역시 하향 진전하는 것이다. 적황색이 옅게 분산하면 병이 가볍고 예후가 좋으며, 청흑색이 짙게 뭉쳐 있으면 병이 매우 중하고 예후가 불량한 편이다.

3) 얼굴의 색진

- 어혈이 있으면 안색이 까맣게 죽거나 검푸르고 거칠다. 또 다크 서클이 생기며, 코끝이 검거나 자홍색을 띠며 우툴두툴하다. 얼굴·늑골 등에 붉은 실과 같은 지주상모세혈관 확장의 흔적이 있다.
- 얼굴이 어둡고 누렇게 들떠 있으며, 눈썹

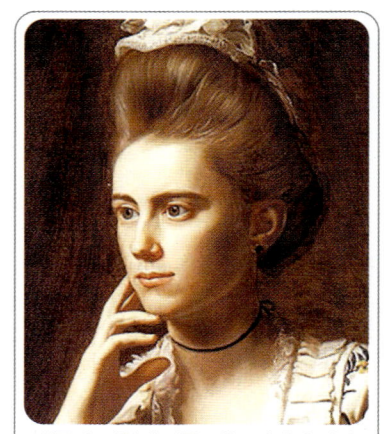

얼굴에 어혈이 있을 때는 안색이 까맣거나 눈밑이 검어진다.

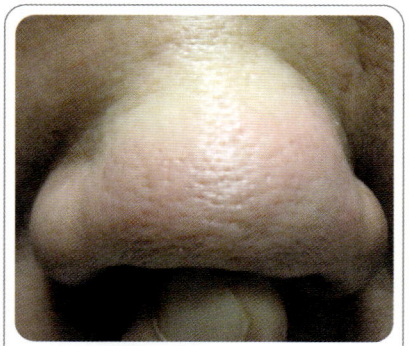

어혈이 있으면 코끝이 검거나 자홍색을 띠며 우툴두툴하다.

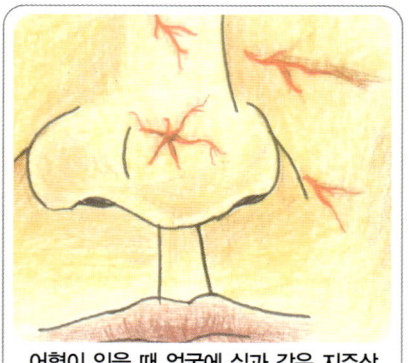

어혈이 있을 때 얼굴에 실과 같은 지주상모세혈관의 확장이 나타난다.

아래가 소복하고 눈밑이 검으면 담음(痰飮)의 증후이다.
- 얼굴이 흑갈색에서 청회색으로 어둡고 윤택이 없으면 간허이다.

  이 경우 뺨·쇄골의 한가운데, 혹은 늑골 하단에 거미줄처럼 혈관이 몰려 있기도 하다.
- 얼굴이 누렇거나 창백하며 초췌하고 혈색이 없으며, 눈밑이 검고 미간에 핏대가 서면 비허이다. 안광도 빛을 잃고, 광대뼈 아래가 오목하게 들어간다. 여위며 붓고, 수족이 차다.
- 얼굴이 때가 낀 듯 검고 좁으면서 길며, 턱은 뾰족하고 동공 사이가 넓다. 또한 뺨이 조로화(早老化)하며 흑색이 되면 신허이다.

  그러나 양 뺨이 붉은 관홍(顴紅)은 신음허이다.
- 얼굴이 희고 부석부석하면 기허(氣虛)이다.

  얼굴이 희고 수척해 있으며, 뺨이 붉고 입술이 붉으면 음허화성(陰虛火盛)한 까닭이다. 특히 안면이 창백하나 오후가 되어 양 뺨이 붉으면 폐병의 징조이다.

4) 얼굴의 색징(色徵)
- 안면에 청흑색이 나타나면 통증 질환의 징조이다.
- 황적색이 나타나면 열증이다.

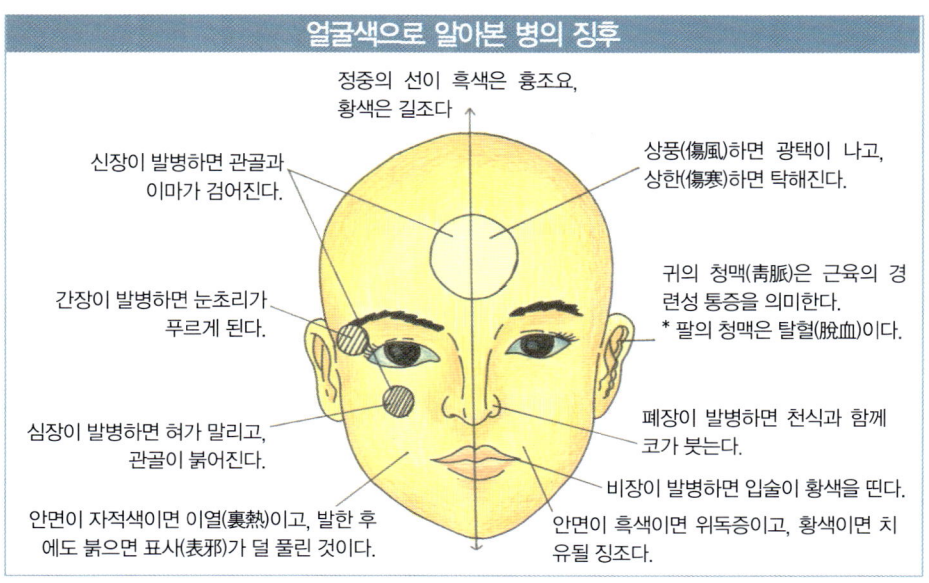

얼굴색으로 알아본 병의 징후

안면이 적자색이면 이열(裏熱)이고, 만일 발한한 뒤에도 안면에 붉은빛이 강하면 표사가 덜 풀린 것이다. 때로 인체의 하부는 허한데 상부에는 열이 있을 때도 안면이 붉다.

- 청백색이 나타나면 한증의 징조이다.

  한편 안면은 청색인데 눈은 붉고, 안면은 붉은데 눈은 희고, 안면은 푸른데 눈은 검고, 안면은 검은데 눈은 희고, 안면은 붉은데 눈은 청색이면 모두 죽게 된다. 위장의 기운을 상징하는 누런빛이 전혀 나타나지 않기 때문이다.

- 상풍(傷風)하면 이마 한가운데와 양 눈썹 사이에 광택이 난다.

  그러나 상한(傷寒)하면 이 부위가 더럽고 탁해진다. 특히 외부의 이상한랭이 신체에 직중했을 때는 안면이 청흑색으로 된다.

- 귀에 청맥이 일어나 있으면 근육경련성 동통이 있는 것이다.

  한편 팔에 청맥이 많이 나오면 출혈성 질환 등으로 탈혈이 된 것이다.

- 누런빛이 많이 나오면 나올수록 아무리 병이 중하더라도 치유될 수 있다.

  예를 들어 안면은 누런빛인데 눈이 푸르고, 누런빛인데 눈은 붉고, 누런빛인데 눈은 희며, 누런빛인데 눈이 흑색이면, 아무리 병증이 악중이라도 치유될 수 있다. 누런빛은 비·위장의 빛이요, 누런빛이 나타난다는 것은 위장의 기운이 남아 있다는 징조이기 때문이다.

- 흑색이 나타나면 병이 위독한 상태이다.

  대체로 안면의 정중선을 따라 이마·눈썹 사이·콧등에 흑색이 나타나면 흉조요, 광택이 있는 선명한 황색이 나타나면 길조이다.

- 대체로 색이 선명하고 광택이 있으면 길조요, 색이 어둡고 광택이 없으면 수명이 짧고 요절한다. 정신과 기혈의 유통을 모두 색징(色徵)으로 알 수 있는 것이다. 여기서 말하는 광택·선명은 망진상 매우 중요하다.

㉠ 청색은 푸른 새털 같아야 하며 푸른 연못의 색을 닮아야 한다. 초목이 무성한 것 같이 푸르거나, 남색 같이 푸른 것은 좋지 않다.

㉡ 적색은 닭 벼슬 같거나, 흰 비단으로 주를 싸고 있는 것 같은 색택이 있어야 한다. 붉은 흙 같이 광택이 없거나 엉긴 피처럼 붉으면 좋지 않다.

㉢ 황색은 게의 배 같이 노랗게 기름져 있어야 하며, 얇은 비단으로 웅황을 싸고 있는 것 같아야 한다. 황톳빛 색깔이거나 탱자 색깔이면 좋지 않다.

㉣ 백색은 돼지비계와 같이 희고 기름지거나 거위 깃털 같이 광택 있는 백색이어야 한다. 거친 소금 같거나 마른 뼈 같은 백색이면 좋지 않다.

㉤ 흑색은 까마귀 깃털 같거나, 옻칠을 여러 번 한 것 같은 흑색이어야 한다. 검은 흙 같거나 그을음 같은 검은색이면 좋지 않다.

5) 면색순역(面色順逆)

《영추(靈樞)》「사기장부병형편(邪氣臟腑病形篇)」에는 일체 경락의 혈기들이 얼굴에 모인다고 하였다. 즉, 경락과 장부의 기혈의 성함과 쇠함이 안면의 색택으로 반영된다는 것이다.

따라서 안면의 색택을 관찰한다는 것은 매우 중요한 의미를 갖는다.

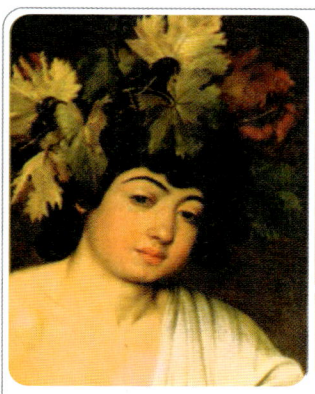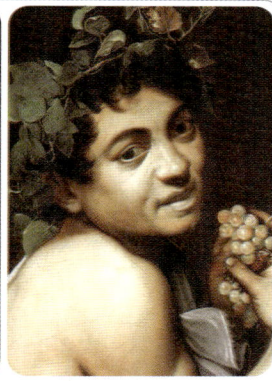

카라바조의 작품 「바쿠스」(왼쪽)와 「병든 바쿠스」(오른쪽) 부분. 병든 얼굴색의 차이를 극명하게 표현했다.

관찰할 때는 우선 색택이 순색(順色)인가, 역색(逆色)인가를 가려야 한다.

① 순색

순색이란 장기-오행-오색의 연계가 올바르며, 상생 관계를 이루고 있으며, 아울러 선천적으로 타고난 불변의 '상색(常色)'이 기후에 따라 변화하는 '객색(客色)'에 순응하고 있어야 한다.

예를 들어 안색이 붉으면서도 푸른빛을 띠면 '목화(木火) 상생'이요, 붉으면서 누런빛을 띠면 '화토(火土) 상생'이다. 황백색은 '토금(土金) 상생'이며, 백흑색은 '금수(金水) 상생'이고, 청흑색이면 '수목(水木) 상생'이므로, 이들의 색택은 순색이다.

㉮ 순색과 상색

목기(木氣)를 많이 타고 나면 안색이 푸르다.

금기(金氣)를 많이 타고 나면 안색이 희다.

화기(火氣)를 많이 타고 나면 안색이 붉다.

토기(土氣)를 많이 타고 나면 안색이 누렇다.

수기(水氣)를 많이 타고 나면 안색이 검은 것이 선천적으로 타고난 상색이다.

㉯ 순색과 객색

봄은 목기가 왕성하여 간에 통하므로 안색이 푸르러진다.
여름은 화기가 왕성하여 심에 통하므로 안색이 붉어진다.
가을은 금기가 왕성하여 폐에 통하므로 안색이 희어진다.
겨울은 수기가 왕성하여 신에 통하므로 안색이 검어진다.
장하(장마철)에는 토기가 왕성하여 비장에 통하므로 안색이 누렇게 된다.

따라서 이런 연계를 가지면서 기후에 따라 안색이 변하니 이것이 곧 객색인데, 객색이 상색을 이김으로써 인체가 기후에 순응함을 보이면 이들 색택은 순색이다.

② 역색

역색이란 장기-오행-오색의 연계가 이그러지고 상극 관계를 이루고 있으며, 아울러 선천적으로 타고난 불변의 '상색'이 기후에 따라 변화하는 '객색(客色)'에 순응치 못하고, 오히려 그 기후에 맞는 '객색'이 나타나기는커녕 체질적 '상색'이 더 뚜렷이 부각되는 것이다.

㉮ 역색과 상색

안면에 백청색이 엇갈려 있으면 이는 '금목(金木) 상극'이다.
안면에 적백색이 엇갈려 있으면 이는 '화금(火金) 상극'이다.
안면에 청황색이 엇갈려 있으면 이는 '목토(木土) 상극'이다.
안면에 흑적색이 엇갈려 있으면 이는 '수화(水火) 상극'이다.
안면에 황흑색이 엇갈려 있으면 이는 '토수(土水) 상극'이므로 이들 색택은 역색이다.

㉯ 역색과 객색

상색이 객색(위의 〈순색과 객색〉 항목과 같음)에 순응치 못하면 역색이다.

순색은 상생이므로 그 병세 역시 순행하고, 역색은 상극이므로 병세는 역행한다. 따라서 순역을 잘 가늠하면 병의 속성과 변화, 예후 따위를 정확히 추측할 수 있다.

6) 면상삼정(面上三停)

'면상삼정'이란 안면을 편의상 3등분하여 이를 관찰함으로써 야기될 수 있는 질병을 예측하고, 또는 현재 진행되고 있는 병의 속성과 예후를 진단하는 방법이다.

㉮ 앞머리카락이 시작되는 부위[발제(髮際)]로부터 양 눈썹 사이[미간(眉間)]까지를 '상정(上停)'이라 하고, '천(天)'에 해당한다고 본다.

㉯ 양 눈썹 사이부터 코끝[준두(準頭)]까지를 '중정(中停)'이라 하고, '인(人)'에 해당한다고 본다.

㉰ 코끝 준두부터 턱밑[지각(地閣)]까지를 '하정(下停)'이라 하고, '지(地)'에 해당한다고 본다.

곧 상(上)·중(中)·하(下)의 3정(三停)을 나누어 놓고, 여기에 천(天)·인(人)·지(地)의 3재(三才)를 배합하여 형상화시킨 것이다.

한편 안면의 다섯 부위-즉, 명당(明堂 ; 코)·궐(闕 ; 눈썹 사이)·정(庭 ; 이마)·번(蕃 ; 뺨)·폐(蔽 ; 귀가 붙어 있는 부위)의 간격이 충분히 벌어지고 큰 것이 좋다.

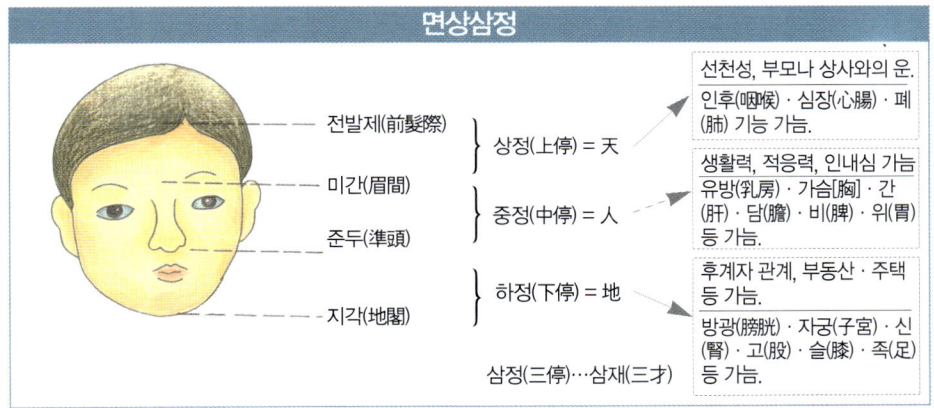

① 앞머리카락이 시작되는 데서부터 눈썹 사이까지가 상정(上停)이다.

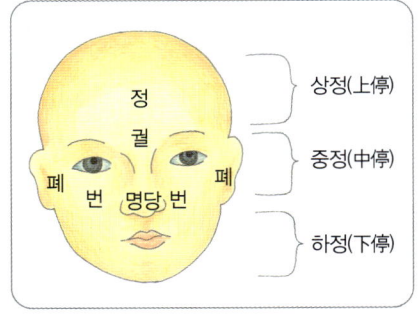

상정은 하늘을 형상화한 것이다. 그래서 선천성을 보고, 부모나 상사와의 운을 보며, 직업·지성·적성·계급 따위를 본다. 그리고 인후(咽喉)·심(心)·폐(肺)의 기능을 가늠한다. 이 부위의 색택과 형태에 이상이 있으면 선천적으로 문제가 있는 것이며, 추리력·기억력 등에도 문제가 있다.

㉮ 이곳의 색택과 형태가 불량하면 정신력도 약하고 신경쇠약·기울(氣鬱)에 잘 빠지며, 인후 및 심폐 기능이 좋지 못하다.

㉯ 이 부위가 과잉되면 심성질(心性質)이요, 양성(陽盛)의 경향을 띤다.
 ② **눈썹 사이부터 코끝까지가 중정(中停)이다.**
　중정은 인적(人的) 관계를 의미한다. 그래서 자신의 생활력과 사회 적응력, 처자식과 형제의 관계, 지성·명예·교양·인내심 따위를 본다. 그리고 유방·가슴·간(肝)·담(膽)·비(脾)·위(胃)·대장(大腸)·소장(小腸)·견비(肩臂 ; 어깨와 팔)·손 등의 건강 상태를 가늠한다.
　㉮ 이곳의 색택과 형태가 불량하면 유방이 작고 유즙의 분비가 부족하며, 소화기계 질환이 많다. 또는 기울증(氣鬱證)이 많으며, 월경불순·자궁 질환·눈병·간장병 등에 쉽게 빠진다. 혹은 성기능 쇠약이나 전신 기능 쇠약이 오며, 늑간신경통이나 어깨·팔 등에 신경통이 와서 고생한다.
　㉯ 반면에 이 부위가 발달해 있으면 근골질(筋骨質)에 가까우며, 정욕과 투쟁심에 넘친다.
 ③ **코끝부터 턱밑까지가 하정(下停)이다.**
　하정은 지(地)를 형상화한 것이다. 그래서 후천성을 보고, 후계자와 하급자와의 관계를 보며, 음식·부동산·주택 따위를 본다. 그리고 방광·자궁·신(腎)·허벅지·무릎·종아리·발 등의 건강 상태를 가늠한다.
　㉮ 이곳의 색택과 형태가 빈약하고 얇고 좁으며 불량하면 방광이 약해 소변이 시원치 않고, 요통·척추통·뒷머리의 통증 등이 오며, 자궁발육부진·성 기능 쇠약·대하증·불감증, 또는 신허(腎虛)에 의한 음허화동(陰虛火動)이 오기 쉽다. 그래서 입이 마르고 두 뺨에 열이 달아오르며, 진땀이 나고 때로 기침을 하기도 한다. 좌골신경통·슬관절염도 잘 오고, 두 발바닥이 화끈거리기도 한다.
　㉯ 반면에 과잉 발달해 있으면 심리적으로 포용력과 정복력이 강하고, 생활상으로 매우 풍족하기 때문에 영양질에 가까운 모습이 되며, 음성(陰盛) 체질이 된다.

 7) 얼굴의 유형
　㉮ 구형(狗形 ; 개 머리 형태)은 머리가 크며, 눈동자는 누렇고, 하관이 빠르다. 식성이 좋지만 소화기 질환에 약하고, 관절에 병이 오기 쉽다.
　㉯ 원형(猿形 ; 원숭이 머리 형태)은 얼굴은 붉고 이마가 넓으며, 눈썹이 많으나 수염과 머리카락은 적다. 술에 의한 병이 잘 온다.

㈐ 신장형은 얼굴이 길고 좁으며, 동공 사이가 넓다. 광대뼈와 볼과 귀가 검어진다. 특히 아래턱에 주근깨가 있으면 발이 냉하며 야뇨증이다.
㈑ 폐결핵형은 얼굴이 갸름하고, 아래턱이 좁으며 동공 사이가 가깝다.
㈒ 내장하수형 및 위궤양형은 눈이 움푹 들어간 것이 특징이다.
㈓ 빈혈형은 얼굴이 크고 넓은데 안색이 푸르스름하거나 창백하다. 동공 사이가 매우 넓으며, 인중은 짧고 턱은 뾰족하다.

빈혈이 있는 얼굴은 안색이 창백할 뿐만 아니라 동공 사이가 넓다.

㈔ 담낭형은 얼굴이 넓고 둥글다. 동공 사이가 좁다. 얼굴은 윤기가 나는데, 붉은 가운데 검붉은색을 띨 때는 담결석에 걸리기 쉽다.

8) 안면의 배속(配屬)

① 안면의 여러 부위에 각 장기를 배정하여 질병을 관찰한다.

㈎ 이마 윗부분 – 목 위쪽 질병 / 눈썹 사이 바로 위 이마 – 인후 / 양 눈썹 사이 – 폐
㈏ 양 눈 사이 콧등 – 심장 / 콧마루 – 간 / 콧대의 좌우 – 담낭 / 코끝 – 비장 / 콧방울 – 위
㈐ 코끝과 뺨의 중앙, 협골(頰骨) 아래 – 대장 / 대장 반응처 위 – 소장 / 코 옆 주름살 옆 – 신장 / 신장 반응처 약간 아래 – 배꼽 질환
㈑ 인중 – 자궁·방광쪽 질병의 색택이 나타난다.

② 사지(四肢) 등을 안면에 배정해 질병을 관찰하기도 한다.

㈎ 광대뼈 – 어깨 / 어깨 반응처 뒤 – 완(腕) 질환 / 완 질환 반응처 아래 – 손 질환
㈏ 윗 눈꺼풀 – 젖꼭지 사이 / 안쪽 눈 꼬리[내자(內眥)] 바로 위 – 가슴·유방
㈐ 뺨의 중앙, 치조부(齒槽部) – 무릎 / 무릎 반응처 아래 – 종아리 / 종아리 반응처 아래 – 발
㈑ 입의 양방 골공부(骨空部) – 넓적다리 / 넓적다리 안쪽 반응처 아래 – 무릎·오금
㈒ 쇄골 상와 – 쓸개
㈓ 귓불[이타(耳朵)] 바로 앞 – 등[背]
㈔ 하악골 각진 데서 뺨의 아래 – 대퇴

9) 안면 배속의 응용

안면의 각 부위에서 오장육부와 사지 부위까지의 건강 여부를 판정하려고 하는데, 그것은 주로 색택에 의한 구별이다.

색깔과 윤택함을 살필 때는 다음 몇 가지를 염두에 두어야 한다.

㉮ 오색의 발현이 깊고 탁할 때는 병이 인체의 내부에 있다.

㉯ 오색의 발현이 얕고 색택이 있을 때는 병이 인체의 외부에 있다.

㉰ 적색·황색은 풍(風)에 기인하고, 청색·흑색일 때는 동통이 있으며, 백색은 한(寒)에서 기인한다.

㉱ 황색으로 기름을 바른 것처럼 습윤한 것은 농(膿)이 있는 것이며, 적색이 강한 것은 어혈(瘀血)에 의한 통증으로 심할 때는 경련을 일으키고, 백색이 현저할 때는 한(寒)이 심하며 지각마비를 일으킨다.

㉲ 색택의 깊고 얕음으로써 병이 체내에 있는지 체표에 있는지를 알고, 색의 좋음과 나쁨으로써 병의 예후가 좋고 나쁨을 알 수 있으며, 또 색이 흩어졌는지 모였는지

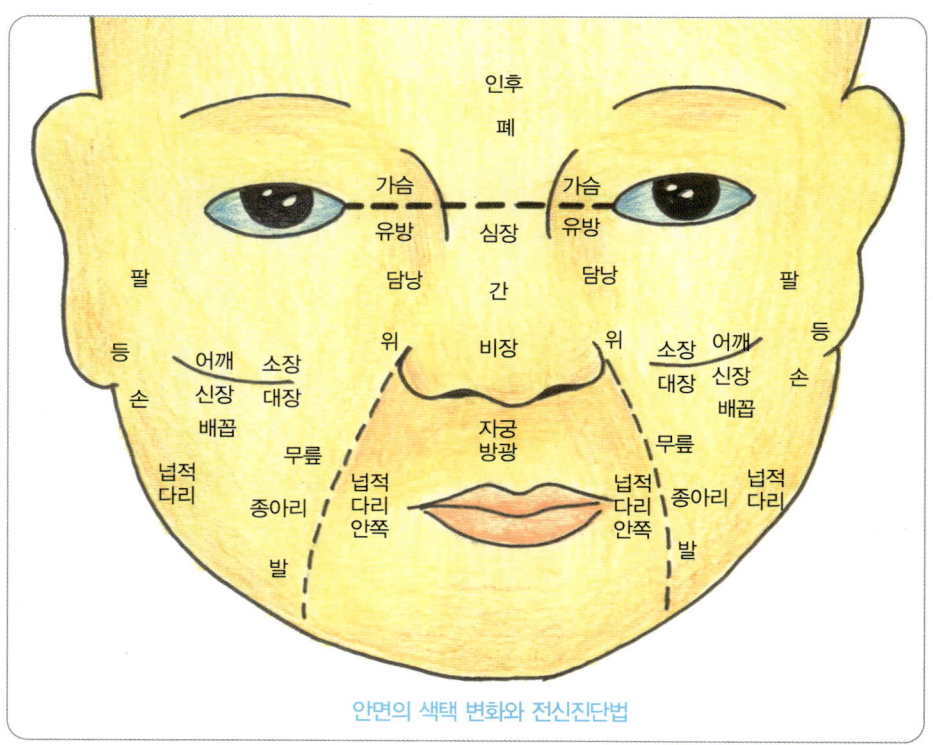

안면의 색택 변화와 전신진단법

를 살펴서 새로 생긴 병인지 만성병인지를 알고, 색이 나타난 부위가 안면의 상·하·좌·우 어디에 있는지로써 질병이 있는 곳을 알 수 있는 것이다.

㉠ 색깔이 깊게 침투되어 유달리 뚜렷할 때는 그 병이 심하다는 징조이며, 희미할 때는 병이 경미하다는 징조이다.

㉡ 색깔이 여기저기 흩어져서 한 곳에 집중되어 있지 않을 때는 병의 사기가 산재해 있다는 징조이다.

㉢ 신장의 색인 흑색이 심장에 대응하는 두 눈 사이에 나타나면 심장이 먼저 발병해서 쇠했기 때문에 온 것이다.

㉣ 대체로 색이 나타난 부위가 우측에 있으면 병도 인체의 우측에 있는 것이고, 색이 나타난 부위가 좌측에 있으면 병도 인체의 좌측에 있는 것이다.

10) 내장 기능이 고르지 못한 얼굴

㉮ 얼굴의 일정 부위에 청·적·황·백·흑의 색깔이 나타나며, 이 나타난 색택이 뼈까지 침투된 것처럼 깊은 것은 병적이다. 그러나 이 경우에도 각각 그 나타나야 할 부위에 색깔이 발현된 것은 병이 심한 것처럼 보여도 죽을 정도는 아니다.

㉯ 그러나 만일 오행상극(五行相剋)에 해당하는 색깔이 나타난다면 경우는 달라져서 죽을지도 모른다. 본래는 적색이 나타날 부위에 흑색이 나타난다면 '적화(赤火)', '흑수(黑水)'가 교란되었기 때문에 '수극화(水剋火)'라는 오행 상극이 되는 것이다.

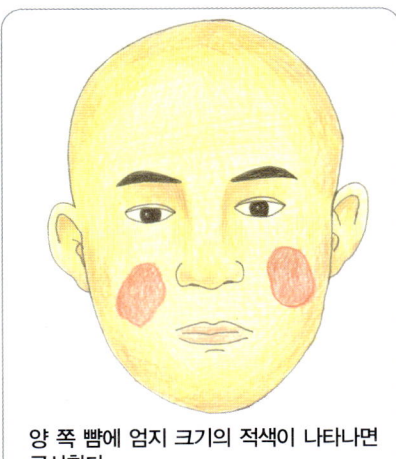

양 쪽 뺨에 엄지 크기의 적색이 나타나면 급사한다.

이마에 엄지 크기의 흑색 반점이 나타나는 것도 급사의 징후이다.

적색이 양 쪽 뺨 부위에 나타나서 그 크기가 엄지 크기일 때는 병증이 호전된 것처럼 보이지만 급사한다. 또는 이마에 엄지 크기의 흑색이 나타나는 것은 건강인이 급사하는 징후이다. 이런 경우 그 사망하는 날과 시간은 대개 색깔이 나타나는 것을 오행의 법칙에 적용하여 상극의 관계에 있을 때에 사망하는 것으로 예지할 수 있다.

예를 들어 적색이 나타났을 때는 '적화(赤火)'와 상극인 '수(水)'에 해당하는 날 즉, 임(壬)·계일(癸日)에 사망하며, 시각은 자시(子時)가 될 것이다.

11) 뺨의 증후

뺨의 중앙에서 코끝 사이에는 대장 질환의 색택이 나타나고, 그 바로 윗부분에는 소장 질환의 색택이 나타난다. 그리고 그 외방인 뺨에는 신장 질환의 색택이 나타나고, 신장 반응 약간 아래에는 배꼽 질환의 색택이 나타난다.

또 뺨의 광대뼈 부위에는 어깨에 대응하는 색택이 나타나며, 어깨 반응 부위 뒤에는 팔의 질환이 반응한다. 그러니까 뺨에는 각종 질환이 반응함으로써, 뺨만을 관찰해도 어떤 질환이 있는지 알 수 있게 된다.

- 광대뼈가 너무 튀어나와 있으면 어깨가 굽어져서 배근통·견갑통에 시달린다. 한편 광대뼈는 유달리 튀어나왔는데, 태양혈이 옴폭하면 소아퇴행성 심성(小兒退行性 心性)이다.
- 광대뼈가 빈약하면 어깨 역시 빈약하고, 아울러 폐 기능이 역시 취약하다. 따라서 종기(宗氣)가 쇠약해 있는 것이다.
  폐가 안 좋거나 폐렴이 있으면 뺨의 살이 여위고 붉게 상기되어 있다. 이때 오른쪽 뺨이 먼저 붉어지면 폐열이다
- 양 쪽 광대뼈의 모양이 대칭을 이루지 못하면 어깨 역시 좌우 대칭을 이루지 못하여 한 쪽 가슴에 통증이 온다. 특히 뺨이 낮고 모양이 바르지 못한 경우에는 질병에 걸리기 쉬우며, 장수하기도 어렵다.
- 위장이 안 좋으면 광대뼈 아랫부분이 오목하게 들어가 있다.
  위장경락이 풍에 손상되면 안면신경이 마비되어 한 쪽 뺨이 늘어지고, 신장이 허약해지면 뺨이 빨리 노화된다.
- 광대뼈가 붉으면 심적 동요를 잘 일으킨다.
  이마 한가운데에 엄지만한 검은색의 반점이 생기는 것은 갑작스레 사망할 징조

라고 했는데, 광대뼈에 엄지만한 붉은색의 반점이 생겨도 같은 징조이다.

- 신장이 냉에 손상되면 뺨이 검은색을 띠듯이, 신장에 병이 생기면 광대뼈 주위와 이마·귀 등이 검어진다.
- 간경화일 때는 뺨에 거미줄과 같은 검고 붉은 모세혈관이 돋아 있다.

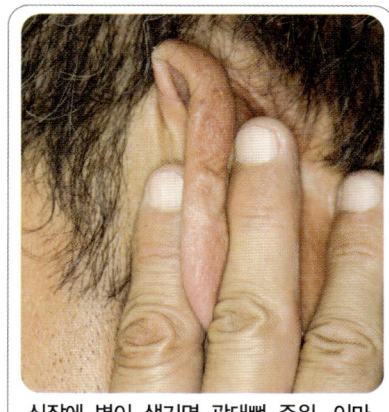

신장에 병이 생기면 광대뼈 주위, 이마, 귀 등이 검어진다.

얼굴이 흑갈색에서 청회색을 띠며, 어둡고 광택이 없다. 혹은 누렇고 청회색이다. 얼굴이 부어 까칠하고 초췌하며, 안각과 안꺼풀 주위가 청회색이다. 이때 왼쪽 뺨이 먼저 붉어지면 간열(肝熱)이다.

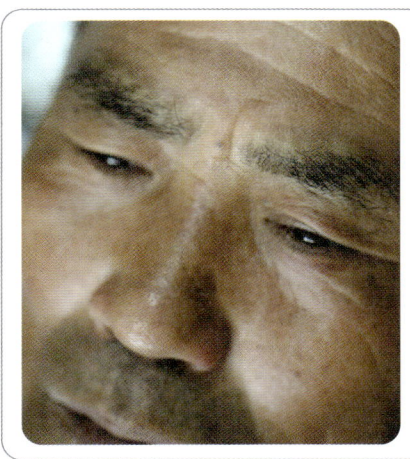
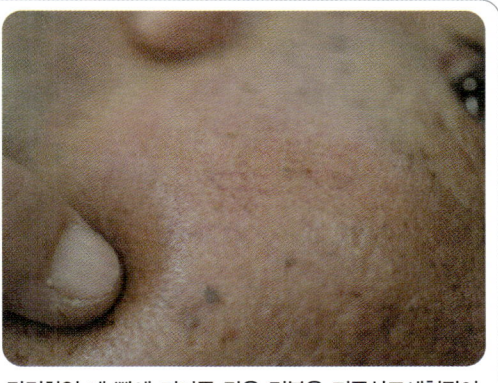

간경화일 때 뺨에 거미줄 같은 검붉은 지주상모세혈관이 돋아나 확장된다.

- 신장이 나쁘면 광대뼈 아래[지고(地庫)]가 불룩하니 팽창해 있다. 이때 손가락으로 얼굴을 누르면 함몰이 생긴다.

  심장병·당뇨병·갑상선 기능항진일 때도 손가락으로 얼굴을 누르면 함몰이 생기는데, 특히 갑상선 기능항진일 때는 안구가 돌출하고 눈빛이 반짝인다. 쿠싱증후군일 때도 함몰이 생기는데, 특히 보름달처럼 얼굴이 둥글게 되고, 피부는 붉으며 항상 좌창이 나고, 수염이 나지 않는다.

- 광대뼈가 너무 붉고, 입술이 지나치게 붉으며, 혹 수염이 짙고 이마 좌우에 살집이 없으면 과색상에 걸리기 쉽다.

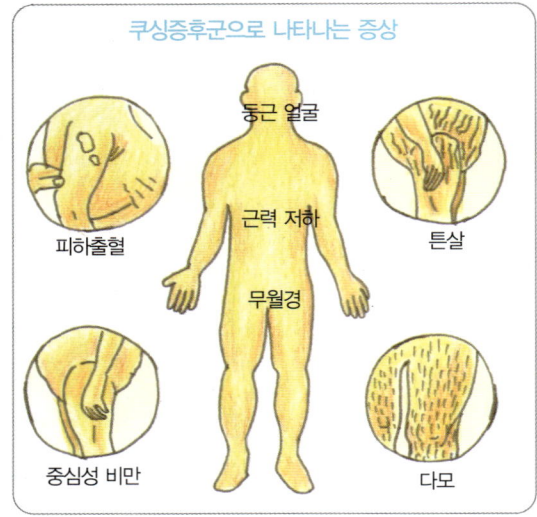

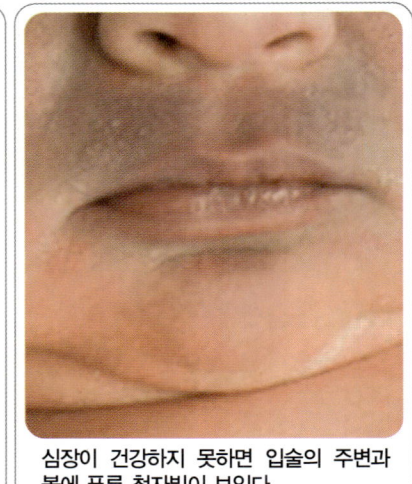

심장이 건강하지 못하면 입술의 주변과 볼에 푸른 청자빛이 보인다.

- 동맥경화일 때는 뺨을 비롯해 얼굴 전체가 붉고 윤기가 난다.
- 심장이 안 좋으면 입술과 볼에 청자빛이 나타난다.

12) 이마의 증후

이마를 다른 말로 '상정' 이라고도 한다. 그리고 하늘에 해당한다고 한다. 그래서 선천성 소질이 여기에 나타나고 인후나 심장·폐 기능이 여기에 반응한다고 한다.

여하간 머리는 크고 이마는 솟아야 좋은데, 이런 인상을 '두대액종' 이라고 한다.

- 이마가 지나치게 발달해 있으면 시간에 대한 과잉 강박 경향을 보인다. 이마의 정중선에서 앞머리카락 밑부분은 시·공간 개념을 파악하는 능력을 가늠해 볼 수 있는 곳이기 때문이다.
- 전두결절이 오목하지 않다거나 또는 지나치게 오목하게 패어 있다면 항상 두통

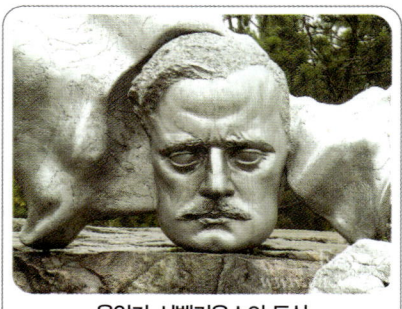

음악가 시벨리우스의 두상. 전두골의 요철(凹凸)이 심하다.

을 앓거나, 간장 기능이 약한 것으로 보아야 한다. 전두결절은 이마에서 불룩하게 솟아오른 부위이다. 이마 중에서도 눈썹의 중간 지점 상방의 부위에 해당하는데, 색채 질서 능력을 판별할 수 있는 부위이다.

- 이마가 넓고 미끈하며 이마의 선이 부드러운 여성은 쾌활하고 겸손하지만 불감증이 많다. 그러나 이마가 넓고 반반한 것 같지만 만지면 울퉁불퉁하면 질투심으로 신경성 질환을 앓는다.
- 이마의 주름살이 세 줄이 넘는 여성은 겉보기에는 얌전해 보여도 방사과다로 인한 질병이 많다.
- 이마가 뾰족하면 색을 밝히고 월경불순·견비통·두통·인후 질환에 약하다.
- 이마에 광채가 없는 경우는 경중 질환이라도 예후가 안 좋다. 결국 이 부위의 색택과 형태에 이상이 있으면 정신력이 약하고 기울(氣鬱)에 잘 빠진다.
- 이마가 빈약하면 기억력이 떨어지고 소화기가 약해진다. 또 이마가 좁은 여성은 근심이 많아 신경성 질환을 앓는다.
- 이마에 지저분한 얼룩이 있으면 임신·자궁병 및 폐결핵 등 폐 질환을 의심할

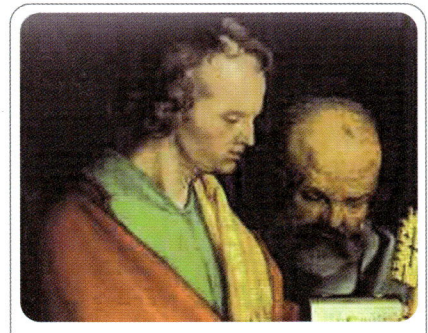
뒤러의 작품 「4명의 사도」 부분. 베드로의 이마가 울퉁불퉁하게 그려져 있다.

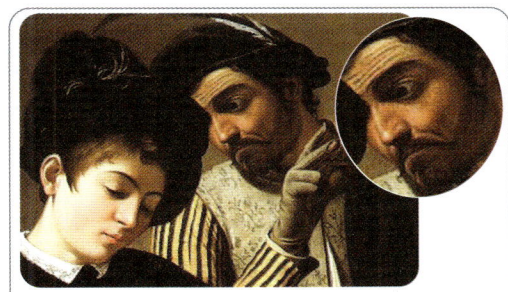
카라바조의 작품 「도박 사기꾼들」 부분. 가운데 남자의 이마에 주름이 많다. 이마의 주름은 천(天), 지(地), 인(人)을 뜻하는 3개의 주름이 선명하고 길게 있어야 좋다.

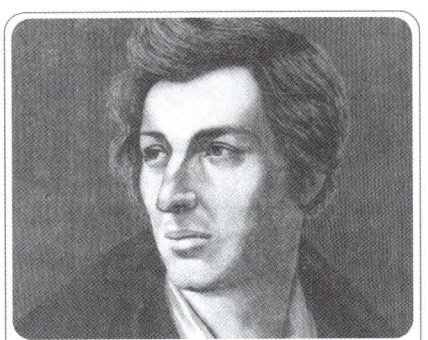
독일 시인 하이네의 초상. 이마가 매우 경사져 있다. 그의 일생은 고뇌, 분격, 절망의 연속이었으며 척수결핵으로 말년의 8년 동안을 고생하였다.

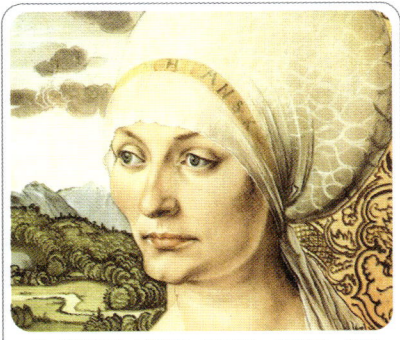
이마주름에 볼록한 광대뼈, 아래로 처진 콧방울인 여성은 난소 질환을 의심할 수 있다.

181

수 있다. 아울러 자궁병일 때는 눈꼬리가 푸르스름하며, 신장병일 때는 이마의 상부가 검고 머리카락 경계 부위에 탁한 반점이 있다.
- 이마에 주름이 있고 광대뼈가 융기하여 있으며, 콧방울이 아래로 처진 경우에는 난소 질환을 의심할 수 있다.

13) 인당의 증후

미간을 '궐' 또는 '인당'이라고 하는데, 해부학적으로 공동(空洞)이 있는 부위로서 신령(神靈)의 숙소로 보고 있다.
- 인당이 발달하면 정신분열·고혈압·두통에 시달린다. 또한 인당의 살집이 지나치게 발달해 있으면 성욕이 왕성하지만 자칫 복상사할 염려가 있다.
  대체로 인당이 넓으면 관용파요, 정직하고 뒤끝이 없는 깔끔한 인격자로 본다.
- 인당이 빈약하면 신경쇠약으로 고생하는 경우가 많다. 또한 인당의 살집이 극히 빈약하면 잠도 잘 이루지 못하며, 걸핏하면 심장이 두근거린다.
  대개 투정을 잘 부리며 음험한 이중인격자요, 시치미를 잘 떼는 연기파이다.
- 감기·위장병·신경성 질환일 때는 미간에 핏대가 선다.
  또한 신경성 질환이나 중풍일 때는 미간뿐 아니라 태양혈 부위에도 푸른 정맥이 있다.
- 심장병일 때는 양 미간에 세로주름이 한 줄 선다. 담낭허겁일 때는 양 미간에 한 줄 혹은 두 줄의 세로주름이 선다.

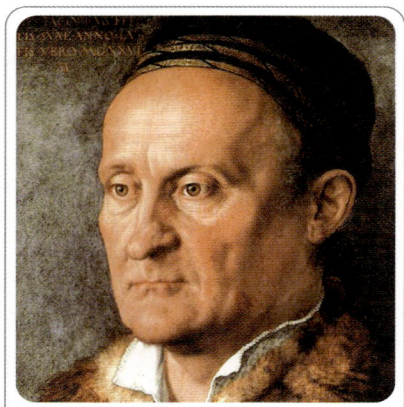

미간에 세로주름이 있을 때 심장병, 우울증, 신경쇠약에 주의해야 한다.

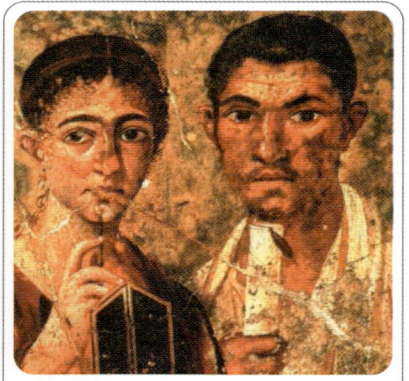

폼페이에서 발굴된 프레스코 「빵 굽는 남자와 그의 아내」 부분.
두 눈썹 사이 인당이 남자는 넓고, 여자는 좁다.

특히 미간에 핏대가 서거나 한 줄 혹은 두 줄의 세로주름이 서 있으면 신경쇠약·우울증이다.
- 정허(精虛)하면 이마나 미간이 좁고 살집이 빈약하다. 혹은 볼과 이마가 검다.
- 비허(脾虛)하면 얼굴이 누렇거나 창백하며 초췌하고 혈색이 없다. 눈밑이 검고 미간에 핏대가 선다. 안광도 빛을 잃고, 광대뼈 아래가 오목하게 들어가 있다. 여위며, 혹 붓고 수족이 차다.

14) 턱의 증후

턱에는 비뇨생식기의 상태와 개인의 의지력이 잘 드러난다.
- 턱이 짧은 여성은 소아성 기질이다. 반면에 턱이 긴 여성은 애정적이며 독립심도 강하다.

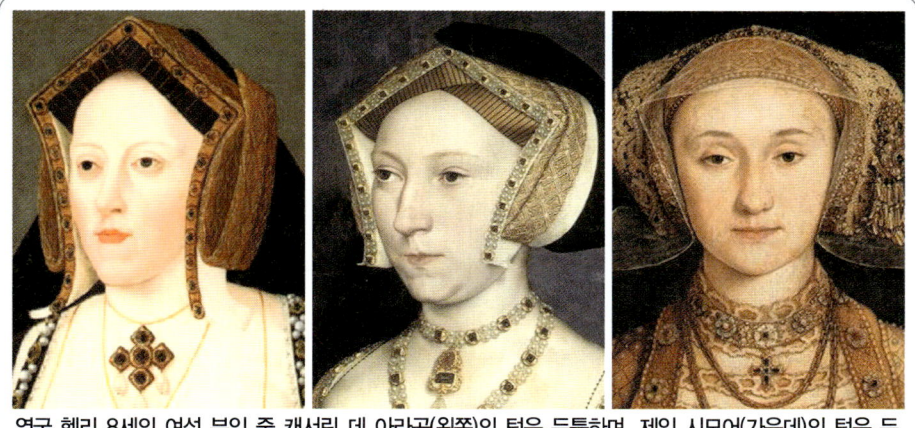

영국 헨리 8세의 여섯 부인 중 캐서린 데 아라곤(왼쪽)의 턱은 두툼하며, 제인 시모어(가운데)의 턱은 두 턱이고, 클레브스 폰 앤(오른쪽)의 턱은 뾰족하다.

- 턱이 뾰족한 형은 지적이고, 가늘고 긴 형은 신경쇠약증이 많다. 참고로 정수리가 뾰족한 형은 감정적이다.
- 턱이 둥근 형은 선정적이고 충동적이며, 심장병·뇌일혈 등에 약하다.
- 턱이 네모진 형은 현실적이고 자존심이 센데, 신경계·순환계가 약하다.
- 턱이 주걱처럼 굽으면 냉소적이고 자기를 과신하는 경향이 있다.
- 편도선이 안 좋으면 턱이 앞으로 돌출한다.
- 정허(精虛)하면 광대뼈와 볼이 빈약하고 광택이 없거나, 턱이 작고 색이 안 좋

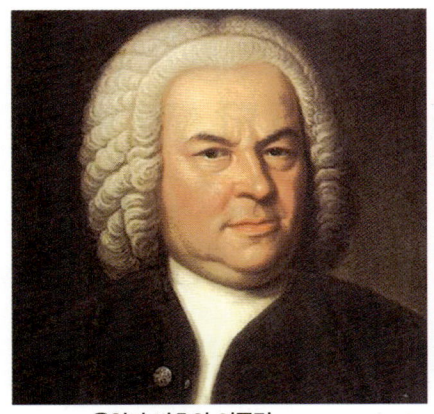
음악가 바흐의 이중턱.
둥근 턱은 심장병, 뇌일혈에 약하다

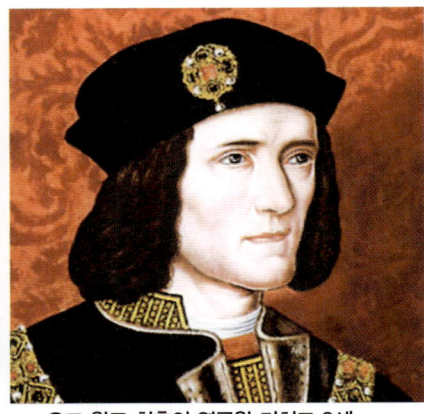
요크 왕조 최후의 영국왕 리처드 3세.
주걱턱에 하안검이 수대형(垂袋形)이다.

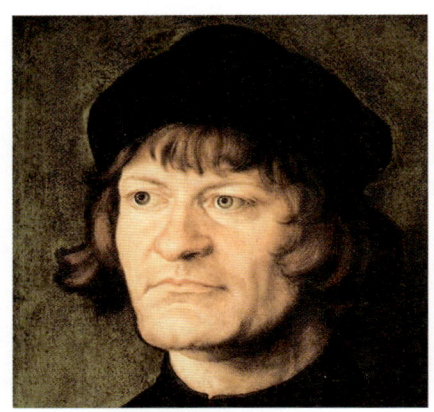
턱이 앞으로 튀어나와 있으면
편도선이 안 좋다.

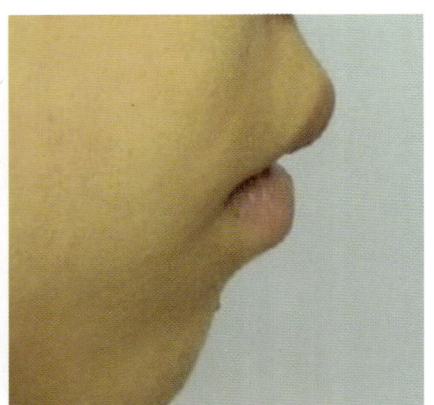
턱의 발달이 좋지 않아 생기는 무턱(소악증)은 정
허(精虛)로 비롯된다.

다. 혹 턱이 뾰족하거나 무턱이고 광택이 없다.
- 빈혈형 얼굴은 크고 넓은데 턱은 뾰족하다. 또한 안색이 푸르스름하거나 창백하다.

15) 법령(法令 ; 비순구)의 증후

입 주위에 있는 큰 주름, 그러니까 콧방울 양옆에서 입술 양끝으로 반월형을 그리며 내려오는 큰 주름을 법령 또는 거분이라고도 하는데, 이곳이 대퇴부 내측의 상태가 반응을 보이는 부위이다.
- 법령이 뚜렷치 못하면 대퇴부 내측의 근육이 약하고 정력도 안 좋다.

특히 법령이 뚜렷하지 못하고, 인중이 얕고 짧으며 혹 비틀어져 있으면 고환의 발육부전·발기부전·유정(遺精) 등이 의심된다. 더구나 인중에 구진(丘疹)이 있으면 생식기 염증·전립선염 등이 의심되며, 인중이 암회색이고 빛을 잃으면 발기부전이 의심된다.

- 뇌 기능이 안 좋거나 장이 안 좋으면 비순구가 깊어진다.

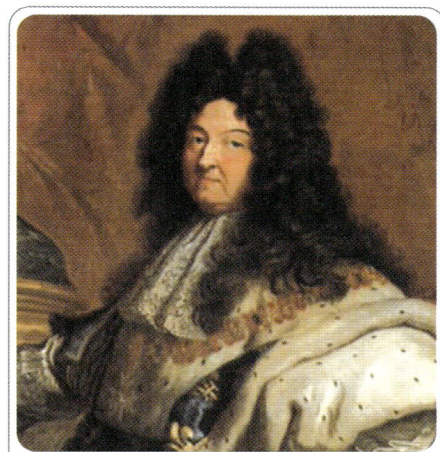

이아생트 리고의 작품 「대관식의 제왕 성장(盛裝)을 한 프랑스의 루이 14세」 부분. 비순구(鼻脣溝, 법령)가 짧게 끊어져 있다.

특히 횡행결장에 대변이 막혀 있으면 비순구가 깊어지면서 이마의 색이 달라진다. 그리고 우측 태양혈에 구불구불 정맥류가 튀어나와 있으면 우측 맹장부에 대변이 막혀 있는 것이다. 특히 유아의 미간에 핏대가 서면 장에 태변이 남아 막혀 있다는 것이다.

- 안면마비가 오면 표정을 잘 짓지 못하고 이마에 주름이 없으며, 눈구멍(眼裂)이 커지고 비순구가 평평해진다. 그러나 눈구멍이 커지지 않으면 뇌혈관 이상일 가능성이 있다.

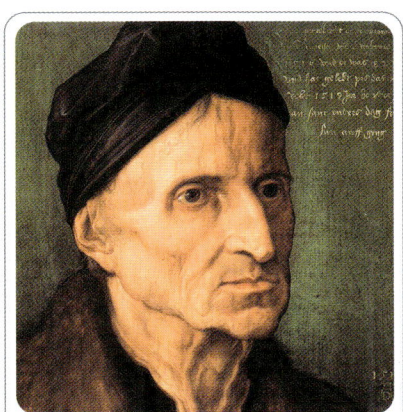

오른쪽 태양 경혈에 정맥이 구불구불 튀어나와 있으면 오른쪽 맹장부에 대변이 막혀 있는 것이다.

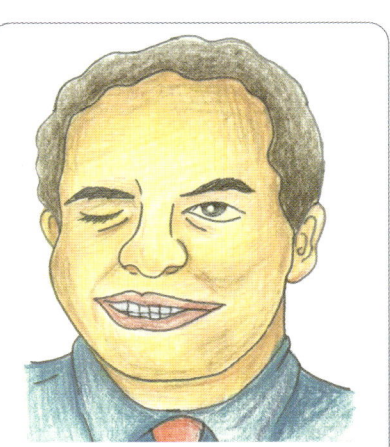

안면마비가 오면 이마에 주름이 없고 비순구가 평평해진다.

2. 눈·귀·코·입·혀·치아

(1) 눈

1) 눈은 오장의 정기가 모인 곳

모름지기 눈이 크고 광채가 있는 '안대채신'을 좋은 인상으로 보고 있는데, 《맹자》에 이런 말이 있다.

"사람을 살피는 데는 눈동자를 보는 것만한 것이 없다. 눈동자는 그의 악함을 은폐하지 못한다. 마음이 바르면 눈동자가 밝고, 마음이 바르지 못하면 눈동자가 어둡다. 그러므로 그의 말을 들으면서 그 눈동자를 바라보면 어찌 내심을 숨길 수 있으랴."

눈은 전신의 1/375에 불과한 작은 기관이지만, 정기신명이 집결된 매우 중요한 기관이다. 그래서 눈은 정신의 창문이며, 건강과 질병의 여하를 눈을 통해 가늠할 수 있는 것도 당연하다.

《영추》「논질진척편」에 보면, 눈이 붉은 자는 병이 심장에 있고, 눈이 흰 자는 병이 폐장에 있으며, 눈이 푸른 자는 병이 간장에 있고, 눈이 노란 자는 병이 비장에 있으며, 눈이 검은 자는 병이 신장에 있고, 눈이 황색을 띠면서도 무어라고 형용하기 어려운 빛깔이 있는 자는 병이 흉중에 있는 것이라고 하였다.

눈의 동통을 진단할 때 눈에 적맥이 위에서 아래로 내려가면 태양병이고, 아래에서 위로 올라가면 양명병이며, 밖에서부터 안으로 들어오면 소양병이다.

또한, 항상 밝게 볼 수 있는 것은 사기가 아직 인체 내부에 깊숙이 전입하지 아니한 것

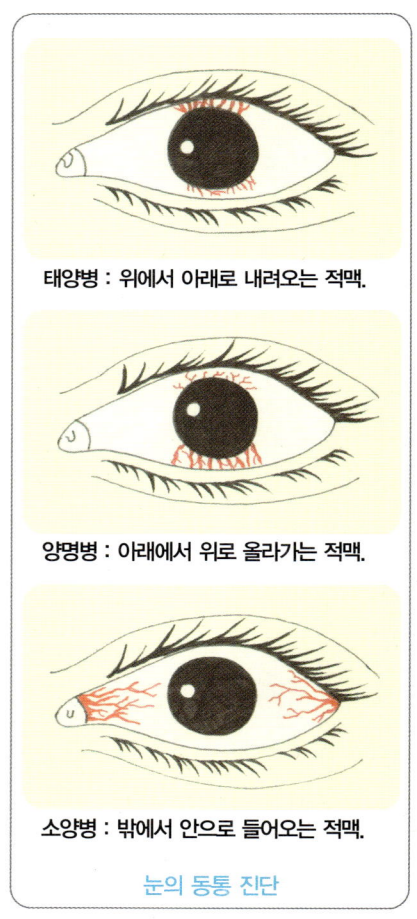

태양병 : 위에서 아래로 내려오는 적맥.

양명병 : 아래에서 위로 올라가는 적맥.

소양병 : 밖에서 안으로 들어오는 적맥.

눈의 동통 진단

이며, 눈이 붉거나 눈이 누렇게 된 것은 이미 사기가 깊숙이 들어간 것으로 보아야 한다.

만일 캄캄하고 어두워서 눈으로 사물을 분명히 볼 수 없다면, 이것은 사열이 인체 내부에 깊숙이 들어가 신수를 소모시켜 고갈되게 만든 까닭이다.

한편 눈을 까뒤집고 상시하거나, 눈을 비껴뜨고 사시하거나, 눈꺼풀이 갑자기 함몰되거나 하면 이것은 오장의 기가 쇠약해져서 두절했다는 징조이다.

그리고 눈을 뜨고 사람을 대하기 좋아하면 양증이요, 눈을 감고 사람 대하기를 싫어하는 것은 음증이다.

눈은 오장의 정기가 한데 모인 곳[오장정화지소주(五臟精華之所注)]이다. 따라서 이곳을 통해 많은 건강정보를 알아낼 수 있는 것이다.

㉮ 열하면 눈이 침침해지고 어두워지며, 질병 중에 갑자기 두 눈이 어두워지면 기탈(氣脫)이다.

㉯ 신수(腎水)가 충족하면 모든 것을 분명히 볼 수 있다.

㉰ 간장 기능의 강약을 알고자 하면 눈의 크고 작음을 보면 된다.

㉱ 담낭 기능은 눈 아래의 팽융 상태로 알 수 있다.

㉲ 간에 병사가 실하면 눈에 핏발이 서고, 간이 열에 손상을 받으면 눈을 직시하며, 간에 감증(疳證)이 생기면 백막이 눈의 검은 동자를 가리고 만다.

㉳ 어린아이가 눈동자를 움직이지 않거나, 눈을 감고 뜨지 못하거나, 눈을 뜨고 감지 못하거나, 울어도 눈물이 나지 않는 증상은 모두 간의 기가 두절한 징조이다.

㉴ 위장 경락이 풍에 손상되면 눈이 노랗게 되고 눈물이 잘 흐르며, 대장에 혈액이 정체되면 눈빛이 노란색을 띠게 된다.

㉵ 신장이 풍에 손상되면 눈이 황황해져서 어두워지고 잘 보이지 않게 되며, 신장 질환이 만성화되면 눈알이 들어가고 눈에 헛것이 보이게 된다.

㉶ 방광이 풍에 손상되어도 눈이 어질어질해지고 눈물이 흐른다.

㉷ 간풍에는 눈이 청색을 띤다.

㉸ 부종병에는 눈 아래가 먼저 붓기 시작한다.

즉 부종병은 배가 붓기 전에 눈 주위가 약간 부어서, 마치 잠에서 깨어난 듯한 눈 모양이 된다.

그리하여 복창이 되면 몸이 모두 붓다가, 커지면 부창 등이 된다.

2) 눈과 5륜

눈에는 '5륜'이 있다.

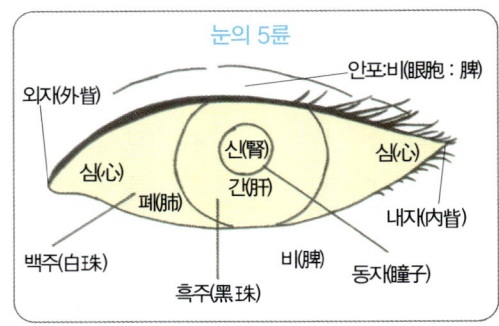

㉮ 백주(흰 동자)는 폐에 속하고, 폐는 기와 관계 있으므로 '기륜(氣輪)'이라 한다.

㉯ 흑주(검은 동자)는 간에 속하고, 근과 관계 있으므로 '풍륜(風輪)'이라 한다.

㉰ 안포(눈꺼풀)는 비장에 속하고, 육에 관계 있으므로 '육륜(肉輪)'이라 한다.

㉱ 내·외자(눈 가장자리)는 심에 속하고, 혈에 관계되므로 '혈륜(血輪)'이라 한다.

㉲ 동자는 신에 속하고, 골에 관계되므로 '수륜(水輪)'이라고 한다.

따라서 병리적으로도 5륜과 관련이 있다.

㉮ 눈이 붉으면 병이 심장에 있다.

㉯ 눈이 희면 병이 폐에 있다.

㉰ 눈이 푸르면 병이 간에 있다.

㉱ 눈이 누르면 병이 비장에 있다.

㉲ 눈이 검으면 병이 신장에 있다.

예를 들어 눈이 누렇게 되면 병이 비장 즉, 소화기 계통에 있다는 뜻인데, 담즙이라는 담낭의 소화액이 분비 장애가 있을 때 황달이 오고, 황달이 오면 눈이 누렇게 된다는 의미와도 같다.

3) 눈의 모양

㉮ 나뭇잎 모양의 눈[목엽형(木葉形)]은 건강한 눈이다.

㉯ 고기 모양의 눈[어형(魚形)]도 건강한 눈이다.

단, 눈물샘이 세균에 침범당하기 쉽다.

눈이 둥글고 눈동자가 약간 솟아 있으면서 인당(印堂)이 천중(天中)까지 뻗고, 두각(頭角)이 좌우로 솟으며 귀까지 높이 솟아 있으면 위엄 서린 기풍이 강하기 때문에 건강도 좋다.

㉰ 양궁의 표적판처럼 둥근 눈[궁적형(弓的形)]은 피로하기 쉽고, 난시·백내장의

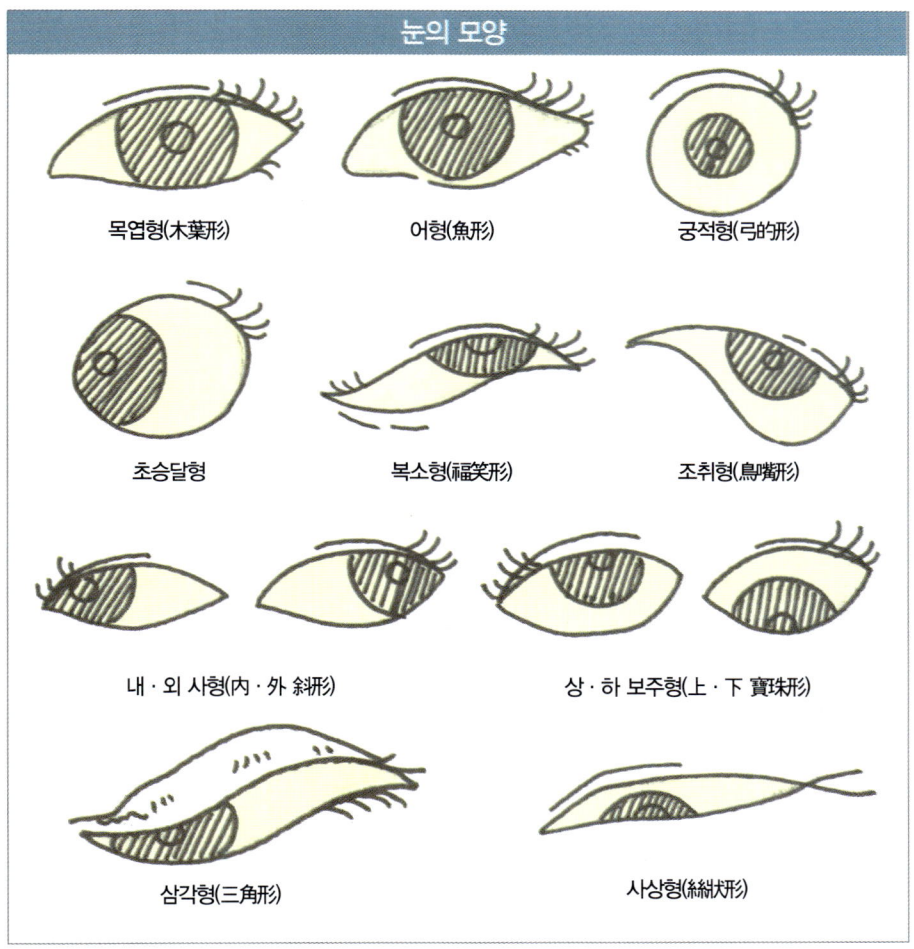

우려가 크다.

한편 눈이 둥근 여성은 감수성이 강하고, 눈이 움푹 들어가면 성욕이 강하다. 그리고 눈이 튀어나온 여성은 성적으로 조숙한 편이다.

㉣ 초승달 모양의 눈은 동안신경 마비·경추염·뇌진탕·뇌막염 등이 의심되는 눈이다. 소아의 경우라면 경풍이다.

일반적으로 눈동자가 움직이지 않고 응시하는 것을 반사성 동공강직성이라 하며, 광선에 대해서도 반응이 없는 것을 대광강직(對光强直), 또는 동안신경 마비강직이라고 한다. 이런 강직성은 대개 매독의 특징이며, 마비성 치매증·척수로 등에서 많이 볼 수 있다. 한편 눈동자가 움직이지 않고 응시하는 것은 이러한 증상 외에 뇌 질환·신경쇠약·히스테리·진전(振顫) 마비·파킨슨병 등에서도 볼 수 있다.

㉮ 웃는 모습의 눈[복소형(福笑形)]은 안검경련이 오기 쉽다.

항상 웃고 있는 것같이 보이는 눈은 과로 후 안검경련이 종종 일어난다.

㉯ 벌레가 기어가는 것 같은 눈[충양형(蟲樣形)]은 동안신경 마비의 우려가 있다. 눈이 작은 여성은 소박하고 착실하며 지적이고 분별력이 뛰어나지만, 질투심도 강한 편이다. 그래서 신경계 질환을 잘 앓을 수 있다.

㉰ 새 부리 같은 눈[조취형(鳥嘴形)]은 안질을 앓아서 누관이 협착된 징조이다.

눈의 외형이 마치 새 주둥이 같은 경우에는 어렸을 때 눈병에 걸린 경력이 있으며, 누관이 협착되어 있다.

㉱ 내사시와 외사시는 측동안(側動眼)신경 마비이다.

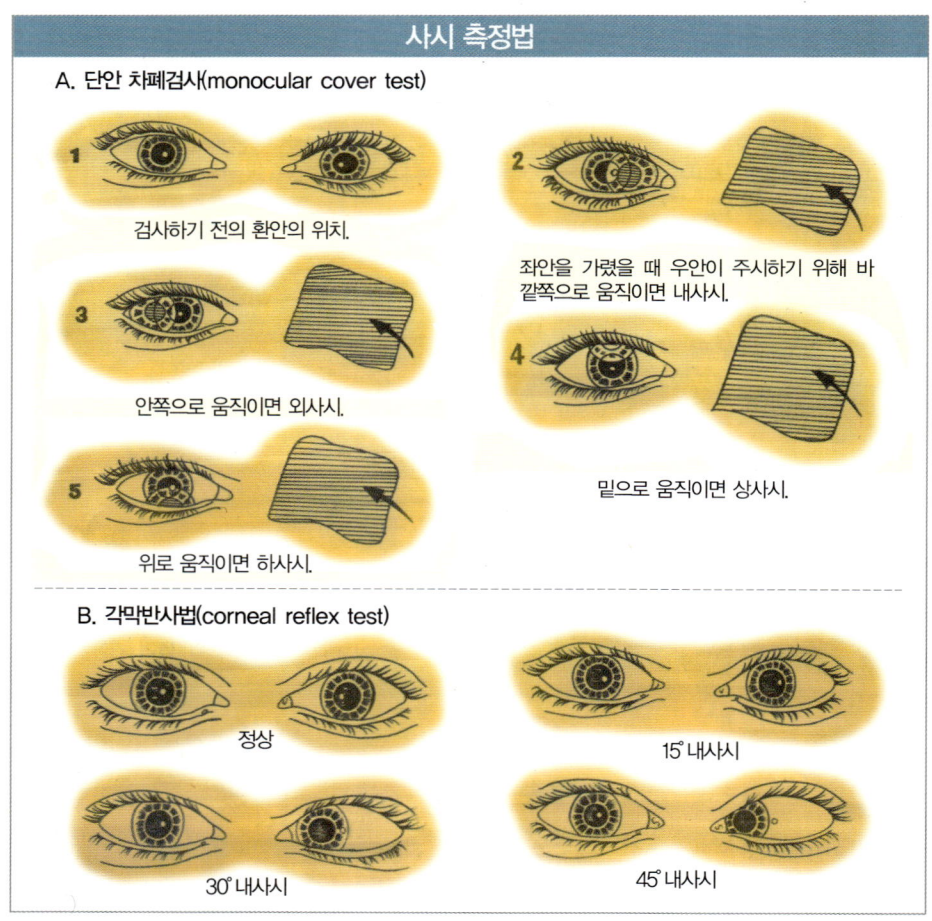

사시, 즉 사팔뜨기[묘(眇)] 여자는 명기(名器)라는 속설이 있지만, 사시로 고정된 경우는 거의 '경풍(驚風)'과 관계가 있다.

㉠ 직시(直視)로 고정된 경우도 경풍인데, 이때는 주로 '열풍(熱風)'에 속한다.

그러나 고정된 듯하지만 이동시킬 때 정상처럼 잘 움직인다면 담폐(痰閉)로 본다. 한편 눈동자가 위로 올라가 고정된 것은 '간풍(肝風)'이다.

㉡ 왼쪽 눈이 오른쪽으로 지나치게 기운 것은 양사(陽邪)와 관계가 있고, 오른쪽 눈이 왼쪽으로 지나치게 기운 것은 음사(陰邪)와 관계가 있다.

㉢ 암일 때는 외향사시의 경향이 나타나고, 뇌일혈일 때는 내향사시의 경향이 나타난다. 한편 당뇨병일 때는 일측 외향사시가 나타난다.

㉣ 눈을 뒤집어 위로 치켜뜨거나, 사시처럼 눈을 비껴뜨거나, 눈꺼풀이 갑자기 푹 꺼진 것은 오장의 기가 쇠약해진 증거이다.

㉤ 둥근 눈에 오른쪽은 동자가 바깥쪽으로, 왼쪽은 동자가 안쪽으로 기울어진 것은 좌우 반대 동안신경 마비이다. 또 둥근 눈에 좌우의 동자가 모두 안쪽으로만 기울어진 것은 경추염이며, 어렸을 때 경풍·뇌진탕·뇌막염 등을 앓은 경력이 있다.

㉥ 보석 알맹이 같은 눈[보주형(寶珠形)]은 외선(外旋)신경 마비이다.

㉦ 삼각형의 눈은 외상의 경험이나 맥립종 치료가 불완전했던 과거력이 있을 수 있다.

㉧ 실 같이 가는 눈[사상안(絲狀眼)]이 후

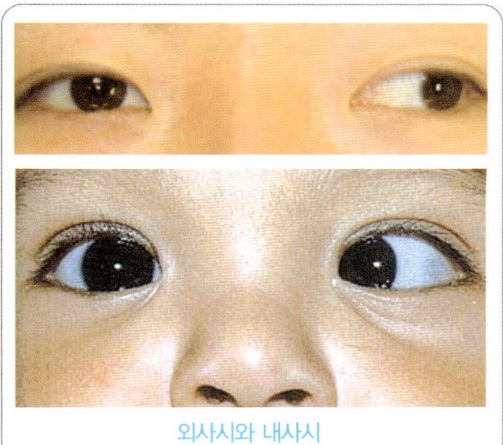
외사시와 내사시

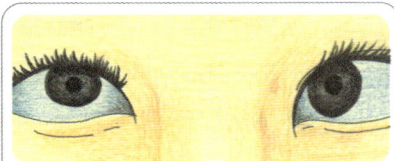
둥근 눈에 오른쪽은 눈동자가 바깥쪽으로, 왼쪽은 눈동자가 안쪽으로 기울어져 있다.

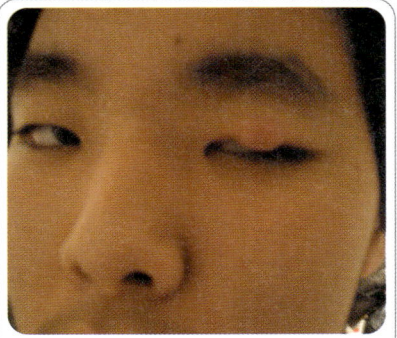
맥립종은 눈꺼풀의 눈물샘과 보조샘의 감염으로 발생하며, 주로 포도상구균(staphylococcus)에 의해 잘 감염된다.

천성이라면 뇌염·신경 마비 등을 의심해 볼 수 있다.
한편 움펑눈이나 깊은 눈은 성음(性淫)과 기음(氣淫)이 농후한 눈이다.

4) 눈빛

눈빛은 광채가 나야 좋다. 목광(目光)·안광(眼光)이라고 표현하는데, 그 빛은 부릅뜬 정기가 아니라 꽃같이 아름다운 현화(玄花)이어야 한다.

눈시울이 축축하면 안 된다. 즉 목광(目眶)에 기름기가 배어 있으면 음탕하다.

- 눈동자 윗쪽에서 안광이 쏘듯 내비치는 것은 정신신경계 이상의 징조이다.
- 눈이 크고 안광이 쏘는 듯하며, 이마가 솟아 있으면 담음(痰飮) 질환이나 다리 등 하반신 질환에 약하다.
- 갑상선 기능항진일 때는 두 눈이 돌출되며, 특히 눈빛이 유난히 밝다. 두 눈의 돌출은 고혈압·파킨슨병·백혈병일 때도 볼 수 있다. 한편 후두부 타박일 때도 눈이 돌출될 수 있으며, 특히 뇌종양·비

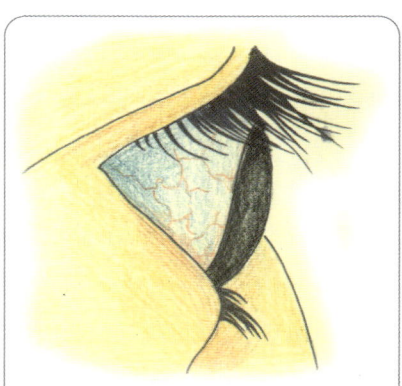

두 눈이 돌출되는 경우는 갑상선기능항진증, 고혈압, 파킨슨병, 백혈병 등에서 볼 수 있다.

> **Tip 잘 생긴 눈**
>
> 잘 생긴 눈은 역시 외형상 쌍꺼풀이 져 있어야 한다. 쌍꺼풀에는 외주름형과 내주름형이 있다. 외주름형은 쌍꺼풀이 평행을 이루고 있어서 매우 우아하고 서구적이며 시원한 눈매의 인상을 준다. 내주름형은 속칭 속쌍꺼풀이라 하는데 자연적 인상을 주지만, 속쌍커풀이 있는 사람은 소극적인 성격을 갖고 있다. 한편 좌우의 쌍꺼풀이 고르지 않고 짝짝일 때는 이중인격자가 많다.
>
> 남성에게 잘 생긴 눈은 큰 눈이다. 용안(龍眼)이 제일 멋진 눈이요, 봉안(鳳眼)이 다음이고, 상안(象眼)이 그 다음이라고 하지만, 일반적으로 큰 눈이면 좋고, 커도 평범하면서 온화한 느낌을 주는 눈이 좋다.

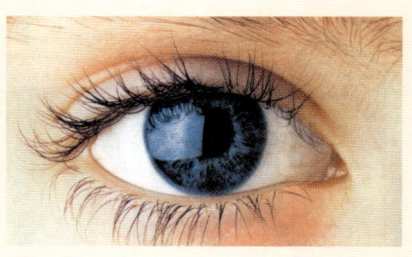

인암일 때는 한 쪽 눈만 돌출한다.

5) 눈꺼풀[안검(眼瞼)]

윗 눈꺼풀을 상파(上波), 아래 눈꺼풀을 하파(下波)라고 하며, 눈의 끝 부분 즉, 외자(外眥)를 일명 어미(魚尾)라고 하고, 아래 눈꺼풀 밑의 잔주름을 분심문(芬心紋)이라고 한다.

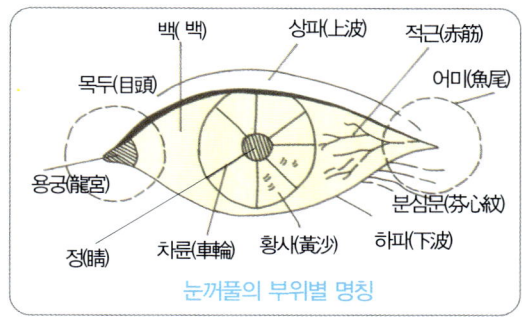
눈꺼풀의 부위별 명칭

- 상파·하파 중 하파가 특히 돌출한 것은 정액이 손상된 것이다.
- 눈꼬리가 황색이면 병이 회복되는 징조이다.
  한편 눈꼬리가 위로 치켜 올라간 여성은 의지가 강하고, 눈꼬리가 아래로 처진 여성은 소극적이며 유혹에 약한 편이다.
- 손으로 눈꺼풀을 뒤집으려 할 때 눈꺼풀이 긴장해서 뒤집기 어려우면 신경과민성으로 호흡기나 뇌 등에 질환이 있다고 보아도 틀림없다.
  만약 이 모양으로 가슴둘레가 클 때는 반드시 정신 질환이 있다. 여자에게 있어서는 생식기의 발육부전에서 이런 것을 흔히 볼 수 있다.

무섭도록 강렬한 빛이 뿜어져 나오거나 날카롭게 쏘아보는 듯한 비범한 눈은 좋은 눈이 아니다.
잘 생긴 눈은 눈썰미[목교(目巧)·목의(目意)]가 좋고 눈어림[목산(目算)·목측(目測)]도 좋아야 하며, 눈으로 얘기[목어(目語)]할 수 있어야 한다. 눈으로 웃고[목소(目笑)], 눈으로 모든 것을 가르치고 가리킬 수[목지(目指)] 있어야 하고, 눈으로 깍듯이 예의를 다할 수[목례(目禮)] 있어야 한다.
눈동자를 요리조리 잘 굴리는 눈도 결코 잘 생긴 눈이 아니다. 눈두덩이가 부었거나, 눈꺼풀이 하수되어 있거나, 저절로 눈물을 조금씩 흘리는 눈도 모두 잘 생긴 눈이 못 된다. 눈꺼풀을 실룩실룩하는 것도 마찬가지이며, 눈동자가 함몰되어 있거나 돌출되어 있어도 잘 생긴 눈은 못 된다. 눈썹에서 아래 눈꺼풀 밑까지 마치 안경을 쓴 듯 둥글게 푸른빛이나 검은빛이 도는 것도 안 좋다.

- 눈두덩이가 부어 있으면 심장·신장 기능이 좋지 않다는 것이다.

  《소문(素問)》「평열병론편(評熱病論篇)」에는 모든 수기병(水氣病)의 부종이 우선 눈 아래에 생긴다고 하였다. 수(水)는 음이요, 눈 아래도 음이고 복부 또한 음인 비장이 있는 곳이기 때문에, 수액이 복부에 있으면 반드시 눈 아래가 붓는다.

  《영추(靈樞)》「수창편(水脹篇)」에도 수창(水脹 ; 습사의 침범으로 비의 운화 기능이 장애를 받아 장 위에 수기가 모여서 생기는 증상)은 배가 붓기 전에 눈 주위가 약간 부어서 마치 잠에서 깨어난 듯한 눈 모양이 되고, 인영맥(人迎脈 ; 후두결절 양옆의 경동맥 부위에서 뛰는 맥)의 박동이 강해지고, 때로는 기침을 하는 수도 있으며, 넓적다리 안쪽이 냉해지고 다리 아래가 붓는다고 하였다.

- 눈꺼풀이 하수되어 눈을 뜨고 감는 것이 불편하거나 눈물을 조금씩 흘리는 경우는 신경계의 이상이다.
- 눈꺼풀이 내반되면 속눈썹이 눈을 찔러 흰자위가 충혈된다.
- 눈썹에서 아래 눈꺼풀 밑까지 둥글게 푸른빛이나 검은빛이 도는 것은 심기(心氣) 허약의 징조이다.

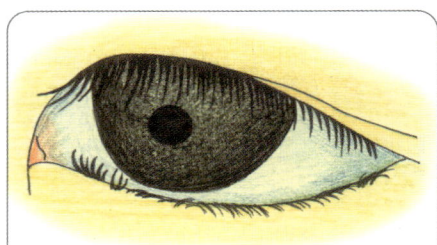

눈꺼풀이 안쪽으로 만곡되면 속눈썹이 각막에 닿아 찌르기 때문에 흰자위가 충혈된다.

  여자로서 눈 아래에 엷은 검은빛이 돌면 자궁발육이 좋지 못한 것이다. 그래서 불임증 또는 냉증으로 고생할 우려가 있다. 또 신기훼손일 때도 잘 생기며, 어혈·월경부조·대하증 등일 때에도 잘 나타난다.

- 눈 아래 살집이 수대형(垂袋形)을 이루면 정력쇠약이나 불임증의 상이다.
- 눈꺼풀이 홍색이면 습증(濕證)으로 비화(脾火)요, 눈 전체가 적종(赤腫)하면 간경풍열(肝經風熱)이다.

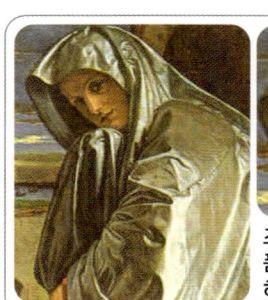
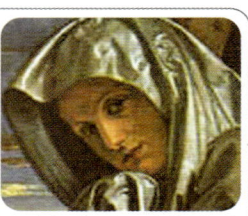

조반니 제로라모 사발드의 작품 「막달라 마리아」부분. 하안검이 수대형(垂袋形)이다.

- 윗눈꺼풀이 아래로 처져 억지로 눈을 뜨려고 하면 동자가 아래 눈꺼풀에 떨어져서 흰자위만 보일 때는 동안신경 마비이다.

- 눈꺼풀이 하수되는 경우는 비위허약·뇌혈관 질환·억울증 등에서 볼 수 있다. 비위허약일 때는 잠든 후에 눈꺼풀이 완전히 닫히지 않으며, 억울증일 때는 눈을 깜박거린다.
- 심혈관 질환이 있을 때는 윗눈꺼풀에 황색의 융기된 반점이 나타난다.

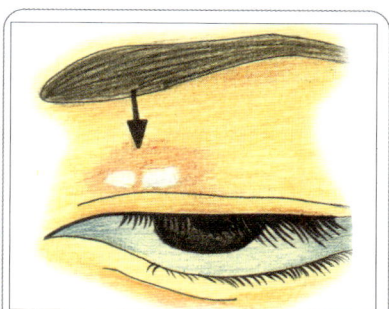

심혈관 질환이 있을 때는 윗눈꺼풀에 황색의 융기된 반점이 나타난다(황색판증).

6) 눈 흰자위[백정(白睛)]

- 흰자위가 적으면 소화기 질환과 요통을 주의해야 한다.
  눈이 둥글고 흰자위가 적은 반면 검은자위가 많고, 입술이 뾰족하고 옥니에 치아가 작으면 인색하고 권모술수에 능란하다. 소화기 질환과 요통을 주의해야 한다

- 흰자위가 많으면 성 탐닉 경향이 강하다. 삼백안(三白眼)의 여자는 음란하다는 속설이 있다. 검은자위를 중심으로 좌·우 및 위에도 흰자위가 보이는 경우를 '삼백안' 이라 한다. 흔히 검은자위 위에 보이므로 '상삼백안' 이라고 한다. 나폴레옹이 이런 눈이었다고 한다. 검은자위 아래에 흰자위가 보이는 것을 '하삼백안' 이라고 하며, 좌·우·상·하 네 군데에 흰자위가 보이는 경우를 '사백안(四白眼)' 이라고 한다. 흔히 이런 눈을 가진 사람들은 집념이 강한데, 부도덕한 일을

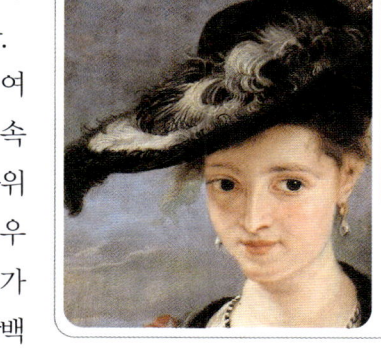

루벤스의 작품 「수산나 쿤덴의 초상」 부분.
한쪽 눈이 하삼백안으로 그려져 있다.

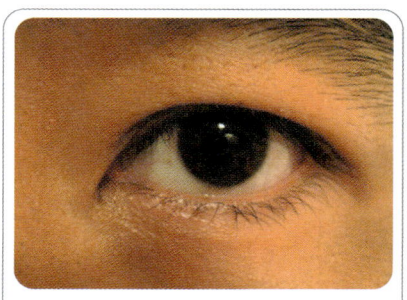

삼백안은 검은자위를 중심으로 좌·우, 위나 아래에도 흰자위가 보이는 것을 말한다.

서슴지 않고 하는 경향이 있다고들 한다.

한편 흰자위가 많은 눈을 '판정(眅睛)'이라 하는데, '판(眅)'은 모반(謀反)의 뜻이다. 또한 흰자위가 사방으로 보일 정도로 많고, 검은자위가 적으며 머리가 뾰족하면 횡액(橫厄)이 잘 따른다.

● 흰자위에 담홍색의 핏줄이 보이면 알레르기 경향일 수 있다.

이 핏줄을 '적근(赤筋)'이라 한다. 피곤·수면부족·가벼운 안질일 때도 충혈이 잘 된다. 한편 알레르기성 결막염·알레르기성 비염일 때는 이 적근이 여러 갈래로 가늘게 퍼진다.

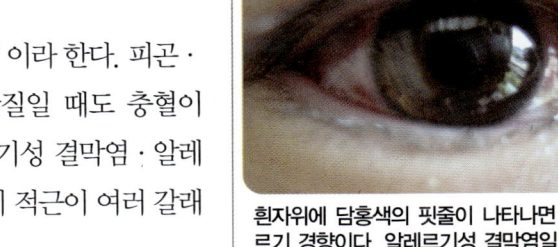

흰자위에 담홍색의 핏줄이 나타나면 알레르기 경향이다. 알레르기성 결막염일 때는 적근이 여러 갈래로 가늘게 퍼진다.

● 눈이 붉거나 눈이 누렇게 된 것은 이미 사기가 깊숙이 들어간 것으로 본다.

급성 열성병에 두 눈이 모두 붉으면 발진(發疹)할 징조요, 두 눈이 게슴츠레하며 붉은 황색이 돋아나면 황달이 될 징조이다. 그러나 두 눈이 모두 엷은 황색이면 곧 병이 나을 징조이다.

● 간열(肝熱)일 때는 눈에 핏발이 서고, 적맥(赤脈)이 눈동자에 침입하며 눈물이 난다. 흰자위 아래쪽 3·4시 방향에 적맥이 나타나면 간염이고, 6시 방향에 검붉게 나타나면 위산과다·위염일 수 있으며, 5·6시 사이에서 위로 확산되면 치질일 수 있다.

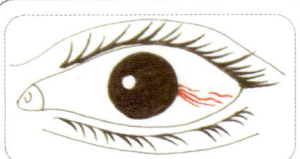

흰자위 아래쪽 3·4시 방향에 적맥이 나타나면 간염에서 비롯된 것일 수 있다.

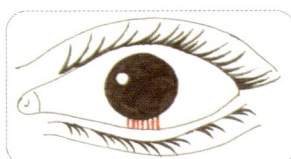

흰자위 아래쪽 6시 방향에 검붉은 맥이 나타나면 위산과다·위염일 수 있다.

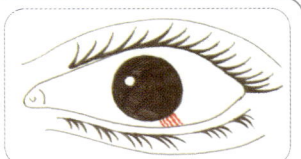

흰자위 아래쪽 5·6시 사이에서 위로 확산된 적맥이 나타나면 치질일 수 있다.

● 암일 때는 흰자위 윗쪽의 표층에 횡행의 '一'자 정맥이 나타난다. 또 'V'자형으로 나타나거나, 흰자위가 창백하고 광택이 없거나 어둡고 누런색이 섞여 있다. 혹은 선홍색의 나선형 혈관이 뻗거나 두 가지 이상의 적맥이 동공을 관통한다.

- 눈의 내자, 외자에 적맥이 나타나면 신경성 충격이 있을 수 있다.

  목내자[용궁(龍宮, 目內眥)] 또는 목외자[어미(魚尾, 目外眥)]에 피뢰침 모양의 적맥이 나타나면 탈영(脫營)·실정(失精)의 병이 생길 우려가 있다. 탈영이나 실정은 높은 벼슬에 있다가 갑자기 미천한 자리로 떨어지거나, 부유하다가 한순간 비천해졌을 때 등 그 쇼크로 온 병이다.

  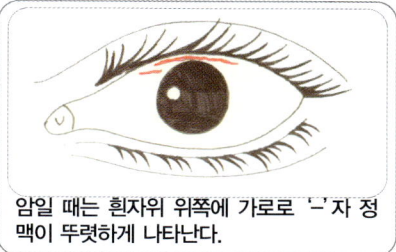

  암일 때는 흰자위 위쪽에 가로로 'ㄴ'자 정맥이 뚜렷하게 나타난다.

- 내자·외자에 피멍이 자주 서거나 눈 흰자위가 붉으면 심장에 병이 있다.
- 흰자위가 지나치게 희면 폐장에 병이 있는데, 특히 흰자위가 창백하면 결핵이 의심된다. 한편 빈혈일 때도 흰자위가 창백하며 푸르스름하다.
- 장폐색일 때는 흰자위에 녹색의 점이 나타난다.

  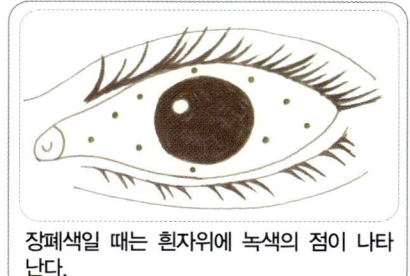

  장폐색일 때는 흰자위에 녹색의 점이 나타난다.

- 흰자위가 푸르면 간장에 병이 있다.
- 임신중독증일 때는 흰자위가 누렇게 된다. 또한 간 질환이나 황달일 때도 흰자위가 누렇게 된다. 한편 누런색을 띠면서도 형용하기 어려운 빛깔이 있으면 가슴속에 병이 있다.

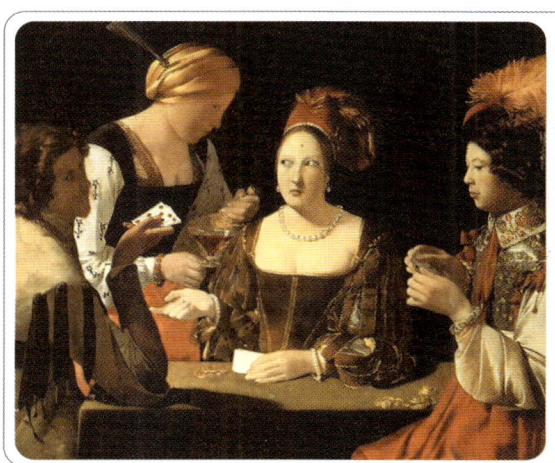

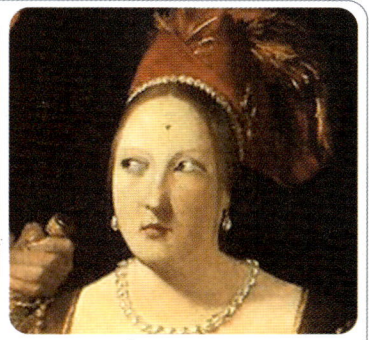

투르의 작품 「클럽 에이스를 들고 있는 도박 사기꾼」 부분.
여인의 눈 흰자위에 푸른빛이 보이는데, 간장에 병이 있음이다.

- 흰자위가 탁하거나 누런색이면 간장 질환이 있다.
  혹은 섹스 능력이 많이 떨어졌거나, 주색독(酒色毒)일 수도 있다.
- 흰자위가 노랗고 하관이 빠르면 소화기 질환이나 신경성 질환을 주의해야 하며, 요퇴통·치질·전립선 질환에 걸리기 쉽다. 배반을 잘 하거나, 폭력적인 행동이나 해코지를 잘 할 성격이다.

  또한 눈동자가 노랗고 사람을 쏘아 보는 듯한 눈빛이 있으며, 하관이 빠르다 못해 턱이 아주 뾰족하고 머리를 잘 흔드는 버릇이 있으면 성격이 더 불량하며, 제 성질 때문에 질병에 빠질 염려도 크다.

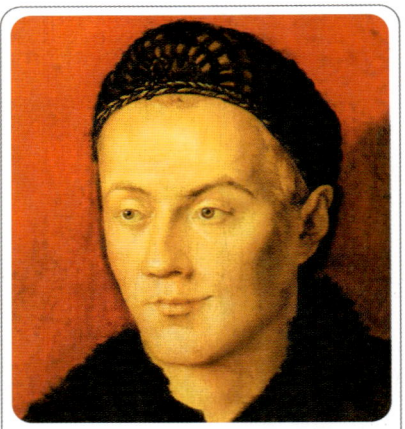
턱 아래쪽으로 하관이 빠른 경우에는 소화기 및 신경성 질환에 주의해야 한다.

- 뇌혈관경화일 때는 흰자위에 혈편이 나타나며, 당뇨병일 때는 붉은 점이 나타난다.
- 눈동자가 붉으며, 이마가 둥글고 눈썹이 적으면 위장병과 간장병에 유념해야 한다. 호색하며 풍월 읊기를 좋아하는 타입이다. 사교성과 대화술에도 뛰어나다.

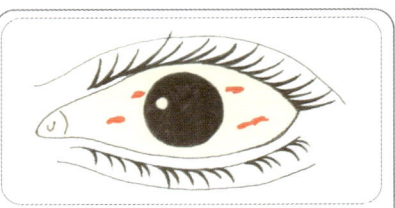
뇌혈관경화일 때는 흰자위에 혈편이 나타난다.

- 눈동자가 붉은 것이 지나쳐서 충혈된 듯하고 얼굴마저 붉으며, 눈썹에 눈이 바싹 올라가 붙은 듯하고 눈이 깊숙하면 질병에 더욱 신경을 써야 한다.

  이는 대단한 호색가이며 애주가이기 때문이다.

  특히 눈동자는 붉은데, 두방액원(頭方額圓)의 모습에 코끝과 입술이 휘어져 있으면 성질이 급하고 이기심이 많은 타입이다.

7) 눈 검은자위 [흑정(黑睛)]

- 검은자위가 직시(直視)하여 고정된 경우는 경풍인데, 주로 열풍(熱風)에 속한다. 한편 위를 응시한 채 고정된 것은 간풍(肝風)이다.

Tip 황달

황달은 ㉮눈동자가 노랗게 되는 것이 가장 중요한 특징이다. ㉯혀가 붉고 검붉은 점이 있으면 황달을 일으킬 징조이다. ㉰잇몸이 황록색을 띠게 된다. ㉱피부에 황색이 나타난다. 선명한 색이면 습열(濕熱)에 의한 양황(陽黃)이고, 그 색이 연기에 그을린 것같이 거무스름하면 한습(寒濕)에 의한 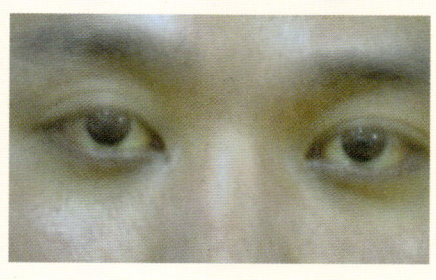 음황(陰黃)이다. ㉲소변이 노랗고 양이 줄며 대변도 굳는다. ㉳은교(齦交; 윗입술 중앙에 위치한 경혈)에 수포가 있다.

① 양황의 대표적인 타입에는 습열에 의한 황달이 있다. 전신에 선명한 황달이 나타나는데, 열을 동반하며 갈증이 나고 권태무력해진다. 복부가 그득하게 팽창하고 식욕이 없어진다.

특히 기름진 음식을 소화할 수 없으며, 메스껍거나 또는 토하기까지 한다. 소변의 색이 노랗게 되고 양도 줄며, 대변도 굳게 나온다. 습보다 열이 클 때는 열과 갈증이 더욱 심해지며 소변과 대변이 농축되거나 굳어지고, 습이 열보다 더 클 때는 몸이 굉장히 무겁고 피곤이 아주 심해진다.

복부의 그득함과 식욕부진이 뚜렷하며, 소변을 보기가 어렵거나 대변이 묽어지기까지 한다. 갈증은 있되 물을 마시려고 하지 않는다. 한편 습과 열이 모두 클 때는 열과 갈증이 심하고, 복부도 그득하여 답답함을 느끼며, 소변도 진하면서 양도 적고 대변도 단단히 굳어진다.

② 음황의 대표적인 타입으로 기혈이 모두 허해진 황달일 때는 피부가 광택이 없고 검은빛이 혼재하며, 기력이 떨어지고 괜히 가슴이 뛰고 어지럽다. 잠도 제대로 자지 못하고, 손톱마저 꺼칠하며 줄이 많이 생긴다.

③ 한편 용혈성 황달은 대량의 적혈구가 파괴된 후 망상내피 계통에 대량의 간접 빌리루빈이 형성되어, 이것이 간장과 담낭의 섭취·결합·배설 능력의 한계를 넘어서서 혈액 내에 간접 빌리루빈이 저류한 결과 일어나는 황달이다. 양황에 속하는 습열 타입과 음황에 속하는 기혈허약 타입이 있다.

④ 폐색성 황달에는 간장 외 폐색과 간장 내 폐색의 두 가지가 있다. 간세포성 황달은 간장의 실질성 병변으로 간세포에서 직접 빌리루빈에 대한 섭취·결합·배설 능력이 감퇴하고, 담즙 가운데 결합 빌리루빈이 모세혈관 등을 통해서 간 림프액과 혈액으로 역류해 들어감과 동시에, 담즙이 괴사된 간세포를 투과하여 림프 계통을 거쳐 혈액으로 유입됨으로써, 혈중의 직접 빌리루빈이 증가하게 되어 일어나는 황달이다.

- 눈동자에 광택이 없고 회색 같으면서 담황색을 띤다면 진행성 마비증이나 간위축증을 의심할 수 있다.
- 동공만이 백색으로 되고 약간 둔한 것은 백내장이다.

  혹은 제1경추에서 상두개부·안면부에 수술이나 다친 흔적이 있다면 그 원인을 찾아내고, 지장이 없는 눈을 한 손으로 덮고 광선 반응을 해서 아주 깜깜한 경우에는 수술을 해야 한다.

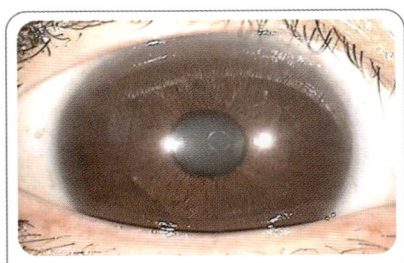
백내장은 검은자위 동공 부분이 백색으로 되고 시력 장애를 불러온다.

- 눈이 몹시 검은 경우, 만일 광대뼈도 나오고 머리가 넓으며 입이 크고 입술이 두터우면 두통·견배통·변비·소화기 질환에 쉽게 걸린다.

  종기도 잘 나거나, 성병에 걸릴 위험이 남달리 크다. 정직하지만 고집불통이다.

- 검은자위 주위에 청색의 물결무늬가 있을 경우에는 암에 걸릴 가능성이 많다.

  특히 암일 경우에는 눈동자가 밖으로 몰린다. 한편 검은자위 주위에 황색의 물결무늬가 둘러쌀 경우에는 건강이 나빠질 우려가 있다.

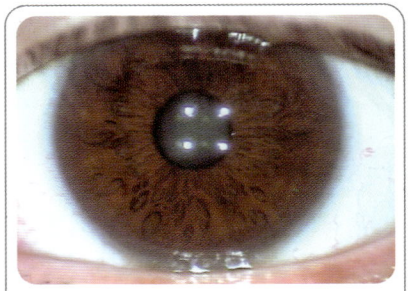
검은자위 주위에 청색의 물결무늬가 있을 경우에는 암에 걸릴 가능성이 많다.

- 적맥(赤脈)이 검은자위에 침입하면 간화울결(肝火鬱結)이요, 백막(白膜)이 검은자위에 침입하면 폐금극간목(肺金剋肝木)의 현상이다.
- 검은자위의 변화로 뇌 질환을 진단할 수 있다.

  검은자위에 있는 누런 점을 황사(黃沙)라 하고, 검은자위에 있는 빗살 모양을 차륜(車輪)이라 한다.

  검은자위 부위가 검지 않고 여러 색깔 또는 엷은 다갈색으로 광택이 있고 투명하며, 동공은 보통 때보다 다소 축소된

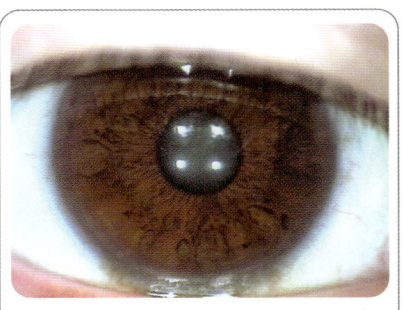
적맥이 검은자위에까지 침입하면 간화울결(肝火鬱結)이다.

듯하고 얼굴에 홍조를 띠되, 오히려 흰자위에는 담홍색의 흔적을 발견할 수 없을 때는 뇌 질환이다.

- 검은자위 속의 새까만 부분 즉, 동신(瞳神)이 축소하는 것은 모신손상(耗神損傷)이다. 그리고 동자가 함몰된 것은 혈손상(血損傷)이다. 또 검은자위 주위가 침으로 찌르는 듯 아프면서 광선을 싫어하면 신장 장애로 볼 수 있다.
- 뇌일혈·뇌동맥경화증일 때는 아픈 쪽의 안구가 아래로 처져 있다.

  이때는 반대쪽 관자놀이 부위에 주름이 생기며, 코끝이 휜다. 눈동자가 안으로 몰리며 두 눈동자의 크기가 다르다.
- 노인의 검은자위 주위에 회백색의 고리가 생기면 혈중 콜레스테롤이 높고, 뇌동맥경화증의 우려가 있다. 또 심장병일 수도 있다.
- 당뇨병일 때는 동공이 정상보다 작다.

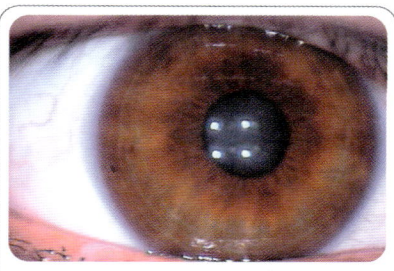

노인은 혈중 콜레스테롤이 높으면 검은자위 주위에 회백색의 고리가 생긴다.

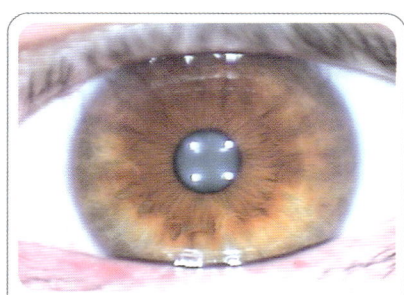

당뇨병일 때는 동공이 정상보다 작다.

8) 눈썹

- 눈썹이 짧거나 두텁고 거친 여성은 성격이 매섭다.

  눈썹꼬리가 위로 치켜올라간 여성은 자칫 허영심과 자만심에 빠질 염려가 있다. 한편 눈언저리에 점이나 사마귀, 주근깨가 있는 여성은 섹스에 대해 관심이 많다.
- 눈썹 사이가 좁은 여성은 질구가 좁고 섹스에 서투르지만, 음험한 편이다.

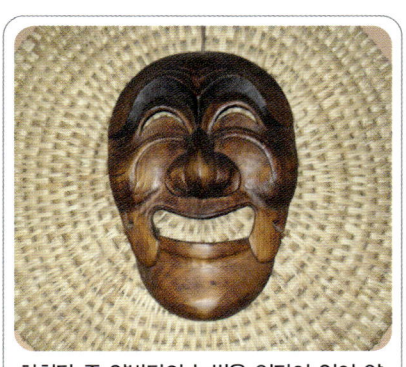

하회탈 중 양반탈의 눈썹은 인당이 없이 양 눈썹이 붙어 있다.

- 신기허약하면 바깥 눈썹이 1/3이 넘게 빠진다. 눈썹이 엷고 드문드문 빠져 눈썹이 성글다.
- 정허(精虛)하면 눈썹 끝이 흐리다.
  아울러 아래 눈꺼풀의 살집이 적거나, 늘어졌거나 튀어나와 있거나 어둡다. 혹 안괭·하안검이 어두운 흑색이다.
- 폐기허일 때는 눈썹이 누렇게 되고 메마른다.
- 월경불순일 때는 눈썹 끝이 곧고 건조하다.
- 눈썹이 가늘고 눈꼬리가 처져 있거나, 눈꼬리의 혈륜(血輪)에 핏발이 서면 과색(過色)할 상이다.
  이미 과색상일 때는 눈이 아물거리며, 눈밑 부위에 어두운 흑색을 띤다. 또 아래 눈꺼풀이 튀어나온다.

9) 눈물

진액을 주관하는 것은 신장이며, 여기서 오장으로 분화시켜 준다.

즉 간장으로 분화되면 눈물이 되고, 심장으로 분화되면 땀이 되며, 비장으로 분화되면 거품침이 되고, 폐장으로 분화되면 콧물이 된다. 그리고 신장으로 분화되면 타액이 된다.

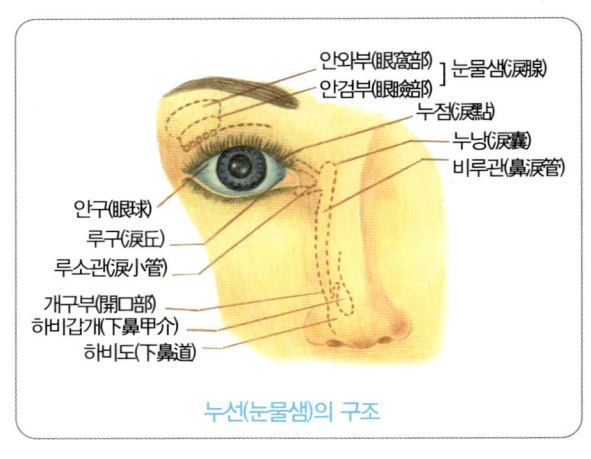

누선(눈물샘)의 구조

《동의보감》에는 심장은 오장육부를 주재하고 눈은 종맥(宗脈)의 집결체이며 인체 상부에 있는 액도(液道)인데, 사람이 슬퍼지면 심신이 동요되고, 심신이 동요되면 오장육부가 다 동요되기 마련이며, 그렇게 되면 종맥이 감동하여 액도가 개통되기 때문에 눈물이 나오는 것이라고 하였다.

누선(눈물샘)은 붉은빛이 도는 회백색으로 윗눈꺼풀 뒤에 위치하고 있다. 태생 5개월 무렵에 발생하여 생후 3~4개월 이후부터 활동을 개시한다. 그래서 생후 3~4

개월까지는 눈물을 흘리지 않는다.
- 노인이 웃어도 눈물이 나는 것은 신수(腎水)의 부족이다.
  노인은 비통해서 울어도 눈물이 잘 나지 않고 웃을 때 눈물이 잘 난다. 담즙이 부족해져서 비통할 때는 눈물이 나지 않으며, 화성수휴(火盛水虧)해져서 웃기만 해도 눈물이 나는 것이다.
- 눈이 말라 깔깔하고 안화(眼花)·현훈하면 간혈허(肝血虛)이다.
  눈앞에 모기 같은 것, 또는 검은 꽃이 분분하게 날아다니듯 느껴지면 신기(腎氣)가 허한 것이다.
- 안구건조로 인하여 하목향(下目向)으로 떠올려 보는 것은 뇌매독·생식기 질환이 의심되며, 노인의 경우라면 동맥경화증·고혈압증이다.
  눈물이 없어서 눈동자가 메말라 동통하고, 눈동자가 백색이나 흑색으로 되어 물체를 볼 수 없는 것을 '동공건결(瞳孔乾缺)'증이라고 한다.
- 짓무른 눈은 유행성 결막염이나 혹은 태독, 혹은 매독에 의해서 눈썹이 빠진 후 염증이 생긴 까닭이다.
- 눈물을 많이 흘린 후 시력이 약해진 것을 탈정(奪精)이라고 한다.
  감정에 의하여 교감신경과 안면신경에 영향이 미치면 지나치게 눈

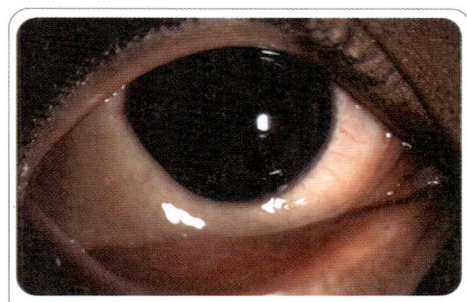
유행성 결막염이나 매독 등으로 염증이 생기면 눈이 짓무른다.

물을 흘려 누액이 고갈되고, 정(精)이 눈을 관개(灌漑)하지 못해서 시력이 혼암해지는데, 이를 탈정(奪精)이라고 한다. 각막에는 혈관이 없으므로 눈물의 에센스가 이에 영양을 공급해 주는데, 이를 '정'이라 하고, 영양을 주는 행위를 '관개'라고 부른다.
- 찬 눈물을 자주 흘리는 것은 신정(腎精)이 허하기 때문이다.
  바람 때문에 흐르는 눈물[풍루(風淚)]이 병적으로 심해진 것을 '충풍누출(衝風淚出)'이라고 한다. 폐 기능이 허약한데 찬바람을 맞아 손상되어 일어난 것이다. 허증은 냉루(冷淚)를 흘리고, 실증은 열루(熱淚)를 흘린다.
- 눈곱이 많으나 딱딱하게 말라 있지 않으면 폐 기능이 약한 것이다.

10) 눈에 먼저 드리워지는 죽음

● 눈의 내외자(內外眥)에 누런빛이 돌면 아직도 위장의 기운이 순행하는 것이므로 아픈 병도 나을 것이나, 눈꺼풀이 푹 꺼지면 사망하게 된다. 음양이 끊긴 징조이다.

> **Tip 홍채학**
>
> 『홍채학』의 창시자는 헝가리 태생의 의사인 이그나츠 폰 펙제리라고 한다. 그 이전에 필리퍼스 메인이라는 의사에 의해 홍채와 인체와의 상관 관계가 일부 언급된 적이 있었으나, 본격적으로 홍채학이 성립된 것은 펙제리에 의해서라고 한다.
>
>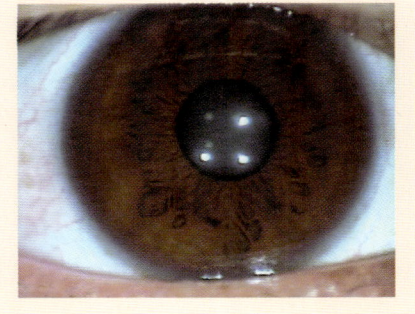
>
> 펙제리가 11세 때 집에서 기르던 올빼미가 날아가려다 우연히 한쪽 다리가 부러졌는데, 얼마 후에 그는 올빼미의 눈동자 아랫부분에 예전에 볼 수 없었던 한 가닥의 검은 선이 나타난 것을 주목하게 되었다. 그 후 올빼미가 회복하자 예전의 그 검은 선이 사라지
>
>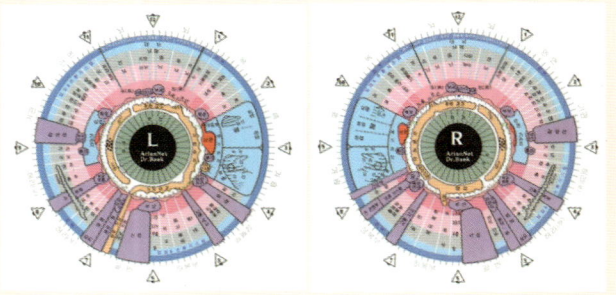
>
> 고 대신 그 부분에 희고 구불구불한 줄이 생겨난 것을 발견하게 되었다고 한다.
>
> 이후 그는 눈을 통한 진단 방법에 몰두하게 되었으며, 마침내 『홍채학』이라는 새로운 학문을 성립하기에 이르렀다고 한다.
>
> 『홍채학』과 정력의 관계를 일별해 보면, 눈동자 오른쪽 11시 방향에 빛이나 색에 이상이 나타나면 정력이 약한 편이다. 오른쪽 2시 반, 왼쪽 9시 반에 이상이 나타나면 성적 이상항진이 있을 수 있으며, 오른쪽 5시 반과 왼쪽 6시 반에 이상이 있으면 신장 기능이 약하다고 볼 수 있다.
>
> 특히 오른쪽 7시, 왼쪽 5시 방향에 이상이 있으면 생식기 자체에 이상이 있을 수 있다. 그리고 오른쪽 8시 방향에 이상이 있으면 간혈(肝血)에 문제가 있을 수 있고, 정혈동원(精血同源)의 인식에 따라 정액에도 문제가 있을 수 있다고 할 수 있다.

- 눈에 정기가 없고 잇몸이 검으며, 얼굴은 희고 눈이 검을 때도 좋지 않다.
- 얼굴이 누렇게 되고 눈이 푸르게 되어도 70%는 사망한다.
- 얼굴은 붉고 눈이 희면 호흡 장애로 열흘만에 목숨을 잃을 징조이다. 그리고 얼굴이 붉고 눈이 푸른 것은 영위의 순환 장애로 사망할 징조이다.
- 얼굴이 푸르고 눈이 검은 경우, 얼굴이 푸르고 눈이 흰 경우, 얼굴이 푸르고 눈이 누런 경우는 죽는다.
  얼굴이 푸르고 눈이 붉으면서 잠만 자려 하며, 눈으로 사람을 보려 하지 않고, 땀이 비오듯 솟아 그치지 않는 것은 간절(肝絶 ; 간의 정기가 거의 끊어져 가는 증상)의 징후로 여드레만에 사망한다.
- 얼굴은 검고 눈이 흰 경우는 죽는다.
  머리카락이 초췌해지고 얼굴이 검어진 채 눈을 부릅뜨거나, 눈이 비뚤어지고 눈 주위가 움푹 꺼지면서 땀이 구슬처럼 맺히는 것은 장차 비절(脾絶 ; 비의 정기가 거의 끊어져 가는 증상)할 징조이다.
- 얼굴은 누렇고 눈이 흰 경우는 죽는다.
- 얼굴과 눈이 모두 청흑색인 경우에도 죽는다.
- 누런색·검은색·흰색이 눈 주위에서 일어나 눈 안으로 번지면 입과 코에 질병이 일어날 징조이다.
- 앞쪽을 응시한 채 눈동자를 굴리지 않는 경우에도 사망할 수 있다.
  눈이 어두워져 사람을 알아보지 못하거나, 눈을 뒤집고 직시하거나, 눈동자가 동글동글해지거나, 눈 주위가 움푹 꺼지거나 하면 모두 치료할 수 없다.
- 오금의 근육이 마르며 눈 주위가 움푹 꺼지고 사람을 알아보지 못하면 사망할 징조이다.
- 귀·눈·코·입 등에 흑색이 나타나면 70%는 사망한다. 붉은색이 귀·눈·이마에 나타나면 닷새만에 죽는다.

(2) 귀

왕앙(汪昻)은, "사람이 누워 잘 때 5관(五官)은 모두 닫치지만 유독 귀만은 들을 수 있으니, 이것은 종맥(宗脈)이 귀에 모여 있는 까닭이다. 태중(胎中)에 있을 때도 5관은 미비해도 능히 듣는 것만은 바깥 사물과 상통한다."고 했다.

한방에서는 귀에 신기(腎氣)가 통한다고 본다. 그래서 신기가 조화되어 있으면 능히 듣고, 신기가 부조화되어 있으면 들을 수 없거나 이명 등이 나타난다고 하였다. 신(腎)은 정(精)을 간직하고, 귀에는 종맥(宗脈)이 모

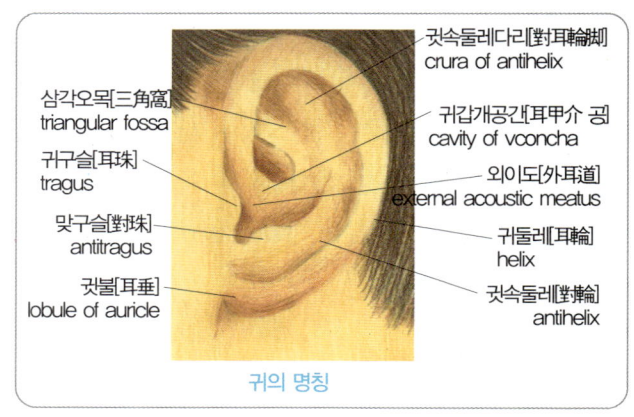

귀의 명칭

이므로, 정기(精氣)가 조화되어 들을 수 있는 것이다.

따라서 귀의 두께나 단단함, 그리고 귀의 높낮이 따위로 신장 기능의 강약과 신장의 높낮이를 가린다.

귀가 크고 긴 사람은 성격이 담대하고, 귀가 작은 사람은 의지가 강하며 감수성이 풍부하면서도 교활한 면이 있다. 그리고 일반적으로 귀가 큰 사람은 야채를 좋아하는 성향이고, 귀가 작은 사람은 육류를 더 좋아하며 진한 음식물을 먹는다. 한편 귀가 짧고 폭이 넓은 사람은 어딘가에 편향된 경향이 있다.

1) 귀와 신장의 기능

㉮ 귀가 높이 자리잡고 있으면 신장도 높이 자리잡고 있기 때문에 배골(대추혈 부

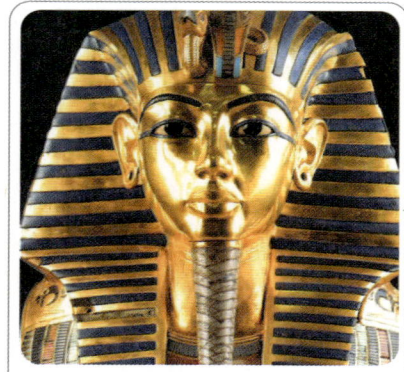

투탕카멘왕의 황금관을 살펴보면 귀가 높이 달려 있다. 귀가 높이 달려 있으면 신장이 높게 위치하고 있다.

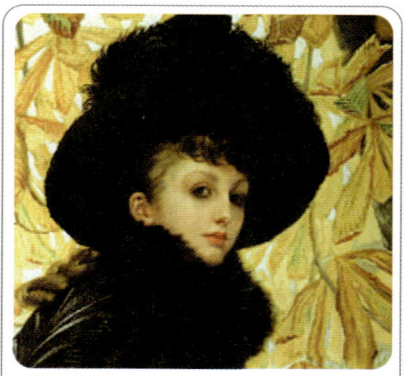

티솟의 작품 「10월」 부분.
귀가 아래로 처져 있다. 이런 경우에는 신장도 아래로 처져 있으며 허리가 약하다.

위, 척주골, 흉추) 근육이 아파서 등을 마음대로 굽히기가 어렵다.

㉯ 귀가 한 쪽으로 기울어진 사람은 신장도 한 쪽으로 기울어져 있어서 허리와 꽁무니뼈가 아프기 쉽다.

㉰ 귀가 아래로 처지거나 뒤로 돌아간 사람은 신장이 아래쪽에 자리를 잡고 있어 허리와 꽁무니뼈가 아프고, '호산(狐疝 ; 헤르니아 증후)'이 많이 나타난다.

㉱ 귀가 잘 생기고 하악골(말발굽처럼 생긴 아래턱뼈) 앞에 단정하게 자리잡고 있으면 신장도 단정해서 건강한 편이다.

㉲ 신장에 열이 있으면 귀와 턱이 붉어진다.

㉳ 신장에 발병하면 관골·이마·귀가 검게 된다. 특히 신수(腎水)가 부족하면 귀가 검푸르다.

귀가 창백하면 심약(心弱)이요, 검으면 신약(腎弱)이다.

㉴ 귓바퀴가 얇고 흰 경우, 얇고 푸른 경우, 얇고 검거나 또는 숯처럼 검게 탄 경우는 신장 기능이 이미 쇠약해진 징조이다.

귀가 단단하면 신장 역시 그 기능이 견고하여 일반적으로 건강하다. 그러나 귀가 얇고 단단하지 아니하면 신장도 따라서 취약하여 쉽게 질병에 걸리게 된다.

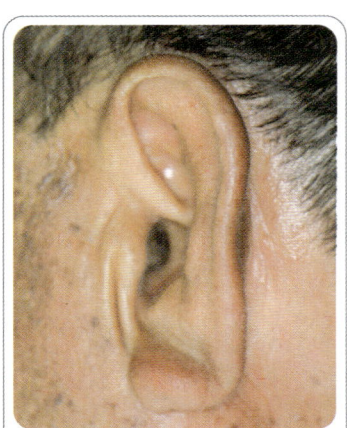

귀가 검푸르면 대체적으로 신수(腎水)가 부족하다.

㉵ 질병을 앓을 때 귀가 붉고 윤택하면 살 수 있지만, 바싹 메마르면 목숨을 구하기 어렵다.

2) 귀와 생식 능력

㉮ 귀가 크고 귓불이 축 늘어지도록 살집이 좋으며, 색택이 선명하고 단단하면 정력이 좋다고 본다. 그러나 귀는 크되 살집이 없이 말라 있으면 생식기 자체의 형태는 좋지만 성행위의 기교는 안 좋다고 본다.

㉯ 귀가 크고 길면 남근 또한 크고 길다고 본다.

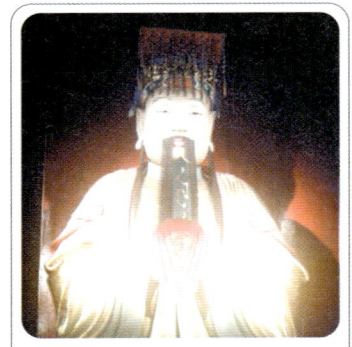

《삼국지》에 나오는 유비의 귀는 몹시 컸던 것으로 유명하다.

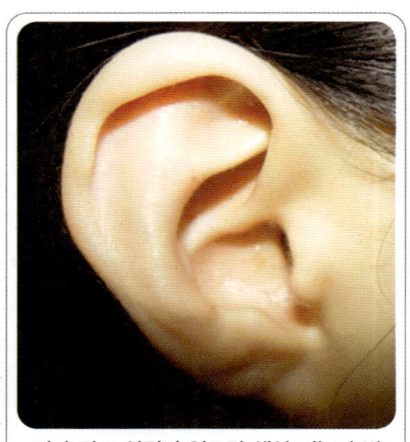
귀가 작고 살집이 없으면 생식 기능이 빈약하다.

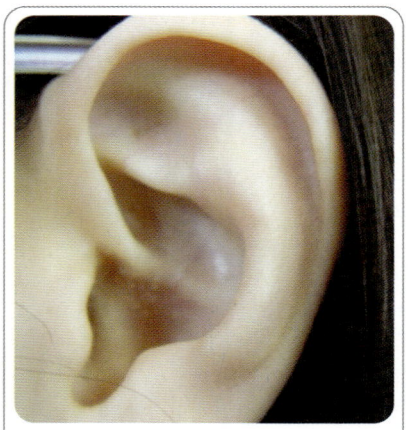
귓구멍이 큰 여성은 대체적으로 성욕이 강한 편이다.

발기하지 않은 남근의 길이는 대략 신장의 1/25에 해당되는데, 귀의 길이와 같다.

㉰ 귀가 작고 살집이 없으면 생식 기능이 빈약하다. 그러나 귀는 작되 살집이 풍부하면 생식기 자체의 형태는 빈약하지만 성행위의 기교는 뛰어나다.

㉱ 여성의 귀에 점이 있거나, 귓불이 얇고 붉거나 귓구멍이 크며, 귓바퀴가 밖으로 뒤집혀 있으면 성욕이 강한 여성이라고 본다.

그래서 귀에 점이 있으면 색난(色難)을 주의해야 한다고 한다.

㉲ 귓바퀴의 홈[주간절흔(珠間切痕)]이 좁을수록 질구가 좁고, 넓을수록 질구도 넓다고 한다.

이런 여성들은 일반적으로 월경불순·월경통으로 고생하는 경우가 많다.

㉳ 오른쪽 귀가 왼쪽 귀보다 귓불이 늘어졌으며 입술이 두꺼운 여성은 아이를 잘 낳을 수 있는 상이라고 한다.

참고

귀에다 태아의 모습을 그려 놓으면 귓불 부위가 태아의 머리에 해당되고, 귓바퀴 바깥쪽이 태아의 척추에 해당되며, 귓구멍 주위가 태아의 복부에 해당된다.
따라서 귀의 어느 부위에 이상이 생겼는지를 찬찬히 잘 살펴보면 인체의 어느 부위에 어떠한 질병이 생겼는지도 알 수 있으며 치료에도 도움이 된다.

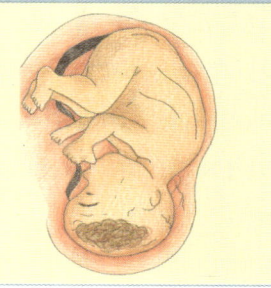

한편 왼쪽 귀가 오른쪽 귀보다 크고 눈초리에 주름살이 가로질러 있으면서 머리카락이 검은 여자는 남자 아이를 많이 낳을 수 있는 상이라고 한다.

3) 귓바퀴[이곽(耳廓), 이륜(耳輪)], 귀 삼각와와 귓불[이수(耳垂)]

- 여성의 생식기에 염증이 있으면 귀의 삼각와 안에 비듬 같은 탈설이 보인다.
- 암일 때는 귓바퀴에 암회색의 결절이 보이면서 이륜이 메말라 거칠게 되는 경우가 많다. 장암일 때 특히 이륜이 메말라 거칠다.

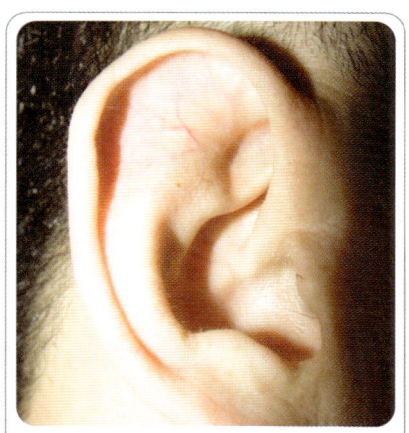

소화성궤양이 있으면 귀에 부챗살 모양으로 확장된 혈관이 보인다.

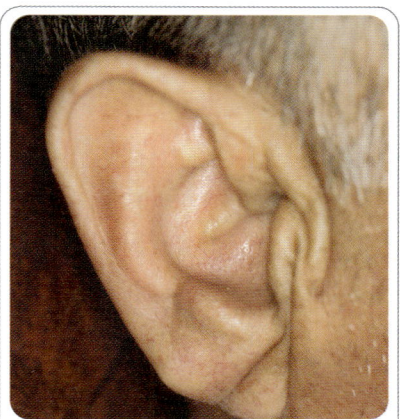

귀에 점선 형태의 혈관 확장이 있을 때는 기관지확장증을 의심해 볼 수 있다.

- 귀에 청색이 심하게 나타나면 근육경련성 동통이 있는 것이다.
- 소화성궤양이 있으면 귀에 부챗살 모양으로 혈관이 확장된 것이 보인다. 허리부터 좌골신경을 따라 통증이 있을 때도 같은 모양으로 나타난다.
- 귀에 부챗살이 아니라 점선 형태의 혈관이 확장되어 보이면 기관지확장증을 의심해 볼 수 있다.
- 귓불이 푸른 것은 방사과다의 징조이다. 귀의 혈색이 붉고 귓불(이수)이 더 붉은 여자는 색정이 강한 편이다.
- 심장병일 때는 귓불에 주름이 보인다.

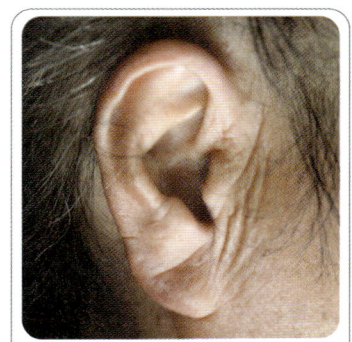

귓불에 사선의 주름이 뚜렷하면 심장이 약해 심장병에 주의해야 한다. 과격한 섹스를 할 경우 복상사의 위험도 있다.

● 귓밥이 짧고 형태가 좋지 못하면 성격이 매우 이기적이다.

4) 이농(耳聾 ; 갑자기 귀가 잘 들리지 않는 것)

㉮ 귓속이 가렵거나 머리가 아프면서 귀가 잘 안 들리는 것은 '풍롱(風聾)'이다.

㉯ 귓속에 점액성처럼 끈적거리는 고름이 생겨 부으면서 아프고 안 들리면 '습롱(濕聾)'이다.

㉰ 오랜 병을 앓고 나서 귀가 잘 안 들리고, 귀에서 요란한 소리가 나면서 어떤 경우에는 눈앞이 깜깜해지는 것을 느낀다면 '허롱(虛聾)'이다.

㉱ 광대뼈 부위가 검게 변하면서 귓바퀴가 마르고 때가 낀 듯하며, 귀가 잘 안 들리면 '노롱(勞聾)'이다.

㉲ 갑자기 귀가 먹는데, 한쪽만 전혀 듣지 못하는 경우도 있다. 이때 귀 안이 화끈거리거나 어지럼증을 동반하면 '궐롱(厥聾)'이다.

㉳ 갑작스럽게 귀가 안 들리고 몸이 허한 상태에서 외부의 풍사가 침입하여 발생하게 된 것을 '졸롱(卒聾)'이라고 한다.

> **Tip 어린이의 귓병**
>
> ① 어린이의 귀에 푸른빛이 도는 정맥 노창이 있으면 경련성 통증이 생긴 것이다.
> ② 손으로 귀를 가리고 때때로 눈썹을 찡그리며 자주 신음하는 것은 이통(耳痛)이고, 귀에서 피가 나는 것은 이륙(耳衄)이요, 귓속이 갑갑하고 부으면서 농이 나는 것은 이감(耳疳)이다.
> ③ 귓바퀴 뒷면에 담핵 같은 콩알 크기의 덩어리가 생긴 것은 이근독(耳根毒)이고, 귓바퀴 뒷면에 벌집 모양 같은 것이 돌기하는 것은 이발저(耳發疽)이다.
> ④ 귓속에 정을 박은 것 같은 것은 이정(耳疔)이고, 귓속에서 앵두 같은 것이 삐져나오는 것이 이치(耳痔)이며, 귓속에서 대추씨 같은 것이 길고 가느다란 줄기를 형성하며 삐져나오는 것은 이정(耳挺)이다.
> ⑤ 귓바퀴 뒷면에 생긴 종창은 이창(耳瘡)이고, 이 종창이 헤진 것은 이란(耳爛)이다.

(3) 코

코의 글자 비(鼻)에서 '자(自)'는 '목(目)' 앞에 돌출물이 있다는 것을 나타낸 것이므로, 코라면 마땅히 적당한 높이로 돌출해 있어야 한다. 또한 코가 높게 돌출된 것

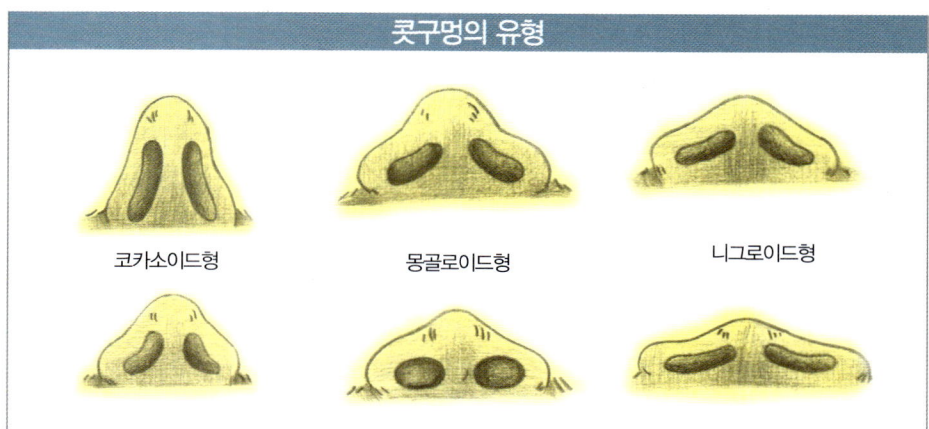

열대지방의 고온다습한 지방에 사는 인종은 일반적으로 코가 낮고 넓으며 비공도 크다. 이에 비해 추운 지방에 사는 인종은 코가 가늘고 길다. 그 중간 지방에서는 중간형인 코가 많다. 이것은 코의 형태가 환경의 적응과 관계됨을 시사하고 있다.

만 좋은 게 아니고 코의 폭도 알맞아야 한다.

코의 높이를 비고(鼻高)라 하고, 코의 폭을 비폭(鼻幅)이라 하는데, 이 둘의 비율을 표시한 것이 비지수(鼻指數)이다.

가장 이상적인 비지수는 80이라 하며, 북유럽 인종은 60, 흑인은 110, 한국인은 90 이상이라고 한다. 다시 말해서 북유럽 인종은 유달리 코가 높고 콧구멍이 좁으면서 길다는 뜻이고, 흑인은 유달리 코폭이 넓고 콧구멍도 넓어 거의 수평을 이루고 있다는 뜻이며, 한국인은 코 높이와 코폭의 비율이 거의 이상적일 뿐 아니라 콧구멍도 비교적 둥근 타원형으로 단아한 모습이라는 뜻이다.

1) 코의 부위별 명칭

코는 얼굴의 중앙에 융기되어 있는 삼각형의 외비(外鼻), 안쪽으로 터널을 이루고 있는 비강(鼻腔), 코 뒤쪽에서 목으로 통하는 동굴과 같은 후비강(後鼻腔)으로 이루어져 있다.

외비는 여러 가지 뼈와 연골로써 구성되고, 그 위에 결체(結締)조직과 피부로 덮여 있다. 두 눈썹 사이의 바로 아래, 그러니까 외비가 시작되는 곳을 비근

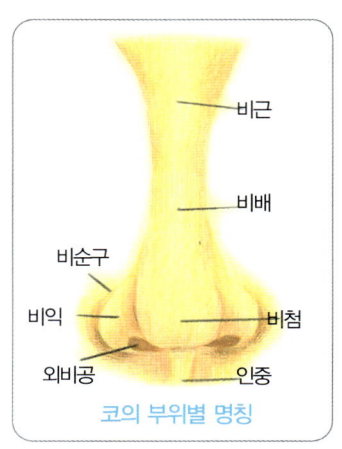

코의 부위별 명칭

(鼻根)이라 하고, 그 밑에 약간 함몰된 곳을 비안(鼻鞍)이라 하며, 여기부터 뻗어내려 오는 코의 높은 능선을 비배(鼻背)라 하고, 콧등이 끝나는 코끝을 비첨(鼻尖)이라 한다. 코끝 양옆의 날개 모양처럼 펼쳐진 곳을 비익(鼻翼)이라 하고, 콧날개 안쪽에 뚫어진 구멍을 비공(鼻孔)이라 하며, 이 콧구멍은 비교(鼻橋)에 의하여 좌우로 나누어지고 있다.

2) 코와 남성

코끝과 콧방울 부위가 주저앉지 않고 견실하며 봉긋하게 솟아 있고, 풍만하며 색택이 좋으면 음경과 고환이 크고 풍성하며 기교도 좋다.

큰 코는 남자의 거대한 상징이다. 그래서 대비즉거근(大鼻卽巨根) 즉, 코가 크면 뿌리마저 거대하다는 말이 전해왔다. 또한 코를 보면 고환의 크기, 건강 상태를 가늠할 수 있다고 한다.

남자에게는 소인형법(小人形法)을 적용시킨다. 일행선사(一行禪師)는 코를 중심으로

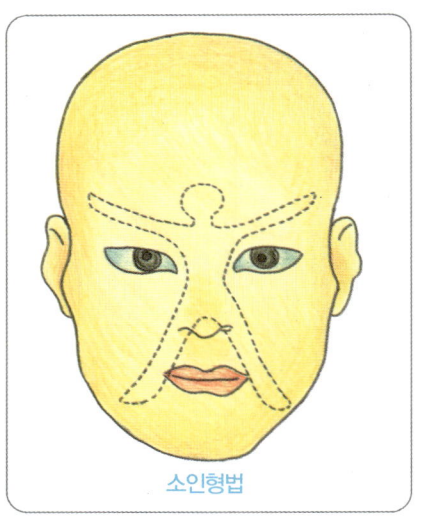
소인형법

남자에게 소인형법을 적용시켰는데, 남자의 소인형법은 얼굴에 작은 사람 모양을 그리는 것이다. 이마에 얼굴을, 양 눈썹에 양팔을, 콧대에 몸통을, 법령(입가에 그어져 있는 주름)에 양다리를 그리면 된다. 그러면 음경과 고환이 코에 해당된다.

따라서 콧구멍 둘레의 살이 얇으면 고환이 작고, 콧구멍과 콧구멍 사이의 살이 얇으면 귀두가 빈약한 것이며, 콧방울이 얇으면 음경이 작은 편이다.

> **참고**
>
> **소인형법으로 남자의 다른 기능까지 살필 수 있다!**
> 즉, 이마가 빈약하면 두뇌 활동이 좋지 못한 것이며, 눈썹 사이의 인당이 나쁘면 어깨나 겨드랑이가 튼튼하지 못하다. 눈썹 끝이 희미하거나 상처가 있으면 손이 안 좋고, 법령(입 주위에 있는 큰 주름)이 뚜렷하지 않거나 비대칭이면 다리가 나쁘다. 코끝에서는 생식기뿐 아니라 비뇨기의 상태도 알 수 있다.

3) 코와 여성

㉮ 양쪽 콧방울의 융기 정도와 색택 등을 살펴보면 유방의 크기·모양·기능 등을 알 수 있다.

아이에게 젖을 먹이고 있는 여자의 이 부위는 기름져 있으며, 유방에 어떤 질환이 있을 때는 이 부위의 색깔이 변하고 윤택함이 없어진다.

여자에게는 역인형법(逆人形法)을 적용시킨다.

일행선사(一行禪師)는 코를 중심으로 여자에게 역인형법을 적용시켰는데, 역인형법

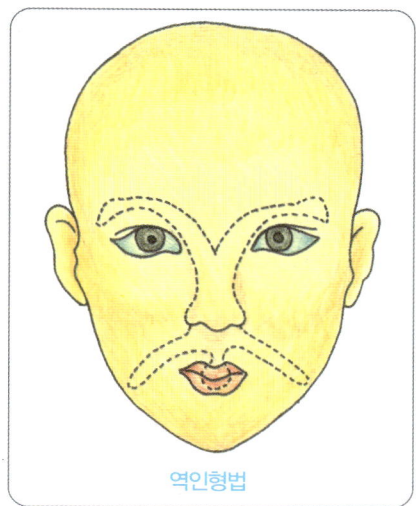

역인형법

이란 얼굴에 사람의 모양을 거꾸로 그리는 것이다. 그러면 콧방울에 여성의 유방이 그려진다.

㉯ 폐경일 때는 콧방울이 붉다.

㉰ 자궁병일 때는 여성의 콧방울이 검은데, 자궁내막증일 때는 주기적으로 코피가 날 수 있다.

㉱ 콧등에 붉은 점이 있는 여성은 자궁암을 조심해야 한다.

㉲ 콧등에 검은 사마귀가 있는 여성은 쌍둥이를 낳을 확률이 높다.

㉳ 콧등에 주름이 있으면 자식 운이 따르지 않는다.

㉴ 코가 짧은 여성은 섹스 때 살갑지 않고, 코가 뭉툭하면서 콧구멍이 큰 여성은 섹스 때 아주 다정하다.

㉵ 코끝이 가늘게 굽은 여성은 질투심이 강하면서도 섹스의 기교가 다양하다.

> **참고**
>
> **역인형법으로 여자의 다른 여러 기능을 짐작할 수 있다!**
>
> 즉 입술로 여자의 두뇌를 보고, 법령으로 팔을, 눈썹으로 다리의 상태를 알 수 있다. 특히 두 눈썹 사이의 인당을 살피면 여자의 생식기 상태를 알 수 있다. 그래서 인당이 아주 좁으면 생식기의 기능도 좋지 않고, 이 부위의 색깔이 좋지 못하면 그곳의 기능이 나쁘면서 섹스에 대한 불만을 가지고 있다는 것을 짐작할 수 있다.

㉚ 코의 중간 부분이 눈밑으로 퍼지면서 불룩하게 솟은 여성은 섹스를 이끌어가는 편이다.

㉛ 코끝이 뾰족한 여성은 욕정이 강하다. 한편 코끝이 둥글고 살집이 좋은 여성은 유순하지만 관능적인 매력이 넘친다.

4) 코는 명당(明堂)

코를 '명당'이라고 한다. 그래서 콧마루가 우뚝하고 곧으며, 코를 중심으로 하여 그 양측이 대칭적으로 바르게 보이면 오장육부의 기능이 매우 좋은 것으로 본다.

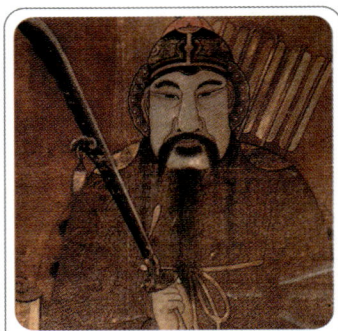

최영 장군의 초상 부분. 코가 늘어진 쓸개처럼 전형적인 현담비(懸膽鼻)의 모습이다. 담력(膽力)이 강하고 담낭 기능이 좋은 타입이다.

그래서 예로부터 코가 크고 연수(콧마루)가 높으면 '비대량고'라 하여 호상으로 여겨왔다. 그러나 비록 코가 작아도 연수만이라도 높으면 그런대로 좋은 인상이라고 할 수 있다. 한편 콧마루에는 간장 질환의 색택이 나타나며, 왼쪽의 콧마루 측면에는 담낭 질환의 색택이 나타난다. 또한 콧방울에는 위장 질환의 색택이 나타난다. 다시 말해서 간장·담낭·비·위장 질환의 여부를 코에서 가늠할 수 있는 것이다.

① 코의 색이 푸르다.

- 코끝이 푸르면 간기횡역(肝氣橫逆)이요, 간 기능 이상으로 소화계 질환이 온 것이다. 코끝은 비(脾-土)요, 청색은 간(肝-木)이므로 '목극토(木剋土)'의 현상이다.
- 코끝의 색이 푸르면 복통이 있는데, 이때 배가 차면 치유되기 어렵다.
- 간경화일 때는 코가 청황색이거나 혹은 콧대에 흑갈색의 반점이 나타난다. 또 코의 모세혈관이 확장·충혈되고, 핏발

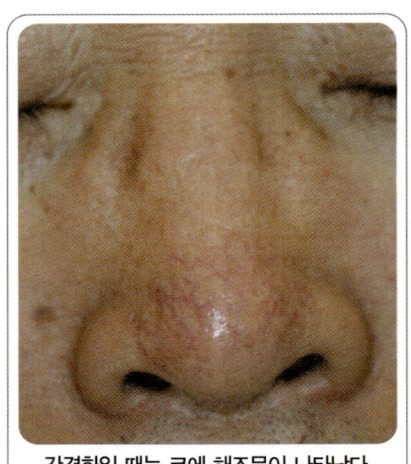

간경화일 때는 코에 해조문이 나타난다.

이 가득 서 있다. 혹은 코에 해조문(蟹爪紋)이 나타나는데, 대부분 콧방울 외측에서 미심(眉心) 방향으로 뻗는다.

② 코의 색이 검다.

- 코가 약간 검은색을 띠면 체내의 수분대사가 잘 이루어지지 못해 수분이 정체된 것으로, 가슴에 담음(痰飮)이 있다는 증거이다.
- 어혈이 있을 때도 검거나, 혹은 자홍색을 띠며 우툴두툴하다.

③ 코의 색이 누렇다.

- 유음(留飮)이다. '유음'이란 담음의 일종으로 비생리적 체액이 체내에 정류된 것을 말한다. 습열(濕熱)이 있음을 알 수 있고, 따라서 소변불리나 소변불통으로 비생리적 체액이 몸 안에 머물고 있음을 알 수 있다.
- 흉열(胸熱)에도 이런 색조가 나타나고, 비풍(脾風)에는 코끝이 누렇게 된다.

④ 코의 색이 붉다.

비열(脾熱)에는 코가 붉어진다. 또한 코가 붉은색이면 풍열(風熱)이요, 폐열(肺熱)이다.

⑤ 코의 색이 희다.

기허(氣虛)와 망혈(亡血)이며, 빈혈일 때도 코가 창백하다.

⑥ 코 아래에 발색하면 아랫배의 동통이나 고환통·음경통이다.

이런 경우 여자라면 방광이나 자궁에 질병이 있는 것이다.

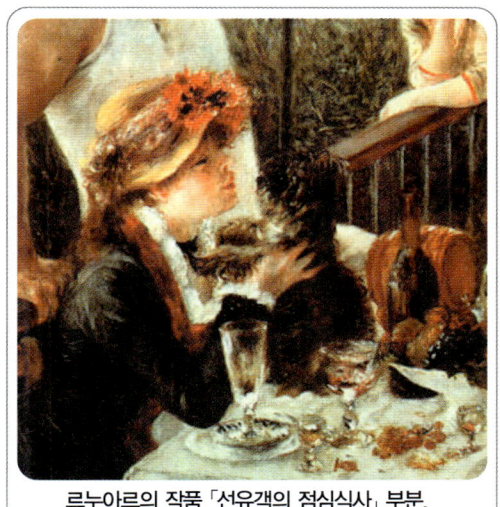

르누아르의 작품 「선유객의 점심식사」 부분. 여인의 코는 자궁전굴을 나타내고 있다.

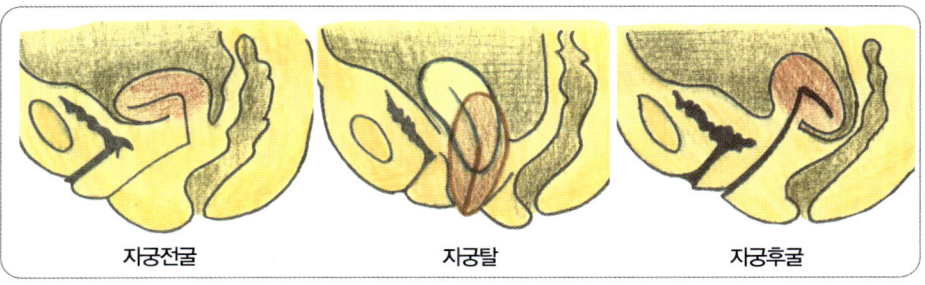

자궁전굴 자궁탈 자궁후굴

5) 콧대

① 콧대가 휘거나 두드러져 있다.

- 동맥경화일 때는 코가 단단하다. 고콜레스테롤혈증일 수도 있다.
- 심장병일 때는 비량이 너무 넓거나 좁거나, 혹은 휘거나 세로무늬가 나타난다.
- 척추만곡일 때는 콧대 중간이 휜다.
- 호흡기 질환일 때는 코가 높지만 살집이 없다. 폐결핵에 걸리기 쉽다.
- 삼초(三焦)의 기능에 이상이 있으면 콧마루 가운데가 두드러져 있는데, 삼초의 기능은 비주의 중앙돌기로 알 수 있다.

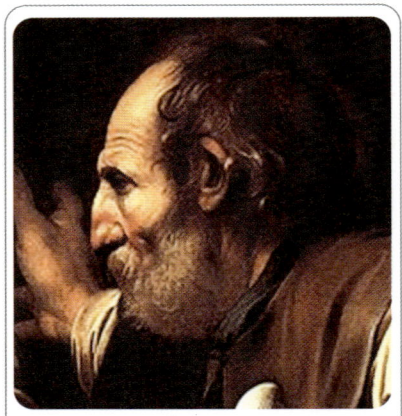

카라바조의 작품 「엠마오에서의 식사」 부분. 전형적인 메부리코이다.

② 비안이 거의 함몰되지 않고 비근 → 비배가 직선으로 연결된 모양이다.

사색적이고 논리적인데, 다만 이기적 사고가 짙다는 것이 흠이다. 여자라면 상당히 도도하다. 그러나 도도하고 얌전한 이면에 매우 열정적이고 바람기가 숨겨져 있다. 다만 그 열정 역시 이기적이고 논리적인 열정이다.

또한 이러한 모양을 띤 코는 거의 비첨에 살집이 적고, 콧방울도 얄상하다. 그래서 인정이 적고 박복한 편이다. 밥풀이 붙지 않는 코에 속한다.

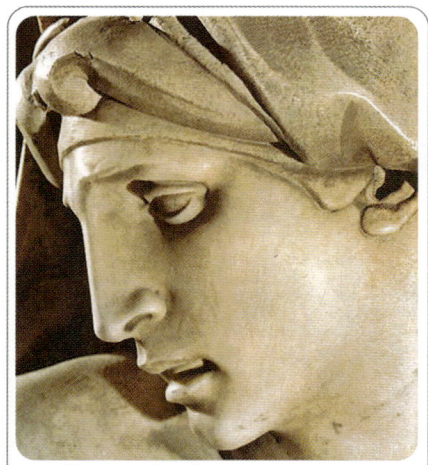

일직선의 코는 사색적, 논리적인 반면 이기적이기도 하다.

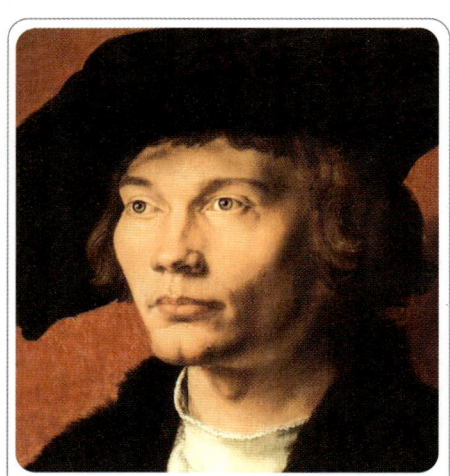

납작코는 호색의 경향이 많다. 감상적, 예술적, 열정적이다.

③ 비근이 두드러지지 않고 비안은 함몰되어, 이 부위가 V자형을 이루고 있다.

이런 코는 비배에 살집이 적고 비첨은 도드라졌지만 살집이 많지 않으며, 호색의 경향을 갖는다. 감성적이며 예술적이고 열정적이다. 단, 이때의 열정은 논리적인 열정이 아니라 관능적인 열정으로 사랑에 잘 빠지고, 사치에 잘 빠지는 경향이다.

6) 콧구멍

① 콧구멍의 길이

㉮ 콧구멍의 길이로 대장의 길이를 가늠할 수 있고, 코의 크기와 형태로 수명을 가늠할 수 있다. 대장이 약하면 콧구멍의 길이, 코와 코에서 아랫니까지의 살집과 색이 안 좋고, 비순구가 깊어진다. 따라서 콧구멍이 뻥 뚫려 있고, 코와 코에서 아랫니까지의 살집과 색이 좋아야 대장의 기능이 좋은 것이다.

㉯ 코를 중심으로 눈썹·이마·뺨·귀 등이 조화롭게 배열되어 있고, 콧구멍과 인중이 길고 깊으면 장수한다. 그러나 그 배열이

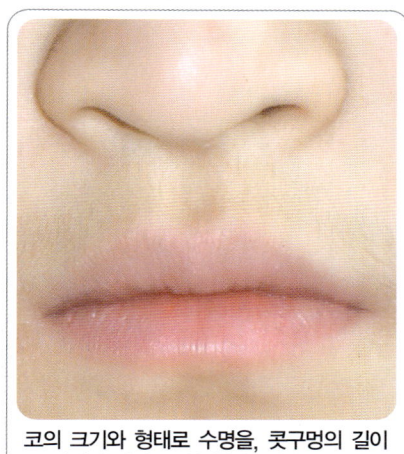

코의 크기와 형태로 수명을, 콧구멍의 길이로 대장의 길이를 가늠할 수 있다.

고르지 않고 코도 작고 낮으며, 콧구멍과 인중이 길지 않고 모양도 바르지 못하면 천식이나 폭질이 생기고 단명한다.

② 콧구멍 둘레의 살집

㉮ 코가 짧고 콧구멍이 밖으로 향하며, 콧구멍 둘레의 살집이 얇으면 정력이 쇠약한 징조이다.

㉯ 콧구멍 둘레의 살집이 얇으면 고환이 작고, 콧구멍과 콧구멍 사이의 살집이 얇으면 귀두가 빈약하다. 콧방울이 얇으면 음경이 작다.

③ 콧구멍의 색

- 콧구멍도 작고, 코끝이 마르고 윤택이 없으며, 코끝이 누렇거나 콧방울이 검붉으면 정력이 쇠약한 징조이다.
- 만성 폐 질환을 앓으면 콧구멍이 시커멓게 변색되면서 메마르는데, 숨이 가빠 코로 쌕쌕 숨을 쉬며, 잠을 자면서도 코를 심하게 골게 된다.

- 콧구멍이 건조하고 그을음 같이 검은색은 양독열(陽毒熱)이 극심한 것이다.
- 상한(傷寒)하여 콧구멍이 건조한 경우는 양명경(陽明經)에 병사(病邪)가 있는 것이요, 이때 병사가 기육(肌肉)에 오래 머물러 있으면 반드시 장차 코피가 터질 것이다.
- 비허(脾虛)하면 콧구멍 옆 또는 입 주위가 지저분하면서 누런빛을 띤다. 또 산근(山根)에 '一'자형의 청색이나 검은색, 혹은 황색의 맥문이 보인다.
- 코가 그을음 같이 검고 콧구멍을 벌렁벌렁하면서 숨을 쉬는 것, 또 임산부의 코에서 검은빛이 일어나거나 코피가 나는 것 등은 모두 위험한 징조로 사망을 예견할 수 있다.

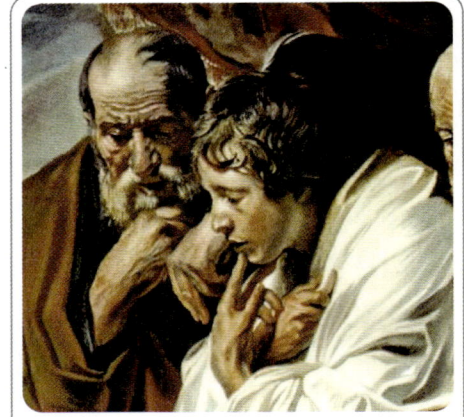

요르단스의 작품 「4복음서의 기자」 부분.
마르코(왼쪽 첫번째)의 산근(山根)에 가로주름이 뚜렷이 그려져 있다.

④ 벌렁거리는 콧구멍과 콧바람
- 여성의 성욕과잉일 때는 코끝이 뾰족하고, 콧구멍을 벌렁거리며, 콧대가 높고 피부가 검다.
- 방광이 약하면 콧바람이 약하다. 또한 콧방울 주위가 누렇고, 콧구멍이 작거나 들떠 있다.
- 콧구멍을 벌렁거리면서 숨을 쉬는 것은 폐의 기능 이상일 수 있다.

7) 코의 질환
- 폐장이 풍(風)에 상하면 콧물을 잘 흘린다. 또한 폐장이 한(寒)에 상하면 코가 막히고, 폐장이 열(熱)에 상하면 코가 메마르며 코피를 잘 흘린다.
- 재채기를 하고자 하여도 나오지 않는 것은 한증(寒證)이다.
  한편 코가 막히고 탁한 콧물이 나오는 것은 풍열(風熱)이다.
- 폐에 감증(疳證 ; 감질과 같은 말로 비위의 기능 장애로 몸이 마르는 병)이 생기면 코밑이 붉게 헌다.
- 심장이 열을 받거나 위장경락에 어혈이 있어도 코피가 잘 난다.

폐가 열에 손상되어도 코피가 잘 나며, 딸기코나 콧속 염증 등이 잘 생긴다. 또한 대장에 혈액이 정체되어도 코피가 나며, 방광의 혈병에도 코피가 난다.
- 간열(肝熱)일 때는 코피나 잇몸의 출혈이 잦다.
  이때 입은 쓰고 갈증이 난다. 목 밑·앞가슴·양 팔에 붉은 반점이 나타나고, 가슴은 번열하며 손발이 화끈거린다.

8) 코와 소아

- 폐허(肺虛)하면 코가 붓고, 작고 낮으며 잘 막힌다.
  또는 코가 높지만 살집이 없다. 하품과 기지개가 잦고, 콧구멍이 작거나 꺼멓게 변색되면서 건조하다.
  인중이 길지 않고 바르지 못하며, 산근(山根 ; 인당의 아랫부분인 양 눈 사이)에 맥문(脈紋)이 세로로 나타난다.

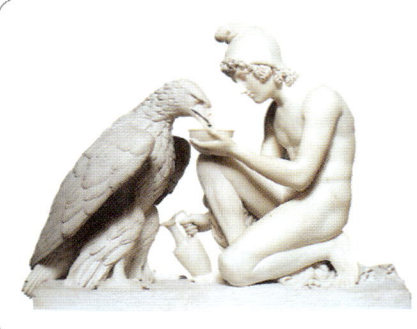
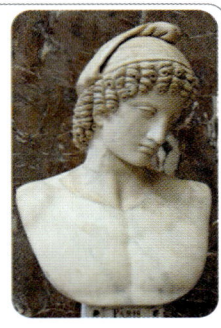

◀가니메데스.
인간 중에서 가장 아름다운 소년으로 알려진 그리스 신화의 미소년. 제우스 신이 독수리로 변신하여 채가서 자신의 시동으로 삼았다고 한다.
▶코의 산근(山根)이 없는 전형적인 그리스형의 코 모양을 하고 있다.

- 알레르기 소질이 있으면 콧등에 가로주름이 생긴다.
- 소아의 산근에 맥문이 '一'자형으로 나타나면서 혹은 청색·암청색·검은색 등이 나타나면 소아의 소화불량증이다.
㉮ 소아의 산근에 맥문이 세로형으로 나타나거나 맥문이 붉으면 호흡기병이다.
㉯ 소아 경풍·소아 중한(中寒) 복통일 때는 산근에 청색의 맥문이 보인다.

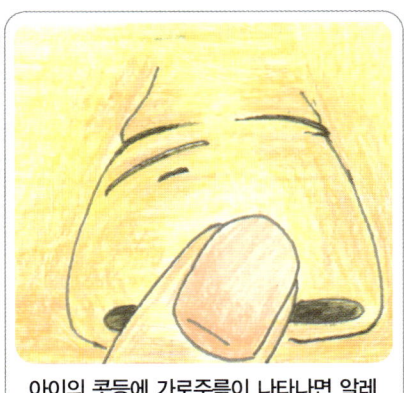

아이의 콧등에 가로주름이 나타나면 알레르기성 질환을 의심해야 한다.

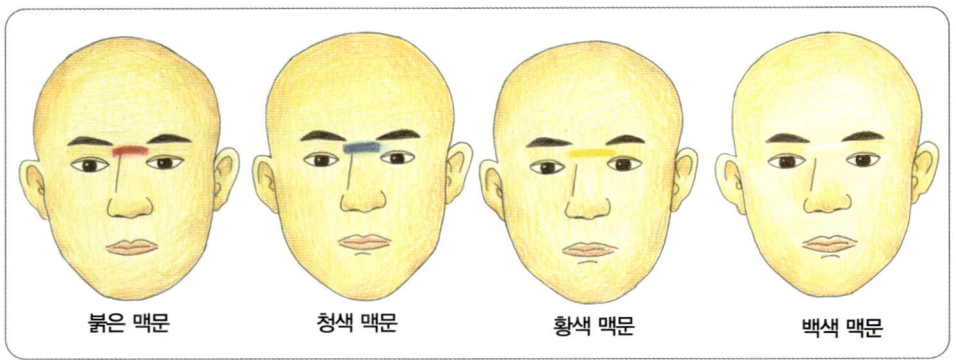

붉은 맥문　　청색 맥문　　황색 맥문　　백색 맥문

㉰ 비허(脾虛)일 때는 소아의 산근에 황색의 맥문이 보인다.
㉱ 심장병일 때는 산근의 색이 희다.

9) 코를 잘 고는 사람의 외형

처칠을 보면 코골음이 심한 사람의 외형을 짐작할 수 있다. 코골이의 대장으로 알려진 처칠은 비만하다.

특히 상체가 비대하고 배에 살이 많이 쪄 있다. 머리가 비교적 크고 뒷머리도 살쪄 있으며, 정수리가 불룩하다. 이런 외형은 코를 골아도 심각할 정도로 곤다.

특히 한쪽 어깨가 처져 있거나 앞으로 기울어진 경우, 얼굴이 붉고 번질거리며 관자놀이에 주름이 있는 경우, 눈꺼풀이 파들파들

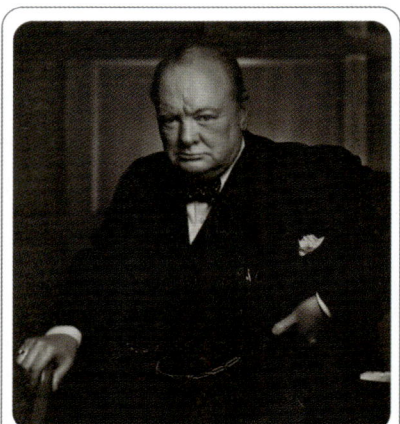

비만한 풍체의 처칠 수상은 코골이로 유명한데, 그의 외형으로 코골음이 심한 사람의 특징을 알 수 있다.

잘 떨리는 경우, 까만 눈동자의 위에 흰 테가 보이는 경우, 한쪽 눈꺼풀이 처져 있거나 혹은 두 눈동자의 크기가 다르거나 안으로 몰려 있는 경우, 코끝이 휘어 있거나 비순구(콧방울로부터 윗입술 사이에 이어진 움푹 들어간 부분)가 깊어 보이는 경우 역시 코를 잘 고는 외형의 특징이다.

얼굴을 상·중·하로 3등분했을 때 유난히 아래쪽 1/3이 빈약하여 아래턱이 볼품없이 작은 경우, 혀를 보면 혀 밑에 푸른 핏줄이 굵게 불룩 튀어나와 있거나 구불구불하고 심하면 둥글게 뭉쳐 있는 경우, 손등의 힘줄이 두껍고 손톱 양옆의 가장자리

가 굽어서 모가 져 있으며 손톱의 반달이 엄청 크고 혹은 그 하얀 반달 속에 자색을 띨 경우, 이런 외형도 코를 잘 곤다.

한편 코를 잘 골면 수면무호흡증이 잘 나타나는데, 그 원인은 다양하다. 예를 들어

> **Tip 코골음**
>
>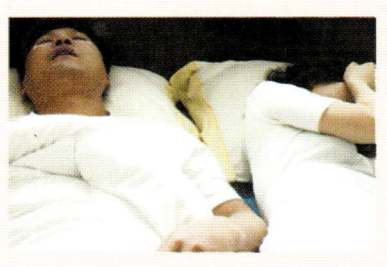
>
> 코골음을 '한성(鼾聲)'이라고 한다.
> 술을 과음했거나 피로할 때 일시적으로 코를 고는 경우도 있고, 편도선이 비후해졌거나 아데노이드(편도선이 붓는 비대증) 증세가 있거나, 소하악증(小下顎症)·대설증(大舌症)으로 코를 심하게 고는 경우도 있다. 특히 축농증일 때는 코골음이 더 심해진다고 한다.
>
> 잠이 들면 근육의 긴장이 풀리므로 입이 벌어지고 혀가 안으로 당겨들어가기 때문에 기도가 좁아져서 자연히 코를 골게 된다. 그렇지만 대개는 콧병 때문에 코를 고는 경우가 많다.
>
> ① 폐기불리(肺氣不利), 즉 폐기가 원활히 흐르지 못하는 경우에 코를 곤다.
> 폐는 호흡을 맡고 있는데, 코나 피모(살갗과 살갗에 난 털을 함께 부르는 말)가 어떤 원인으로 폐색되면 폐기가 유통할 수 없게 된다. 이때 여러 가지 증세가 나타나며 코도 골게 된다.
>
> ② 온열병(溫熱病)의 열성상음(熱盛傷陰)의 경우, 즉 전염성 질환으로 높은 열이 나서 몸 안의 음액이 메마르면, 코의 점막에서 분비되는 점액이 적어지고 비강 안이 말라서 코를 골게 된다.
> 이때 코 점막에서 분비되는 점액이 적어지며 비강 내가 건조해져 코딱지라고 하는 비분(鼻糞)이 생기고, 콧병이 오게 된다. 그래서 코골이를 한다. 높은 열로 음액은 소모되고 양기는 억제되어 정신이 혼미해지고 인사불성이 되어도 코를 곤다.
>
> ③ 담(痰)이 심규(心竅)를 폐색한 경우, 즉 비생리적 체액이 심장이나 혈관·뇌 등을 막아서 의식이 희미해지거나 인사불성이 되어 깨지 못하면, 목구멍에서 담이 끓는 소리가 나거나 코를 골게 된다. 뇌염·간질·중풍으로 혼수상태가 되었을 때 이런 현상이 더 오기 쉽다.
>
> 이런 여러 원인 가운데 열성 전염병이나 중풍·혼수 따위로 코를 고는 경우는 아주 좋지 않다. 이때 코를 곤다면 폐절(肺絶)이다. 코를 고는 것은 어떤 질병이 이미 위험 수준에 이르렀다는 사이렌인 것으로 목숨을 잃을 수도 있는 것이다.

호흡을 관장하는 뇌 영역의 이상, 연구개의 하수·편도선의 비대·후두의 협착 같이 기도 및 호흡 통로의 이상, 그리고 과음이나 취침 전 진정제의 복용 등 여러 인자를 꼽을 수 있다.

10) 콧물·가래의 감별

① 콧물이 말갛다.
- 콧물과 가래가 말갛고 많이 나오며 설태가 백색이면 폐가 풍한(風寒)에 상했거나 폐기허(肺氣虛)이다.
- 코에서 냉기가 나오고 콧물이 줄줄 흐르며 검은 것이 나오면 음독냉(陰毒冷)이 극심한 것이다.

② 콧물이 탁하다.
콧물이 탁하고 코에서 뜨거운 바람이 나오며 콧구멍을 벌렁거리고, 인후가 건조하며 가래도 찐득하고, 혀는 건조하면서 홍색을 띠거나 설태는 황색이며 건조하면 폐가 풍열(風熱)에 상했거나 폐음허(肺陰虛)이다.

③ 가래가 걸쭉하다.
- 처음에는 물 같이 맑고 소량이던 가래가 고름 같이 되고 양도 많아지며, 누런 가래 혹은 녹색의 가래가 섞인 기침을 하면 급성기관지염이다.
- 젤라틴 같은 끈적끈적한 가래를 특히 아침에 많이 배출하면 단순성 만성기관지염이다.
- 가래가 점차 고름처럼 되면 만성기관지염(재발성 점액농성기관지염)이다.
- 고름 같은 가래가 계속 배출되면 기관지확장증이다.
- 가래가 누렇고 끈적이며 덩어리가 섞여 있으면 '열담(熱痰)'이다.
- 가래의 양이 적고 점성이 높아 잘 뱉어지지 않는 것은, 폐장 기능이 약해 건조한 외기로 손상 받은 것으로 '조담(燥痰)'이다.

④ 가래가 묽다.
- 가래가 묽고 포말과 같은 것은 '풍담(風痰)'이다.
- 가래가 묽거나 혹은 회흑색의 점이 섞여 있으면 '한담(寒痰)'이다.
- 가래의 양이 많고 희며 묽어 잘 뱉어지는 것은, 비장 기능이 약해 습이 결취해서 생긴 가래가 폐에 모인 것으로 '습담(濕痰)'이다.

⑤ 혈담
- 선홍색의 혈담(血痰)은 열이 폐락(肺絡)을 파괴한 것이다.
- 비린내가 나는 '농혈담'은 폐옹, 즉 폐 화농증에서 나타난다.
- 가래가 끊이지 않고 혈담까지 동반하면 폐암일 수 있다.
- 고름 같은 진득한 가래, 혹은 이 가래가 핏빛에서 특유의 녹슨 쇠 빛깔로 변하면 '대엽성 폐렴'이다.
- 소아나 노인에게서 가래가 녹 빛깔보다 밝은 선홍색을 띠면 '소엽성 폐렴(기관지 폐렴)'이다.

(4) 입

입이 메말라 있으면 진액과 혈액의 부족이며, 사기(邪氣)가 기육(肌肉) 안에 있다는 증거이다.

입술은 기육의 근본이며, 비장의 영화가 나타나는 곳이다. 그러므로 입술의 색택을 보아서 질병의 깊고 얕음을 알 수 있다.

1) 입술의 색

① 입술에 여러 색이 교차되어 있다.

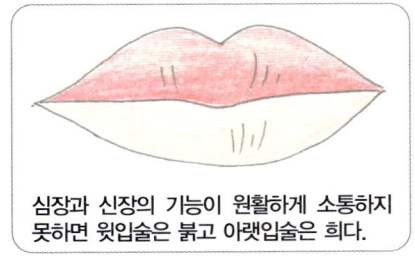
심장과 신장의 기능이 원활하게 소통하지 못하면 윗입술은 붉고 아랫입술은 희다.

- 입술에 청·적·황·백·흑의 5색이 나타나면 기육에 병이 있는 것이다.
- 심신불교(心腎不交)일 때는 윗입술이 붉고 아랫입술은 희다.
  또한 치아의 위쪽은 윤기가 있지만 아래쪽은 메말라 있다.
- 입술이 붉게 타는 것은 길조이지만, 검은색으로 타는 것은 흉조이다. 그리고 검붉으면 불운하다.

② 입술이 붉다.

- 입술이 붓고 붉은색을 띠면 열이 심한 것이다.
- 입술이 너무 붉으면 성 탐욕, 또는 지나치게 성에 냉담하다는 것이다.
- 입술이 붉은 중년 남자는 호흡기 질병을 조심해야 한다.

- 노체(勞瘵)일 때는 입과 코가 마르며 뺨과 입술이 벌겋다. 머리카락도 마르고 곤두선다.
- 음허화왕(陰虛火旺)일 때는 입술이 선홍색이다.
- 신음허(腎陰虛)일 때는 입술이 선홍색이며 혀가 붉고, 타액이 적어 입이 마른다. 혹은 혀뿌리 쪽에 흑태가 보인다.

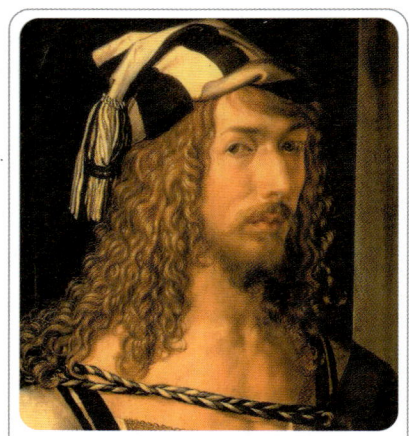

뒤러의 작품 「자화상」 부분. 남자의 입술이 무척 붉고 선명하다.

③ **입술이 푸르다.**
- 간장의 기가 허약해지면 음낭과 혀가 수축되면서 당기고, 입술은 푸른색을 띤다.
  이것이 심하면 간절(肝絶)한 것으로 곧 죽는다.
- 입술이 푸른빛이면 악의를 잘 품는다.
- 이마가 검고 입술이 푸르면 한증이다.
- 입술이 청흑색을 띠면 한증이 극심한 것이며, 청자색이면 어혈이나 한증이 있다는 것이다.
- 입술이 보랏빛으로 창백한 것은 심장이 약한 징조이며, 신경질이 많다는 것이다.
- 관상동맥 질환이나 심허일 때는 입술의 색이 푸르다. 혹은 귓불에 주름이 생기고, 인중이 길고 좁으며 어둡고 칙칙하다.

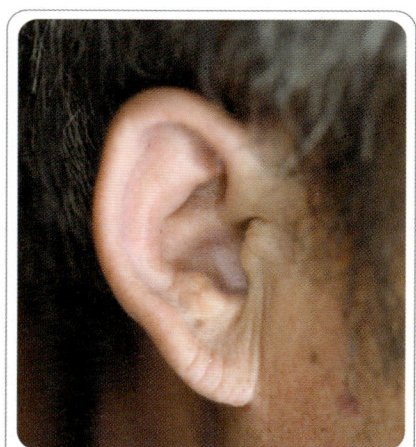

귓불에 사선의 주름이 선명해지면 관상동맥 질환이나 심허일 수 있다.

④ **입술이 희다.**
- 대개 입술이 담백한 것은 기혈이 모두 허한 것이다.
- 입술이 희면 피해의식이 강하다.
- 여성의 입술에 핏기가 없으면 냉증이나 유산 등에 시달린다.

2) 입술의 모양

① 입술의 들림과 젖혀짐

- 입술이 위로 들린 경우에는 비장의 위치가 높기 때문에 협통(脇痛)이 있는 경우가 많다.
- 입술이 아래로 늘어진 경우에는 비장의 위치가 낮기 때문에 비위가 대장까지 처진다.
- 입술이 한쪽으로 기울면 비장도 한쪽으로 기울어져 자주 복통에 시달린다.
- 입을 다물어도 치아가 조금 보이면 총명하지만 냉담하고 사악한 면이 있다.
- 비장의 기가 허약해지면 혀가 위축되고 입술이 젖혀진다.

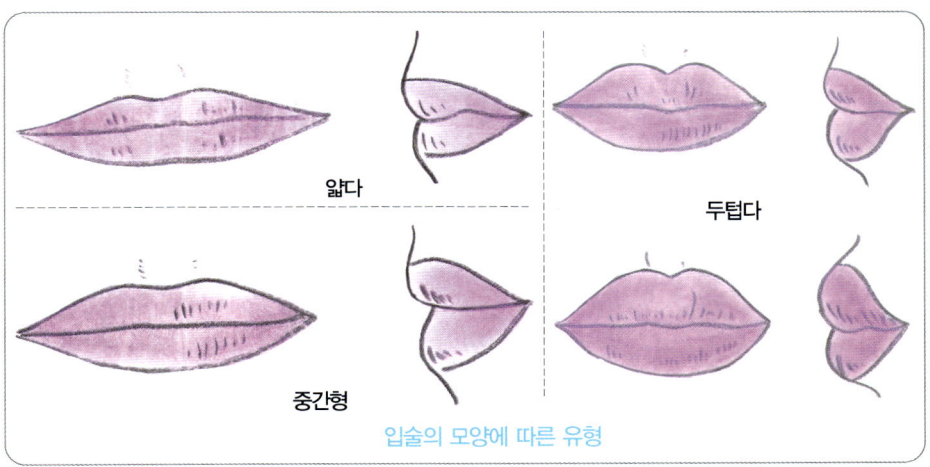

입술의 모양에 따른 유형

② 입술의 크고 작음

- 입술이 크지만 단단하지 않으면 비장의 기능이 취약하여 쉽게 질병에 걸린다.
- 입술이 작거나 얇거나 뾰족하지 않아야 한다. 입술이 얇으면 피가 묽고 기의 순환이 빠르므로 기가 쉽게 누출되고 혈의 손상이 잘 된다.
- 입술의 폭이 눈 길이의 두 배 정도가 되면 우둔하다.

3) 윗입술 · 아랫입술

윗입술은 적극성 · 양성(陽性) · 부성(父性)을 나타내고, 아랫입술은 소극성 · 음성(陰性) · 모성(母性)을 많이 나타낸다.

> **Tip** 구각상승형과 구각하향형
>
> 예로부터 부귀공명의 8대상(八大相)이라는 것이 전해온다.
> 이중 '구대향상(口大向上)'이란 것이 있는데, 이는 입은 크면서 입의 양끝이 위로 올라가 마치 웃는 모습과 같은 것이 좋다는 말이다.
> 이런 입술이 되려면
> 첫째, 얼굴 전체와 입이 구조적으로 균형이 이루어져야 한다. 그렇지 않으면 설령 웃는 모습의 입술이라도 그렇게 보이지 않기 때문이다.
> 둘째, 입술에 탄력이 있어야 한다. 그래서 윗입술 한가운데에 주름이 있고 오동통한 살집이 있어야 하며, 아랫입술에는 세로로 주름이 잘 잡혀야 한다.
> 셋째, 실제로는 큰데도 작게 보이는 입술이어야 한다. 크고 두터운 입술에 탄력이 있지, 작고 얇은 입술에 탄력이 더 큰 경우는 드물기 때문이다. 그렇다고 미련하게 커 보이면 좋지 않다. 실제로는 크지만, 보기에는 작아야 한다.
> 넷째, 윤택한 입술이어야 한다. 촉촉하고 색이 밝으며 담홍색이어야 한다. 윤택을 잃어서 거칠게 들뜬 입술에서는 웃는 모습을 느낄 수 없으며, 창백하거나 푸르며 혹은 거무죽죽한 입술에서도 웃는 모습을 느끼기 어렵기 때문이다.
> 다섯째, 육체적으로나 정신적으로 건강하고 화사하며 명랑해야 한다.
> 이런 여러 조건이 구비되었을 때 '구각상승형'이 비로소 이루어진다. 남자로서는 부귀공명할 것이요, 여자로서는 다애(多愛) 다복(多福)할 것이다. 이런 여자는 사랑도 풍부하고 모성적이며 가정적이다.
> 반면에 '구각하향형'이라 하여 입의 양끝이 아래로 축 처진 경우에는 비관적이고 만사에 투덜거리는 형이다. 소극적이요, 음성인(陰性人)이다.

① 윗입술·아랫입술의 조화

윗입술과 아랫입술이 균형을 잘 이루면 비장 기능도 조화를 이루어 질병을 잘 견딜 수 있다. 또한 윗입술이 한일자[一字]이며, 입 끝과 입술선이 선명해야 좋다.

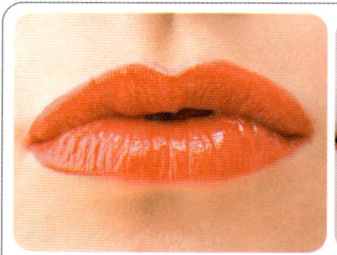 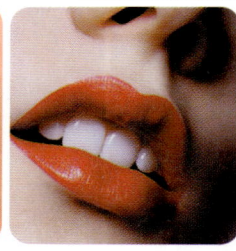 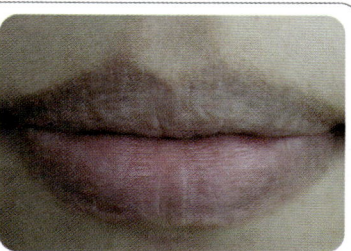

방형(方形) 입술(왼쪽), 윗입술이 부드러운 입술(가운데), 윗입술이 산자형(山字形) 입술(오른쪽).

윗입술 한가운데에 주름이 있고, 아랫입술에는 세로로 주름이 잘 잡혀 있으면 건강하다. 여자의 경우에는 자궁도 잘 생겼고, 질구의 탄력과 긴장감도 좋다.

- 얇은 입술의 여자는 비정한 '자아몰두형' 이다.
- 두툼한 입술의 여자는 대음순(大陰脣)의 발달이 좋다.
- 윗입술이 아랫입술보다 상대적으로 더 두껍고 더 튀어나와 있으면 성격이 지적이고 온화하다.
- 아랫입술이 윗입술보다 상대적으로 너무 튀어나와 있거나 두꺼우면 복통·변비·치루를 비롯해서, 한열이 있으면서 진땀을 흘리는 경우가 많다.
- 호혹(狐惑)의 병증이 있을 때 윗입술에 창양이 생기는 것을 '호(狐)증' 이라 하고, 아랫입술에 창양이 생기는 것을 '혹(惑)증' 이라고 한다.

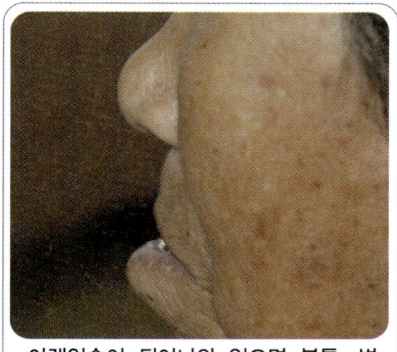

아랫입술이 튀어나와 있으면 복통·변비·치루·진땀을 흘리는 경우가 많다.

호혹증이란 인후부와 전음(생식기)·후음(항문) 등에 궤양이 생기면서 정신이 안정되지 못하고, 눕거나 일어나는 것이 모두 불안한 병증을 말한다. 요사이의 베체트씨 병도 이 범주에 속한다고 할 수 있다. 인후부와 입술·구강 등에 궤양이 나타나는 것을 혹증이라 하고, 생식기와 항문 따위에 궤양이 나타나는 것을 호증이라고 한다.

② 윗입술

- 윗입술이 너무 빈약하고 쑥 들어가 있으면 위장연동이 부진하거나 식욕이 떨어지고, 소화 장애·트림·설사 등이 잘 온다.
- 윗입술이 상대적으로 너무 튀어나와 있거나 두꺼우면 체열 때문에 진액을 많이 소모하게 되어 늘 허기를 느끼고, 가슴이 후끈후끈 달아오르며, 입에서 악취가 나거나 잇몸에서 피가 잘 난다.

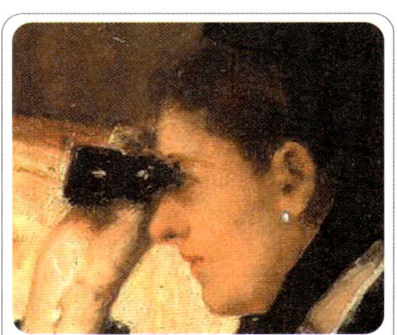

커샛의 작품 「오페라 극장의 검은 옷차림의 여인」 부분.
윗입술이 아랫입술보다 튀어나와 있다.

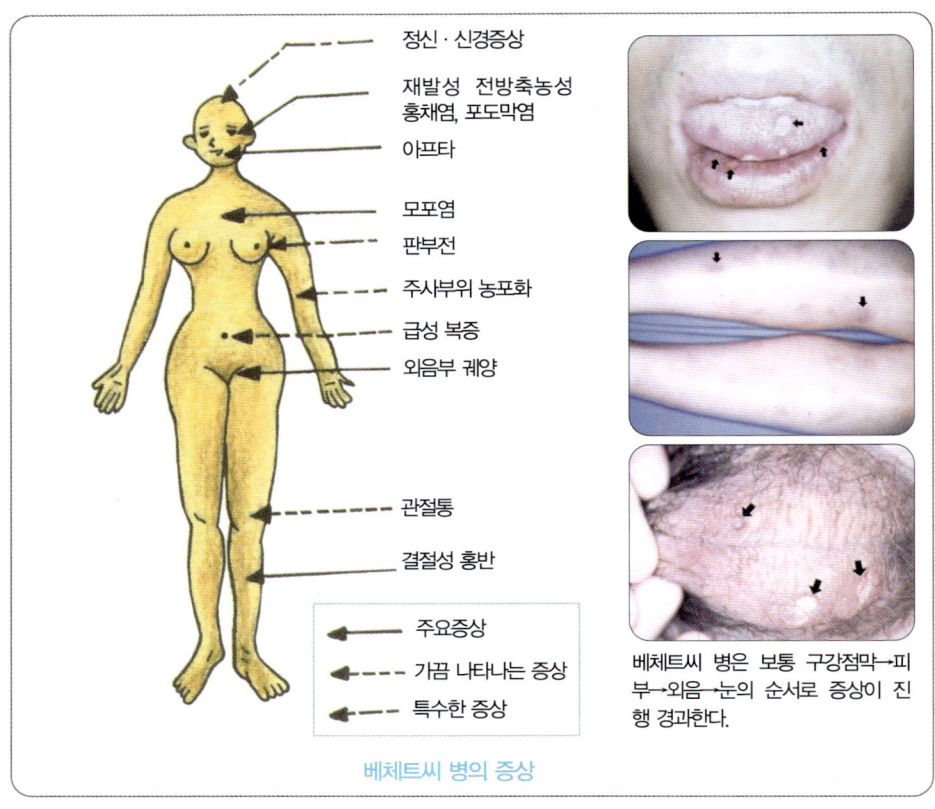

베체트씨 병은 보통 구강점막→피부→외음→눈의 순서로 증상이 진행 경과한다.

베체트씨 병의 증상

- 윗입술이 두터우면 정이 많아 남에게 정을 많이 베풀지만, 윗입술이 아주 얇으면 정을 받기만 하고 주려고 하지는 않는다.
- 윗입술이 튀어나온 상돌형(上突型)은 적극적이며 설득력이 풍부하나, 과묵하며 섹스에는 약간 둔감한 편이다.

③ 아랫입술
- 아랫입술이 두꺼우면서 크고 튀어나와 있으면 욕정이 강하다.
- 아랫입술이 불거져 나온 여자, 즉 하돌형(下突型) 여자는 능청스런 수다쟁이로 색광(色狂)의 기질까지 있다.

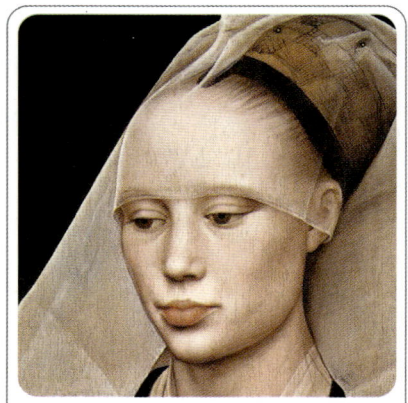

로기에르 반 데르 베이덴의 작품 「어느 여인의 초상화」 부분. 윗입술에 비해 아랫입술이 지나치게 두툼하게 그려져 있다.

- 아랫입술이 처질 정도로 두꺼운 사람은 피가 진하고 끈적끈적하므로 기의 순환이 느리고 성질 또한 탐욕스럽다.
- 아랫입술이 빈약할 때는 기하함(氣下陷)·복벽유연 등을 비롯해서 내장하수·수족냉증 등이 잘 온다. 오랜 설사로 허탈에 잘 빠질 수 있다.
- 소화기암일 때는 아랫입술에 자홍색 또는 흑자색의 원형 또는 타원형의 반점이 나타난다.
- 아랫입술에 주름이 많으면 인정이 풍부하고, 여성은 질에 주름이 많아서 속칭 '명기'라는 말을 듣는다. 그러나 남에게 속아 넘어가기 쉬운 것이 흠이다.
- 아랫입술이 쑥 들어간 느낌을 주는 경우에는 개성이 없고 독립심이 적어서 항상 남에게 리드당하면서 생활하는 경우가 많다.

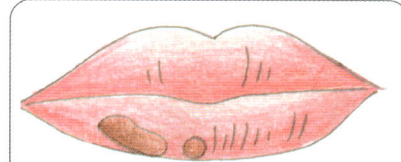

소화기암일 때는 아랫입술에 자홍색 또는 흑자색의 타원형 반점이 나타난다.

④ 윗입술 순계대

- 치질일 때는 윗입술 순계대에 회백색 혹은 분홍색의 결절이 있다.
- 요통일 때는 윗입술 순계대에 흰색의 결절이 있다.
- 황달일 때는 윗입술 순계대의 은교(齦交) 경혈에 물방울 같은 결절이 생길 수 있다.

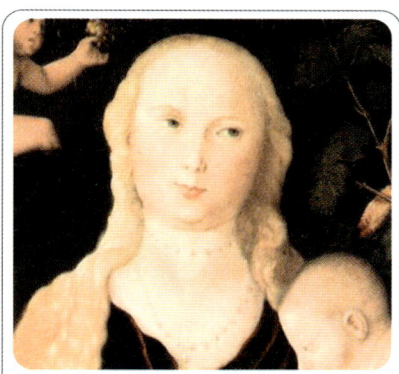

발둥의 작품. 「앵무새와 함께 있는 성모자」 부분. 성모님의 아랫입술 가운데의 주름이 매우 선명하게 그려져 있다.

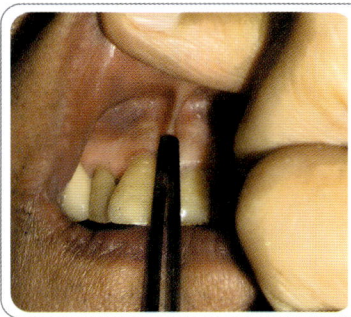

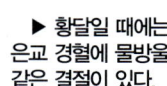

◀ 치질일 때는 윗입술 순계대에 회백색 혹은 분홍색의 결절이 있다.

▶ 황달일 때에는 은교 경혈에 물방울 같은 결절이 있다.

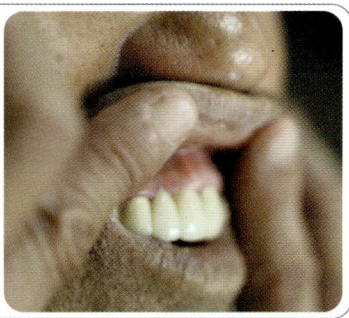

4) 인중의 증후

《동의보감》에 "인중이 뚜렷치 못해지면 며칠 안 되어 사망한다."고 했다.

① 인중이 얕다. 혹은 짧다.

- 인중이 얕거나, 혹은 갑자기 얕아지고 짧아지면 신장 기능의 이상 증후이다.
- 인중이 얕고 짧으며 평평하거나, 혹 비틀어져 있으면 발기부전이 의심된다.
- 자궁발육부전일 때는 인중이 짧고 평평하거나 혹은 인중이 얕고 넓다. 또한 인중이 짧거나 희미하면 자궁이 극도로 약하거나 불임일 경우가 많다.
- 자궁전굴일 때는 인중이 얕다. 혹은 인중의 위가 넓고 아래가 좁다.
- 임신중에 갑자기 인중이 짧아지면 유산의 징조일 수 있다.
- 남성의 고환발육부전일 때는 인중이 짧고 평평하며 색이 엷다. 발기부전·유정·정자결핍·불임증 등일 때도 인중이

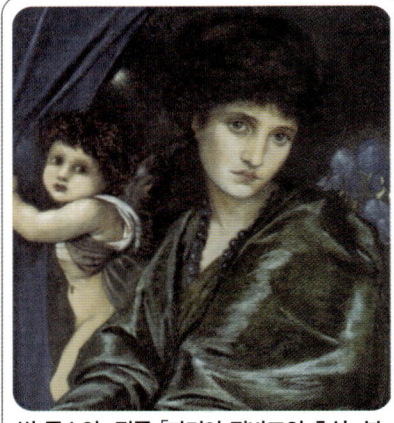

번 존스의 작품 「마리아 잠바코의 초상」 부분. 인중이 무척 짧게 그려져 있다.

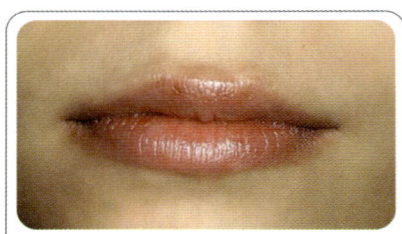

인중이 얕고 넓으면 자궁발육부전일 수 있다.

> **Tip 구갈과 구창**
>
> ① 심장에 혈이 부족하고 열이 심하면 구갈과 혀의 각종 질환이 나타난다.
> ② 비장이 열하면 구취·순창(입술 헐음)과 혀의 각종 질환이 나타난다.
> ③ 심장의 열이 소장에 전이되어도 구갈·구창(입 안 헐음)이 생긴다.
> ④ 담낭 경락에 풍이 침입하면 입이 쓰다.
> ⑤ 위장에 열이 있으면 구갈·유연(침 흘림)한다.
> ⑥ 대장 경락에 열이 있어도 구창이 생긴다.
> ⑦ 신장에 열이 있어도 구갈·설건(혀 마름)한다.
> ⑧ 신장에 혈병이 있으면 타혈(피 섞인 침 뱉음)이 있다.
> ⑨ 방광에 냉이 있으면 다타(침을 계속 뱉음)한다.

같은 모양을 띨 수 있다.

② **인중이 좁다. 혹은 길다.**
- 자궁이 협소하다. 또한 월경통이 있을 때는 인중이 좁고 길며 가장자리가 지나치게 뚜렷하다.
- 자궁하수일 때는 인중이 축 늘어진 것처럼 길다.
- 임신중에 인중의 위가 넓고 아래가 좁아진다면 유산의 징조일 수 있다.
- 인중이 길면 길수록, 깊으면 깊을수록 성감이 오묘하다.
- 남성의 인중이 길면 음경의 길이 또한 길고 호색한다.
- 심장병·관상동맥 질환일 때는 인중이 길고 좁다.

③ **인중이 넓다. 혹은 깊다.**
- 자궁근종일 때는 인중이 넓다. 혹은 인중이 암회색이고 빛을 잃는다.
- 자궁후굴일 때는 인중이 깊다. 혹은 인중의 위가 좁고 아래가 넓다.
- 인중의 폭이 넓으면 방사과다로 요절할 수 있다.

④ **인중이 굽어 있다. 혹은 오목하거나 볼록하다.**
- 인중이 굽어 있으면 자궁후굴이며, 불임증이 될 수 있다.
- 인중이 비뚤어져 있으면 중풍·구안와사의 병력을 갖고 있을 수 있다.
- 골반이상이나 골반협착일 때는 인중에 오목한 함몰이 있다.

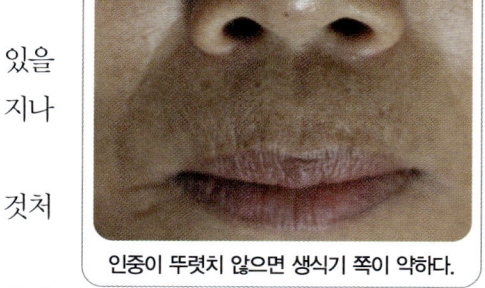
인중이 뚜렷치 않으면 생식기 쪽이 약하다.

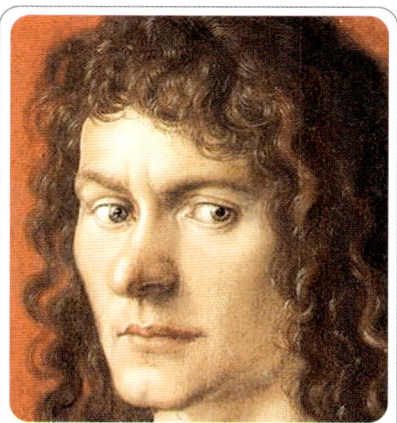
뒤러의 작품 「오스볼트 크렐의 초상」 부분. 인중이 길게 그려져 있다.

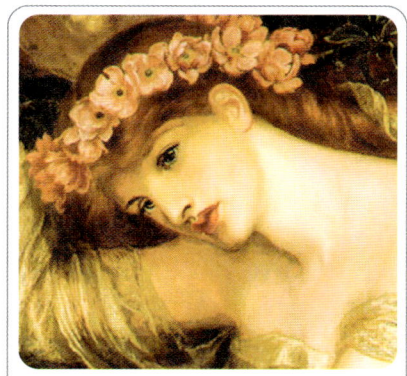
로세티의 작품 「바다의 요정」 부분. 인중이 짧고 깊다.

- 자궁경관 미란이나 자궁부속기염일 때는 인중의 가운데가 볼록하게 융기된다.

⑤ **인중에 색이 있다.**

- 인중이 얇고 희면 신장 기능의 이상 증후이다. 방광결석일 때도 인중이 얇고 희며, 특히 아래턱에 주근깨까지 있으면 발이 차고 야뇨증이다.
- 인중에 발색하면 방광이나 자궁에 질병이 있는 것이다.

그 색조가 흩어진 것처럼 보일 때는 단

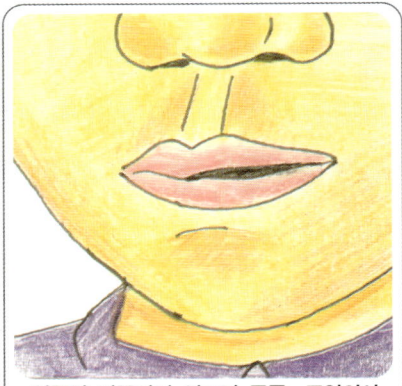

인중이 비뚤어져 있으면 중풍·구안와사의 병력이 있을 수 있다.

> **Tip 입술의 흉증**
>
>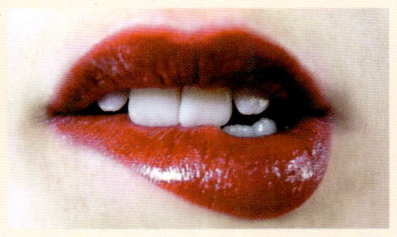
>
> ① 질병중에 입술과 혀가 말리거나 입술이 퍼래지거나, 또는 입술을 자꾸 깨물거나 입술의 경련이 그치지 않는 경우는 난치이다.
> ② 환자가 구장(口張 ; 입 벌림)하면 3일만에 죽고, 순반(脣反 ; 입술 말림)하거나 또는 인중이 튀어나오면 죽게 된다.
> '순반'은 족태음기(足太陰氣)가 절멸했다는 증거이며, 근육이 먼저 죽었다는 증거이다. 입술은 기육(肌肉)의 근본이기 때문이다.
> ③ 급성열병일 때, 환자가 입을 물고기 입처럼 다물지 못하고 기출(氣出)되는 것을 돌리지 못하면 사망한다.
> ④ 입술이 흰 경우는 나쁘다. 특히 아랫입술이 윗입술보다 희면 더 나쁘다. 또한 입술이 희면서 광택이 있는 것은 예후가 양호하지만, 흰색이 메마른 뼈 같으면 죽는다.
> ⑤ 입 주위가 검은색을 띠는 경우는 모두 난치로 볼 수 있다.
> ⑥ 입술이 붓고 적색을 띠는 것은 열이 극히 심한 것이다. 입술이 청흑색을 띠는 것은 한이 극심한 것으로, 혈기가 허겁(虛怯)한데 한냉이 침입하면 입술이 청색을 띠는 것이다. 또 이마가 검고 입술이 푸른 것도 한증이다.
> ⑦ 입술이 푸르면서 음낭까지 수축되고 혀가 말리는 것은 간절(肝絕)한 까닭으로 죽는다.
> ⑧ 입술이 푸르고 입 둘레가 검거나, 또는 흑색이 인중으로부터 입으로 전진하면서 번지거나, 혹은 입술과 혀에 단문(斷紋)이 있는 것은 모두 난치에 속한다.

지 동통이 있을 뿐이지만, 색조가 집중되어 나타난다면 종양성 질환을 의심할 수 있다.

- 인중·코·입술이 일시 검푸르면 대하증이 있을 수 있다.
- 인중이 검으면 방광이 안 좋고 소변불리다. 혹은 신증후군일 수 있다.
- 인중이 얕고 색이 엷거나 암회색이며 빛을 잃으면 발기부전이 의심된다.
- 자궁발육부전일 때는 인중의 색이 엷고, 자궁이 협소하면 인중이 푸르다.
- 임신중에 인중이 누렇게 뜨고 메마르면 유산의 징조일 수 있다.
- 남성의 코 바로 아래 부근에 색이 나타나면 아랫배에 질병이 생긴 것이며, 또 그 아래에 색이 나타나면 고환에 병이 난 것이다.
- 남성의 인중의 홈에만 색이 나타났을 때는 음경통이 오는데, 그 부위 가운데 상부에만 색이 있으면 음경 근부(뿌리쪽)에 동통이 오고, 하부에만 나타난다면 귀두에 동통이 있다.
- 심장병·관상동맥 질환일 때는 인중이 어둡고 칙칙하다.

⑥ 인중에 포진(疱疹)이 생겼다.

- 인중에 구진(丘疹)이 있으면 생식기염증·전립선염 등이 의심된다.
- 자궁경관 미란 혹은 자궁부속기염일 때는 인중에 구진이 나타난다. 혹은 인중에 종기가 나거나 기름을 바른 것 같이 습윤하다.
- 자색의 반점이 생기거나 인중의 제일 밑, 윗입술 바로 위에 농포가 생긴 경우는 그 여성이 성병에 걸렸을지도 모른다는 표시이다.
- 폭음·폭식 때문에 위장에 병이 나거나 음부가 불결하면 인중에서 끝이라 할 수 있는 입술 부근에 윤기 있는 종기가 난다.

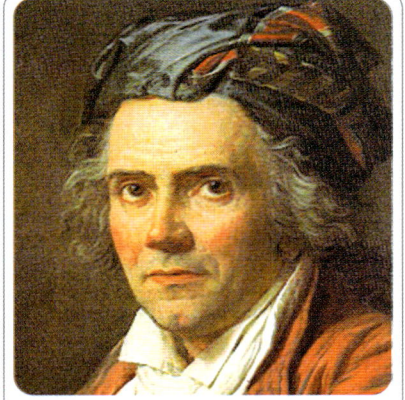

자크 루이 다비드의 작품 「의사 알퐁스 드 로이의 초상」 부분.
인중의 홈에만 암회색이 나타났다.

⑦ 인중 주위에 점이 있다.

인중 옆이나 아랫입술에 점이 있으면 다음(多淫)하지만, 성기능 쇠약이나 불감증이기 쉽다.

(5) 혀

원나라 때의 두청벽이 지은 《오씨상한금경록》은 혀로 질병을 진찰하는 방법을 기록한 최초의 전문 의서라고 하지만, 이미 은나라 시대의 갑골문자에도 혀로 질병을 진단하는 구절이 있으며, 가장 오래된 한의학 서적으로 알려진 《황제내경》에도 이런 기록이 여러 곳에 나와 있다.

설진은 설질(舌質, 혀)과 설태(舌苔)를 관찰하여 질병을 가늠하는 진단법이다.

혀란 혀의 본체이며, 태란 혀 위에 생기는 태후이다. 혀로서는 오장(五臟)의 허함과 실함을 알 수 있고, 태로서는 육음(六淫)의 깊음과 얕음을 알 수 있다.

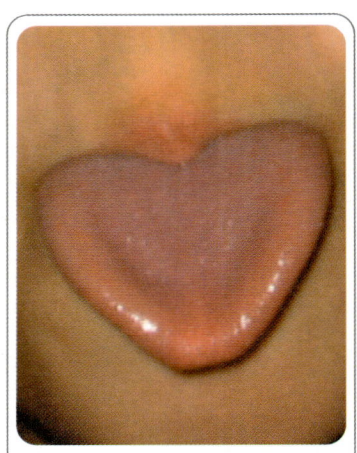

설진을 통해 질병의 경중, 진퇴, 예후, 체내 저항력의 성쇠를 알 수 있다.

따라서 설진을 통해 질병의 경중·진퇴·예후를 알 수 있고, 체내 저항력의 성쇠를 알 수 있다. 아울러 질병이 발생한 부위와 원인·증상 등 병의 성질을 가늠할 수 있다. 그렇기 때문에 설진은 임상에서 아주 중요한 의미를 가지고 있다.

1) 혀와 위, 혀와 오장

혀에서 위장의 기능을 가늠하기도 하는데, 혀끝은 위분문부를, 중앙은 위대만부를, 뿌리 쪽은 위유문부를 대변하기 때문이다.

혹은 혀에서 오장의 기능을 다 가늠하기도 한다. 혀끝은 심폐를, 중앙은 비위를, 가장자리는 간담을, 뿌리 쪽은 신을 대변하기 때문이다.

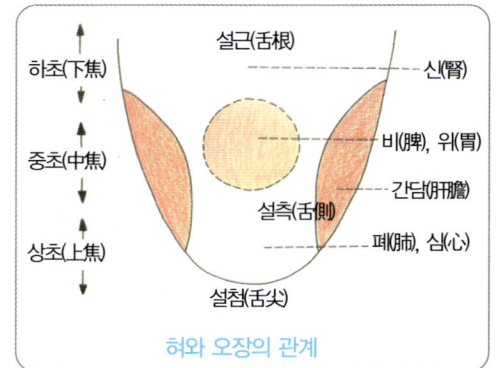

혀와 오장의 관계

또 삼초를 배합시키면 혀끝은 상초(上焦), 혀 중심은 중초(中焦), 혀 뿌리는 하초(下焦)에 속한다.

㉮ 혀끝이 홍적색으로 보이면 심장의 과로이다.

㉯ 혀의 중앙에 누런 설태가 두껍게 앉으면 비·위장에 열이 있고 염증이 있는 것

이며, 대신 설태가 소실되어 있거나 얇고 윤활하고 희다면 비·위장의 기능이 허하고 냉한 것이다.

㉰ 혀의 가장자리가 청자색으로 보이면 간에 어혈이 있는 것

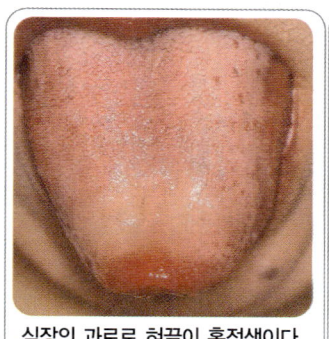
심장의 과로로 혀끝이 홍적색이다.

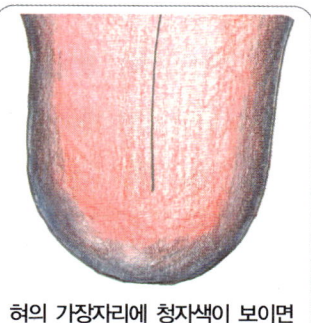
혀의 가장자리에 청자색이 보이면 간에 어혈이 있는 것이다.

이다. 누렇고 두터운 태가 끼어 있으면 간에 열이 있고 염증이 있는 것이며, 하얗게 보이면 간이 과로한 것이다.

㉱ 혀 뿌리 쪽에 흑태가 보이면 신음허(腎陰虛)요, 윤활하고 태가 소실되어 있으면 신양허(腎陽虛)이다.

2) 혀와 심비(心脾)

혀에서 심장과 비장의 기능을 가늠한다. 심기가 혀로 통하니 심기가 조화로우면 혀는 미각을 충분히 느낄 수 있으며, 비기가 구강으로 통하니 비기가 조화로우면 미각의 기능이 원활히 발휘될 수 있다. 따라서 혀가 깔깔하고 미뢰(味蕾 ; 맛봉오리)가 위축되며 미각 기능이 상당히 감퇴되었다면 일단 심장과 비장의 기능이 조화를 이루지 못하고 있는 것이다.

㉮ 심장에 열이 있을 때는 혀가 굳어지기도 하며, 혀를 빼물고 거두어들이지 못하거나 혀를 날름거리는 증세를 보이기도 한다.

심장은 5관 가운데 혀와 연계되어 있기 때문이다. 심장이 풍(風)에 손상되면 입과 혀가 붉어지는 것도 이런 이유 때문이다.

㉯ 비장의 기능이 허할 때는 상악점막이 희거나 옅은 황색이다. 혀가 벗겨져 지도설이 되며, 또는 치흔(齒痕 ; 혀 가장자리가 씹은 듯 울퉁불퉁한 흔적)이 뚜렷하다. 혹은 혀의 볼륨이 크다. 혹 뺨의 점막에 어반(瘀斑 ; 어혈의 거뭇

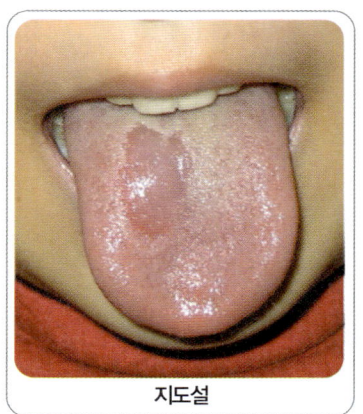
지도설

거뭇한 반점)과 출혈점이 있다.
- 설태가 얇으면 경증, 두터우면 중병이다.
- 설태가 백색이면 냉증, 황색이면 열증이다.
- 혀가 건조함은 비위의 음허이고, 상악점막이 짙은 황색이면 비위의 습열이다.

3) 혀의 색

① **혀가 붉다.**
- 혀가 붉으면 열성병이나 음허로 화가 왕성한 까닭이다. 이때 붉은색을 띠는 것은 열이 있어 혈류가 빨라진 탓에 그 부위가 충혈된 것이다.
- 특히 혀끝이 홍적색이면 심로(心勞 ; 심장의 과로)이다.
- 심장의 기능이 허한 때는 혀가 붉은 물감에 염색된 듯 빨갛다. 특히 혀끝이 붉으며, 혓바늘이 돋고 패이며 아리다. 심장에 화가 있을 때나 불면증일 때도 혀끝이 붉다.
- 간장에 열이 있을 때도 혀가 붉은데, 특히 혀 양옆이 붉다. 혹 혓바닥은 자색이며 끈적끈적한 태가 두텁다.

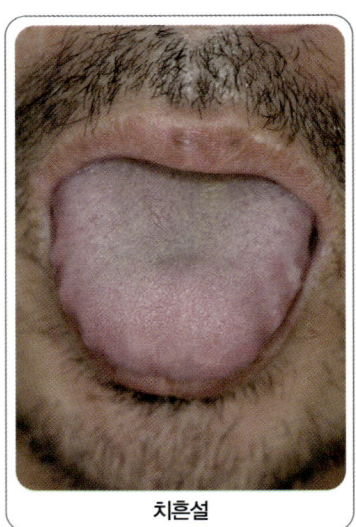

치흔설

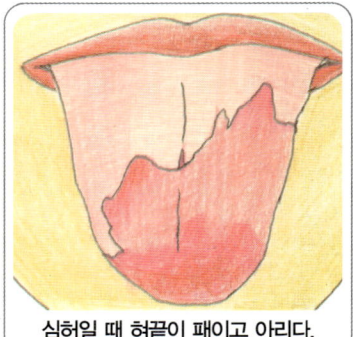

심허일 때 혀끝이 패이고 아리다.

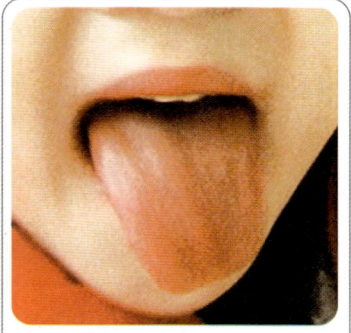

심장 기능이 허약하면 붉은 물감에 염색된 듯 혀가 빨갛다.

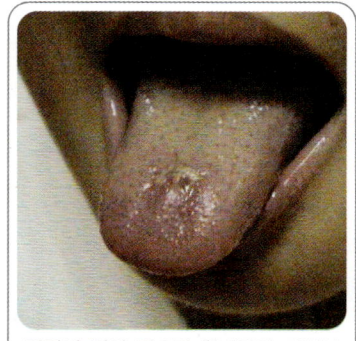

간장에 열이 있으면 혓바닥이 자색이며 끈적끈적한 태가 두텁다.

- 고혈압·갑상선 기능항진일 때는 설변(혀의 가장자리)이 붉다.
- 음허(陰虛)하여 화가 치솟을 때는 강설(絳舌 ; 짙은 진홍빛 혀)이며, 설태가 적거나 없다. 강설 중에서도 설태가 없고 윤활하여 거울같이 보이는 혀를 경면설(鏡面舌)이라고 하는데, 이러한 경우는 위독한 증상에 속한다.
- 혀가 붉고 자주색의 무늬가 있으면 발반의 징조이며, 붉고 붉은 점이 있으면 황달을 일으킬 징조이다.
- 혀에 붉고 흰 알맹이 같은 것이 돋아 마치 독버섯처럼 생겼으면 운이 좋다고 한다. 그러나 붉은 딸기 모양의 혀는 홍역의 징조이다.
- 빈혈이 악성일 때는 혀가 암홍색이고, 설태가 전부 벗겨진다.
- 폐열일 때는 혀가 건조하고 홍색을 띠거나, 누렇게 마른 태가 두껍게 낀다.
- 신음허일 때는 혀가 붉으며 타액이 적고, 입이 마른다.

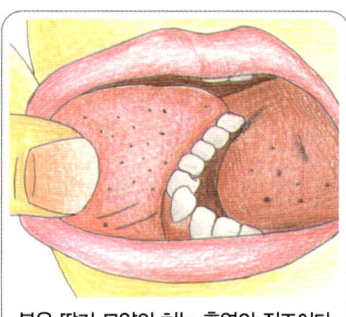

붉은 딸기 모양의 혀는 홍역의 징조이다.

② 혀가 자줏빛 혹은 갈색이거나 검붉다.
- 간허일 때는 혀의 유두가 위축되어 적자색을 띠며 태가 두껍다. 혹 자색의 혀이거나 요철[치흔(齒痕)]이 보인다.
- 혀가 암자색이면 어혈이 축적된 것이다. 강설(絳舌)에 설태가 적고 진액이 축축하며, 특히 검붉은 반점이 혀 위나 밑에 흩어져 있다.
- 위장에 어혈이 있으면 혀가 검붉거나 얼룩얼룩 자색의 반점이 보인다. 또한 혀에 광택이 있고 설태가 없다.
- 대장의 허증과 기능 이상일 때는 설태가 갈색이거나 건조하고 두터운데, 장폐색일 때 뚜렷하다. 실열일 때는 혓바늘이 많고, 건조하면서 갈라져 있다.

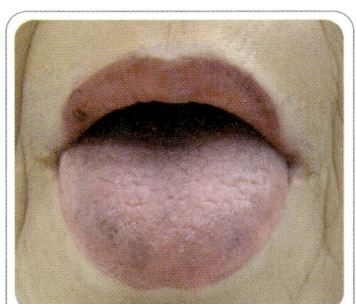

위장에 어혈이 있으면 검붉은 자색의 반점이 나타난다.

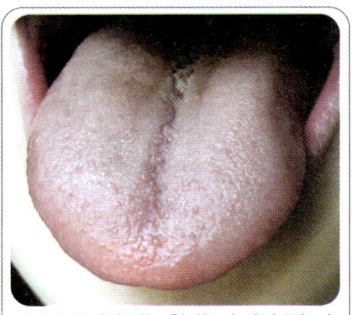

대장의 실열일 때는 혓바늘이 많이 돋는다.

- 혀가 자주색이면서 혀의 중심에 희고 매끈한 태가 끼면 술에 취한 후 외감병을 얻은 것이다.

③ **혀가 푸르다.**
- 혀가 청색 혹은 자색을 띠는 것은 만성기관지염·폐 질환·간경화·부인과 질환·심혈관 질환·암·어혈의 징조이다.
- 특히 혀의 가장자리가 청자색이면 간의 어혈이며, 이 부위가 누렇고 두터운 태에 덮여 있으면 간에 열이나 염증이 있는 것이다.
- 남색을 띠면 기혈허약이다. 폐허일 때도 혀가 남색 혹은 자색인데, 목이 쉰다.
- 혀가 남색이며 태가 끼지 아니한 것은 기혈이 극도로 부족하여 병이 위험한 상태에 있는 것이다.
- 심장병일 때도 혀가 푸르다.

④ **혀가 담백하다.**
- 담백색을 띠면 기능 저하의 허증 상태이다.
- 기혈훼손일 때는 담백색인데, 심하면 혀가 떨린다.
- 빈혈일 때는 담백색이다.
- 폐한일 때는 설태가 백색이고, 혀가 희면서 매끄럽다.
- 신양허일 때는 입술이나 혀가 담백하다.
- 위장이 냉하면 혀에 희고 매끄러운 태가 끼며, 위장이 허할 때는 입술과 혀가 핏기 없이 허옇고 설태가 엷고 희다.

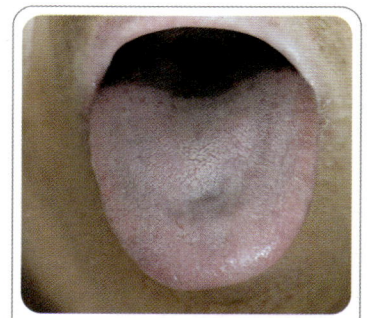
혀가 담백색을 띠면 기혈 훼손이다.

⑤ **혀가 누렇다.**
- 위장이 열하면 설태가 누렇고 건조하다. 입술이 붉고 마르며 갈증이 나고, 입에서 악취가 난다. 잇몸에서 출혈이 있거나 붓고 아프며, 윗니가 들뜨면서 아프다.
- 소장의 실열일 때는 두텁게 황태가 끼거나 혀의 가장자리가 붉어지며, 혓바늘이 자주

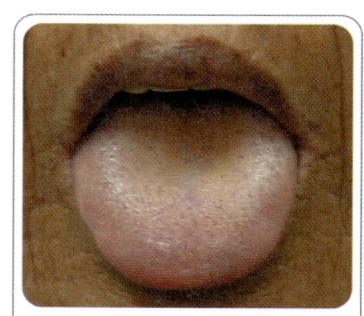
위장이 열하면 설태가 건조하고 누렇다.

생긴다.

⑥ 혀가 흑색이다.
- 흑색을 띠는 것은 열이 아주 심하거나 한이 극도로 성행했다는 것이니 좋지 않다. 죽을 징조이다.
- 신음허일 때는 때로 혀뿌리 쪽에 흑태가 보인다.

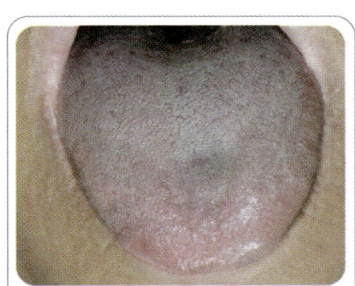

혀가 전체적으로 검은색을 띠면 한이 극도로 성행했다는 것이다.

4) 혀의 모양

① 혀가 부어서 크다.
- 속설에 의하면 크고도 엷은 혀는 불운을 예고한다고 한다. 의학적으로도 혀가 부어서 커지면 좋지 않다.
- 혀가 부어서 볼륨이 커지면 비장의 허증인데, 지도설이 되며 치흔이 뚜렷하다.
- 담음(痰飮)일 때도 혀가 부어 커지는데, 혀는 맑지 않고 설태가 두툼하다. 특히 습담일 때는 심하다.
- 혀가 붓고 붉으며 얼얼하면 비타민 B·C가 부족하여 혀의 점막이 안 좋은 징조이다.
- 혀가 붓고 커지면서 번들거리는 것은 갑상선 기능부전이나 우울증 등을 의심할 수 있다.

② 혀가 얇은 수박설(瘦薄舌)이다.
- 속설에 의하면 작고 짧은 혀는 불운을 예고한다고 하나, 혀가 얇고 마르고 작은 것은 심허·혈액부족·내열을 뜻한다.
- 혀가 얇은 수박설 중 기혈이 모두 허해진 때는 혀의 색이 옅고, 음허로 화가 왕성할 때는 혀의 색이 진홍색이며 건조하다.

③ 혀에 치흔이 뚜렷하다.
- 혀끝과 혀의 가장자리에 잇자국이 나 있으면 비타민 B가 모자라거나, 당뇨·갑상선 기능

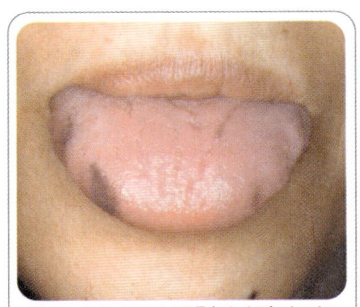

혀의 가장자리에 치흔(잇자국)이 있으면 당뇨·갑상선 기능저하·수분대사 이상 등을 조심해야 한다.

저하·수분대사 이상 등을 조심해야 한다.
- 간장이 허할 때는 혀의 유두가 위축되며, 요철(凹凸, 치흔)이 보인다.

④ 혀에 여러 이상이 있다.
- 혀가 미끈하면서 쑤시는 듯하면 철분의 부족이다.
- 간경화일 때는 혀의 가장자리에 청자색의 줄무늬나 불규칙한 모양의 흑반이 보인다.
- 생리불순·생리통·자궁출혈이 있을 때는 혀의 옆쪽에 청자색 어혈의 반점이 나타난다.
- 혀에 가시 같은 것이 무수히 생긴 망자(芒刺; 혓바늘)는 이실열(裏實熱) 때문이다. 특히 심장에 열이 있을 때나 소장·대장의 실열일 때는 망자가 자주 생긴다.
- 혀가 말려들고, 이때 음낭까지 말려들며 음낭이 수축했을 때는 궐음증(厥陰證)으로 예상 후유증이 나쁘다.
- 목설(木舌)이나 중설(重舌) 즉, 혀가 입안에 커져서 그득할 때나 혀 밑에 뭔가 생겨서 불편하면 심화가 있다.

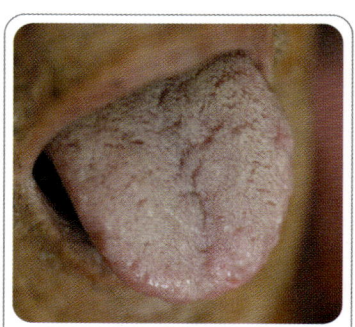

혀가 건조하면서 짝짝 갈라져 있으면 진액의 고갈이다.

> **Tip 설진상 위험 병증**
>
> 다음과 같은 설색·설질이 나타나면 위험하거나 불치에 속한다.
> ① 혀의 유두가 소실되어 진홍색으로 거울 면[경면설(鏡面舌)]처럼 생겼을 때.
> ② 혀가 거칠고 우툴두툴하며 건조하고 갈라져 있을 때.
> ③ 혀가 수축되고 진액이 일체 없을 때.
> ④ 혀가 홍시 같은 색일 때.
> ⑤ 혀가 빵이 눋은 것 같은 색일 때.
> ⑥ 혀가 빛나며 태가 없을 때.
> ⑦ 혀가 마르고 음낭도 수축될 때.
> ⑧ 혀뿌리가 뻣뻣하여 잘 움직이지 아니하고 언어가 머뭇거릴 때.
> ⑨ 혀의 백태가 눈송이 같을 때.

● 혀가 건조하면서 짝짝 갈라져 있을 때에는 이실열(裏實熱)이며, 진액이 소모되다 못해 아예 고갈한 징조이다. 열병에 많다. 그러나 열이 혈분(血分)에 전입되면 윤택이 있고 매끄럽다.

5) 혀의 운동

㉮ 혀가 유연하지 못하고 강경하면 심포(心包)를 손상시키거나, 열이 진액을 고갈시킨 소치이다. 혹은 풍담(風痰)이 경락을 응체시킨 것이다.

㉯ 혀가 연약하여 힘이 없고 자유로이 움직일 수 없는 것은 전신쇠약이다. 혹은 열병에 의해 간이 손상을 받았기 때문이다.

전자의 경우는 벌레와 같이 떨리고, 후자의 경우는 날개와 같이 떨린다.

㉰ 기혈훼손이 심하면 혀가 떨린다.

● 기혈훼손·혈허일 때는 혀가 떨리는데, 이때 혀의 색은 담백색이다.

● 갑상선 기능항진일 때도 혀가 떨리는데, 이때는 혀의 가장자리가 붉다.

● 알코올중독이 되면 혀가 입 밖으로 나와 전동하는 것을 많이 볼 수 있다.

㉱ 혀가 이완되어 입 밖으로 드러나는 것을 토설(吐舌)이라 하고, 혀를 날름거리거나 입술을 핥는 것을 농설(弄舌)이라 하는데, 심장과 비장에 열이 있다는 증거이다.

● 어린이의 경우에는 발육부진의 증거이며, 특히 어린이가 혀를 날름날름하는 것은 심장과 비장에 열이 울결된 것으로 큰 병후에서 자주 볼 수 있다.

● 어른의 경우에는 호색 경향이 있어 신허증에 빠지기 쉽다.

㉲ 혀를 입 밖으로 자꾸 내밀고 싶어지면 내열이 있는 것이다.

혀를 빼문 채 들어가지 않는 것은 담연(痰涎)이 막혀 있거나, 혹은 어린이의 경우 심기가 소모된 위험한 징조이다.

㉳ 간풍·경병(痙病)·중풍·와사(喎斜)일 때는 혀가 비뚤어진다. 뇌신경의 이상일 때도 혀가 병변이 있는 쪽으로 비뚤어진다.

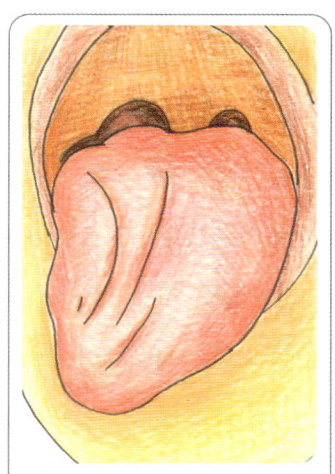

간풍·경병·중풍·와사일 때는 혀가 비뚤어진다.

혀를 내밀 때 한쪽으로 기울어지는 형태에서 만약 자주색으로 붉은 혀를 급하게 내밀면 경기를 일으키려는 것이요, 그저 붉은 혀를 느리게 내밀면 중풍이다.

6) 설태의 유형
① 부태(腐苔)와 이태(膩苔)
태에는 물렁물렁하여 두껍고 이것을 문지르면 곧 제거되는 태가 있고, 찐득찐득하여 문질러도 제거되지 않는 태가 있다. 전자를 '부태', 후자를 '이태'라고 한다.

부태는 위장 중에 탁하고 부패한 기가 올라와서 생긴 것이요, 이태는 담음·식적에 의해 생긴 것으로 보인다.

② 무근(無根)의 태 와 유근(有根)의 태
설태는 병의 심천에 따라서 체표부에 사기가 모여 병이 얕게 있을 때 생긴 태와, 사기가 안에 뭉쳐서 병이 깊게 있을 때 생긴 태로 나눌 수 있다. 전자를 '무근의 태'라 하며, 후자를 '유근의 태'라고 한다.

보통 태가 혀 전체에 균등하게 분포되어 꽉 붙어 있는 경우를 유근의 태라 하고, 혀 일부분만 태가 끼고 둘레는 깨끗하여 마치 다른 무엇인가를 혀에다가 칠해 붙인 것 같이 보이며 혀에서 자생한 것 같지 않을 때는 무근의 태라고 한다.

유근의 태는 다시 두텁고 가볍고 거칠고 치밀한 모양에 따라 구별하는데, 두터운 태는 사기가 중한 것을 의미하며, 엷은 태는 사기가 가벼운 것을 나타낸다. 또 거친 태는 위기가 소통함을 뜻하며, 치밀한 태는 위기가 폐색됨을 말한다.

③ 설태와 삼초(三焦)
설태는 세 부분으로 나누어 혀끝에 생긴 태는 상초에 속하고, 혀의 중앙에 생긴 태는 중초에 속하며, 혀뿌리에 생긴 태는 하초에 속한다. 또 설태가 엷고 표층부이면 상초에, 두터운 태이면 중초에, 매우 두터우면 하초에 병이 든 것을 의미한다.

7) 설태의 색(色)
① 하얀 태는 표증(表證)에 속한다.
백태는 허증·한증·습증을 나타낸다. 그리고 질병의 초기 또는 가벼운 질병일 때 나타나며, 비교적 예후가 양호하다.
- 흰 태가 엷게 끼고 윤활한 것은 풍한(風寒)·담습(痰濕)에 의해 생긴 것이다.

- 백태가 끼었는데 그 밑이 진홍색이면 습열(濕熱)에 상한 것으로, 습은 그쳤지만 열이 잠복해 있는 것이다.
- 백태 둘레로 혀가 붉으면 풍습(風濕)이 폐에 들어간 것이다.
- 혀끝은 백태인데 혀뿌리 쪽이 황색이면 표증(表證)이 아직 계속되는 것이다.
- 백태가 끼었는데 혀의 중앙이 황색이면 체표에 있던 사기가 속으로 들어가려는 병의 진전의 징조이다.

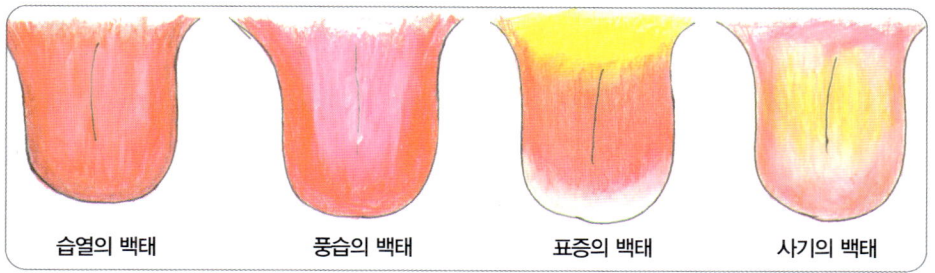

습열의 백태   풍습의 백태   표증의 백태   사기의 백태

- 백태가 엷으면 사기가 체표와 속의 중간에 있는 반표반리(半表半裏)이다.
- 백태가 끼었는데 윤활하지 않고 건조하며 번조와 구갈이 동시에 나타나면, 병의 사기가 양명경(陽明經)의 속으로 잠입하면서 병이 진전하려는 징조이다.
- 설태가 없거나 엷고 매끄러우면서 색깔도 희다면 비위가 허하고 냉한 것이다.
- 위장이 허할 때는 입술과 혀 핏기 없이 허옇고, 설태도 엷고 희다.
- 폐가 냉할 때는 설태가 백색이며, 혀가 희면서 매끄럽다.
- 소장의 허증과 기능 이상일 때는 혀에 희박한 백태가 낀다.

② 누런 태는 이증(裏證)에 속한다.

누런 태는 내장기에 열이 축적되었을 때, 흔히 오장의 열이나 급성열병일 때 많이 나타나며, 비교적 병의 사기와 체내 저항력이 격렬하게 투쟁하고 있음을 알 수 있다.

- 혀 가운데에 누런 태가 두꺼우면 비위의 열이나 염증이다.
- 소장의 실열(實熱)일 때는 두텁게 황태가 끼거나, 혀의 가장자리가 붉어지며 혓바늘이

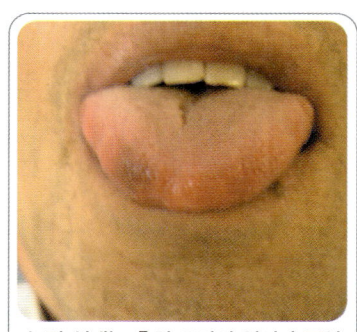

누런 설태는 흔히 오장의 열이나 급성 열병일 때 많이 나타난다.

자주 돋는다.
- 누런 태가 끼었지만 아직 메말라 있지 않으면 병의 사기가 이제 막 속으로 전해진 것이다.
- 누런 태가 심하게 끼었으며 윤활하면 습열(濕熱)이 울체된 것이다.
- 누런 태가 앉았는데 메말라 건조하면 화기가 이미 속에 들어가 성한 것이다.
- 누런 태가 앉았는데 건조하며 검은 혓바늘이 있거나 혹은 혀의 중앙이 갈라져 있으면, 열의 울결이 심해서 기(氣)도 손상되고 음(陰)도 손상된 징조이다.
- 누렇고 검은 태는 병세가 위중한 것이다.

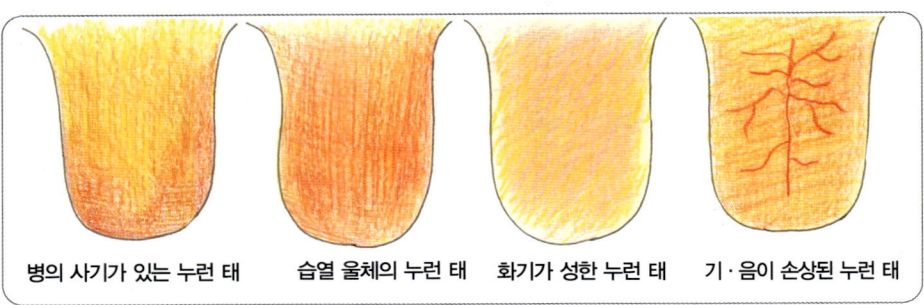

병의 사기가 있는 누런 태 / 습열 울체의 누런 태 / 화기가 성한 누런 태 / 기·음이 손상된 누런 태

③ 검은 태는 예후가 나쁘다.
- 가벼운 흑색의 설태[회태(灰苔)]는 열이 극성하여 진액을 고갈시켰거나 한사(寒邪)가 극성할 때 나타나는데, 비교적 체내의 저항력이 극도로 저하되고 있음을 알 수 있다.
- 회색의 태가 끼고 그 안에 윤활한 태 4~5점이 검은 먹물을 찍은 것처럼 있는 경우에는 사열(邪熱)이 속으로 전해졌고, 동시에 숙식이 소화되지 않은 까닭이다.
- 진한 흑색의 설태[흑태(黑苔)]는 만성 질환이나 위독한 질환일 때 나타나는데, 특히 신기훼손일 때는 흑태로 비교적 예후가 나쁘다.
  흑태가 되는 것은 점차 사열이 속으로 전해진 징조이다. 혀는 심장과 관계 있는 기관으로 화(火)에 속하고, 흑색은 신장의 수(水)의 색으로 '수극화(水剋火)'의 상극색이 되어 예후가 불량하다.
- 검은 태가 끼었는데 윤활하면 음이 허하고 양이 성한 징조이다.
- 검은 태가 끼고 메말라 갈라져 있으면 열이 성하여 진액을 고갈시킨 것이다.
- 혀뿌리가 검은 태로 덮여 있고 건조하면 실열(實熱)이 하초에 모인 것이다.

- 혀끝에 검은 태가 앉았는데 건조해 있으면 심장의 정기가 스스로 흩어지며 소실될 징조이므로 위독하다.

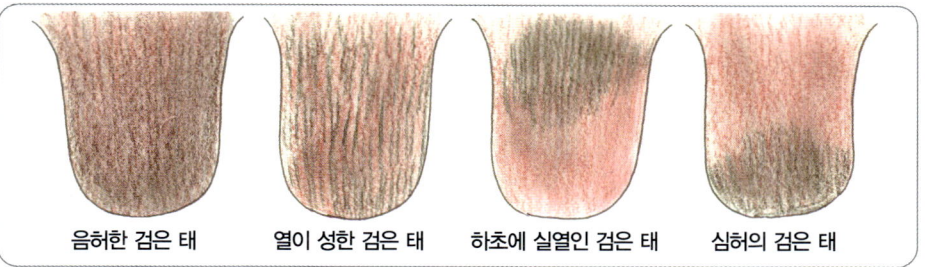

음허한 검은 태 / 열이 성한 검은 태 / 하초에 실열인 검은 태 / 심허의 검은 태

8) 설태의 모양

① 설태가 없거나 적다.

- 음허로 화가 위로 치솟을 때는 강설(絳舌 ; 짙은 진홍색 혀)에 설태가 적거나 없다.
- 어혈일 때는 강설에 설태가 적고 진액이 축축하다. 혀에 선홍빛이 적고 검붉은 빛을 띤다. 특히 검붉은 반점이 혀 위나 밑에 흩어져 있다.
- 혀가 검붉거나 얼룩얼룩 자색의 반점이 보이며, 혀에 광택이 있고 설태가 없으면 위장의 기가 심히 손상된 것이요, 위험한 징조이다.
- 설태가 없거나 엷고 매끄러우면서 색깔도 희다면 비위가 허하고 냉한 것이다. 위장이 허할 때도 입술과 혀는 핏기가 없이 허옇고, 설태는 엷고 희다.

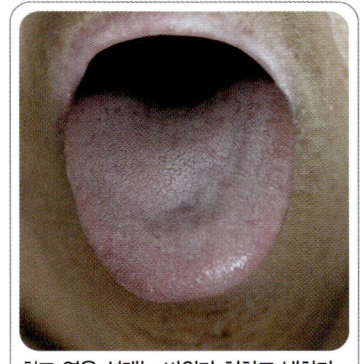

희고 엷은 설태는 비위가 허하고 냉하다.

② 설태가 벗겨지거나 두텁다.

- 혈허가 심하면 혀가 암홍색이고, 설태가 벗겨진다.
- 폐에 열이 있을 때는 혀가 건조하고 홍색이며, 누렇게 마른 태가 두껍게 낀다.
- 장폐색일 때는 설태가 갈색이거나 건조하고 두텁다. 혹은 담배를 지나치게 피우면 혀가 검은 갈색의 태로 덮이기도 한다.
- 혀 가운데에 누런 태가 두꺼우면 비위의 열이나 염증이며, 소장의 실열(實熱)일 때는 두텁게 황태가 끼거나 혀의 가장자리가 붉어지고 혓바늘이 자주 생긴다.

9) 설하·상악·협점막

- 간양상항(肝陽上亢 ; 고혈압)·흉비심통(胸悶心痛 ; 관상동맥 질환)·기체혈어(氣滯血瘀)·월경통·폐경일 때는 설하낙맥(舌下絡脈)이 짧고 굵으며 불룩 튀어나오고, 심하면 둥글게 뭉쳐 구불구불하고 홍자색이다.
- 암·어혈·간적(肝積)과 고창(鼓脹 ; 간경화)·관상동맥 질환·뇌혈관 질환일 때는 혀 아래에 어혈사(瘀血絲)가 보인다.
- 빈혈·혈허·기혈양허 및 소아의 비위허약일 때는 윗턱의 점막이 우유처럼 희거나 옅은 황색이다. 한편 비위습열일 때는 짙은 황색이다.
- 비장이 허할 때는 혈액을 통제하는 능력의 불능으로 출혈하기 쉬운데, 출혈할 때는 윗턱 및 협점막에 자홍색의 작은 출혈점이 있거나 중주 양옆에 출혈점이 있다.
- 야뇨증·불면증·건망증일 때는 윗턱의 색택이 정상이지만, 중주 양옆에 바늘 끝만한 작은 구멍이 있다.
- 신양부족(부신피질 기능 감퇴)일 때는 협점막에 검푸른 색소가 침착하며, 유훈이 갈색이다.

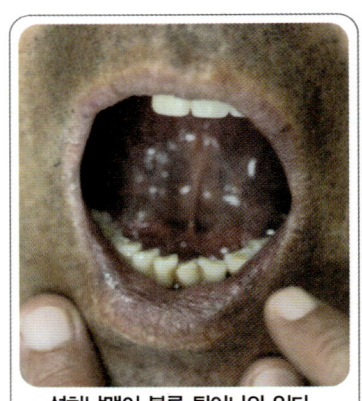
설하낙맥이 불룩 튀어나와 있다.

(6) 치아

큰 앞니를 '판치(板齒)'라 하고, 그 양방의 긴 치아를 '아치(牙齒)'라 한다.

'치아는 뼈의 여분이다[치자골지여(齒者骨之餘)].'라는 말이 있듯이, 치아는 골(骨)-수(髓)-신(腎)-정(精)과 관계가 깊으며, 수·족 양명경(手·足陽明經)이 연계되어 있다. 윗니는 족양명 위장 경락과 관계가 있고, 아랫니는 수양명 대장 경락과 관계가 있다.

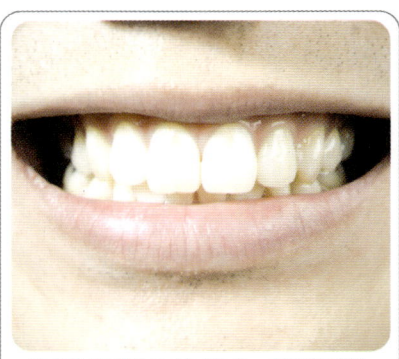
사람의 치아에서 큰 앞니는 '판치(板齒)', 양쪽의 긴 치아는 '아치(牙齒)'라고 한다.

그래서 잇몸의 출혈을 위장 열화의 소치로 보고, 치아가 돌처럼 메말라 있으면 위장의 열이 극성한 것으로 보는 것이 그런 이유이며, 치통일 때 위경·대장경의 경혈에 침을 시술하는 것도 그런 이유이다.

1) 치아의 모양과 색

- 치아가 건조하면 음액(陰液)이 소모된 것이다. 한편 건조하면서 돌 같으면 위장의 열이다.
- 정허(精虛)하면 치아가 뼈처럼 하얗다. 혹은 발치(拔齒)가 많다.
- 신허(腎虛)하면 치아가 초췌하게 메마르며, 갑자기 흑색 혹은 팥죽색으로 변한다. 또한 잇몸이 위축되어 치아가 노출되거나 흔들거리고, 치아가 성글다.
- 치석이 누렇고 두터운 것은 습열(濕熱)에 의한 것이다.

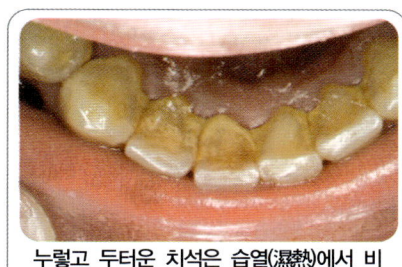

누렇고 두터운 치석은 습열(濕熱)에서 비롯된다.

- 이를 악물거나 이를 갈면 풍담(風痰)이 경맥을 막은 것이며, 열(熱)이 심한 까닭이다.
- 치아가 갑자기 흑색으로 변하거나 치아가 팥을 삶아 놓은 것같이 변색되는 것은 죽을 징조이다.

> **Tip 치아와 여성의 성감**
>
> 한마디로 '단순호치(丹脣皓齒)'가 아름답다. 아울러 치아의 크기도 알맞아야 하고, 잇몸도 고르고 가지런해야 아름답다.
> ① 치아가 옥수수 알맹이 같은 여자는 다분히 성감이 좋다.
> ② 앞니 두 개가 큰 여자는 젖꼭지가 대단히 민감하다.
> ③ 덧니가 있는 여자는 목덜미가 민감한데, 성체험이 빠른 편에 속한다.
> ④ 전체적으로 큰 치아의 여자는 겨드랑이가 민감하다.
> ⑤ 아랫니의 잇몸이 고르지 못한 여자는 유방이 민감하다.
> ⑥ 아래·윗니 모두 잇몸이 고르지 못한 여자는 넓적다리가 민감하다.

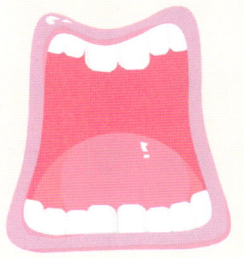

> **Tip** 치아와 신정(腎精)
>
>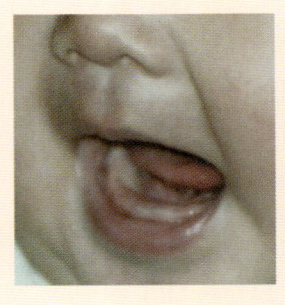
>
> 아기가 6~8개월이 되면 아래 앞니가 난다. 점차 하나씩 돋아서 2년 6개월이 될 때까지 20여 개의 치아가 난다. 이를 '유치'라 하며, 6~8세 정도에 유치는 영구치로 바뀐다. 제1대 구치부터 나기 시작해서 32개 정도가 난다.
> 치아가 나올 때는 ISSC(Irritability, Salivation, Sucking desire, Chewing)의 4대 증상이 있다. 즉 자극반응성·침흘림·흡착욕구·씹기의 4대 증상이 나타난다.
> 유치가 영구치로 바뀌는 것이 6~8세 사이라 하지만, 동양의학에서는 여자의 경우 7세, 남자의 경우 8세로 보고 있다. 즉 여자는 7세에 신기(腎氣)가 실하여 치아를 영구치로 갈며 머리털이 길어지고, 21세에 신기가 평균하여 진아(眞牙)라 불리는 사랑니가 난다. 남자는 8세에 신기가 실하여 치아를 갈고, 24세에 사랑니가 나며, 40세에 신기가 쇠하여 털이 빠지고 치아가 마르며, 64세에 치아가 빠지기 시작한다.
> 다시 말해 여자는 7×1, 7×3, ……, 7×7로 생리적 변화를 겪으며, 남자는 8×1, 8×3, ……, 8×8로 생리적 변화를 겪는다는 것이다. 이런 생리적 변화는 신기(腎氣)에 의한다. 따라서 치아는 골(骨)→수(髓)→신(腎)→정(精)과 관계가 깊다.

2) 잇몸의 증후

잇몸도 수·족양명경맥이 통과하는 곳으로 윗잇몸은 족양명 위에 관계되고, 아랫잇몸은 수양명 대장에 관계된다. 그래서 위나 대장에 어떤 질환이 있을 때는 잇몸의 색깔이 변한다. 잇몸의 색깔은 분홍빛을 띤 붉은색이 이상적이다.

① **잇몸이 붉다.**

- 잇몸이나 구강점막에 염증이 생기면 잇몸이 붉게 붓는다.
  잇몸이 헐고 농이 흐르며 역한 냄새가 나는 것을 감닉창(疳䘌瘡)이라 하고, 굳은살이 생기는 것을 치옹(齒齆)이라 하며, 출혈이 계속되는 것은 치뉵(齒衄)이라고 한다.

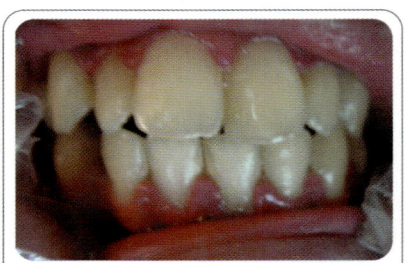

잇몸이나 구강점막에 염증이 생기면 잇몸이 붉게 붓는다.

- 위나 대장에 어떤 질환이 있을 때는 잇몸의 색깔이 변하는데, 그 질환의 속성이 열증이면 진한 붉은색 내지 검붉은색이 된다.

② 잇몸이 암적색이다.
- 잇몸이나 구강점막에 염증이 만성화되면 잇몸은 암적색이 된다.
- 혈액이 산성화되거나 어혈이 있으면 잇몸의 색깔이 암적색이 된다.
- 수은 중독을 비롯해서 각종 중금속에 중독되면 잇몸이 암적색이 된다.

③ 잇몸이 창백하다.
- 빈혈일 때는 잇몸도 창백해지는데, 만성 소모성 질환이나 백혈병 등의 환자의 잇몸이 창백한 것도 그런 이유이다.
- 잇몸이나 점막의 상피세포층이 비대하거나 수종을 일으키면 모세혈관층이 비치지 않아서 잇몸이 창백해진다. 점막의 각화층이 두터워지면 희게 보이는 것도 그런 이유이다.

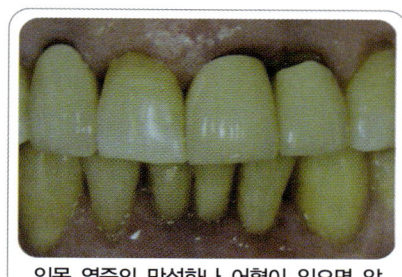

잇몸 염증의 만성화나 어혈이 있으면 암적색을 띤다.

- 위나 대장에 어떤 질환이 있을 때는 잇몸의 색깔이 변하는데, 그 질환의 속성이 한증이면 색이 희어진다.

④ 잇몸에 푸른빛이 돈다.
- 수은 중독을 비롯해서 각종 중금속에 중독되면 잇몸이 푸르러지기도 한다.
- 어떤 약품의 남용에 따른 중독일 때 잇몸이 흑청색을 띠는 수도 있다.
- 멜라닌 색소가 많이 침착해도 잇몸의 색이 탁해지며, 황달이 있을 때는 황록색을 띠게 된다.

⑤ 잇몸이 갈색 또는 검다.
- 니코틴의 축적이 있을 때는 잇새가 암갈색으로 착색하고, 잇몸도 황갈색으로 감도는 수가 있다.
- 치석에 의해서 잇새가 검어지고 잇몸 역시 변색되는 수가 있다.

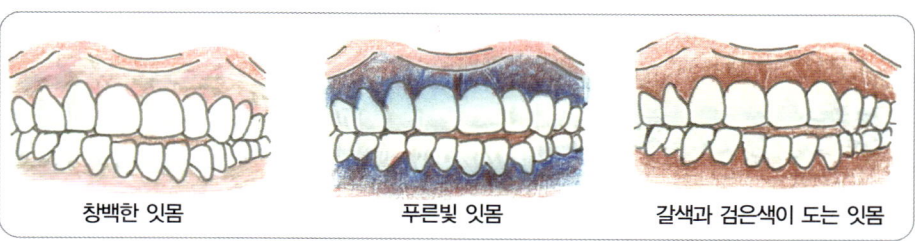

창백한 잇몸 / 푸른빛 잇몸 / 갈색과 검은색이 도는 잇몸

3. 인후·경항·흉부·복부

(1) 인후(咽喉)

《황제내경》에 "후(喉)는 하늘의 기를 주관하고 인(咽)은 땅의 기를 주관한다."고 했다.

'후'는 통한다는 말이고 '인'은 삼킨다는 말이다. 인은 위(胃)의 줄이고, 후는 폐의 기가 통하는 곳이다. 인으로는 음식이 넘어가고, 후로는 숨을 쉰다.

'회염(會厭)'은 인과 후의 윗부분을 관할하면서 열었다 닫았다 하는 작용을 한다. 혀가 입천장에 닿을 때에 회염은 후두를 열어준다.

'후두'는 기도의 상단, 그러

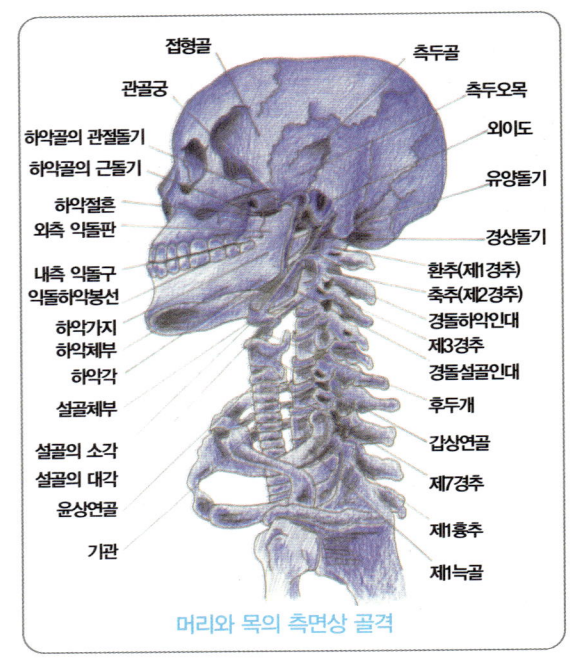

머리와 목의 측면상 골격

니까 공기의 흐름과 연하된 음식물의 흐름이 교차하는 위치에 있는 발성기관이다. 경추 높이에서 본다면 3~6번 경추 높이에 위치하는 곳이다.

후두는 원래 호흡기관의 일부로서, 폐에 이물이 침입하는 것을 막는 괄약근으로서 작용하고 있었으나, 진화 도중에 갑상연골을 비롯한 3개의 연골과 소각연골(小角軟骨)을 비롯한 3쌍의 연골 및 성대가 생겨 발성 기능까지 수행할 수 있게 된 것으로 보고 있다. 그래서 후두는 발성을 비롯해서 호흡조정, 기도의 보호 등을 맡고 있다.

㉮ 인후병은 다 화열(火熱)에 속한다.

인후병에는 몇 가지의 종류가 있으나 경하고 중한 것이 다른데, 그것은 다 화가 경한가 심한가에 관계된다.

인후가 헐어서 아픈 것은 흔히 허화에 속하는데, 허화가 돌아다니는 것을 억제하지 못하여 그것이 인후에 몰렸기 때문이다.

㉯ 인두염일 때는 인두의 점막이 벌겋게 붓는다.

'인두'는 상인두·중인두·하인두의 세 부분으로 이루어져 있다. 인두에 급성으로 염증이 생기면 인두·목젖·인두측색까지 붓고, 인두의 이물감·건조감·동통·연하통이 온다. 만성의 인두염일 때는 점액의 분비로 기침이 나고 목이 쉬기도 한다.

한편 인두의 가장 흔한 증상은 코막힘·통증·연하곤란·귀먹음·코골이다.

㉰ 급후비(急喉痺)는 목구멍에 헌 데가 생긴 것인데, 이를 맹저(猛疽)라고 한다.

갑자기 목이 붓고 아파서 물도 넘기지 못하고 말도 하지 못하며, 목구멍이 막혀서 숨이 잘 통하지 못하게 된다. 급후폐로 코고는 소리를 내는 것도 있고 목에서 가래소리가 나는 것도 있는데, 이것은 폐의 기가 끊어진 증상이다.

㉱ 비인강암(鼻咽腔癌)은 경부 림프절에 무통성의 멍울들이 만져질 수 있다.

인두의 내강을 인두강이라고 하는데, 이 인두강은 앞쪽으로 비강(鼻腔)·구강 및 후두와 통하고 있다. 상인두에 생긴 암을 비인강암이라 한다. 귀나 코의 막힘·코피·눈동자 움직임의 부자연스러움 등이 나타나며, 목의 림프절에 종창이 생긴다.

㉲ 아데노이드가 크면 얼굴 근육의 긴장이 없어져서 소위 '아데노이드 얼굴(facies adenoides)'이라 불리는 바보 같은 얼굴 모양이 된다.

'아데노이드'는 편도선과 마찬가지로 호흡기관에 대하여 방어 역할을 하면서 면역 글로불린의 형성에 관여한다. 편도선이 붓는 것처럼 이것도 잘 부어 비대해지는데, 이렇게 되면 코가 막혀 입을 벌리고 숨을 쉬며, 코골음이 심하고 목

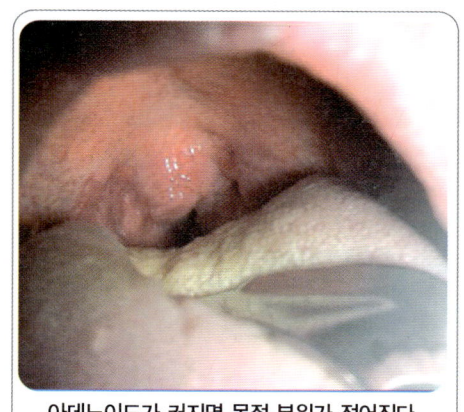

아데노이드가 커지면 목젖 부위가 적어진다.

소리도 코가 막힌 소리를 낸다. 또한 비염·축농증·중이염 등을 일으키기도 하며, 야경증(밤에 놀라는 증상)이나 야뇨증 등을 일으키기도 한다.

㉳ 아데노이드가 크면 외형적으로 흉위·체중이 평균 이하일 수 있으며 입천장이 코 쪽으로 높아져 활 모양이 되고, 윗턱의 치열이 고르지 못하다.

또 목젖 부위가 적어지고 입술이 두꺼워지며, 비순구(코와 윗입술 사이의 홈)가 없어진다.

㈐ 편도선염일 때는 목의 임파선이 종창할 수 있다.

'편도'는 목 안의 인두점막 내에 발달한 림프세포로 이루어진 여포(濾胞)의 집합체이다. 인두편도·이관편도·설근편도를 비롯해서 구개편도가 있다. 우리들이 흔히 편도라 부르는 것은 입을 벌렸을 때 목 속 인두의 옆면에 보이는 구개편도를 말한다. 그래서 우리들이 흔히 말하는 편도선염은 구개편도의 염증을 말하는데, 대부분 인두점막의 염증을 동반한다.

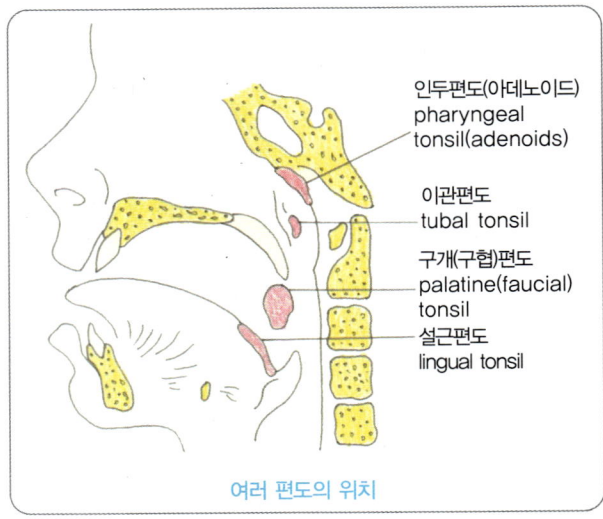

여러 편도의 위치

> **Tip 여성의 극부상(剋夫相)**
>
> 결후(結喉 ; 후두연골)를 가진 여자는 극부상(剋夫相)이다.
> ①얼굴이 커서 과분수이며, 얼굴에 잔털이 많고 뼈가 드러나 있으며 백분(白粉)을 바른 듯 흰 경우.
> ②이마와 턱이 긴 말상(馬相)이며 특히 이마에 횡문(橫紋)이 어지럽게 널려 있고, 턱은 송곳처럼 뾰족하며 치아까지 앞으로 드러난 경우.
> ③머리카락이 붉거나 노랗고 눈썹이 곤두서 있고, 눈에 흰자위가 많으면서 사시(斜視)이며 귀는 작고 뒤집힌 경우.
> ④광대뼈는 몹시 튀어나와 있고 아래 와잠(臥蠶)에 가로금·흉터·검은 점이 있으며, 콧등에 세로금이 있고 콧등이 내려앉았거나 콧구멍에 긴 털이 삐져나와 있는 경우.
> ⑤입술 색이 안 좋고 흉터가 있거나 입술이 위로 말려올라가며, 치아가 크고 잇새가 떠 있고 치아가 입술 밖으로 드러난 경우.
> ⑥결후가 나오고 팔꿈치 뼈가 튀어나왔으며 온몸의 뼈마디가 억세고, 피부가 거칠면서 살이 찬 경우.
> ⑦음성이 쩌렁쩌렁 울리거나 징징 우는 소리 같거나 쇳소리 나듯 하는 허스키일 경우는 모두 '극부상'이다.

㉮ 카타르성 편도선염의 경우는 편도선이 새빨갛게 붓는다. 그리고 여포성 편도선염은 여포에 일치해서 원형의 황백색 반점이 생긴다. 또한 선와성 편도선염은 선와(腺窩) 입구부에 일치해서 황백색 반점이 낀다.

한편 동양의학에서는 회염(會厭)의 양쪽이 부은 편도선염을 쌍유아(雙乳蛾)라고 하며, 회염의 한쪽이 부은 편도선염을 단유아(單乳蛾)라고 한다.

㉯ 만성 편도선염일 때는 구개편도가 너무 붓고 돌출해서 좌우가 서로 접촉할 만큼 커진 경우도 있다. 이를 제3도 편도선염이라고 한다.

만성 편도선염은 편도선이 아주 약간 돌출되어 있는 제1도에서부터 심한 제3도까지 분류할 수 있다.

심할 때는 세균 등의 퇴폐물로 지저분하고, 백색이나 노란색의 분비물이 흘러나와 악취를 낼 때도 있다. 구개편도의 비대가 심하면 연하곤란이나 호흡곤란을 일으키기도 하며, 입을 벌리고 호흡하기도 한다.

만성 편도선염은 구개편도가 너무 붓고 돌출해서 좌우가 맞닿을 만큼 커지기도 한다.

㉰ 전후풍(纏喉風)은 귀 부근에서부터 턱 아래까지 벌겋게 되는 것이다.

인후에 열이 몰려서 목 안과 겉이 다 붓고, 혹은 저리기도 하며 가렵기도 하면서 몹시 부어서 커지는 것이다. 발병 후 처음 2일 동안은 가슴이 켕기는 감이 느껴지면서 내쉬는 숨이 가쁘다가 갑자기 목구멍이 붓고 아프며, 손발이 싸늘해지고 숨이 막혀 통하지 않는다.

㉱ 목젖을 '제종(帝鍾)'이라고도 하는데, 목젖이 부어서 두어 치나 되게 길게 내려 드리워지는 것을 제종풍(帝鍾風)이라고 한다. 목젖은 소리가 나오는 관문인데, 장부에 잠복되었던 열기가 인후로 치

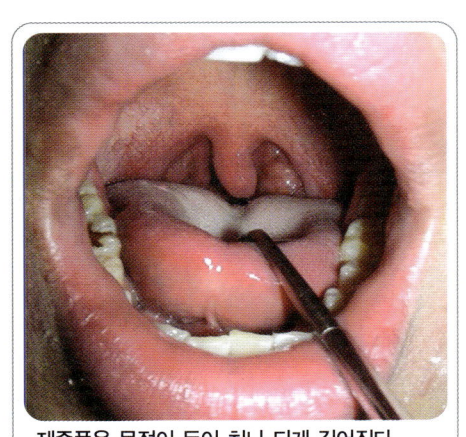

제종풍은 목젖이 두어 치나 되게 길어진다.

밀어오르면 목젖이 늘어지면서 붓는다.

㉣ 매핵기(梅核氣)가 있으면 두 눈이 반짝거린다. 매핵기라는 것은 목구멍에 덩어리가 막혀 있는 것 같아서 뱉어도 나오지 않고, 삼키려 해도 넘어가지 않으면서 매화씨와 같은 것이 있는 것처럼 느껴지는 증상을 말한다. 발작할 때마다 숨이 끊어질 것 같이 되고 치밀어오르기 때문에 음식을 먹지 못한다.

Tip 갑상선 이상의 외형적 특징

(1) 갑상선 기능항진일 때
① 눈이 튀어나오는데, 눈동자만 눈에 띌 정도로 커진다. 눈동자가 함몰되어 있으면 장 기능 이상이 많고, 돌출되어 있으면 갑상선 기능 이상이 많다.
② 갑상선이 혹처럼 커지면서 목 부위가 붓는다.
③ 땀을 많이 흘리며 손이 떨린다.
④ 입맛이 좋아져서 잘 먹는데도 살이 빠진다.
⑤ 젖가슴이 커지는데, 남자도 여자처럼 커진다.
⑥ 피부가 가렵고, 발등이나 정강이 앞부분의 피부가 귤껍질처럼 두꺼워진다.

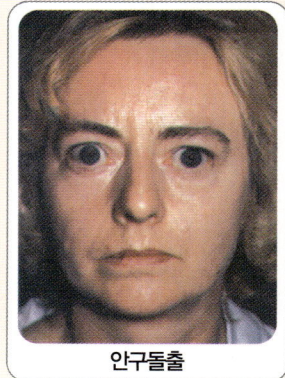
안구돌출

이밖에 목이 말라서 물을 많이 마시고, 가슴이 두근거리며 숨이 차다. 심장이 빨라지면서 불안 초조하고, 기초대사가 높아져서 피로하며 체력소모가 심하다. 몸 전체가 목욕탕에 오래 들어가 있어서 머리가 멍해진 상태처럼 된다. 화장실에 자주 들락거린다. 어린이는 행동 장애가 오고 성적이 떨어진다. 여자는 생리의 양이 줄고 아예 없어지기도 하며, 성욕이 줄고 임신이 안 될 수도 있다.

와이셔츠의 목단추가 잘 채워지지 않거나 목걸이의 위치가 점점 높아질 경우에는 의심해 볼 필요가 있다. 어쩐지 목이 굵어졌다 싶으면 거울 앞에 서서 목을 쭉 빼고 그 상태로 침을 삼켜본다. 침을 삼키면 갑상선이 위아래로 움직이므로 그 움직임으로 갑상선의 크기를 판단해 볼 수 있는 것이다. 다소 부어 있을 때는 잘 만져보는데, 부어 있는 것이 균일한지 혹은 그 속에 응어리가 있는지 알아보도록 한다. 또한 맥박을 재어 보는데, 보통은 1분에 70 정도이지만 항진된 경우에는 100 이상이 되기도 하고, 저하인 경우에는 40~50 정도밖에 안 되기도 한다.

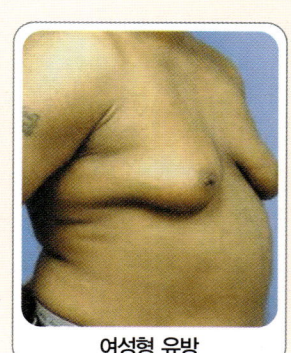
여성형 유방

㉤ 목구멍이 마르고 늘 털로 찌르는 것 같으면서 음식을 잘 넘길 수 없는 것을 '풍조(風燥)' 라고 한다.

㉥ 후두암의 가장 많은 증상은 쉰 목소리가 나는 것이다.

인후통·삼키기 곤란·체중감소 등이 나타난다. 호흡곤란도 올 수 있으며, 목의 림프절도 붓는다.

(2) 갑상선 기능저하일 때
① 손끝이 가늘고 색이 창백하며 힘이 없다.
② 손톱이 평평하고 회백색이거나 손톱 끝이 황색이다.
③ 혀가 붓고 커지면서 번들거리면 갑상선 기능부전, 우울증 등을 의심하게 된다.
④ 최근에는 갑상선 기능항진이 10이라면 갑상선 기능저하는 5의 비율로 갑상선기능저하증이 늘어가고 있다.
⑤ 맥박이 느려지고 신체대사도 떨어지며, 몸이 나른해지고 의욕이 없다.

(3) 갑상선 종양일 때
① 경부 앞 턱 아래의 결후(후두연골) 양측에 종괴 돌기가 생긴다.
② 갑상선암일 때는 갑상선이 붓고 단단해지며 표면이 울퉁불퉁하고, 부근에 부은 림프결절이 만져진다.
갑상선의 여포상피에서 발생하는 양성 종양을 '갑상선종' 이라고 하며 여포선종과 유두선종의 2종이 있는데, 이들은 다시 여러 가지로 분류된다. 원칙적으로 기관지를 누르거나 둘레와 유착되거나 림프절이 부어오르는 일은 없으나, 거대한 선종의 경우에는 전경부 압박감·호흡곤란·코골이 등을 호소한다.

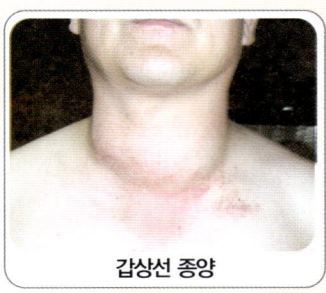

갑상선 종양

(4) 갑상선 설골낭종일 때
결후 상방에 매끄럽고 광택이 나는 원형이 나타나고, 혀를 내밀 때 따라서 위로 올라간다.

(5) 뇌호(腦戶)가 과대 발달할 때
광신자와 같아지고, 정신병·갑상선기능항진증 등이 많이 나타난다. 한편 너무 빈약해도 갑상선 기능과 간장 기능에 이상이 잘 온다.

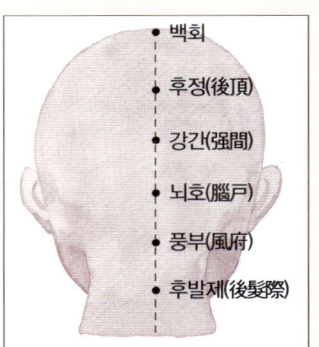

- 백회
- 후정(後頂)
- 강간(强間)
- 뇌호(腦戶)
- 풍부(風府)
- 후발제(後髮際)

(2) 경항(頸項)·등

1) 목

- 허성 체질자는 대개 경항부가 가늘며 근골이 박약하고 근육이 무른 편이다.
  반면 실성 체질자는 경항부가 굵고 머리가 몸에 비해 크며, 얼굴색이 붉은 편이고 눈빛은 늘 번뜩이며, 눈은 큰 편이다.
- 암, 특히 소화기암일 때에 어깨 위(견갑골)와 대추(大椎) 경혈 주위에 털이 자란다.
- 성 결핍증(성욕 불만족)일 때는 뒷머리에서 목덜미까지 뻣뻣해지고, 어깨가 결리며 등이 아프다.
- 어혈이 있으면 경항부 및 어깨가 결리고 사지가 저릿저릿하다.
- 노체(勞瘵)일 때는 목 뒤 양쪽에 작은 멍울[結核]이 생긴다.
- 결핵일 때만 아니라 단순성으로도 목의 림프가 부을 수 있다.
  또 유양돌기 위에 결절이 있으면 그보다 상부에 병이 있고, 유양돌기 아래에 결절이 있으면 그보다 아래에 병이 있을 수 있다.
- 목에 림프결절이 있을 때는 비인강암 등 여러 암일 때를 염두에 두어야 한다. 특히 소화기암일 때는 좌측 목의 림프절이 종창하는 경우가 있다.

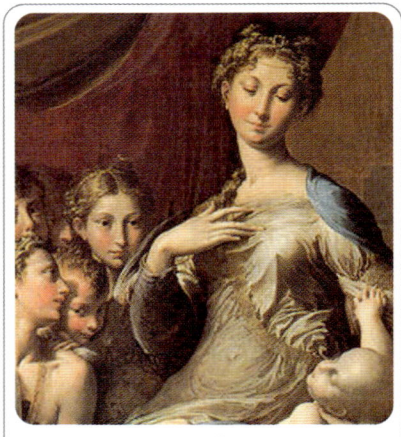

페르미지아니노의 작품 「목이 긴 성모」 부분. 성모님의 목이 무척 길게 그려져 있다.

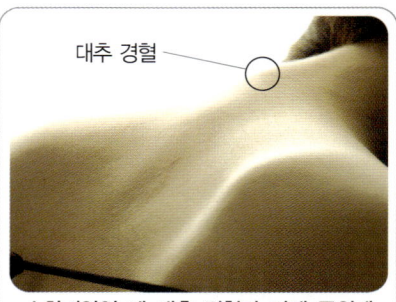

소화기암일 때 대추 경혈과 어깨 주위에 털이 자란다.

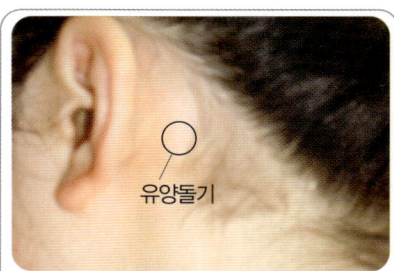

유양돌기 위의 결절은 그보다 위에, 유양돌기 아래의 결절은 그보다 아래에 병이 있을 수 있다.

2) 어깨

어깨를 보고 질병을 안다.

① 어깨가 넓다. 혹은 좁다.

- 어깨가 넓고 살집이 좋으면 건강이 좋은 편이지만, 만성기관지염일 때도 어깨가 넓어진다.
- 어깨가 좁고 살집이 적으면 건강이 약한 편이다. 특히 호흡기가 약할 때나 폐결핵일 때는 어깨가 좁다.
- 폐 기능이 허할 때는 어깨와 등이 빈약하게 얇다. 등 근육이 뻣뻣하며 아프고, 등이 냉기로 섬뜩하며, 명치 끝이 차고 아프다. 혹은 어깨가 좌우 비대칭이거나 처져 있고, 혹은 역(逆)8자형이다.

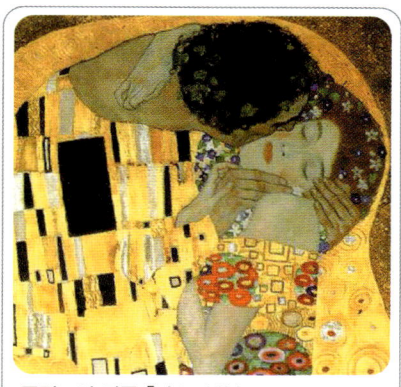

클림트의 작품 「키스」 부분.
여인의 어깨가 무척 여위고 좁게 그려져 있다.

- 어깨가 크고 가슴이 뒤로 젖혀지며 후부(喉部)가 함몰되어 있으면 폐가 높이 위치해 있으므로 기가 잘 상역한다. 어깨로 숨을 잘 쉬고 기침을 잘 한다.

② 어깨가 처져 있다. 혹은 올라가 있다.

- 어깨가 처져 있으면 내성적이다. 특히 위하수일 때 어깨가 처지며, 폐의 기운이 허할 때도 두 어깨가 처지고 어깨를 들어 올리지 못한다.
- 어깨가 올라가 있으면 외향적이다. 특히 천식일 때는 두 어깨가 호흡을 따라 오르락내리락한다.
- 오른쪽 어깨가 처지면 소식가로 영양실조의 경향이 있으며, 감기에 잘 걸린다. 경부임파선결절이 잘 오고 선병(腺病) 체질이다.
- 왼쪽 어깨가 처지면 편도선염에 잘 걸리거나, 눈이 충혈되기 쉽고 설사를 잘 하

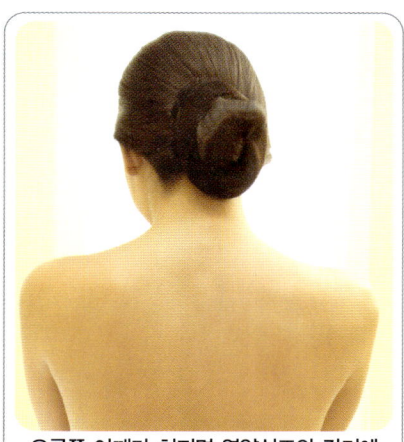

오른쪽 어깨가 처지면 영양실조와 감기에 주의한다.

Tip 어깨와 심성

어깨는 기분을 반영하는 부위이다. 우쭐댈 때는 어깨가 위로 치솟고, 침울해질 때는 어깨도 아래로 축 처진다.

어깨가 넓고 살집이 두터우면 섹스에 강하며, 어깨가 좁고 살집이 얇으면 섹스에 약하다. 사업운도 그렇고 건강도 마찬가지이다.

어깨가 처진 남자는 성격이 여성적이며, 어깨가 올라간 여자는 성격이 남성적이고 활동적이며 돈벌이할 여자이다. 어깨가 넓은 여자도 남성적이고 돈벌이에 나설 여자로서 집안에서 살림이나 해서는 직성이 풀리지 않는다고 한다. 대신 건강하다.

한편 오른쪽 어깨가 올라가 있는 남자는 여자복이 없다고 한다. 나쁜 성격의 여자를 만나거나, 여자에게 이용당해서 재산마저 잃을 수 있는 타입이라고 한다.

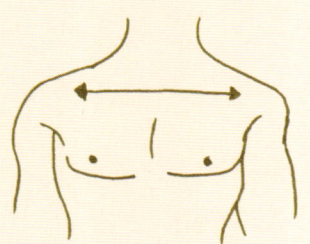

어깨가 넓고 살집이 두터운 남자는 섹스에 강하고, 여자는 남성적이다.

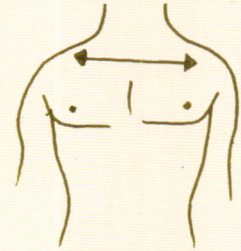

어깨가 좁고 살집이 없으면 섹스와 건강에 약하다.

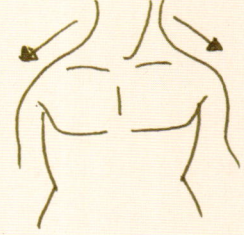

어깨가 처진 남자는 심성이 여성적이다.

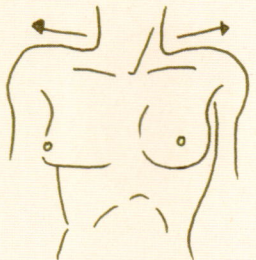

어깨가 올라간 여자는 남성적이며, 활동적이다.

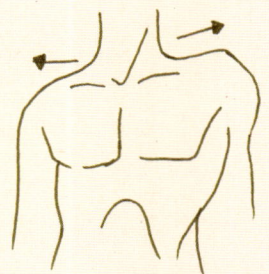

우측이 올라간 남자는 여자복이 없다.

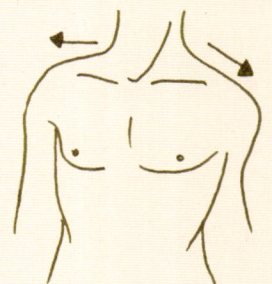

우측이 내려간 경우는 소식(小食)·영양불량형이며, 선병(腺病) 체질이다.

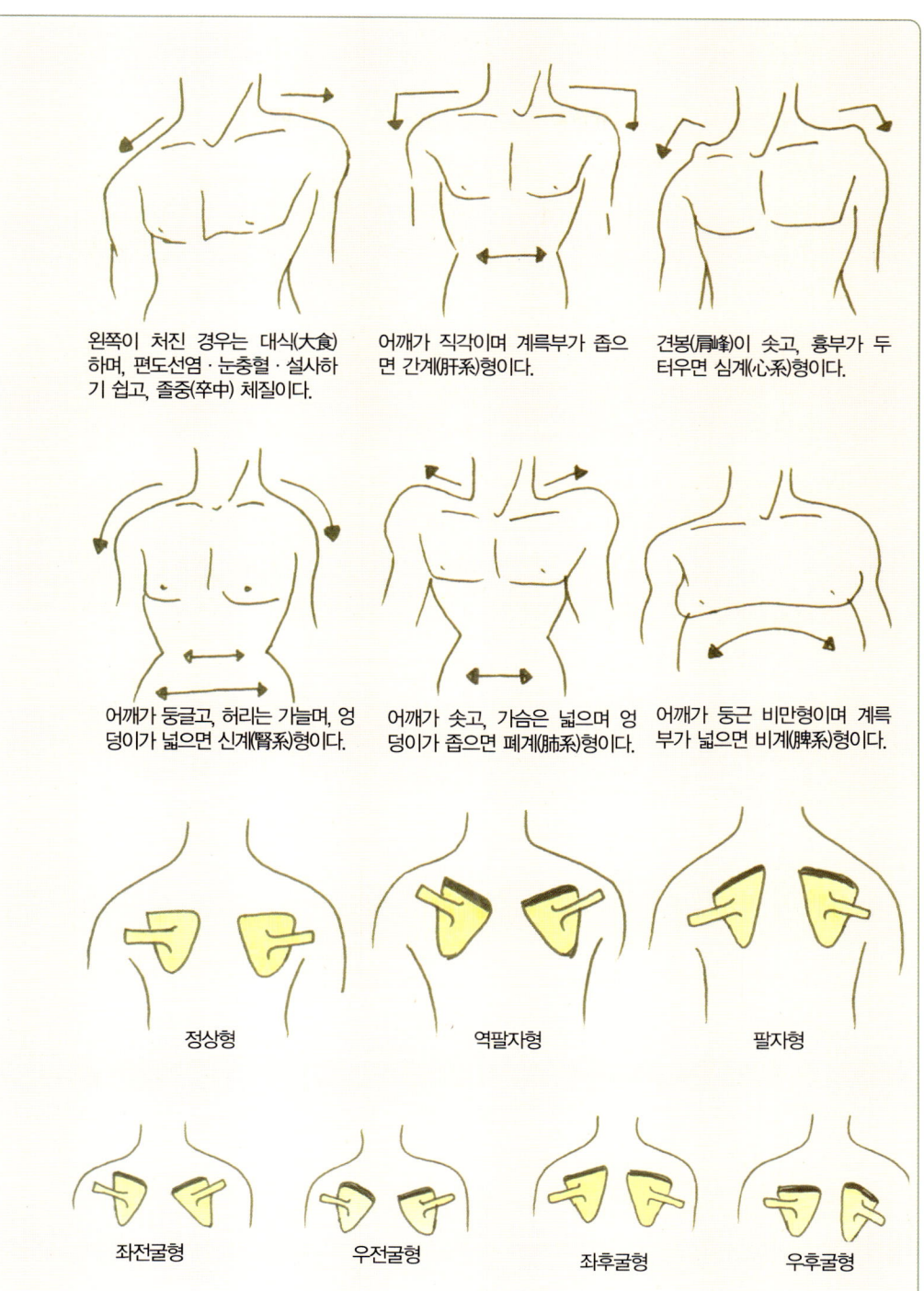

왼쪽이 처진 경우는 대식(大食)하며, 편도선염·눈충혈·설사하기 쉽고, 졸중(卒中) 체질이다.

어깨가 직각이며 계륵부가 좁으면 간계(肝系)형이다.

견봉(肩峰)이 솟고, 흉부가 두터우면 심계(心系)형이다.

어깨가 둥글고, 허리는 가늘며, 엉덩이가 넓으면 신계(腎系)형이다.

어깨가 솟고, 가슴은 넓으며 엉덩이가 좁으면 폐계(肺系)형이다.

어깨가 둥근 비만형이며 계륵부가 넓으면 비계(脾系)형이다.

정상형   역팔자형   팔자형

좌전굴형   우전굴형   좌후굴형   우후굴형

며, 또는 졸중(卒中) 체질이다. 즉 중풍에 걸릴 확률이 높다. 특히 동맥경화나 뇌일혈일 때 왼쪽 어깨가 처져 있다.

③ 어깨가 앞쪽으로 굽었다. 혹은 뒤쪽으로 굽었다.

- 폐결핵일 때는 어깨 양측이 앞으로 굽는다. 좌측 어깨가 앞으로 기울면 좌측 폐가 먼저 감염된 것이며, 안색은 홍조를 띤다. 우측 어깨가 앞으로 기울면 우측 폐가 먼저 감염된 것이며, 안색은 암자색을 띤다.

- 오른쪽 어깨뼈가 앞으로 기울어진 우전굴형(右前屈型)이면 오른쪽 폐가 약하고, 정맥류나 피부병 등에 걸리기 쉽다. 특히 피부가 거무스름한 경우에 이런 형의 특징이 잘 나타난다.

- 왼쪽 어깨뼈가 앞으로 기울어진 좌전굴형(左前屈型)이면 동맥경화증이나 고혈압을 조심해야 하고, 좌측 폐도 약할 우려가 많다. 특히 심장병일 때는 좌측 어깨가 앞으로 기울어 있고, 복부 전체가 팽융해 있다. 반듯이 누우면 복부가 퍼지고, 옆으로 누우면 한쪽 아래로 쏠리며, 앉으면 하복부가 불룩하다.

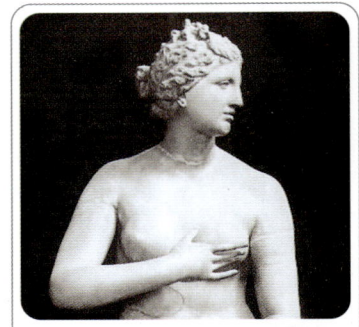

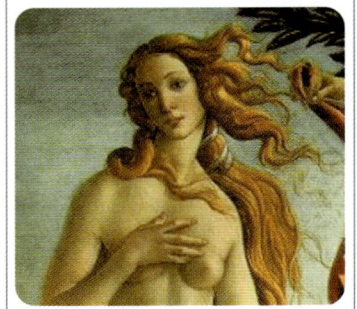

위의 「메디가가의 비너스」 부분과 거의 같은 포즈를 취하고 있는 아래쪽의 보티첼리 작품인 「비너스의 탄생」 부분에서는 어깨가 더 처져 있다.

- 소화기가 약하면 어깨 양측이 뒤로 기울어진 후굴형이다.
- 오른쪽 어깨뼈가 뒤로 벌어진 우후굴형(右後屈型)이면 허리 위로 식은땀을 많이 흘린다.
- 왼쪽 어깨뼈가 뒤로 벌어진 좌후굴형(左後屈型)이면 허리 아래로 식은땀을 흘리는 경우가 많다.

④ 어깨가 8자형이다. 혹은 좌우 비대칭이다.

- 어깨뼈가 역(逆)8자형이면 결핵 체질이며, 감기·기관지염 등 각종 호흡기 질환에 약하다.
- 어깨뼈가 8자형이면 소화기 질환에 약하다.

- 폐 기능이 허할 때는 어깨가 좌우 비대칭이거나 처져 있고, 혹 역(逆)8자형이다.
- 어깨가 좌우 비대칭이면 폐가 한쪽으로 기울어져서 기울어진 가슴이 아프다.

(3) 흉협(胸脇)

1) 갈우(검상돌기)

① 갈우가 없다. 혹은 작다.

- 갈우가 없으면 심장의 위치가 너무 높이 있는 것이므로 심장이 시원찮고, 폐가 압박을 받아 건망증이 심하고 사고능력이 떨어진다.
- 갈우가 작고 짧으면서 들떠 있으면 심장이 낮게 자리잡고 있는 것이므로 한랭에 손상되기 쉽고, 정신신경계 질환이 잘 오며 공포를 쉽게 느끼게 된다.

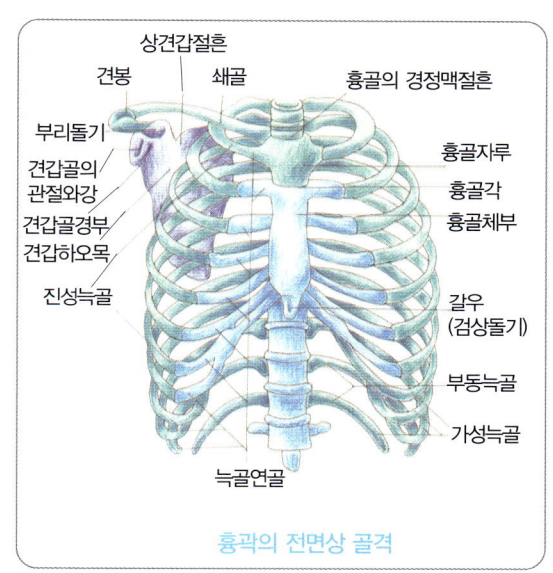

흉곽의 전면상 골격

- 갈우가 약하고 작고 얇으면 심장이 취약해서 열이 잠복하기 쉬우므로 소갈병에 잘 걸린다.

② 갈우가 기울어져 있다. 혹은 솟아 있다.

- 갈우가 곧바로 아래로 뻗친 채 들떠 있지 않아야 하는데, 갈우가 한쪽으로 기울어져 있으면 심장도 한쪽으로 기울어져 제 기능을 발휘하지 못한다.
- 갈우가 숟가락처럼 뒤집어진 채 솟아 있으면 심장 기능이 약하고 선천적 능력이 미약하며, 그 능력마저 제대로 발휘하지 못하는 경우가 많다.

2) 결분(缺盆)

결분이란 쇄골 위의 살집이 옴폭 파인 곳이다.

① 결분이 부어 있다.

- 결분이 부어 있으면 심장이 부은 것이다.
- 간적(肝積) 혹은 고창(臌脹)일 때는 결분이 부으며, 또한 겨드랑이의 털이 빠지기도 한다.

② 결분이 꺼져 있다.
- 결분이 너무 옴폭하게 패여 있으면 심장의 기능이 위축된 것이다.
- 폐 기능이 허할 때는 목이 길며, 결분의 함몰이 심하다.

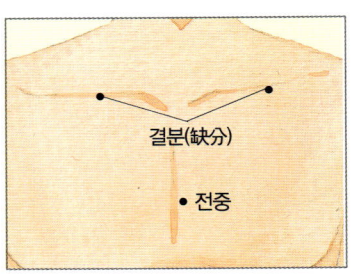

3) 흉곽(胸廓)

① 흉곽이 원통형이거나 넓다. 혹은 평평하거나 좁다.
- 폐기종일 때는 원통형의 흉곽이다.
- 폐결핵일 때는 등과 가슴이 붙어 평평하다. 경부가 가늘고 길며 쇄골이 돌출되어 있다. 특히 흉곽의 한 쪽이나 한 부분이 함몰되어 있다.
- 폐 기능이 허할 때는 가슴이 좁고 길다.

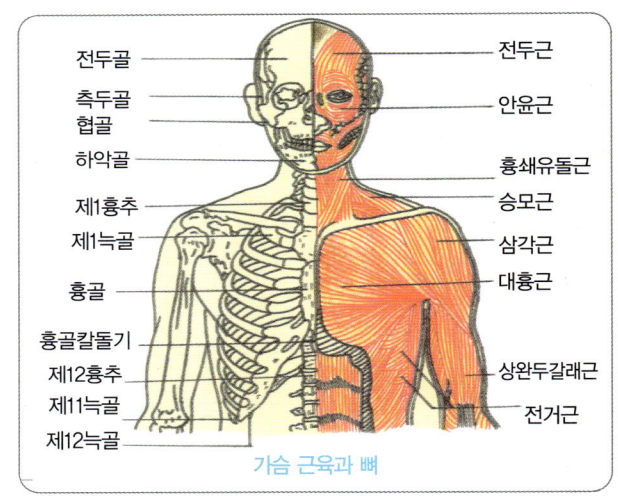

가슴 근육과 뼈

- 위장 기능이 허할 때는 골격이 작고 목덜미가 가늘며, 가슴이 좁고 심와부가 늑골과 예각을 이루고 있다.
- 골격이 크고 목덜미가 굵으면서 가슴이 충분히 벌어져 있으면 위장 또한 용적이 크고 기능도 충분히 수행한다. 특히 전중(膻中)과 유두의 사이가 넓고 유방의 발달이 좋다.

② 흉곽이 튀어나와 있다. 혹은 꺼져 있다.
- 신정(腎精)이 훼손되면 새가슴이다. 흉곽의 전후 직경이 좌우 직경에 비해 커서 마치 닭의 가슴처럼 튀어나와 있다.

- 신정이 훼손되면 늑골 하부가 푹 꺼져 흉곽이 깔때기 모양이다. 이를 누두흉(漏斗胸)이라 한다.
- 폐 질환의 만성일 때도 흉곽의 하부가 푹 꺼져서 누두흉을 이룬다. 또한 폐 기능이 허할 때는 늑골 하부가 푹 꺼졌거나 사행(斜行)이다. 한편 겨드랑이가 안 파지고 평평하며 옆구리가 벌어져 있으면 폐가 낮기 때문에 협통(脇痛)이 잘 온다.
- 동맥류·흉격종양·흉부 저류일 때는 주로 흉격의 한 부분이 튀어나와 있다.

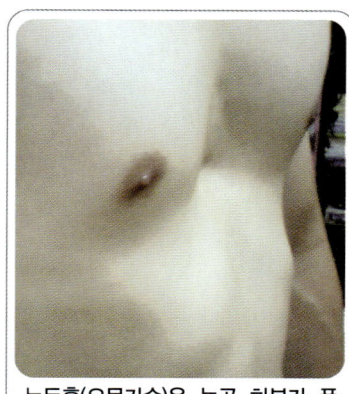

누두흉(오목가슴)은 늑골 하부가 푹 꺼진 깔때기 모양으로 만성 폐질환일 때 나타난다.

- 간허(肝虛)일 때는 협골이 약해 보이며, 가슴이 좁아 토끼 앞가슴 같고, 흉복부가 한쪽으로 기울어져 있다. 혹은 배가 팽팽해지거나 오른쪽 늑골 밑과 명치 아래가 불러온다.
- 간기울결(肝氣鬱結)일 때는 옆구리가 창만하며 찌르는 듯 아프다. 혹은 옆구리에 사발을 엎어놓은 듯 응어리가 생기고, 간장과 비장이 다 부어 종대(腫大)를 일으킨다.

③ 흉곽에 실핏줄이 비친다.

- 늑골 등에 붉은 실과 같은 지주상모세혈관 확장의 흔적이 있으면 어혈이다.
- 우측 상복부 또는 하복부 또는 복부 전체가 팽융하며, 붉은 줄무늬나 청맥이 돋거나 혹은 옆구리에 마치 술잔을 엎어놓은 것 같은 응어리가 생기면 간적(肝積)·비기(肥氣)이다.

(4) 유방

1) 이상적인 유방

㉮ 탄력이 있고 팽팽하면서 적당한 크기의 반구형(半球型)이나 원추형이고, 제3~6늑골 사이에 위치해야 한다.

㉯ 유두는 제5늑골보다 아래로 처져 있지 않으며, 유두와 유두 사이가 20cm 이

내로 좁아서는 안 되고, 좌우 유두는 서로 반대 방향을 향하면서 약간 돌출되어 있어야 한다.

㉰ 유방 밑의 피부에 주름이 없어야 한다.

2) 유방의 유형

① 유방은 대략 세 가지의 형태로 나뉘거나 네 가지의 형태로 나뉜다.

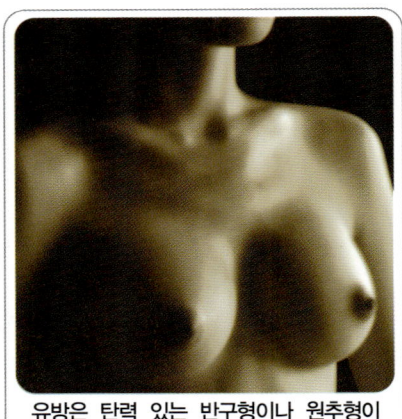

유방은 탄력 있는 반구형이나 원추형이 이상적이다.

접시형·반구형·하수형이 세 가지 분류이며, 여기에 원추형을 가한 것이 네 가지 분류이다. 그리고 이것을 다시 각각 세 가지로 나누어, 선 유방·내려온 유방·처진 유방으로 세분한다. 유방의 분류상 사과형·배형 등의 명칭을 쓰기도 하는데, 이때의 사과형은 반구형을, 배형은 하수형과 같다. 또 분류상 산양형이니, 포탄(砲彈)형이니 하는 명칭을 쓰는 경우도 있는데, 이때의 산양형은 하수형을, 포탄형은 원추형의

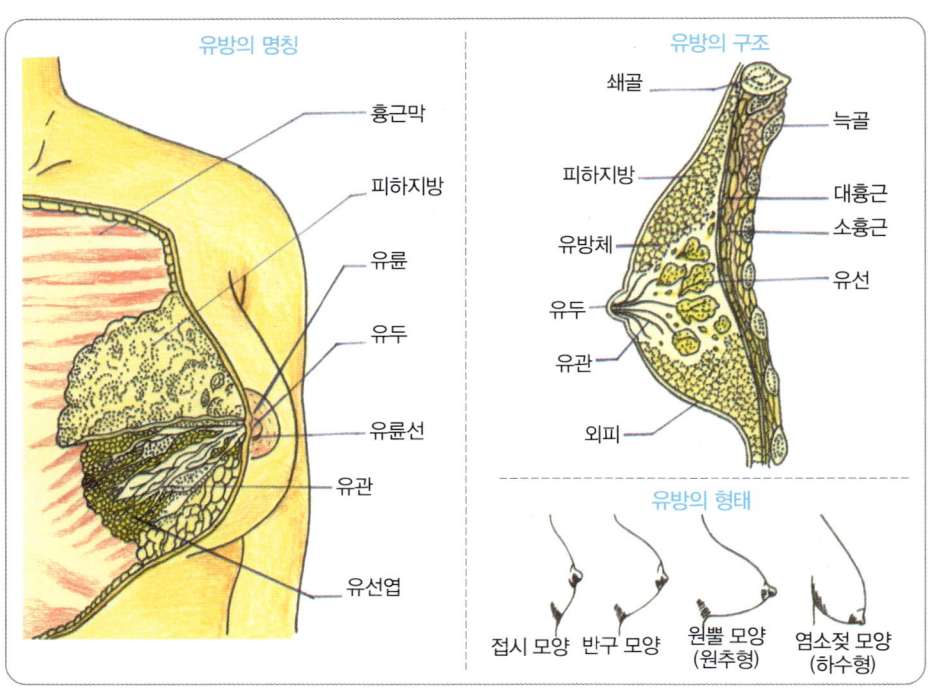

다른 이름이다.

② 가슴의 수직선에서 유두까지의 길이를 a라 하고, 유방 윗부분부터 밑부분까지 가슴의 수직선을 b라 할 때,

㉮ a보다 b의 길이가 길면 접시형 유방이다.

> **Tip 유방과 성감**
>
> 슈트라츠의 평균 비례도를 보자.
> 쇄골 사이 목젖 밑의 함몰부를 a라 하고, 좌우 유두를 b, c라 하고, 배꼽을 d라 하여 이를 선으로 연결해 보자. a-b, a-c를 연결한 선을 A라 하고, b-c를 연결한 선을 B라 하고, b-d, c-d를 연결한 선을 C라고 했을 때, 이들은 마름모꼴이 된다.
>
> **(1) 기린(麒麟) 유방**
> 유방이 처져서 A가 길고 C가 짧은 타입이다. A의 선이 유난히 긴 것이 마치 기린의 목을 닮았다고 해서 붙여졌다.
> 이 타입은 크지도 작지도 않은 아담한 몸매에, 성감대는 척주를 따라 꽁무니뼈까지 이른다.
>
> **(2) 용(龍) 유방**
> A도 길고 C도 길다. 가슴도 길며 허리도 길다는 것이다. 그리고 B는 짧다. 즉 좌우의 젖꼭지 사이가 가깝다는 것이며, 이것은 메마른 체격이라는 의미이다.
> 이런 타입은 작은 유방에 유두도 작고, 가슴 전체가 빈약한 느낌을 준다. 성격적으로는 이상추구형인데 히스테리 성격이다. 호흡기와 목이 약하고, 상습적인 두통이나 하지정맥류 또는 다리에 멍이 잘 든다. 내장기의 하수 경향이 있어 피곤을 잘 느끼고 소화가 비교적 잘 되지 않는다. 식사는 잘하되 대변은 굵지 않고, 알레르기 경향을 띤다.
>
> **(3) 봉황(鳳凰) 유방**
> A도 짧고 C도 짧지만 B는 길다. 가슴의 길이와 배꼽까지의 길이는 짧으며, 좌우의 유두 사이는 멀다는 의미이다. 비만하고 키도 작지만 유방은 크다. 즉 작은 키에 비만하며, 유방이 크고 유두도 큰데 탄력은 적은 유방이다.
> 요통으로 고생하거나, 혹은 '등살 바르다'고 하면서 어깨·등에 통증을 잘 느낀다. 냉이 많거나, 맹장 부위쯤 되는 우측 하복부에 통증을 잘 느낀다. 불임증은 아니지만 임신이 더디고 장의 이상발효가 잘 온다.
>
> **(4) 공작(孔雀) 유방**
> A와 B는 짧고 C는 긴 경우이다. 즉 가슴은 짧고 배꼽까지의 길이는 길며, 좌우 유두는 짧은 듯한 평균 거리를 두고 있다. 가장 균형 잡힌 유방을 하고 있다.
> 화려한 성격이나, 가사에는 신경을 덜 쓴다.

즉 유방의 아래쪽 부분에 비해 위쪽 부분이 발달되어 마치 유두가 위로 향한 것 같은 모양이며, 외형상 매우 빈약한 느낌을 준다. 접시형 유방은 크기나 모유의 분비 등이 모두 빈약한 것처럼, 체력도 약하고 성적 관심 역시 담백하다. 그러나 같은 접시형 유방이라도 새가슴[鳩胸]인 경우에는 섹스에 대한 관심이 깊다.

㉯ a와 b의 길이가 거의 같은 것을 반구형 유방이라 한다.

즉 아래와 위의 발달이 비슷해서 마치 공을 엎은 듯, 혹은 사과를 반 잘라 엎어 놓은 것 같은 모양이다. 한국 여성의 78%가 여기에 속한다.

㉰ b보다 a의 길이가 긴 것이 원추형 유방이다.

돌출한 모양인데, 구미 여성의 73%가 여기에 속한다.

㉱ a와 b의 길이가 균형 있게 거의 같은 것이 반구형 유방이라면 a와 b가 지나치게 다 긴 것을 하수형 유방이라 한다.

㉲ 일반적으로 유방의 크기를 볼 때는 하수형이 제일 크며, 원추형·반구형·접시형의 순이 된다.

모유의 분비 상태도 반드시 그런 것만은 아니지만, 보편적으로 하수형 유방이 제일 왕성하고 접시형이 제일 빈약하다. 일반적으로 하수형 유방은 성적 기교는 미숙하고 지능의 발달도 그리 뛰어나지 못한 편이다. 그러나 원추형·반구형 유방은 섹스에 민감하고 기교도 좋으며, 젖의 분비도 좋은 편이다.

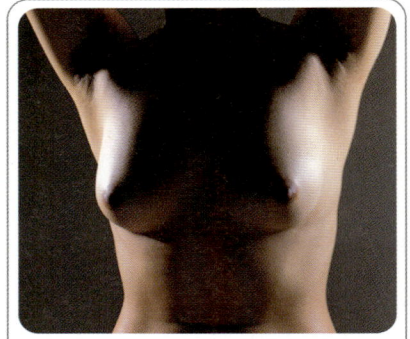

하수형 유방은 아래쪽으로 지나치게 처진다.

3) 유두

㉮ 유두의 색이 핑크빛은 양(陽)이고, 갈색은 음양(陰陽)이 겸비한 색깔로 음양이 겸비하면 다산형이다.

그러나 흑갈색의 유두는 음이 지나치게 많은 탓이다. 한편 핑크빛 유두와 함께 유두의 사이가 넓으면 섹스에 적극적이다.

클림트의 작품 「다나에」 부분. 젖꼭지의 빛이 선명한 분홍색으로 그려져 있다. 젖꼭지의 색깔은 소음순의 상태와 비례한다.

㈏ 접근형(接近形) 유두·이반형(離反形) 유두·함몰형(陷沒形) 유두 등이 있다.

접근형 유두는 보채는 타입이고, 이반형 유두는 일과성 이반(離反)하는 행위를 할 타입이다. 한편 함몰형 유두는 섹스에 수동적인 타입이지만 돌변한다. 절약형이 아니며 정리 정돈을 하는 타입이 아니다.

㈐ 비대칭형(非對稱形) 유두는 이중적 성격이며 섹스에도 소극적 경향이다.

㈑ 정허(精虛)하면 젖꼭지가 작고 밋밋하며 색깔이 옅다. 또한 지나치게 탁한 검은 색도 좋지 않다.

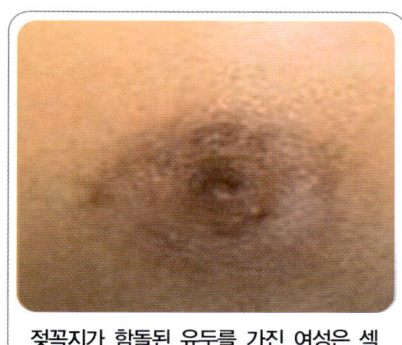

젖꼭지가 함몰된 유두를 가진 여성은 섹스에 수동적이다.

4) 유륜(乳輪 : 젖판)

㈎ 유륜이 작으면 임신이 어려운 편이다.

유륜의 크기는 직경을 재는데, 직경이 19mm 이하는 임신이 어려운 것으로 본다.

㈏ 여성의 기능이 나쁘면 하수유방 혹은 접시유방이며, 혹 젖판이 탁하고 유두 사이가 좁은데, 젖판의 직경이 19mm 이하이다.

㈐ 유륜이 크면 다산형이다.

유륜의 직경이 27mm 이상으로 큰 것은 다산형으로 보고, 그 중간 크기가 가장 이상적인 것으로 본다. 여자의 유방을 직접 보지 않고도 유방이 큰지, 유두나 유륜의 발달이 좋은지 등을 알려면 그 여자의 코를 보면 된다.

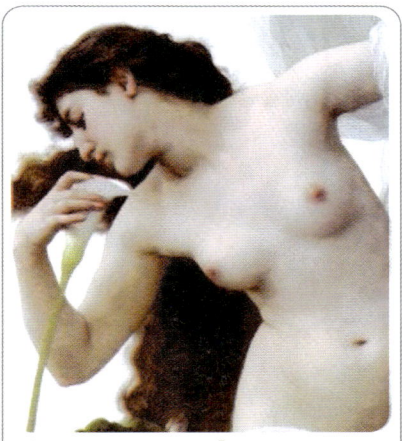

윌리엄 부그로의 작품 「새벽」 부분. 젖가슴의 유륜의 색, 크기 등이 건강하게 표현되어 있다.

㈑ 유륜에 작은 결절이 있다.

몽고메리선(腺)이라고 불리는 작은 결절 모양의 융기가 유륜에 오톨도톨 돋아나면 틀림없는 임신으로 진단한다. 그러나 털이 있거나 사마귀나 물사마귀가 있으면 임신이 잘 안 될 경향이 있다.

㉮ 유륜의 빛이 탁하고 유두 사이가 좁으면 성 불만족 경향이 있다.

섹스에 소극적이거나, 혹은 섹스를 지나치게 갈망하여 성 문란에 가까운 방탕한 생활을 하지만, 그 열정에 걸맞는 만족을 얻지 못해 항상 불평하는 경향이 있다.

㉯ 간 기능에 이상이 있으면 남자의 유방이 여성의 유방처럼 부풀어 오른다. 또한 남녀 모두 유방과 유륜이 응어리처럼 뭉친다.

남성의 여성유방증(女性乳房症)은 10~19세의 사춘기와 50~59세의 갱년기에서 많이 볼 수 있으며, 대부분이 편측성으로 유방이 비대해진다. 양측성은 전체의 15%에 불과하고, 좌우의 비율이 188 : 157로 좌측에 발생하는 경우가 더 많다고 한다. 질병면에서 고려할 때는 내분비계의 장애가 가장 많아 25%에 해당한다. 이외에도 고령자의 전신 영양 장애, 간경변증이 원인이 된 경우도 높은 비율이며, 고환 기능 저하의 예도 많다.

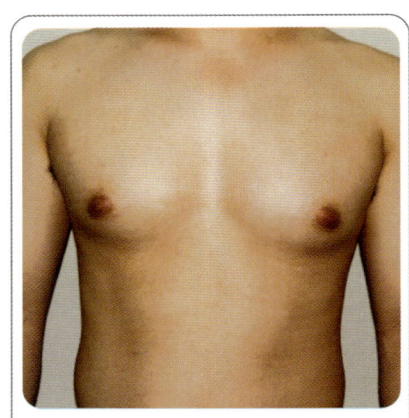

간 기능에 이상이 있으면 남자의 유방이 여성의 유방처럼 부풀어 오른다.

Tip 유방의 탄력 테스트

어느 경우이든 브래지어를 했을 때, 유방의 가장 높은 곳이 어깨와 팔꿈치의 중간점에 오는 것이 좋다. 이것은 유방의 탄력성 테스트와도 관련이 있다. 즉 유방이 탄력을 잃고 처지는 것이 아닌가 하는 테스트를 할 때, 이 방법을 쓰면 된다.

먼저 어깨에서부터 팔꿈치까지의 길이를 재서, 이 길이를 반으로 나눈 다음 0.8cm를 더해서 표시하고, 이 표시된 길이보다 유두의 높이가 내려가 있으면 이미 유방이 탄력을 잃고 처진 것이다.

유방의 탄력성 테스트에는 이밖에도 여러 가지의 측정 방법이 있는데, 그 중에 삼각형 그리기와 직각 그리기가 비교적 쉽다.

삼각형 그리기란 좌우 쇄골 중앙의 함몰 부위와 좌우 유두를 잇는 삼각형을 그리고, 이어 좌우 유두와 배꼽을 잇는 역삼각형을 그려서 비교하는 방법이다. 정삼각형의 길이가 역삼각형의 길이보다 길 때, 유방이 늘어졌다고 보는 것이다.

그리고 직각 그리기란 거울 앞에 옆으로 서서 가슴 밑을 90°로 그려보아 유방 밑 부분이 직각을 만들 수 없을 정도로 늘어졌는가를 가늠해 보는 방법이다.

(5) 복부

1) 복부의 외형

① 복부의 함몰

- 주상복(舟狀腹; scaphoid, concave)은 정상적인 복부의 형태이다. 그러나 지나친 주상복이면 만성 소모성 질환 혹은 그 말기, 영양불량 등 허증(虛證)으로 볼 수 있다. 또는 소화기암일 때도 많이 나타난다. 한편 나이가 들수록 비만한 아이를 제외하고는 주상복의 형태를 띤다.
- 복부가 전체적으로 함몰된 경우는 탈수나 범발성 복막염의 초기 등에서 볼 수 있다.
- 비장이 허약할 때는 명치 밑에서 손바닥 하나쯤까지 오목하거나, 가로주름이 '王' 자 모양으로 있다. 한편 위하수·중기(中氣)의 부족일 때는 윗배가 오목하고 아랫배는 볼록하다.
- 국소적인 함몰은 복벽의 반흔(瘢痕) 등에서 일어날 수 있다.
- 숨을 들이마실 때 심와부가 국소적으로 함몰될 경우에는 호흡 장애에 의한 것이다.
- 소화성궤양일 때는 상복부 및 우측 계륵부에 국부적인 함몰이 나타난다.
- 신생아의 정상 복부는 돌출되어 있는데, 만일 복부가 오목하면 횡격막 탈장일 가능성이 높다.

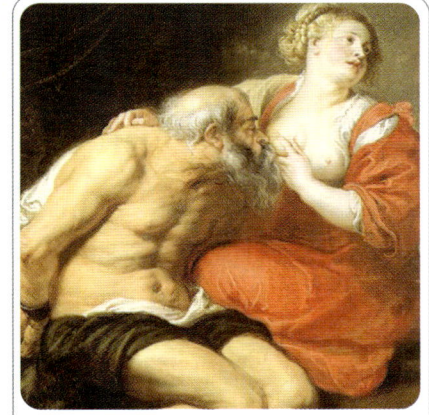

루벤스의 작품 「시몬과 페로」 부분. 옥살이하는 아버지에게 젖을 먹이는 딸의 모습이다. 허약한 아버지의 명치 밑 아래에 '왕(王)' 자 모양의 가로주름이 보인다.

② 복부의 팽융(膨隆)

㉮ 복부의 팽융은 질병에 따라 특징적인 형태로 잘 나타난다.

- 기고(氣鼓)일 때는 누웠을 때 복부가 흉부 높이만큼 올라오고, 앉거나 서면 앞으로 튀어나온다. 두드리면 북 소리가 나고, 누르면 함몰이나 파동이 없다.
- 수고(水鼓)일 때는 복부가 단단하고 팽팽하며 색택이 밝게 빛난다. 누우면 개구

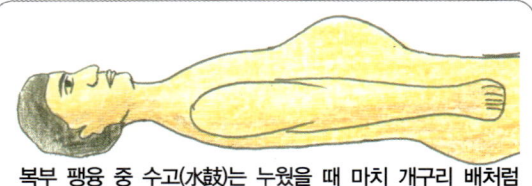

복부 팽융 중 수고(水鼓)는 누웠을 때 마치 개구리 배처럼 옆으로 볼록하게 솟아오른다.

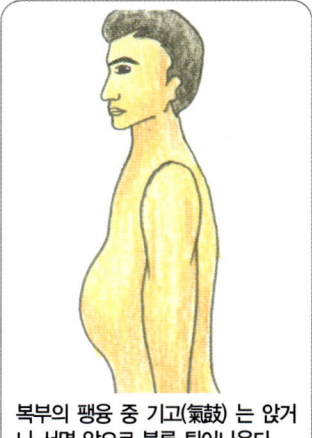

복부의 팽융 중 기고(氣鼓)는 앉거나 서면 앞으로 볼록 튀어나온다.

리 배와 같고, 두드리면 탁한 음이나 물소리가 나며 파동감이 있다. 함몰도 있다.

● 간경화 · 심 기능 부전 · 신장병 합병증 · 결핵성 복막염일 때는 복부 전체가 팽융하며, 누우면 개구리 배와 같다. 특히 간적(肝積)과 고창(鼓脹, 간경화)일 때는 우측 상복부 또는 상복부, 또는 복부 전체가 팽융하며, 혹은 옆구리에 마치 술잔을 엎어놓은 것 같은 응어리가 생긴다.

㉯ 복부의 팽융은 질병에 따라 특징적인 위치에 잘 나타난다.

● 공 모양의 복부 팽융은 장 마비 · 장 경색일 때 많이 보인다.
● 상복부의 팽융은 위암 · 위확장일 때 많이 볼 수 있다. 특히 좌상복부의 팽융은 비장 종대일 때, 우상복부의 팽융은 간 종양일 때 많이 보인다.
● 하복부의 팽융은 난소 낭종일 때 많이 볼 수 있다.
● 특히 장암(S상 결장암)일 때는 좌측 하복부의 팽융이 뚜렷하다.

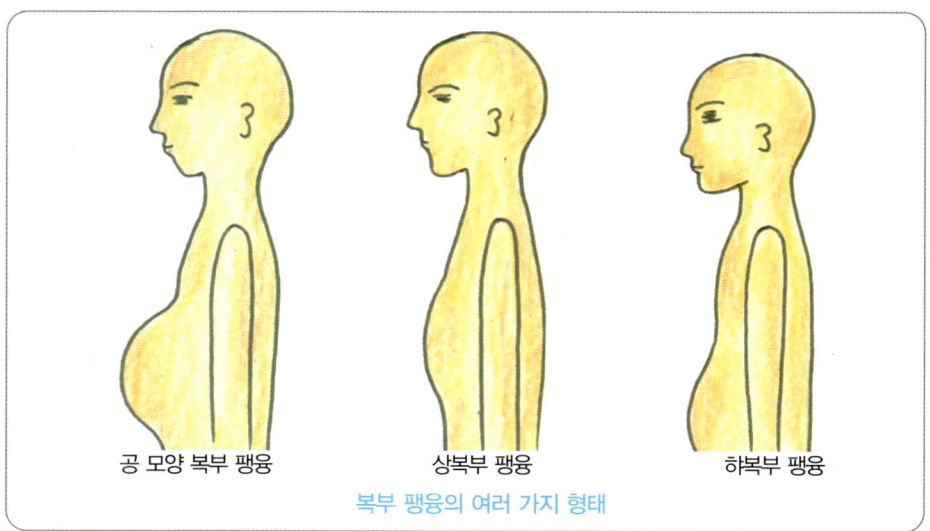

공 모양 복부 팽융 　　상복부 팽융 　　하복부 팽융

복부 팽융의 여러 가지 형태

㉰ 간기울결(肝氣鬱結)일 때는 측복부가 창만하며 자통(刺痛)이 있다. 혹은 옆구리에 사발을 엎어놓은 듯한 응어리가 생기고, 간비종대(肝脾腫大)가 일어난다.

㉱ 신허(腎虛)일 때는 복부가 팽융하며, 복부의 색은 옅은데 측복부는 갈색이다. 개구리 배와 같고 배꼽 아래에 박동(搏動)이 있다. 하복부에도 급통이 온다. 배꼽 주위를 깊이 누르면 견로(堅牢)한 느낌을 받게 되며, 동통을 유발하여 역상한다.

③ 복부 팽융(膨隆)의 여러 유형

불룩 솟은 복부는 비만·기관 비대를 비롯해서 복수(腹水)·탈장(脫腸)·복창(腹脹) 등에서 볼 수 있다. 이밖에 임신·난소낭종 등에서도 볼 수 있다. 한편 복부가 국소적으로만 불룩해진 경우는 복부종양·유문협착·급성 위확장·장 폐색·요폐 등에서 볼 수 있다.

㉮ 복수(腹水)

복수가 있으면 서 있을 때는 아랫배가 불룩 솟고, 누우면 옆쪽의 배가 불룩해진다. 이를 와복(蛙腹 ; 개구리 배)이라고 한다. 옆으로 누우면 낮은 쪽의 배가 불룩해진다.

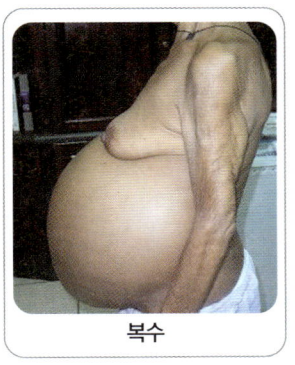
복수

- 간경화에 의한 복수일 때는 복부 팽만은 있어도 연약무력하여 복벽의 긴장을 동반하지 않으므로, 누운 자세에서 시진하면 복부가 전방보다 측방에서 부풀어 올라 소위 개구리 배와 같다.

- 결핵성 복막염 등에 의한 복수일 때는 복벽의 긴장을 동반하기 때문에, 누운 자세에서 시진하면 복부의 전방이 돌출하여 마치 임신 10개월 된 초산부의 배처럼 소위 첨복(尖腹)을 이룬다.

㉯ 탈장(脫腸 ; 헤르니아)

탈장일 때도 배가 불룩 솟는다. 탈장은 장이나 장의 일부분이 정상적이거나 비정상적인 개구부를 통하여 돌출되는 것으로, 90%가 서혜부에 나타난다.

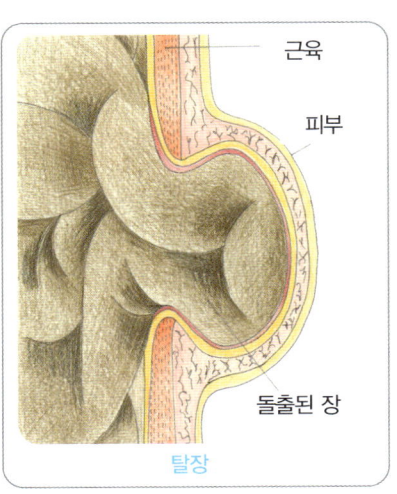
탈장

반듯이 누운 상태에서 환자로 하여금 고개를 옆으로 젖히게 하고 기침을 하게 했을 때, 또는 아래에 힘을 주게 했을 때 배꼽 부위·서혜부·대퇴부 등에서 갑작스런 돌출이 나타나면 탈장을 의심할 수 있다.

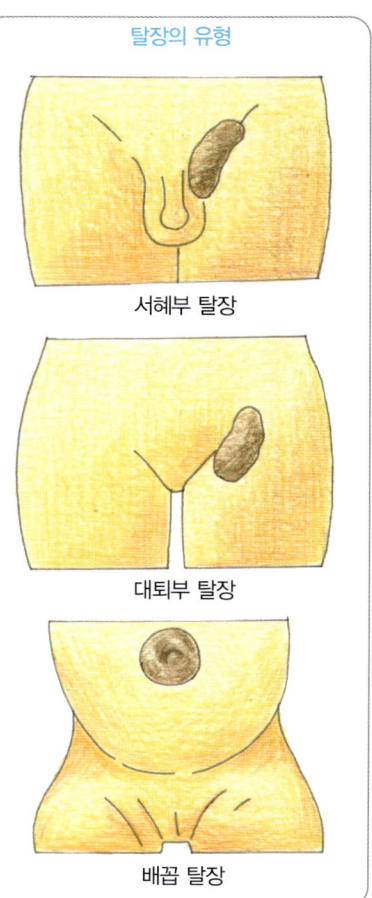

탈장의 유형

서혜부 탈장

대퇴부 탈장

배꼽 탈장

- 배꼽 헤르니아는 복수가 찰 때 올 수 있다. 복수가 있으면 배꼽 부분이 부드럽게 부푼다. 물론 복벽의 피부가 긴장하여 다소 광택이 나고 제와(臍窩, navel)가 없어진다.
- 복벽 헤르니아(abdominal hernia)는 서혜부 헤르니아(inguinal hernia)·배꼽 헤르니아(umbikical hernia)를 제외한 복벽의 헤르니아의 총칭이다.
- 정중 복벽 헤르니아(median abdominal hernia)는 주로 배꼽 위쪽의 백선(白線, linea alba)에 일어나는 복강 내용물의 피하 탈출이다.
- 측복벽 헤르니아(lateral abdominal hernia)는 좌우 복직근의 바깥쪽으로 띠 모양을 하고 있는 근육이 없는 곳에 일어난다.
- 복벽 반흔 헤르니아(abdominal incisional hernia)는 외상이나 수술에 의한 흉터가 복강내압의 항진으로 지나치게 신전되어, 복강 내 장기의 일부가 복막을 피막으로 하여 복벽의 연부조직 안으로 탈출한 상태이다.

㉓ 복창(腹脹)

복창일 때도 배가 불룩 솟는다.

- 미만성 복창(瀰漫性 腹脹)은 급성 장 폐색·급성 위확장 등 위장관 폐색일 때 볼 수 있다.
- 한국성 복창(限局性 腹脹)은 복강농양·종양·장 염전·장 중첩 등에서 흔히

볼 수 있다.

④ 복부와 위장의 기능

- 위장의 기능이 허하면 심와부에서 중완(中脘)까지 요철(凹凸)의 기복이 많고, 천추(天樞)에서 대거(大巨)까지 빈약하며 탄력이 없다.
- 뱃살이 별로 없고 빈약하면 위하수가 되고, 대장과 소장의 유통에 방해를 받는다.
- 기육이 야위고 뱃살이 얇으면 위벽도 얇다. 즉 복부의 기육이 견실하지 못하면 위장이 느슨해진 것이다.
- 배에 문리가 작고 기복이 없으면 위장의 긴장 상태이고, 배에 문리가 많고 기복도 많으면 위기의 유통 장애로 식도의 유통도 좋지 않다.

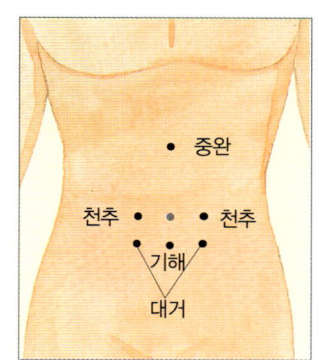

2) 복벽 호흡운동의 망진

① 복벽 움직임의 감소

- 호흡에 의한 복벽의 움직임을 시진하는데, 복벽의 움직임이 감소하는 것은 동통에 의한 것이다.
- 복수(腹水)에 의해 횡격막이 거상했거나, 또는 횡격막 마비 등이 있을 때도 복벽의 움직임이 감소한다.
- 급성 복막염일 때는 복벽 호흡운동이 감약되거나 소실되는데, 그 운동이 제한을 받는 정도는 염증의 정도에 비례한다.
- 한국성(限局性) 염증일 경우에는 부분적인 복벽의 운동이 제한을 받고, 미만성 복막염일 경우에는 전체 복벽의 운동이 감약된다.

② 복벽 움직임의 증강

범발성 복막염·복강내 출혈·장 폐색 등에서는 호흡수가 증가하며, 복벽의 움직임도 증가한다.

3) 장연동파·동통 양상의 망진

- 장연동 운동의 항진을 시진할 수 있는 경우는 소화관의 통과 장애 때 많이 볼 수 있다. 예를 들어 장 폐색·장 중첩·유문협착 등이다. 이것을 연동불안(visib

leperistalsis)이라고 한다. 물론 수척한 경우에는 정상이라도 복벽을 통해 장연동을 보게 된다.
- 영아의 경우 상복부 왼쪽에서 오른쪽으로 움직이는 큰 연동 운동이 관찰되면 유문협착을 의심할 수 있다.
- 심와부에 현저한 혈관박동이 인지되면 복부 대동맥류일 수 있다. 물론 수척한 경우에는 정상이라도 복부의 혈관박동이 시진상 인지될 수 있다.
- 몸부림칠 정도로 괴로워하면 신장이나 담도계의 극심한 통증 환자일 수 있다. 한편 꼼짝도 않고 무릎을 끌어당긴 채 누워 있으면 복막염 환자일 수 있다.

4) 선조(striae)·반흔(scar) 및 반상출혈(ecchymosis)의 망진

- 선조(線條) 중 은색 선조는 비만·쿠싱증후군·임신 등에 의해서 급격하게 복부 팽융이 있었다가 체중이 감소되면서 나타나게 된다.
- 핑크 선조는 부신피질 과잉의 전형적인 징후이다.
- 수술 반흔이나 창상의 치유흔은 현 병증과의 관련을 밝혀둘 필요가 있다.
- 복부나 흉협부의 피하출혈이 다량으로 있으면 출혈성 췌장염이나 장관 감돈을 의심해 볼 수 있다.
- 발진은 약진(drug eruption)이나 발진성 감염증 진단의 단서로 중요하다.
- 복벽의 정맥은 정상의 경우, 배꼽보다 위는 상행성으로 배꼽보다 아래는 하

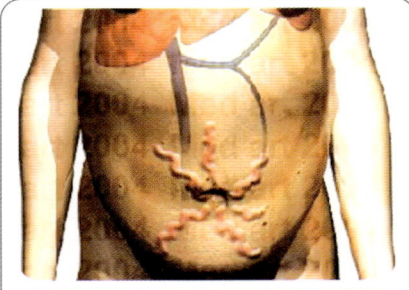

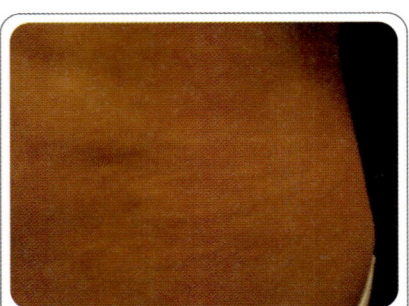

비만·쿠싱증후군·임신 등으로 급격한 복부 팽융 후에 체중이 감소되면서 은색의 선조가 나타난다.

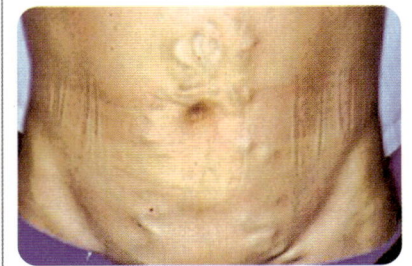

간내 문맥고혈압에 의해 메두사의 머리처럼 복부에 청근이 나타난다.

행성으로 흐르고 있는데, 문맥이나 대정맥의 혈행 장애가 있으면 복벽이나 대정맥은 확장, 노창이 된다. 한편 간내 문맥고혈압의 경우 복부 청근(靑筋, caput medusa)이 보인다.

5) 기타 복부 형태의 망진

- 복부에 추문(皺紋)이 깊고 뚜렷하며 길 때는 복직근이 긴장되어 있는 것이다.
- 배꼽 위에 추문 3개가 뚜렷하면 복부 무력증이다.
- 배꼽 아래의 추문은 요추 병변을 의심할 수 있다.
- 대장이 허하거나 대장 기능에 이상이 있으면 복벽에 탄력이 없고, 하복부가 좁고 작다. 또한 장연동이 안 될 때는 배가 공 모양으로 부푼다.
- 어혈이 있으면 하복부의 피부가 말라 거칠고 하복부가 팽팽해진다. 또 배를 누르는 데마다 아픈데, 특히 왼쪽 아랫배를 누르면 자지러질 듯 아프다.
- 방광병일 때는 아랫배가 붓고 아프다. 이때 부은 아랫배를 손으로 누르면 소변이 마렵지만 실제로 나오지는 않는다.

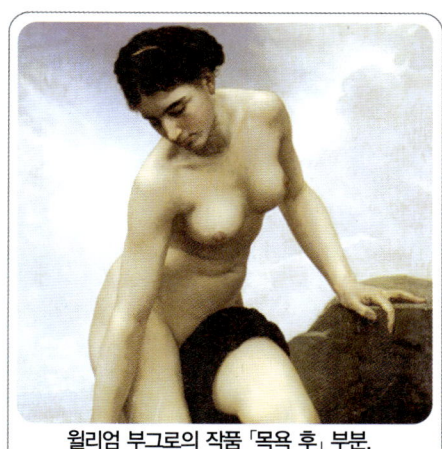

윌리엄 부그로의 작품 「목욕 후」 부분. 배꼽 위에 3개의 추문이 뚜렷하다.

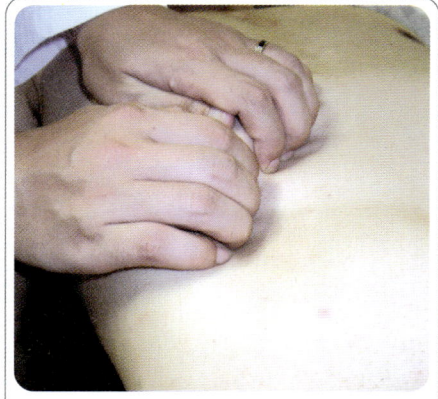

어혈이 있으면 배를 누를 때마다 아픈데, 특히 왼쪽 아랫배를 누르면 자지러질 듯 아프다.

6) 복부의 피부색에 의한 망진

- 소화성 궤양일 때는 복부가 붉은데, 누르면 퇴색하고 아프며, 놓으면 다시 붉어지면서 더 아프다.

- 신양허(腎陽虛)일 때는 복부의 피부색은 옅으나, 허리 부위에 갈색이 나타난다.
- 출혈성 질환일 때는 배에 남색(藍色)이 보인다. 특히 왼쪽 허리가 남색이면 급성 출혈성 췌장염, 배꼽 주위가 남색이면 복부 내 큰 출혈이다.

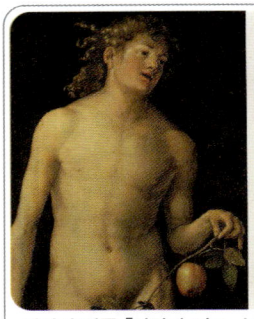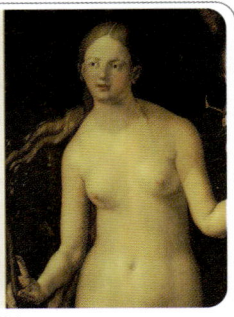

뒤러의 작품 「아담과 이브」 부분.
복부의 근육이 잘 발달해 있고, 상복부는 물론 하복부의 정중선인 임맥(任脈)의 선이 모두 뚜렷하다.

- 임맥(任脈)선이 착색되어 있으면 임신중이거나 출산 경력이 있거나, 혹은 큰 병을 앓았거나 수술을 받은 경력을 의심할 수 있다. 한편 임맥선이 비뚤어져 있으면 급만성 종양을 의심할 수 있다.

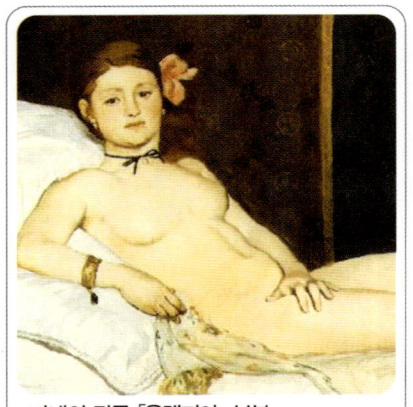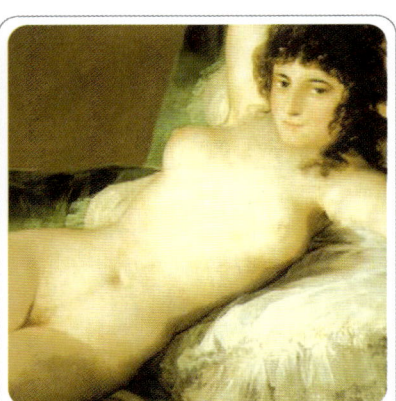

마네의 작품 「올랭피아」 부분.
상복부 중앙선인 임맥(任脈)의 선이 뚜렷하다.

고야의 작품 「옷 벗은 마하」 부분.
배꼽에서 치골까지의 복부 중앙선인 임맥(任脈)의 선이 뚜렷하다.

- 간적(肝積)과 고창(鼓脹, 간경화)일 때는 붉은 줄무늬나 청맥이 돋는다. 정맥노창(怒脹)이다.
- 어혈이 있으면 복부에 청근(靑筋)이 보이고 불거진

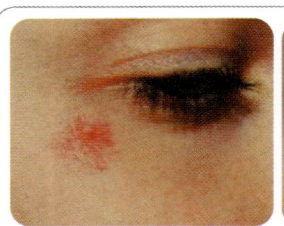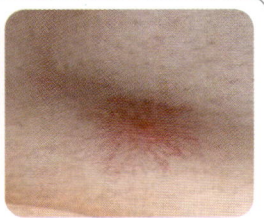

어혈로 얼굴·늑골 등에 붉은 실과 같은 지주상모세혈관의 확장이 나타난다.

다. 얼굴·경흉부·늑골 등에 붉은 실 같은 지주상모세혈관 확장 흔적이 있다.
- 특히 늑간 모세혈관과 얼굴 모세혈관이 확장되어 지주상모세혈관 확장[거미혈관종]의 증상을 보인다면 간장 계통의 질환을 의심해 볼 수 있다. 심할 때는 문맥 순환의 문제까지 있을 수 있다. 물론 교원성 출혈 질환도 의심해 볼 수 있다.

(6) 배꼽

《의학입문》에는 "배꼽이란 마치 과실나무에 꽃이 피어 과실로 될 때의 과실 꼭지와 똑같은 것이다."라고 하였다. 배꼽은 뱃심과 배짱과 배포의 외현이다. 정신력의 집합처이며, 오장육부의 진기가 발현하는 근원지이다. 도가에서 제하단전을 단련하는 것도 따지고 보면 뱃심을 키우는 것이요, 정신력을 집중시키는 것이며, 오장육부의 진기를 전신에 배포하려는 수련법인 것이다.

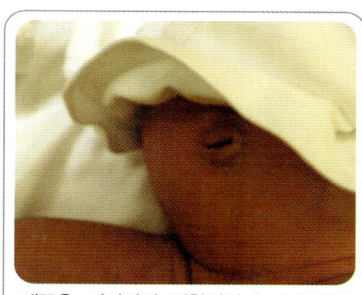
배꼽은 정신력의 집합처이며, 오장육부의 진기가 발현하는 근원지이다.

배꼽의 깊이·넓이·높이·낮음 따위의 모양으로써 운명과 성격과 건강을 가늠하려는 것이 제상(臍相)이다. 두 개의 동맥·한 개의 정맥·요관·장관으로 형성된 탯줄을 4~5cm 남기고 자르면, 1~2주일 지나 태아의 배에 뚫려 있던 구멍은 복막으로 메워지며 말라 버린 탯줄의 일부도 떨어져 나가고, 그 탯줄이 떨어진 자리는 움

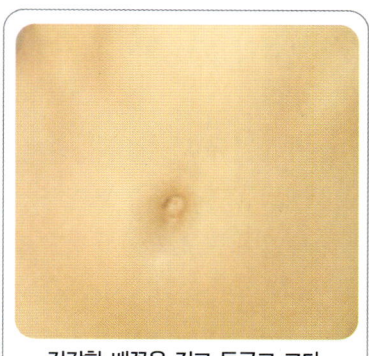
건강한 배꼽은 깊고 둥글고 크다.

푹 들어간 흔적을 남기게 되니, 이것이 곧 배꼽이다. 따라서 배꼽은 두 개의 동맥과 한 개의 정맥이 흔적에 의해 삼륜상을 이루고 있다.

1) 배꼽의 형태
① 배꼽의 방향
㉮ 배꼽이 어느 방향으로든 비뚤어져 있으면 좋지 않다. 배꼽이 비뚤어져 있으면 순응력과 이해력이 떨어진다.

마의달마는 배꼽이 어느 방향으로든 비뚤어져 있으면 좋지 않다고 하였다. 배꼽이 비뚤어진 사람은 무슨 일에도 순응하지 않을 뿐 아니라, 인체에 대해 의심과 혐오를 느끼고 있으므로 처세에 곤란하다는 것이다.

㉯ 세로로 갸름한 배꼽은 소협상이다. 하지만 깊이가 있으면 괜찮다. 이런 배꼽은 매우 섹시한 충격을 주는 것도 사실이다.

㉰ 배꼽의 삼륜상이 왼쪽 방향으로 되는 여자는 섹스의 기교가 뛰어나고, 오른쪽 방향으로 되는 여자는 기교에 미숙하거나 성감이 떨어지며, 이 삼륜상이 갈고리 모양을 이루고 있는 여자는 성질이 거세고 대단한 호색가이다.

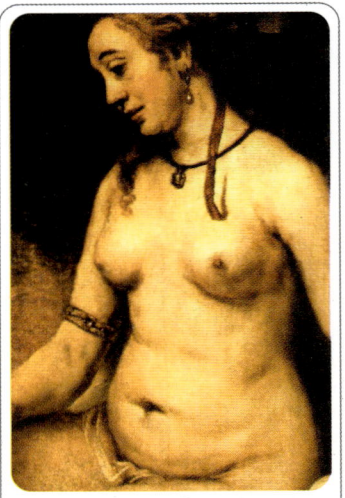
램브란트의 작품 「밧세바」 부분.
배꼽이 가로로 길게 그려져 있다.

② 배꼽이 깊다. 혹은 얕다.

㉮ 배꼽이 깊고 크며, 둥글고 넓게 위로 향한 배꼽은 좋다.

㉯ 배꼽이 얕고 작으며, 좁고 아래로 향한 배꼽은 질병의 고통을 겪을 형이다.

㉰ 배꼽이 커도 뿌리가 얕고 늘어진 것은 경박하고 결단성도 없으며, 진실성도 부족하다. 커도 깊숙한 배꼽이어야 뱃심도 좋고 믿음성도 있는 복상이다.

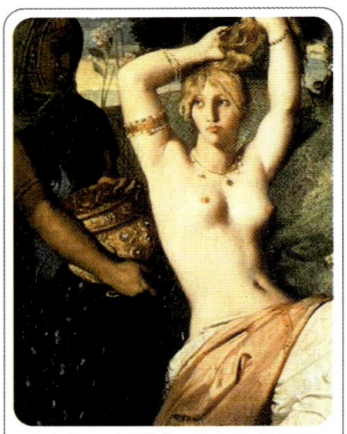
샤세리오 작품 「에스더의 화장」 부분.
배꼽이 세로로 길게 그려져 있다.

㉱ 배꼽이 얕고 작으며, 좁고 하향한 배꼽의 여자는 생식 기능이 약하다. 확실히 이런 배꼽은 큰 복운을 잡을 상이 아니다. 섹스의 기교도 수준 이하인 경우가 많다.

③ 배꼽이 튀어나와 있다. 또는 함몰되어 있다.

㉮ 불룩 튀어나온 배꼽은 질병의 고통을 겪을 상이다. 그러므로 성장한 후에도 튀어나온 대로 있으면 안 좋다.

㉯ 소아의 경우에 배꼽이 튀어나온 제돌(臍突)은 산증(疝證)이다.

㉰ 성인의 경우에 배꼽이 튀어나온 것은 제풍(臍風)이다.

㉣ 부종이 있을 때 배꼽이 튀어나오면 사망한다.

㉤ 장 경색·숙변일 때는 배꼽이 돌출하고 단단하다. 대변이 굳는다.

㉥ 암일 때는 배꼽의 궤란이 단단하고 움직이지 않으며 돌출되어 있다. 그러나 말기암일 때는 배꼽이 돌출되는 것이 아니라 더욱 깊어진다.

㉦ 난소낭종일 때는 배꼽이 돌출한다.

㉧ 지나치게 함몰된 배꼽은 소화기의 허약을 의심할 수 있다.

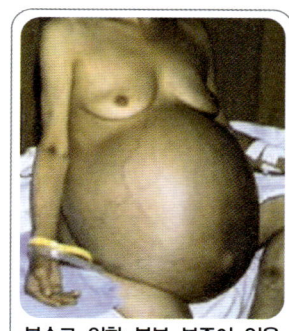
복수로 인한 복부 부종이 있을 때 배꼽이 튀어나오면 사망한다.

④ 배꼽이 위에 붙어 있다. 또는 밑에 붙어 있다.

㉮ 배꼽이 위쪽에 붙어 있는 남자는 섹스에 뛰어나고 머리가 좋으며 재치가 있다.

㉯ 윗배가 부르고 배꼽이 아래쪽에 붙어 있는 남자는 섹스면에서도 뒷심이 약하다. 머리도 둔한 편이며 태평스러운 성격이다. 초년보다 말년에 운수가 나빠지며, 대사업을 이룰 위인이 못 된다.

⑤ 배꼽 둘레가 살쪄 있다. 또는 말라 있다.

㉮ 여자의 경우 배꼽 주위가 통통하게 살쪄 있고 담홍색을 띠고 있으면 성감도가 뛰어나다. "배꼽이 1푼의 깊이가 되면 자식 하나를 얻고, 5푼의 깊이이면 자식 다섯을 얻는다."고 말할 만큼 크고 깊은 배꼽의 여자는 생식 기능이 매우 좋다. 그러나 배꼽이 튀어나와 있고 아래쪽에 붙어 있거나, 또는 배꼽 바로 밑에서부터 털이 나 있는 여자는 천성이 호색한다.

㉯ 배꼽 아래의 살갗이 말라 거친 것은 소복에 어혈이 있는 것이다.

2) 배꼽의 색깔

① 배꼽이 희다.

폐의 기능이 허할 때, 복부가 냉할 때는 배꼽이 희고 광택이 없다.

② 배꼽이 검다.

- 신양허(腎陽虛)일 때는 배꼽이 검다. 또 복부의 피부색은 옅고 허리 부위에 갈색이 나타난다.
- 정허(精虛)하면 배꼽 주위가 검고 윤택을 잃었거나 야위었으며, 배꼽이 깊지 못

하다. 배꼽 주위의 살마저 통통히 쪄 있지 못하며, 윗배가 부르고 배꼽이 아래쪽에 붙어 있어 밑으로 향해 있다.

③ **배꼽이 누렇다. 또는 남색이거나 자줏빛이다.**
- 비위습열(脾胃濕熱)일 때는 배꼽이 누렇고 끈적거리는 분비물이 스며나온다.
- 암이나 복강 및 골반에 종양이 있을 때는 배꼽이 자줏빛이고 어둡고 메마르며, 간혹 어반(瘀斑)이 보인다.
- 배꼽 주위에 남색이 나타나는 것은 복부 내부에 큰 출혈이 있다는 것으로, 자궁외임신 · 출혈성 질환일 때는 배꼽 주위나 복부에 남색이 비치는 경향이 있다. 특히 왼쪽 허리 부위가 남색이면 급성출혈성 췌장염이다.
- 간적(肝積)과 고창(鼓脹 ; 간경화)일 때는 배꼽이 돌출되며, 주위에 자주색의 반점이 보인다.
- 배꼽 주위가 푸른색으로 변색되어 있으면 쿨렌 징후(Cullen sign)이다.

3) **배꼽과 임신**
㉠ 임신부의 경우, 흑선 · 임신선을 망진한 후 복부의 촉진을 한다. 검상돌기(xiphoid process) · 배꼽 · 치골결합(pubic symphysis)의 세 점을 연결하는 직선에

> **Tip** 정욕 · 생명 · 뱃심의 배꼽
>
> 탄생을 천명으로 여겼던 동양권과 달리, 탄생을 천역의 원리에 대한 신의 가혹한 벌로 여겼던 문화권의 시조는 배꼽이 없다. 결국 배꼽은 원죄의 낙인인 셈이다. 정욕의 원천이요, 타락의 상징인 셈이다. 서양의 천사나 유령에서 배꼽이 없는 것은 정욕이 없는 순수성이나 무관심을 일컫는 것이요, 우리의 손말명(혼기가 찬 처녀가 죽어서 된 귀신)이나 몽달귀신과 같은 처녀 · 총각 귀신의 배꼽이 유달리 주먹만한 것은 못다 푼 정욕이 응결된 것을 의미한다.
>
>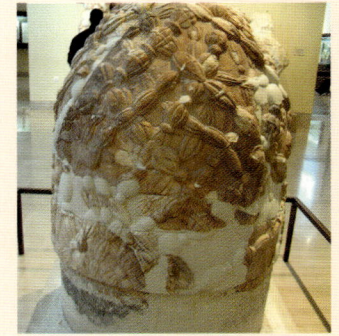
>
> **옴파로스의 머릿돌**
>
> 그리스의 파르나소스(Parnassos) 산의 남쪽 경사면에 아폴론 신전이 있고 여기에 둥근 돌이 있는데, 이 돌을 옴파로스(Omphalos), 즉 '배꼽돌'이라고 부른다. 지구의 중심이

서 제하(臍下) 또는 제상(臍上) 몇 횡지경(橫指徑) 식으로 자궁저(fundus uteri)의 높이가 지시된다. 임신 12주에 자궁은 복부 내로 올라오며, 24주에 배꼽 부위에 도달하고, 36주에는 늑골 바로 밑에 위치한다.

그후 자궁저의 높이는 보통 38주와 40주 사이에 감소하는데, 태아의 낙하현상 때문이며, 이를 하강감(lightening)이라고 한다.

㉯ 한편 배꼽의 오목함이 아직 있는가, 아니면 앞으로 삐져나온 듯한 상태인가에 따라 임신 8개월과 10개월이 감별된다.

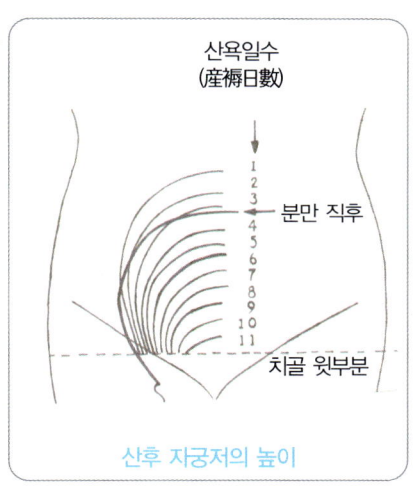

산후 자궁저의 높이

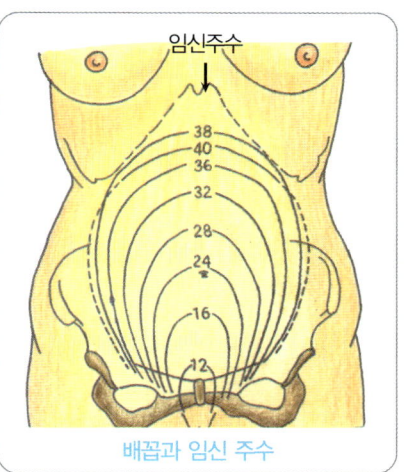

배꼽과 임신 주수

바로 그곳이라 생각했기에 옴파로스라 부르게 된 것이다.

배꼽의 '제(臍)'도 상하좌우가 가지런하다는 뜻이다. 즉 배꼽은 인체의 중앙인 것이다. 따라서 배꼽은 인체의 중앙에서 가지런히 정향한 것이 좋다.

최근에는 여자들이 배꼽을 하트형으로 성형수술하는 것이 서양에서 유행하고 있다고 한다. 상향형 배꼽이 하트형이므로, 제상면에서 본다면 부귀의 상징이요, 섹스 면에서 본다면 여간 섹시한 배꼽이 아닐 수 없다.

200점의 고대 누드화의 배꼽을 형태별로 분석해 놓았다는 논문에 의하면, 92%가 둥근 배꼽이요, 8%가 세로로 갸름하게 그려진 배꼽인 데 반하여, 현대 누드화의 배꼽을 형태별로 분석하면 54%가 둥근 배꼽이요, 46%가 갸름한 배꼽이라고 하였다. 제상면에서 본다면 심대 원상의 배꼽이 호상이기 때문에, 고대 누드화에 비해 현대 누드화에 나타난 배꼽이 점점 빈상화되어 가는 느낌을 떨칠 수 없다.

4. 피부·육(肉)·근(筋)·뼈

(1) 피부

1) 피부의 색

① 피부가 누렇다.

- 피부색이 누러면 비장과 관계 있는 것으로 본다.

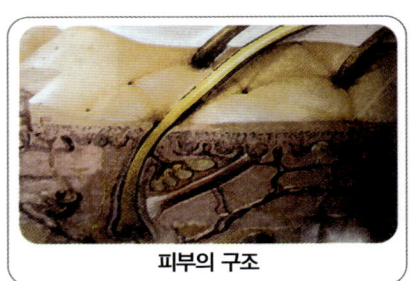
피부의 구조

- 피부에 황색이 나타나면 황달의 증후일 수 있다. 그 색이 황색으로 귤처럼 명확한 색이면 습열(濕熱)에 의해 이루어진 양황(陽黃)으로 보며, 그 색이 연기에 그을린 것 같이 거무스름하면 한습(寒濕)에 의해 이루어진 음황(陰黃)으로 본다.
- 감피증(柑皮症)은 병이 아니다. 다만, 점액수종·요독증·시몬즈병 등 카로틴 대사에 장애가 있을 때는 혈중의 카로틴 양이 증가해서 황색 피부를 만든다. 병이 아닌 감피증은 식이성으로 카로틴이 과잉 침착된 것에 불과하다.

  감피증의 특징은 황달과 달리 눈 흰자위가 황색이 되지 않고, 자각증세가 없으며, 카로틴 함량이 높은 식사를 중단하면 쉽게 소실된다는 점이다.
- 피부가 황색이 되는 데는 피부황염증이나 빈혈, 또는 어떤 약물의 복용중에 나타날 수도 있다. 이 경우는 모두 빌리루

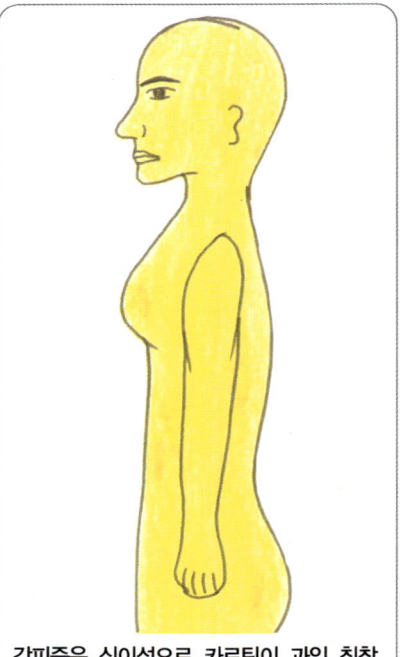
감피증은 식이성으로 카로틴이 과잉 침착된 것에 불과할 뿐, 병이 아니다.

빈, 즉 담즙색소와 관계 없이 일어나는 피부 황염(黃染) 증상들이다.

빈혈일 때는 안면이나 전신의 피부가 창백해지지만, 황색인종의 빈혈증은 황색

을 띨 경우도 많다.

② 피부색이 푸르다. 또는 붉거나 검다.
- 푸르면 간장과 관계 있는 것으로 본다.
- 피부색이 붉으면 심장과 관계 있는 것으로 본다.
- 피부색이 검으면 신장과 관계 있는 것으로 본다.

③ 피부색이 희다.
- 피부색이 희면 폐장과 관계 있는 것으로 본다.
- 흰 피부의 여자는 히프가 탄력이 있고, 검은 피부의 여자는 히프가 늘어져 있는 경우가 많다.
- 피부색이 흰 경우는 대음순이 두툼하고 클리토리스의 발육도 좋아서 횡경 5~7mm의 경우가 50.7%를 차지하는 반면, 검은 경우는 대음순이 얇고 클리토리스 역시 횡경 5~7mm의 경우가 45.9%에 불과하고 37.1%가 5mm 이하의 발육이 나쁜 클리토리스를 갖고 있다고 한다.
- 흰 피부의 여자는 소음순도 핑크색을 띤 경우가 많고, 외음부의 색소침착도 그리 짙지 않다. 한편 검은 피부의 여자는 소음순까지 검다. 외음부에도 검붉은 색소가 강하게 침착되어 있는 경향이다.
- 음모도 흰 피부의 여자가 더 많다. 더 부드럽고 갈색을 더 띤다.
- 천상(賤相)의 여자는 피부가 거칠고 희기가 백분(白粉)을 뿌린 것 같다. 또 어둡고 화색이 나지 않으며, 혹은 윤활하지만 마치 기름을 바른 듯하다. 피부에 실처럼 가는 주름살이 많거나 피부에서 악취가 나는데, 피부에 헌 데가 있거나 피부 속에 결절이 있다. 피부색이 초췌한 검은색, 또는 푸른 기운이 많이 돈다.

④ 피부에 색소침착이 있다. 또는 긁으면 선이 남는다.
- 신양허·부신피질 기능의 저하일 때는 전신 피부에 색소침착이 나타나고, 얼굴은 흑갈색이다. 입술은 검푸른색이며 모발도 감소한다. 그러나 여성의 눈썹이 짙고 까만 것은 부신피질 기능의 항진이다.

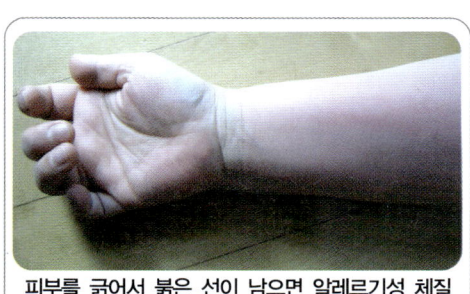

피부를 긁어서 붉은 선이 남으면 알레르기성 체질이거나 산성 체질이다.

- 조사(燥邪)일 때는 피부를 긁으면 흰 선이 남는다. 한편 피부를 긁어서 붉은 선이 남으면 산성 체질이거나 알레르기이다.
- 혈관부전증이 진행되면 피부의 색이 변하며, 붓고 쑤시고 무거운 느낌을 호소하게 된다. 특히 하지의 아래 부위, 안쪽의 1/3에서 증상이 더 뚜렷한데, 궤양·파행증을 일으킬 수도 있다.
- 피부는 영양 상태와 관련이 많아서 비타민 A가 부족할 때는 모낭의 각화가 오며, 비타민 C가 부족할 때는 모낭의 자반증과 모세출혈반이 나타날 수 있다.
- 피부에 거미상모세혈관확장증이 나타나면 간장의 질환, 또는 교원병 출혈 질환 등을 의심할 수 있다.

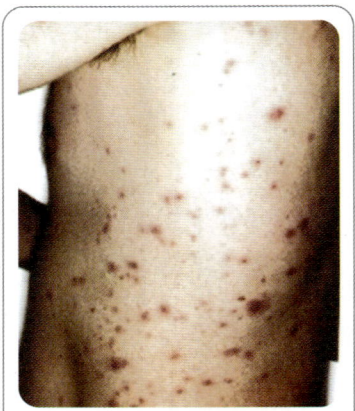

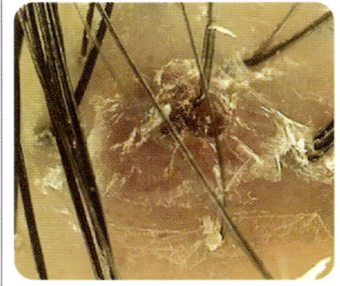

피부에 영양 부족과 감염으로 모낭의 각화와 염증이 생긴다.

2) 피부의 온도와 건습

① 피부를 촉진할 때는 손등으로 피부의 온도를 살펴야 한다.

- 피부의 온도를 촉진할 때 심한 빈혈·각기·갑상선중독증 등일 때는 피부에 따뜻한 감이 있다.
- 피부의 온도 촉진 때 정상보다 냉하면 만성 동맥부전증을 의심할 수 있고, 정상보다 따뜻하면 만성 정맥부전증을 의심할 수 있다.

② 피부의 건습은 다양하다.

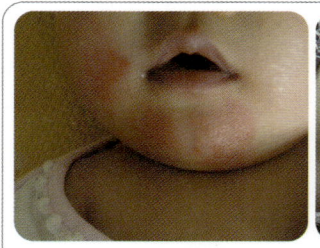 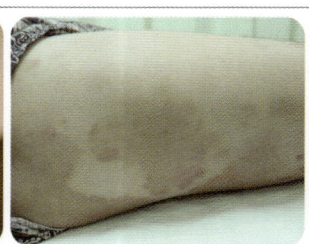 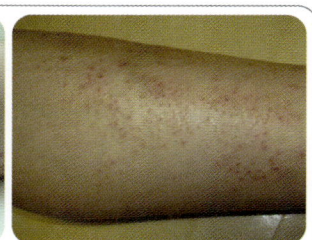

아토피는 피부의 건조와 함께 폐유 기능 계통 전체에 이상이 나타난다.

- 아토피일 때는 피부의 건조는 물론 폐유기능 계통 전체에 이상이 나타난다. 눈 주위·윗입술의 윤곽 또는 손톱에도 특유의 이상이 나타난다.
- 건선일 때는 특유의 손톱 모양이 나타나며, 관절통이 올 수 있다.
- 어린선(魚鱗蘚) 등 피부건조의 증상은 이름 그대로 어린(魚鱗; 물고기의 비늘 모양) 같이 나타난다.

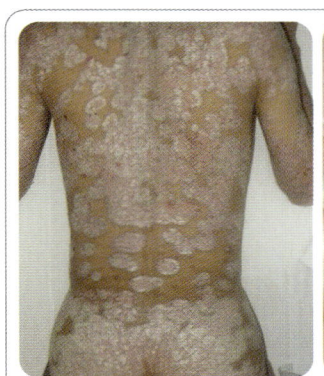
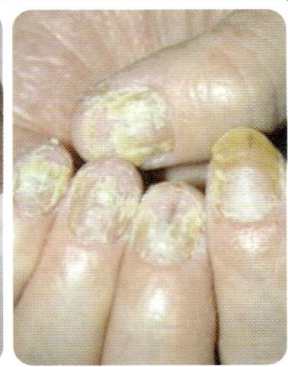

건선은 은백색 비늘이 덮여 있다.   건선으로 인한 손톱.

3) 부종의 촉진

- 피부를 손끝으로 눌러 함요(陷凹) 부종을 검사하기 위해서는, 중력을 많이 받는 하지 또는 천골 부위를 손가락으로 2~3초 동안 눌렀다가 뗀 후, 손자국이 남는 정도를 1+에서 4+까지 감별한다.

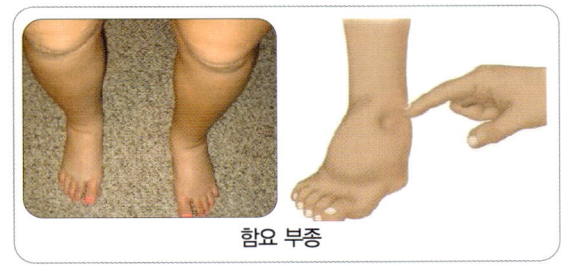

함요 부종

- 피부를 손끝으로 눌렀을 때 푹 꺼지면서 손끝을 따라 올라오지 않고 꺼진 대로 있으며, 피부색은 변하지 않는 것을 부창(膚脹)이라고 한다.
- 그러나 비함요성 부종을 보이며 피부가 가죽처럼 뻣뻣해지고, 하지통은 없지만 중압감을 호소할 때는 림프액이 울혈되어 온 것이다.

4) 피부 발진(發疹) 등의 트러블

㉮ 발진이 나타나면서 발열을 수반한다.
  마진(麻疹)·성홍열·천연두·풍진·수두(水痘)·발진티푸스·장티푸스·파라티푸스·패혈증·혈청병·류머티즘성 자반병·단독 등이다.

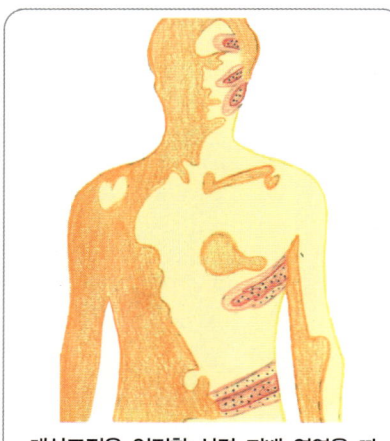

대상포진은 일정한 신경 지배 영역을 따라서 수포가 발생한다.

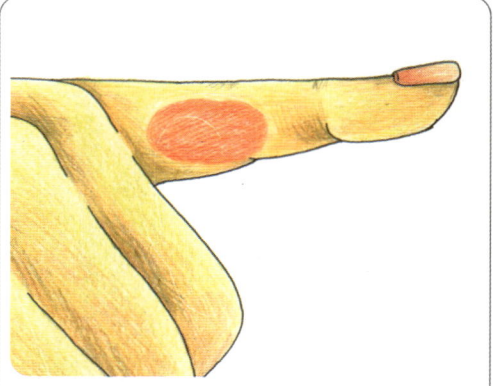

고정(固定) 약진(藥疹)은 어떤 약제에 의해 홍반 또는 수포를 만드는 약진으로, 발진이 되풀이되면 색소침착이 일어난다.

㉯ 발진이 나타나지만 발열은 없거나 현저하지 않을 때는 담마진·약진·매독진 등이다.

㉰ 마진은 얼굴부터 나기 시작하여 전신에 퍼지는데, 마치 참깨와 같은 형상으로 끝이 뾰족하고 색이 붉다.

처음에는 일정하지 않게 나타나지만 차차 밀집해 간다. 마진이 많이 생기나 색택이 붉고 윤기가 있는 것은 좋으며, 또 나타난 순서에 따라 차차 감퇴되어 가는 것도 좋다. 그러나 암적자색을 띠면 열독이 막힌 것이며, 희어져서 붉게 안 되는 것은 정기가 허약한 징조이다. 또한 의식이 혼미하거나 호흡이 곤란하고 열이 높은 것은 열독이 내공한 것으로 좋지 않다.

㉱ 수두는 발진 꼭대기가 함몰되지 않고 둘레는 붉은 무리가 없으며, 색은 투명하고 두꺼운 딱지로 되지 않는다.

이것으로 천연두와 수두를 구분할 수 있다.

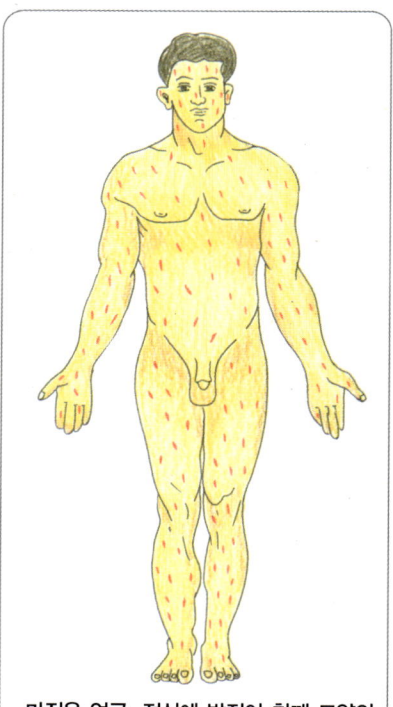

마진은 얼굴, 전신에 발진이 참깨 모양의 붉고 뾰족한 상태로 돋는다.

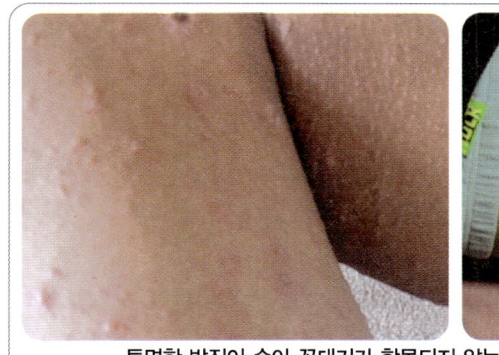
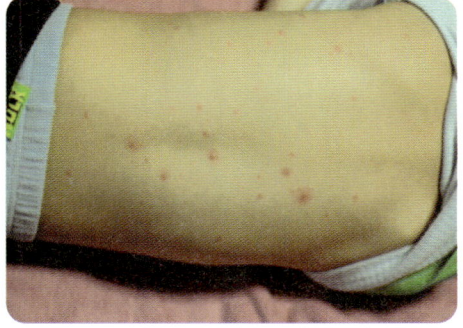

투명한 발진이 솟아 꼭대기가 함몰되지 않는 수두는 두꺼운 딱지로 되지 않는다.

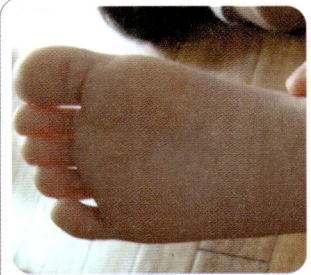
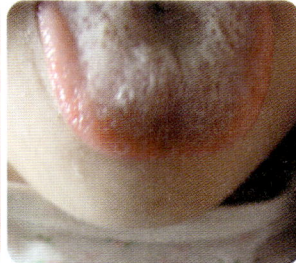
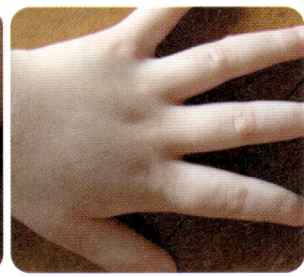

수족구는 입안에 물집과 궤양, 손과 발에는 수포성 발진을 일으킨다.

㉮ 수족구일 때는 손발 및 구강에 특유의 변화가 나타난다.

㉯ 가와사키병은 손의 피부 변화가 두드러지게 나타난다.

㉰ 피부에 흰색의 작은 입자가 생기는 경우가 있는데 이를 백암(白瘖)이라고 한다.

이때 색은 수정 같아야 좋다. 만일 색택이 선명하지 않고 입자가 포만치 않은 것은 진액이 소모된 징조이며, 또 메마른 뼈처럼 흰 것도 흉조이다.

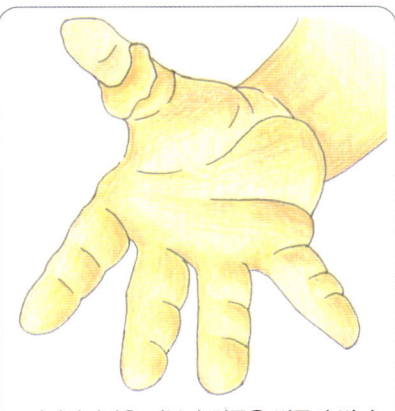

가와사키병은 피부가 허물을 벗듯이 벗겨지는 변화가 두드러진다.

㉱ 성홍열에 의한 발진은 고열·오한·전율·두통·인후통 등으로 시작된다. 그렇지만 마진이 '코프리크씨 반점'이라 하여 구강 내의 점막에 발진이 생기는 것과는 반대로, 구강 주위에는 발진이 생기지 않는 것이 특징이다.

또 마진은 지도 모양으로 발진하여 하나하나 구별할 수 있는데 반하여, 성홍열의 발진은 조그마한 반점들이 서로 합쳐져서 전체가 빨갛게 보이므로 구별할 수 있다.

㉣ 풍진(風疹)의 발진은 마진(麻疹)보다는 작고 성홍열보다는 큰 것이 특징이다. 다소의 발열이 있으나, 발진과 더불어 열이 내린다.

㉤ 발진티푸스의 경우도 감기 증상처럼 시작하여 출혈성 발진 형태를 띠기 때문에 꼭 눌러도 없어지지 않는다. 때에 따라 혼수상태에 접어들 수도 있다.

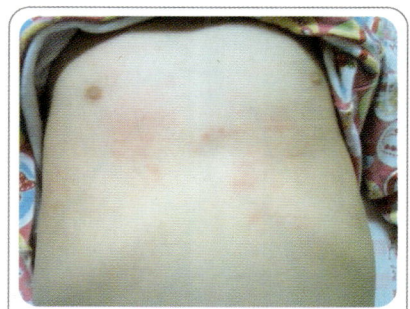

성홍열은 붉고 약간 돋아 있는 발진이 몸통에서 시작하여 겨드랑이, 사타구니에서 분명히 보여진다.

한편 장티푸스의 경우도 감기 증상처럼 시작하여 장미색의 발진이 나타나는데, 맥박에 비하여 열이 높고 맥은 느리다.

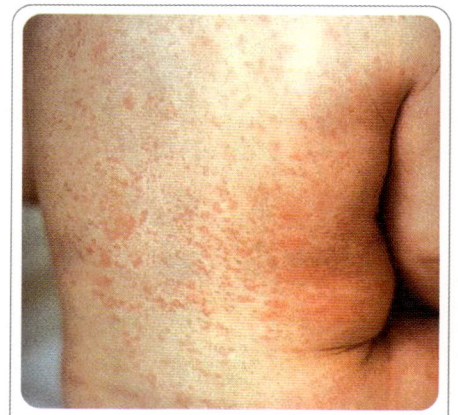

풍진은 발진의 크기가 마진보다 작고 성홍열보다는 큰 특징이 있다.

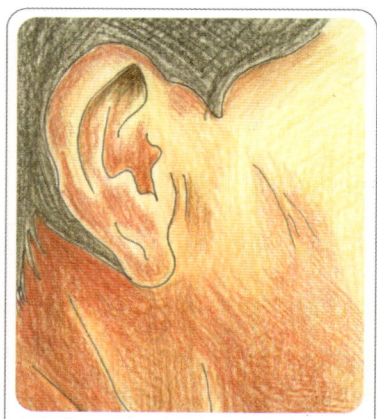

단독은 코, 뺨, 귀에서 시작된 발진이 주위와 명확한 한계를 보일 만큼 붉고 종창한다.

㉮ 단독(丹毒)은 코·뺨·귀 등에서 발진이 시작되는데, 국소의 피부는 현저하게 붉고 종창하여 손을 대면 화끈거린다. 환부는 주위와 한계가 명확한 것이 특징이다.

가끔 수포( )·농포(膿泡)가 생기고 괴저(壞疽)를 일으키는 경우도 있다.

㉯ 두드러기는 그 발진이 돌발적이고 몹시 가려우며 다소 발열하는 수도 있으나, 대개 소화 장애·두통·권태감이 선행하는 수가 많다.

㉰ 피부에 자반이 생기면 어혈성으로 본다. 그러나 여러 가지 질환에 의해 올 수도 있으므로 감별 진단이 필요하다.

㉲ 종기가 난 부위를 눌러 보아 농이 있는 것과 농이 없는 것을 가릴 수 있다.

- 종기가 난 부위를 눌러 보아 뜨겁고 부드러우면 농이 있는 것이다.
- 종기가 난 부위를 눌러 보아 열을 느낄 수 없으며, 단단한 느낌이 들면 농이 없다는 징조이다.
- 염증이 있는 곳을 가볍게 눌러도 즉시 아픈 것은 농이 표면에 얕게 있는 것이며, 무겁게 눌러야 겨우 아픈 것은 농이 깊은 곳에 있다는 징조이다.
- 염증이 있는 곳을 눌러 표면이 쑥 들어갔다가 곧 되돌아오는 것은 농이 이미 이루어진 징조이다.

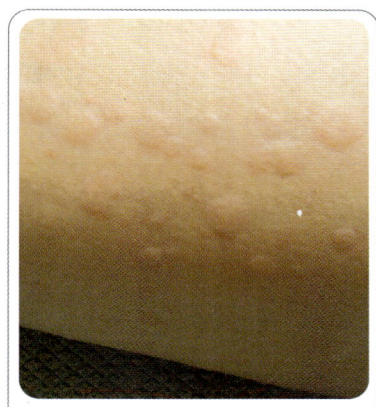
두드러기는 가려움이 특징으로, 소화 장애·두통·권태감이 먼저 나타난다.

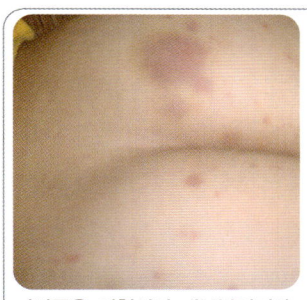 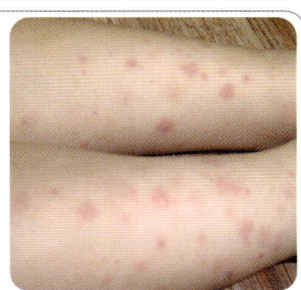
자반증은 어혈성이 대부분이지만, 여러 가지 질환에 대한 감별 진단이 필요하다.

5) 피부의 문리(紋理)

① 피부의 문리가 작거나 혹은 거칠다.

- 피부색이 붉고 피부의 문리(살갗의 자디잔 결)가 작으면 심장이 작다. 심장이 작으면 심기가 안정되어 외부의 사기는 쉽게 침범하지 못하지만, 우수 때문에 일어나는 정신감동으로 손상받기 쉽다.
- 피부의 문리가 거칠면 심장이 크고, 심장이 크면 정신감동보다 외부의 사기에 의해 쉽게 손상을 받는다.
- 피부의 문리가 거친 사람은 신장이 크다. 신장이 크면 요통이 잘 생겨 허리를 마음대로 움직이는 것이 어려워지고 외부의 사기가 쉽게 침범한다.

한편 신장에 이상이 있으면 많이 내쉬고 적게 들이쉬는 특이한 호흡을 하게 된다. 또 신장은 요도와 항문에도 두루 미치고 있어 신장이 건강하지 않으면 대소변에 이상이 생긴다.
- 피부색이 거무스름하고 살결이 고우면 신장도 작아서 신기가 안정되어 있다.

② 피부의 후박과 완급
- 피부의 후박·완급으로 대장벽의 두껍고 얇음, 유통 과정을 안다.
- 피부가 두꺼우면 대장벽도 두껍고, 피부가 얇으면 대장벽도 얇다.
- 피부가 늘어지고 뱃살도 풍만하게 축 늘어져 있다면 대장이 길고 큰 편이다.
- 피부가 긴장되어 있으면 대장의 기급을 알 수 있고, 이 경우엔 대장의 길이 역시 짧다.
- 피부가 부드럽고 매끄러우면 대장의 유통도 좋으며, 피부와 근육이 맞붙어 있는 듯하면 대장의 기결 때문에 대장의 유통이 원활하지 못한 징조이다.

6) 점(點)

① 입 주위에 점이 있다.
- 입 주위에 점이 있으면 살이 찌거나 변비·설사·소화불량 등의 질환에 시달리는 경우가 많다.
- 점이 인중을 비껴나 있을 경우 남자라면 조루증·성신경 쇠약, 여자라면 불감증·자궁내막염증을 암시하기도 한다.
- 입술에 점이 있으면 구강·인후·편도의 염증성 질환에 걸리기 쉽다.
  특히 윗입술에 점이 있으면 성욕이 대단하나, 아랫입술에 점이 있으면 성기능 쇠약·불감증에 빠지기 쉽다.
- 입술 옆 법령에 있는 점은 남자라면 정력 감퇴를, 여자라면 허손(虛損)증, 또는 하지무력 동통을 암시한다. 한편 우측 법령의 점은 포용력이 있음을 의미하고, 좌측에 있는 점은 정복력이 강함을 의미하기도 한다.

② 눈 주위에 점이 있다.
- 눈썹에 점이 있으면 심장 및 순환기 질환, 자궁 질환, 성기능 쇠약증에 걸리기 쉽다.
- 눈썹 꼬리에 점이 있으면 정욕적이요, 사치하고 방종한 생활에 빠지기 쉽다.
- 같은 눈썹이라도 미간 가까운 눈썹에 점이 있으면 지성적이요, 명예와 부귀, 그리고 학문과 재산을 동시에 누릴 수 있다.

- 눈썹 주위, 예를 들어 눈과 눈썹 사이에 점이 있으면 비약적 출세를 할 수 있는 운이 따르지만 그만큼 기회주의에 가깝고, 성 능력은 조급하고 조잡하되 성적 관심은 조숙하여 그 방면에 일찍이 눈을 뜬다. 그래서 이런 남성들은 성 능력이 약한 편에 속하며, 성 기능 쇠약증이나 피로 또는 요통 등을 조심해야 한다.

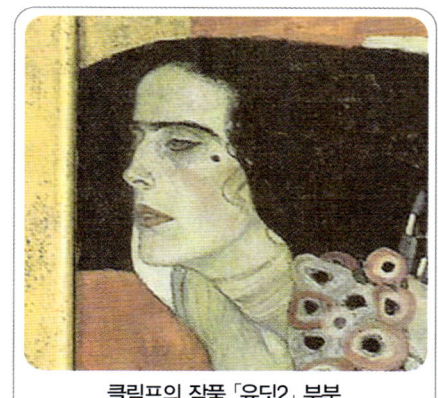

클림프의 작품 「유딧2」 부분. 눈가에 점이 있다.

- 눈썹 주위라고 해도 예를 들어, 눈썹 중앙선에서 윗부분 이마 쪽에 점이 있으면 역시 기회주의에 가깝지만 대인 관계가 원만하고, 성 능력은 상대를 즐겁게 해주려는 노력을 성실하게 함으로써 뛰어난 편이다. 그러나 성격상 자제력이 부족하며 자칫 분방하다는 평을 듣기 쉽다.
- 눈 속에 점이 있으면 신경불안정·인후 질환 등을 주의해야 한다. 또한 여성은 새침떼기이면서 호색한데, 겉보기는 순진가련형의 요조숙녀처럼 보인다. 여성에게만 그런 것이 아니고 남성들도 마찬가지이다.
- 눈언저리·사백혈(四白穴) 직상에 점이 있으면 간·폐(肝·肺) 기능이 약하다.
- 아래 눈꺼풀의 점은 어깨 통증·늑간통 및 간기상충(肝氣上衝)이 오기 쉽다.

③ 코 주위에 점이 있다.

- 안부(頞部 ; 두 눈 사이 콧마루)에 점이 있으면 기울(氣鬱)·어혈의 우려가 있다.
- 왕궁(王宮 ; 콧마루 제일 높은 곳)에 점이 있으면 허리가 약하다.
- 명당(明堂, 비두(鼻頭))에 점이 있으면 비위 허증, 양허(陽虛)하다.

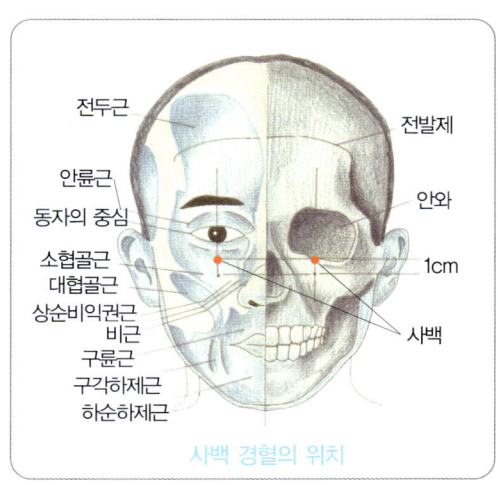

사백 경혈의 위치

④ 검버섯이 난다.
- 검버섯 중 일광 각화증은 회색의 사마귀처럼 오톨도톨한 융기가 생기는 것인데, 이것은 25%가 악성으로 변하는 것으로 알려져 있다.
- 피부 안에 있는 피부색소 세포가 햇빛을 많이 받아 생긴 흑자(黑子) 중 악성은 흑갈색의 평평한 모양으로 불규칙한 모습이다. 특히 이런 점 가운데 마찰이 심한 발 같은 곳에 있는 점이나, 햇볕을 많이 쬐는 얼굴·목 뒤 같은 곳에 있는 점은 악성으로 변할 위험이 있는데, 아마도 마찰과 자외선에 의해 암으로 변하는 것이 아닌가 싶다.

점점 색이 짙어지고 커지며 점 부위가 자주 헌다면 암을 의심할 수 있다.

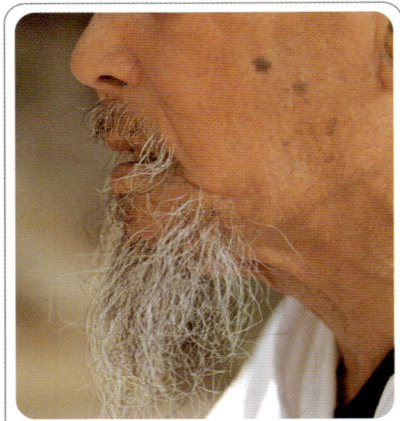

검버섯은 나이가 들면서 얼굴과 온몸에 생기는 거무스름한 얼룩이다.

(2) 육(肉)

1) 비만 타입

비만은 A~E형까지 5형으로 분류할 수 있는데, 한국인의 비만도는 심한 편이 아니며 B형 비만은 아주 드물다.

㉮ A·D형은 세포비대성 비만으로 A형은 복부에 지방이 잘 침착하며, D형은 상체에 지방이 잘 침착한다. 당뇨병·고혈압·심장 질환에 주의해야 한다.

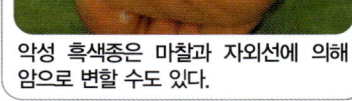

악성 흑색종은 마찰과 자외선에 의해 암으로 변할 수도 있다.

㉯ 하체에만 주로 지방이 침착하는 경우를 E형 비만이라 하는데, 늘 피로해 하고 다리가 잘 부으며, 특히 정맥류 등에 주의해야 한다.

㉰ 주로 젊은 층은 전신에 고루 지방이 축적되는데, 이를 C형 비만이라고 한다.

㉱ 유난히 가슴과 엉덩이에만 집중적으로 지방이 침착하는 경우가 있는데, 이것을

B형 비만이라고 한다.

2) 비만 증후와 비만의 측정

인체의 형상[形象 : 김(長), 짧음(短), 살찜(肥), 여윔(瘦)], 형색[形色 : 힘(白), 검음(黑), 부드러움(軟), 단단함(堅)] 등은 각각 다르다.

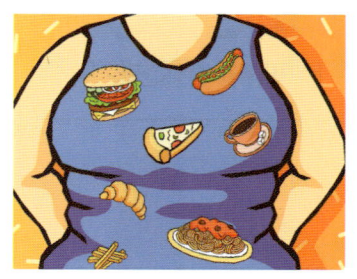

《의문법률》에 비만형은 체내에 습이 많고 수척형은 체내에 화가 많다고 했으며, 《망진준경》에는 형체가 비만한 형은 "혈액은 많은데 기운이 약하다[다혈소기(多血少氣)]"하고, 형체가 마른 형은 "기운은 강한데 혈액은 적다[다기소혈(多氣少血)]"고 했다.

- 비만의 경우는 고혈압·하지정맥류·심 질환(울혈성 심부전이나 관상동맥·심 질환 등)·뇌졸중 등을 비롯해서, 호흡곤란·폐쇄수면무호흡증·위식도 역류·지방간·담석증·당뇨병·퇴행성 관절염·요통·요실금·우울증 등이 많이 올 수 있으므로 이에 대한 진찰도 겸해야 한다.

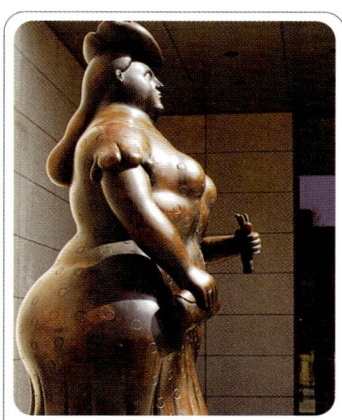

표준체중과 표준체형을 넘어서는 비만은 건강의 적신호이다.

- 정허(精虛) 타입은 체중이 표준 이상일 때가 많은데, 이는 호르몬의 수용체 능

세포비대성 비만의 여러 유형	
A형 비만	· 복부에 지방이 침착하는 형. · 중년 남자에게 많고 당뇨병에 주의해야 한다.
B형 비만	· 가슴과 엉덩이에만 지방이 유달리 침착하는 형.
C형 비만	· 전신에 고루 지방이 침착하는 형. · 젊은 층에 많다.
D형 비만	· 상체에 지방이 침착하는 형. 단, 얼굴과 팔은 가냘프다. · 중년 여자에게 많고, 당뇨병·혈압·장 질환에 주의해야 한다.
E형 비만	· 하체에만 지방이 침착하는 형. · 중년 여자에게 많고, 늘 피로해 한다. · 정맥류(靜脈瘤)에 주의해야 한다.

력이 적다는 것이다.
- 비만한 여성의 경우는 유방암·자궁암·다낭성 난소증후군·불임증·무월경 등이 오기 쉬우므로 이에 대한 촉진 등 진찰이 필요하다.
- 갑상선 기능저하로 인한 비만은 피부가 건조하고 거칠다. 권태감·한랭에 대한 내성저하·건(腱) 반사 지연 등이 나타난다.
- 쿠싱증후군에 의한 비만일 경우에는 몸통이 비대하고 얼굴이 달덩이처럼 둥글어지며, 둔부의 측면에 주름살이 나타나고 멍이 잘 든다.
- 췌장성 종양에 의해 비만해진 때에는 땀을 많이 흘리며 손떨림 등이 나타난다. 특히 이른 아침 빈 속일 때 이런 증상이 심해지면서 때로 발작성 의식 장애 등 저혈당 증상이 나타나고, 또 자주 저혈당 발작으로 뇌에 장애가 생겨 이상한 행동·언어 장애·불안·착란 상태가 나타난다.
- 중심성 비만은 주로 복부에 과량의 지방이 축적되어 있는 것으로 남성은

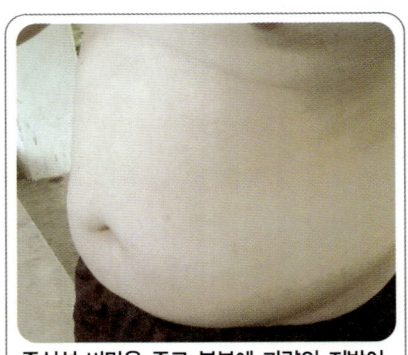
중심성 비만은 주로 복부에 과량의 지방이 축적되어 있다.

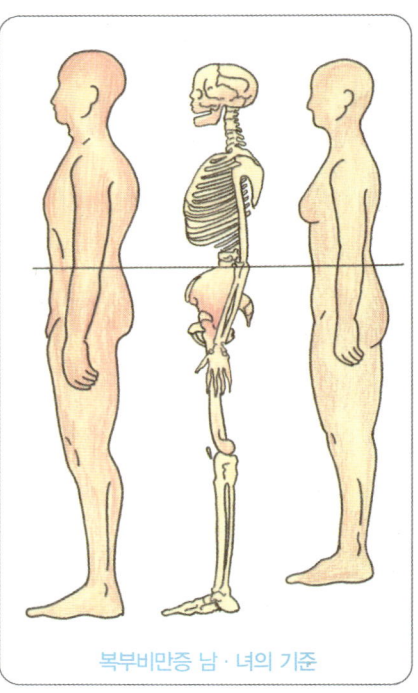
복부비만증 남·녀의 기준

WHR(weist/hip ratio)이 1 이상일 때를, 여성은 0.9 이상일 때를 말한다.
- 엉덩이나 허벅지 또는 어깨에 과량의 지방이 축적되어 살이 찐 상태로, 남성은 WHR이 1 미만일 때를, 여성은 0.9 미만일 때를 말초성 비만으로 분류한다.
- 과다한 복부 지방(남자는 허리 둘레가 102cm 이상, 여자는 88cm 이상일 때)을 알기 위해 허리 둘레를 측정할 때는 장골극(iliac crest) 최상 측면에 수평선을 긋고 끈으로 잰다. 최초의 호흡 때에 측정한다.

Tip 비만증의 기준

① 프래밍엄 조사에서는 이상적인 체중[{신장(cm) - 100} × 0.9]보다 20%를 초과하는 경우로 정의하였다. RBW > 120%이다.
② BMI > 30 Kg / M2를 기준으로 한다.
③ 최근에는 생체 전기저항 분석법에 의한 체지방이 여자는 26% 이상, 남자는 18% 이상인 경우로 정의한다.
④ 비만도는 다음과 같이 계산한다.

비만도 (%) = [현재체중(Kg) / 표준체중(Kg)] × 100	
80% 미만	심한 체중 부족
80 ~ 90%	체중 부족
90 ~ 110%	정상
110 ~ 120%	과체중
120% 이상	비만

Tip 표준체중 계산법(브로카 공식)

계산 결과 ±10% 안은 정상으로 보며, 상한선의 110~119%를 과체중(Over weight)이라 하고, 120% 이상을 비만으로 규정하고 있다.

표준체중 = (신장(cm) - 100) × 0.9	
신장 165cm 이상인 경우	(신장 - 110) × 0.9
신장 165cm 이하인 경우	(신장 - 105) × 0.9

한편 한국인의 신장과 체중간의 상관관계를 구해 표준체중을 계산하는 공식은 다음과 같다.

남자	체중(kg) = 신장(cm) × 0.57 - 37
여자	체중(kg) = 신장(cm) × 0.56 - 38

Tip 조절체중 계산법

조절체중 = 표준체중 + (실제체중 - 표준체중) / 4

Tip 체질량 지수(Body Mass Index : BMI)

전체적인 비만 정도(체지방률)를 알아보는 계산식이다.

체질량 지수 = 현재 체중(Kg) / [키(m) × 키(m)]		
18.5 미만	저체중	합병증 유발 위험도 낮음
18.5~24.9	정상	
25 이상	과체중	유발 위험도 보통
25~29.9	비만 전단계	유발 위험도 증가
30~34.9	비만 1단계	유발 위험도 중등도
35~39.9	비만 2단계	유발 위험도 심함
40 이상	비만 3단계	유발 위험도 매우 심함

Tip 자가 체지방 비율 체크법

윗팔의 뒤쪽과 등의 견갑골 밑을 반대쪽 엄지손가락과 나머지 네 손가락을 이용해 세로로 잡아서 나온 두께를 잰다. 이 두 부위의 두께를 합한 숫자를 아래 표에서 찾아 자신의 체지방률을 체크한다.

남 성			여 성		
두께	체지방률	판정	두께	체지방률	판정
12~25mm	8~16%	정상	20~30mm	15~20%	정상
26~35mm	17~24%	주의	31~45mm	21~30%	주의
36mm 이상	25% 이상	비만	46mm 이상	30% 이상	비만

Tip 허리 / 엉덩이 비율(Waist Hip Ratio, W / H ratio, WHR)

W / H ratio = 허리 둘레 / 엉덩이 둘레

남자는 0.9 이하이면 정상이고, 여자는 0.8 이하이면 정상이다.
남자가 1.0 이상이면 복부 비만이고, 여자가 0.9 이상이면 복부 비만이다.

3) 수척

체중 감소는 다음 공식에 따르며 6개월 동안 평소 체중의 5% 이상, 1년 동안 10% 이상의 감소가 있을 때 이를 체중 감소라고 한다.

공식 : %체중 변화 + [(평소 체중 − 현재 체중) / 평소 체중] × 100

㉮ 체중이 줄면 피부가 거칠어지면서 탄력이 없어지고, 표피가 박리되어 셀로판 모양을 띤다. 머리카락도 잘 빠진다.

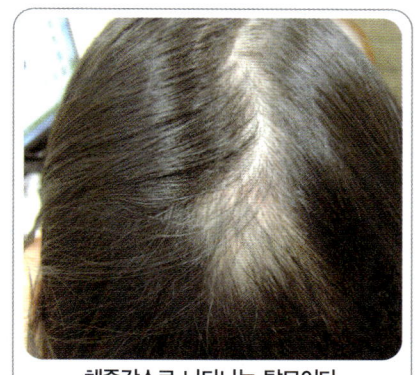
체중감소로 나타나는 탈모이다.

또 저항력이 저하되어 여러 가지 질병에 잘 걸리게 되며 만사에 흥미를 잃게 된다. 성적 호기심이나 욕구마저 없어지고 성적 능력까지 떨어진다.

남자의 경우에는 정액의 양이나 정자의 수가 감소하며, 여자의 경우는 월경의 양이 현저히 줄거나 한두 달씩 건너뛰게 된다.

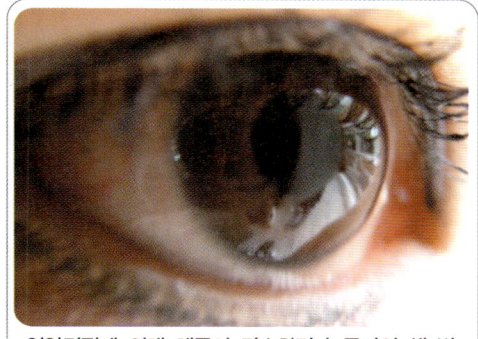
영양결핍에 의해 체중이 감소하면 눈동자의 색 변화가 나타난다.

㉯ 영양결핍으로 수척해졌을 때는 박탈성 피부염·모낭성 과각화증·색소 변화·점상출혈·자반병·창백 등 피부 증상 외에도, 눈·입 등에 여러 증상이 나타나기도 한다.

● 야맹증·결막의 창백 및 검은 눈동자의 색 변화 등이 나타난다.

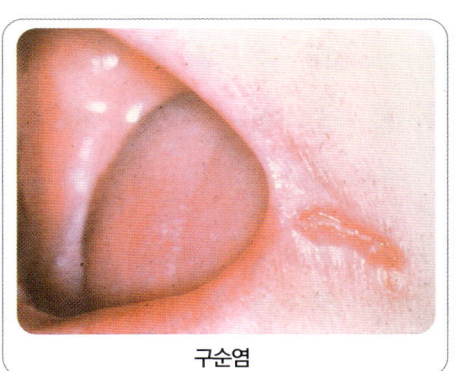
구순염

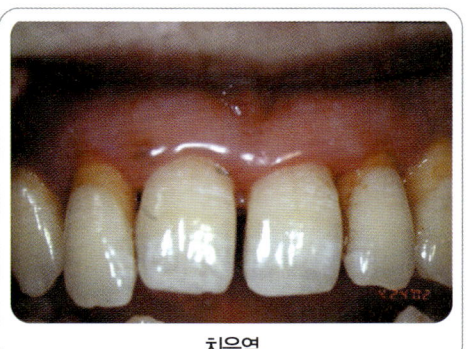
치은염

> **Tip** 비질인(肥質人) · 고질인(膏質人) · 육질인(肉質人)
>
> 《영추(靈樞)》「위기실상편(衛氣失常篇)」에는 비질인 · 고질인 · 육질인으로 분류한 내용이 나온다.
>
> | 비질인 | 고질인 | 육질인 |
> |---|---|---|
> | ①살집이 굳고 피부가 긴장되어 있다. ②근육이 굳으며 피부의 살결이 거칠면 냉하고, 살결이 섬세하면 열하다. ③비교적 신체의 용적이 작다. ④혈액이 육질인 만큼 많지 않고, 양기의 흐름이 원활하지만 고질(膏質)인 정도는 안 된다. ⑤즉 지방분이 있지만 신체의 용적이 작은 것이 특징이다. | ①살집이 부드럽고 피부가 이완되어 있다. ②근육이 부드러우며 피부의 살결이 거친 사람은 냉하고, 이와 반대로 살결이 섬세한 사람은 열하다. ③양기는 많고 피부가 이완되어 있으므로 하복부가 처지고 근육이 이완된 경우가 많다. ④양기가 많고, 양기가 많으면 신체가 열하며, 열하면 추위에 잘 견딘다. ⑤즉 하복부가 처지고 근육이 이완된 것이 특징이다. | ①살집이 피부를 집으려 해도 근육과 피부가 분리되지 않고 붙어 있다. ②비교적 신체의 용적이 크다. ③피가 많으며, 그 때문에 신체가 충실하고 용적이 크다. 이런 사람은 냉하지도 않고, 또 열하지도 않아서 꼭 알맞을 정도다. ④즉 신체의 상하 용적이 모두 큰 것이 특징이다. |
>
> 이상이 일반 건강인인 중인(衆人)과 서로 다른 점이다. 중인이란 비질(肥質) · 고질(膏質) · 육질(肉質)에 치우치지 않고, 피부는 유달리 긴장되거나 이완되지 않으며, 또 기 · 혈의 편차도 없으므로, 신체의 용적도 너무 크거나 너무 작지 않고 모두 표준적이다.

● 구각염 · 구순염 · 설염 · 출혈성 치은염 등이 나타난다.

4) 주리(腠理)와 기육(肌肉)

㉮ 《황제내경》에 주리(腠理 ; 살갖 · 근육 · 장부에 있는 결과 살갖이나 근육조직 간극의 결합조직)가 부드럽지도 않고 치밀하지도 못하면 명이 짧다고 했다.

㉯ 신체가 충실하고 어깨 · 손목 · 둔퇴 등의 근육이 풍만한 사람은 기육이 견고하여 장수할 수 있다. 그렇지만 겉으로는 신체가 충실해 보이더라도 이들 부위의 근육이 풍만하지도, 단단하지도 않은 사람은 기육이 연약하여 단명한다. 특히 기육이 연약하거나 이 부위의 골격이 튀어나오지 않은 채 편평한 경우나, 오히려 주위보다 낮은 경우는 반드시 단명한다.

㈐ 기육이 풍만하고 뱃살이 단단하면서 두꺼운 사람은 위벽이 두껍다.

하지만 기육이 야위고 뱃살이 또한 얇으면 위벽도 얇다. 그러므로 뱃살이 별로 없고 빈약한 사람은 위장이 견실하지 못하고 기육이 야위면서 신체가 조화를 이루지 못한다. 이런 사람은 위가 정상보다 아래로 처지는 위하수가 되고, 아래로 처진 위장 때문에 대·소장의 유통이 방해를 받아 대·소변을 보기도 어렵다. 또 복부의 기육이 견실하지 못한 것은 위장이 느슨해졌다는 뜻도 된다.

㈑ 배의 문리가 작고 기복이 없는 것은 위장이 긴장한 상태를 나타내고, 배에 문리가 많고 기복도 많은 것은 위기가 막혀 원활하게 유통되지 못하고 있다는 뜻이다.

이렇게 위기가 원활하게 유통되지 못할 때에는 식도의 유통에도 어려움이 있다.

㈒ 겁이 많은 자는 피부의 살결이 이완되어 희미하며, 흉골이 단소하고 위장 기능도 나빠서 배에 힘이 없다.

《영추(靈樞)》「논용편(論勇篇)」에 "무릇 육체의 동통에 견딜 수 있느냐 없느냐 하는 것은 피부의 두터움과 얇음·기육의 견고함과 취약함·이완과 긴장의 여부에 관계가 있는 것이지, 정신적으로 용감하다든지 비겁한 것과는 관계가 없다."고 하였다.

㈓ 주리가 성글면 방광 및 삼초가 이완 상태이다.

한편 피부가 팽팽하고 호모(豪毛, 솜털)가 없으면 방광 및 삼초의 긴장 상태이고, 솜털이 적으면 방광과 삼초의 기의 울결이다.

(3) 근(筋)

1) 체형

① 내장기가 견실한 '근골조실형'

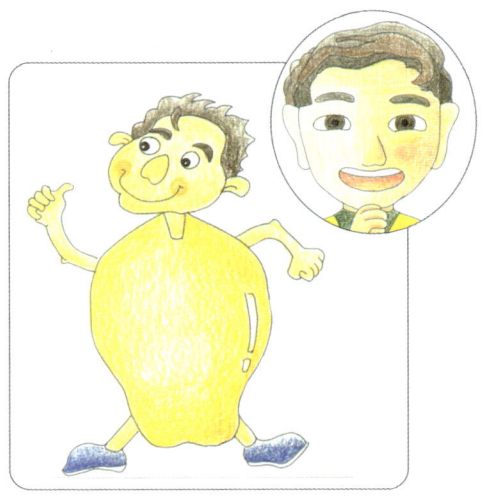

㈎ 골격이 크고 기육이 충실하며, 흉곽이 넓고 두텁다.

㈏ 상체는 역삼각형이고, 얼굴은 사각형이며 광대뼈가 튀어나와 있다.

㈐ 머리카락은 빳빳하고 숱이 많으며, 귀 중앙부가 울퉁불퉁하게 튀어나와 있다.

㈑ 손가락의 길이가 엇비슷하면서 마디가

굵다. 대체로 이런 체형은 내장기가 건실하고 기혈이 왕성해서 저항력도 강하며, 설령 병에 걸렸다고 해도 예후가 양호한 편이지만, '호처필통(護處必痛)'이라고 항상 아픈 부위나 약한 부위를 보호하려는 본능적 행위를 잘 관찰하면 이 체형의 취약점을 알아낼 수 있다.

이런 체형의 성격은 자존심이 강하며 의지적 실행가로서 관철력이 투철하다. 그렇지만 융통성과 타협성이 없어 의견 대립이 많고, 졸속한 실천력으로 시행착오를 겪을 수 있다.

② 허약한 내장기를 가진 '형반기허형'

㉮ 형체는 비만하고 근육은 물렁거릴 정도로 부드럽다.

㉯ 배와 허리가 더 토실토실하다.

㉰ 얼굴도 둥글며, 코와 입술과 귓불 등이 두툼하다.

㉱ 머리카락과 눈썹은 숱이 많고 부드러운 편이다.

㉲ 손바닥도 부드러우며 두툼하다.

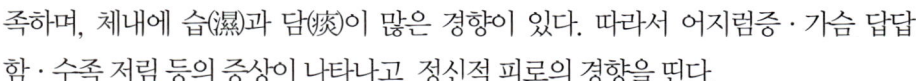

대체로 이런 체형은 기운이 없고 양기가 부족하며, 체내에 습(濕)과 담(痰)이 많은 경향이 있다. 따라서 어지럼증·가슴 답답함·수족 저림 등의 증상이 나타나고, 정신적 피로의 경향을 띤다.

또한 머리가 아프거나 어지러우며 얼굴이 벌겋게 달아오르는 등의 증상을 나타내면 중풍에 걸리기 쉽다.

이런 체형의 성격은 온순하고 융통성도 있으나 변덕이 심하다. 주관과 의지가 박약해서 일의 매듭이 희미하다.

③ 홧병을 조심해야 할 '형수음허형'

㉮ 형체가 메말라 가늘고 약하며, 흉곽이 협착해서 가슴둘레가 신장에 비해 작고, 어깨가 처져 있다.

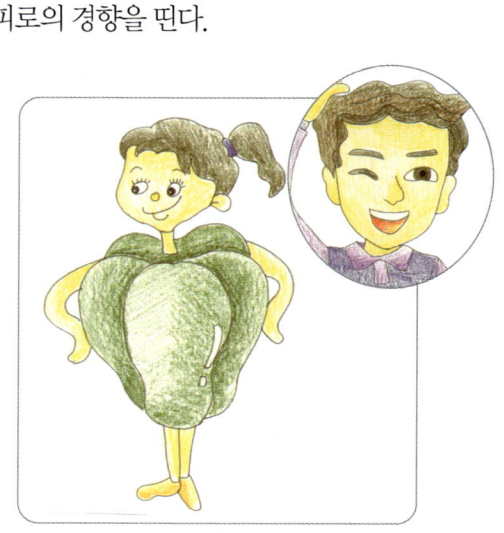

㉯ 안색은 창백하고 피부는 거친 것이 특징이다.
㉰ 머리가 몸에 비해 큰 듯싶은데, 머리도 윗부분만 넓고 턱으로 갈수록 좁아진다.
㉱ 머리카락과 눈썹도 가늘고 부드러우며, 입술과 귓불이 얇다.
㉲ 손끝이 가늘고 섬세하며, 손금은 잔주름이 많아 복잡하다.

대체로 이런 체형은 정신신경계가 울체되기 쉬워 화를 축적해서 속칭 홧병을 일으키며, 이로써 음정(陰精)이 손상된다. 음정이 손상되면 얼굴이 후끈후끈 달아오르고, 발바닥이 화끈거리며, 뺨이 붉어진다. 가슴도 열에 들뜬 듯 답답해지며, 때로 잠자리에서 옷을 적실 정도로 땀을 흘리기도 한다.

이런 체형의 성격은 논리적이며 예민한 분석력이 있다. 현실보다 이상적이지만 쉽게 좌절하며, 자기감응력이 큰 경향까지 있다.

2) 12경근(經筋)의 특성

경근은 체표의 근육에서 운행되기 때문에 '경근'이라고 한다.

사지의 슬관절·주관절 아래 체표의 근육에서 시작하여 두부·흉부·복부로 순행되는데, 경근은 근육이나 관절의 굴신, 지체의 운동에 대하여 중요한 작용을 한다. 경근은 해부학적으로 근육(筋肉)·근건(筋腱)·근막(筋膜)과 매우 유사점이 많다.

하지만 경근은 동양의학적 특징에 입각하여 근육에 반영되는 기능과 병증에 근거하여 그들을 유기적으로 연계시킨 점이 다르다.

경근도 수·족의 3음 3양으로 분류한다.

양(陽)은 외(外)를 주관하므로 수·족 3양(三陽)의 경근은 지체의 외측에 분포하며, 음(陰)은 내(內)를 주관하므로 수·족 3음(三陰)의 경근은 지체의 내측에 분포되고 흉곽과 복강으로 진입한다.

이와 같이 경근 역시 12개로 설명되어지고 있는데, 한마디로 경락 계통의 지체 외주(外周)에 있어서의 연속 부분이다. 다시 말해서 경근은 경락 계통 중의 연속 부분이기 때문에 그 기능 활동은 경락 중의 기혈의 자윤과 자양에 의존하며, 또한 경근의 분포 부위는 12경맥과 일치하고 있다.

㉮ 경근은 체표의 조직에서 경락의 기능을 보충시킨다.
㉯ 경근은 내장으로 운행하지 않는다. 12경맥·12경별이 장부(臟腑)에 연결된 것과 다르다.

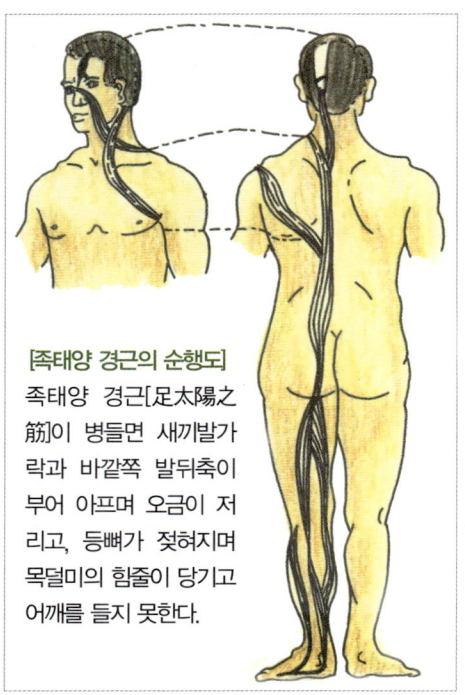

[족태양 경근의 순행도]
족태양 경근[足太陽之筋]이 병들면 새끼발가락과 바깥쪽 발뒤축이 부어 아프며 오금이 저리고, 등뼈가 젖혀지며 목덜미의 힘줄이 당기고 어깨를 들지 못한다.

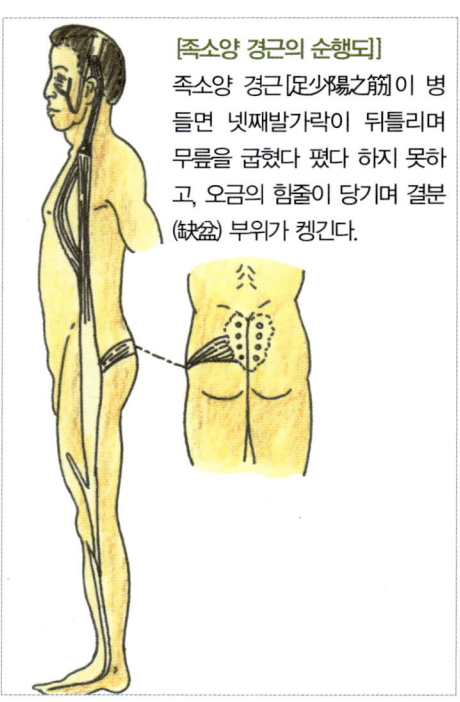

[족소양 경근의 순행도]
족소양 경근[足少陽之筋]이 병들면 넷째발가락이 뒤틀리며 무릎을 굽혔다 폈다 하지 못하고, 오금의 힘줄이 당기며 결분(缺盆) 부위가 켕긴다.

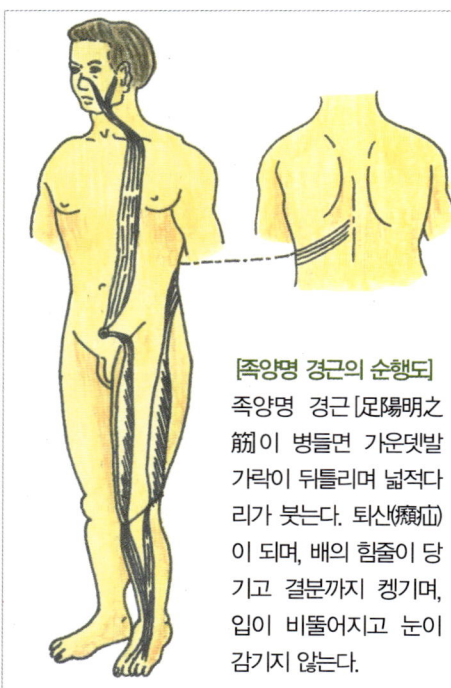

[족양명 경근의 순행도]
족양명 경근[足陽明之筋]이 병들면 가운뎃발가락이 뒤틀리며 넓적다리가 붓는다. 퇴산(癩疝)이 되며, 배의 힘줄이 당기고 결분까지 켕기며, 입이 비뚤어지고 눈이 감기지 않는다.

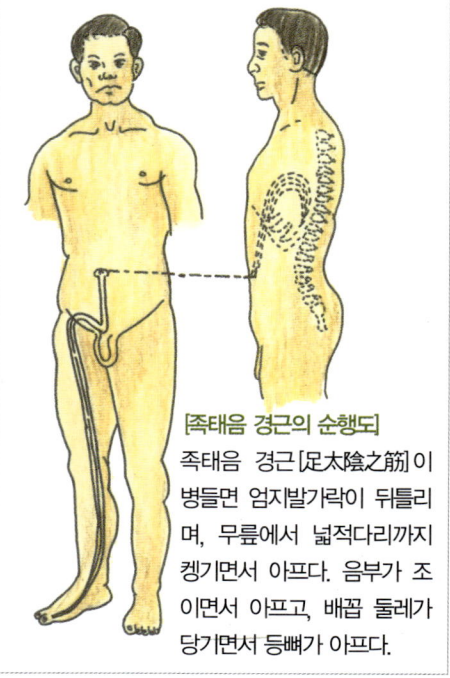

[족태음 경근의 순행도]
족태음 경근[足太陰之筋]이 병들면 엄지발가락이 뒤틀리며, 무릎에서 넓적다리까지 켕기면서 아프다. 음부가 조이면서 아프고, 배꼽 둘레가 당기면서 등뼈가 아프다.

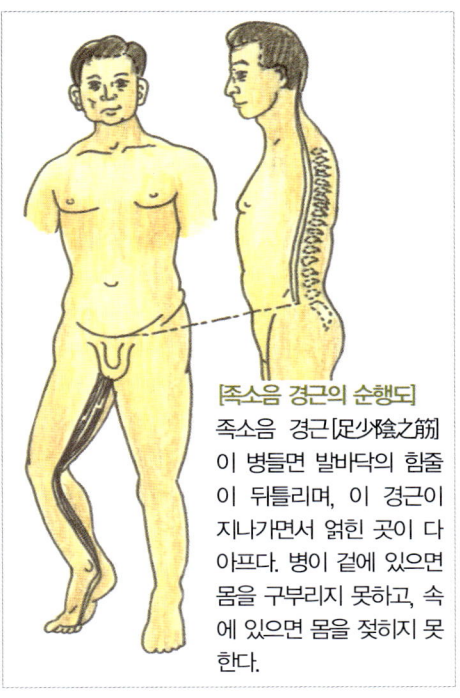

[족소음 경근의 순행도]
족소음 경근[足少陰之筋]이 병들면 발바닥의 힘줄이 뒤틀리며, 이 경근이 지나가면서 얽힌 곳이 다 아프다. 병이 겉에 있으면 몸을 구부리지 못하고, 속에 있으면 몸을 젖히지 못한다.

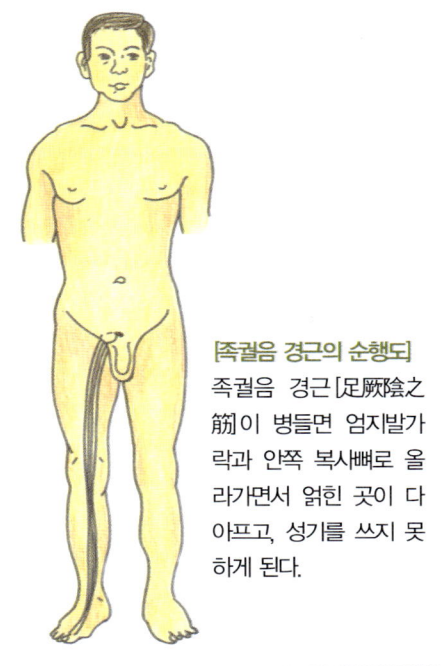

[족궐음 경근의 순행도]
족궐음 경근[足厥陰之筋]이 병들면 엄지발가락과 안쪽 복사뼈로 올라가면서 얽힌 곳이 다 아프고, 성기를 쓰지 못하게 된다.

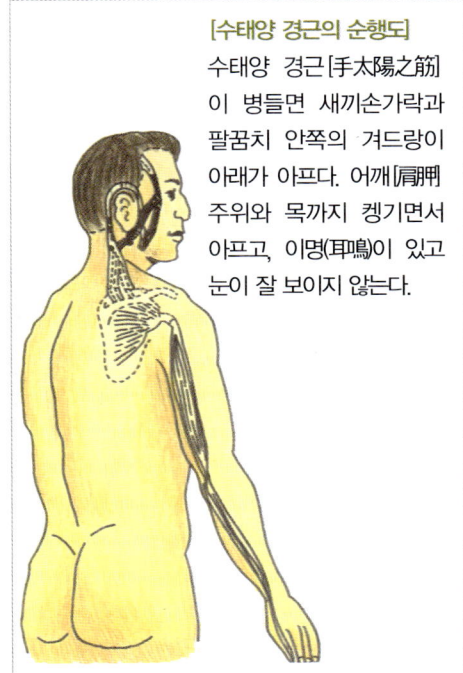

[수태양 경근의 순행도]
수태양 경근[手太陽之筋]이 병들면 새끼손가락과 팔꿈치 안쪽의 겨드랑이 아래가 아프다. 어깨[肩胛] 주위와 목까지 켕기면서 아프고, 이명(耳鳴)이 있고 눈이 잘 보이지 않는다.

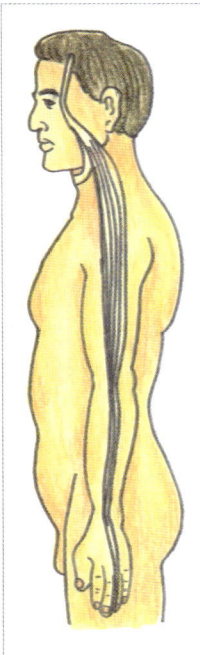

[수소양 경근의 순행도]
수소양 경근[手少陽之筋]이 병들면 이것이 지나가는 곳의 힘줄이 뒤틀리며, 혀가 말려들어 간다.

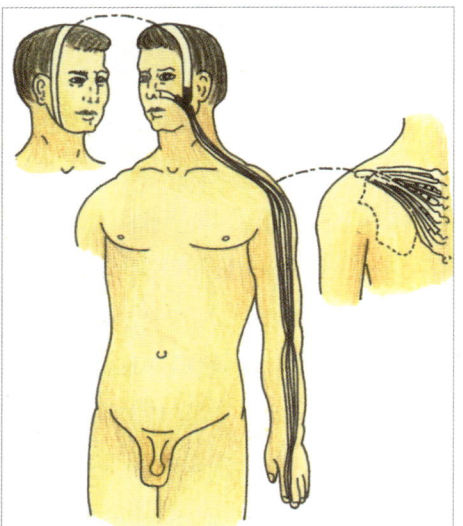

[수양명 경근의 순행도]
수양명 경근[手陽明之筋]이 병들면 그것이 지나간 곳이 아프고 힘줄이 뒤틀리며, 어깨를 들 수 없고 목을 돌릴 수 없다.

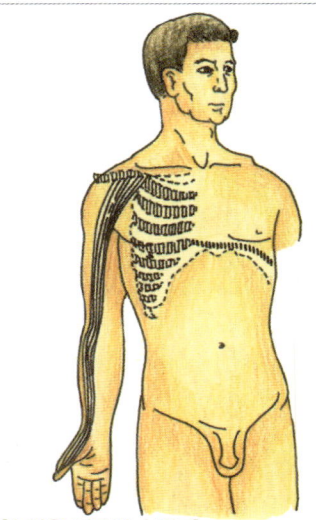

[수태음 경근의 순행도]
수태음 경근[手太陰之筋]이 병들면 그것이 지나가는 곳의 힘줄이 뒤틀리며, 심하면 식분(息賁)이 된다.

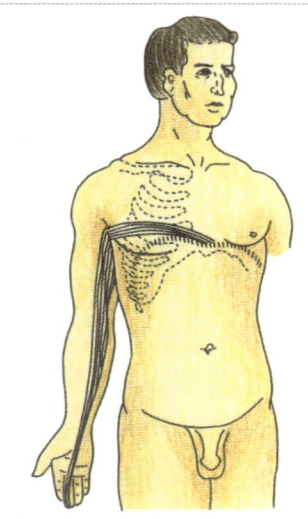

[수궐음 경근(수심주 경근)의 순행도]
수심주 경근[手心主之筋]이 병들면 그것이 지나가는 곳의 힘줄이 뒤틀리며, 가슴이 아프고 식분이 생긴다.

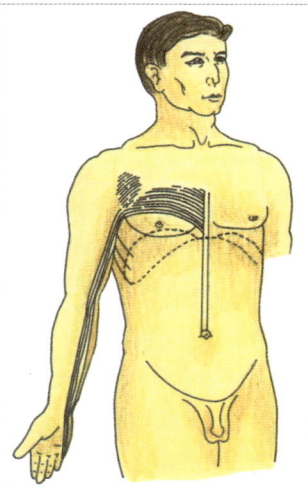

[수소음 경근의 순행도]
수소음 경근[手少陰之筋]이 병들면 속이 켕기고 명치 밑에 복량(伏梁)이 생긴다. 팔꿈치에서 얽힌 것에 병이 생기면 경근이 지나간 곳의 힘줄이 뒤틀리며, 힘줄이 아프다.

㉰ 경근은 사지에서 시작하여 손목, 팔꿈치, 겨드랑이, 어깨, 복사뼈, 무릎, 허벅다리의 관절 등을 돈 다음 가슴, 등에 퍼졌다가 머리와 몸에 가서 끝난다.
㉱ 경근들이 많이 닿는 부위는 경맥과 경혈의 운행이 미치지 못하는 곳이다.
㉲ 족삼양(足三陽) 경근은 광대뼈에서, 족삼음(足三陰) 경근은 생식기에서, 수삼양(手三陽) 경근은 측두부에서, 수삼음(手三陰) 경근은 흉격부에서 결합된다.
㉳ 경근에 반영되는 병후(病侯)와 그 순행 부위는 일치한다.
그래서 경근의 병후는 대개 운동방면으로 표현된다. 예컨대 근맥의 땅김·경련·이완·뒤틀림·강직·떨림 등이다.

3) 근육의 긴장과 근육통

① 근긴장(筋緊張, muscle tonus)

근육의 긴장은 안정 상태에서도 나타나며, 혹은 수동운동 때에도 볼 수 있다. 임상적으로는 타동적으로 팔다리를 구부렸다 폈다 했을 때 근육의 저항하는 정도로 관찰되는데, 병적 상태로는 근긴장 항진과 근긴장 저하가 있다. 항진은 다시 경련과 경직으로 나뉜다.

㉮ 경련은 급격한 피동운동 때에 마치 칼로 찌르는 듯하다.
㉯ 경직은 피동운동 때에 연관(鉛管)을 구부리는 것 같은 저항을 느끼거나(연관양 경직, lead-pipe rigidity) 혹은 피동적으로 자세를 변화시키면 그대로 머물러 있는 수가 많다(플라스틱 경직).
㉰ 근육의 긴장이 고조된 상태를 근강강(筋强剛, muscle warrior)이라 한다.

② 근긴장증(筋緊張症, myotonia)

근육이 최대로 수축된 뒤에 빠르게 이완이 잘 안 되는 것으로, 근강직증이라고도 한다.

㉮ 근긴장증후군에는 선천성 및 후천성 근긴장증, 근긴장성 이영양증(근긴장성 디스트로피) 등이 있다.
㉯ 근긴장성 이영양증(筋緊張性 異營養症, myotonic dystrophy)일 때는 팔다리와 혀의 근육강직 현상을 비롯해서, 안면근·목·사지의 근위축과 탈력이 주요 징후이다.
또 앞머리의 탈모·성선 기능 저하·백내장·심근 장애 등이 일어난다.

Tip 인체의 근육

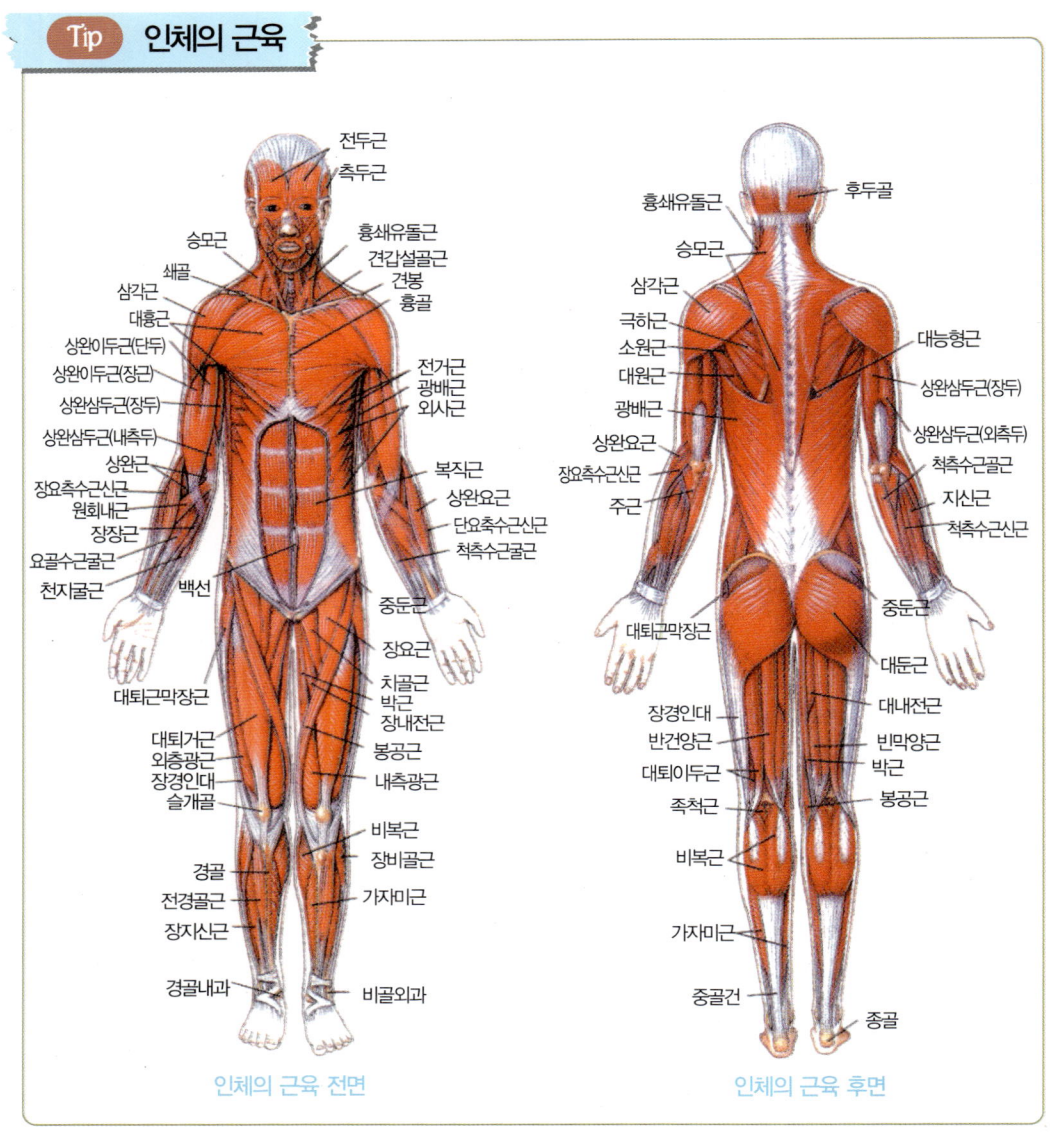

인체의 근육 전면 / 인체의 근육 후면

③ 근성마비(筋性麻痺, myopathic paralysis)

근육 자체의 질환으로 일어난 마비이다.

때로 얼굴이 가면 모습처럼 되거나 눈꺼풀이 잘 안 닫히거나, 웃기 혹은 휘파람 불기 등이 어려워질 수 있다. 혹은 안면 마비·연하 장애 등도 올 수 있다.

④ 근간대(筋間代, myoclonus)

근육에 갑작스럽게 일어나는 불규칙한 불수의적 수축을 말한다. 갑작스럽게 발생

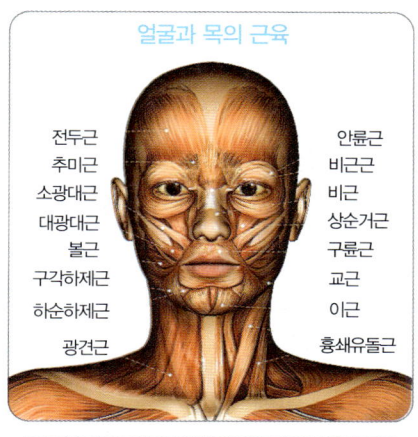

얼굴과 목의 근육

전두근
추미근
소광대근
대광대근
볼근
구각하제근
하순하제근
광경근

안륜근
비근근
비근
상순거근
구륜근
교근
이근
흉쇄유돌근

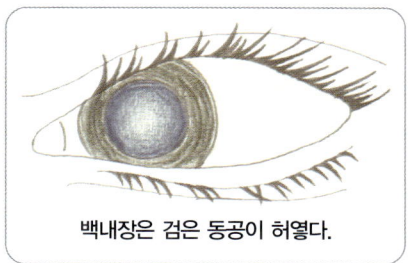

백내장은 검은 동공이 허옇다.

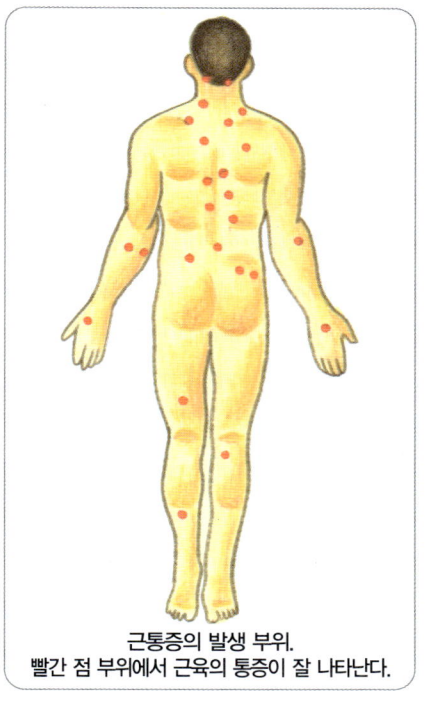

근통증의 발생 부위.
빨간 점 부위에서 근육의 통증이 잘 나타난다.

했듯이 급속히 짧은 시간에 사라진다.

⑤ 근성 사경(斜頸)

단축된 근육 쪽으로 목이 기울어져 있고, 건전한 쪽으로 턱이 회전되어 있는 것이 특징이다.

목에서 덩어리가 만져지고, 얼굴 반쪽의 발달이 지연되어 얼굴이 비대칭적으로 변형되어 있으며, 목과 가슴 부위에 걸쳐 척추측만증이 보인다.

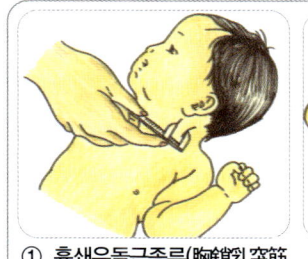

① 흉쇄유돌근종류(胸鎖乳突筋腫瘤)의 크기.
소형 노기스(nogis: Eulenberg, 知覺計)를 사용하여 피부 위에서부터 최대 횡경을 잰다.

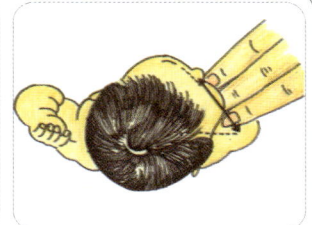

② 경추 회전 제한의 정도.
견봉과 턱 사이의 거리(↔표)를 손가락 폭으로 잰다.

근성 사경의 진찰법

⑥ 근통증 또는 근육통

전신의 근육이 쑤시고 아픈데, 특히 목덜미와 등에 잘 나타난다. 원인불명의 관절외 연부조직에 통증이 있을 경우에만 이 용어를 쓴다.

⑦ **근위축증(筋萎縮症, amyotrophy)**

근육의 부피가 줄어든 것으로 근육 저하를 동반한다. 근위성과 원위성이 있다.

㉮ 근위성은 사지의 몸통에 가까운 부분의 근육이나 어깨, 허리 부위의 근육이 위축되는 것이다.

㉯ 원위성은 팔다리의 말초 근육이 위축되는 것이다.

4) 근력의 약화

- 다발성 근육통 류머티즘일 때는 근위부의 근력 약화가 나타난다.
- 상지 근위부의 근육 약화는 머리 빗기나 물건 들기가 힘들어진다.
- 상지 원위부의 근육 약화는 문고리를 돌리기 어려워지거나 단추 채우기 등이 힘들어진다.
- 하지 근위부의 근력 약화는 걷기가 힘들거나 무릎을 꼬기 어려워진다.
- 중증의 근무력증일 때는 점진적으로 근육의 약화가 진행된다. 안근(眼筋) 장애로 발전하는데, 사지의 근력 저하 및 복시·연하곤란·저작곤란 등이 뒤따른다. 이때 호흡근의 마비가 악화하면 위기에 빠질 수 있다.
- 파킨슨병의 3대 주요 징후는 근경직·무동증(無動症)·진전이다. 초기에 나타나는 증세는 진전(振顫 ; 머리나 손, 몸에서 무의식적으로 일어나는 근육의 불규칙한 운동)에서 많이 시작되고, 근경직은 근력의 저하·운동의 지연·운동의 제한을 초래하는 원인이 된다.
- 노화에 의한 근육 약화 및 근육 소모는 사지 말단부에서 잘 나타나는데, 특히 등의 골간근에서 잘 나타난다.
- 보행검사 때 비틀거리며 걷는다든지, 다리를 펼친 상태로 바깥쪽으로 흔들면서 걷는다든지, 걸음이 좁고 발을 끌든지 하면 근육의 약화 또는 신경계의 이상이 있다고 볼 수 있다.

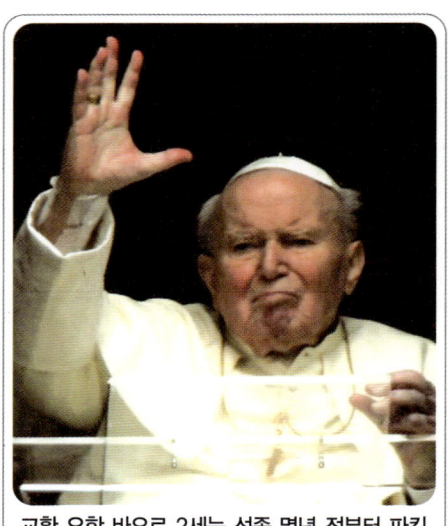

교황 요한 바오로 2세는 선종 몇년 전부터 파킨슨병을 앓았다.

> **Tip** 파킨슨병의 외형상 특징

① 얼굴에 표정이 없어져 소위 가면안모(假面顔貌, masked face)가 된다.
② 얼굴은 피지선의 분비항진으로 기름기가 도는 것처럼 보이는데, 이를 지안(脂顔, oily face)이라고 한다.
③ 눈을 깜박거리는 것이 더뎌진다.
④ 발성 장애가 와서 목소리가 낮아지고 단조롭게 된다.
⑤ 땀과 침을 많이 흘린다.
⑥ 독특한 자세를 취한다. 목은 앞으로 구부러지고 몸통은 전굴하며, 어깨는 처지고 팔은 팔꿈치에서 굴곡하며, 손은 몸의 전면에 위치하게 된다.
⑦ 무릎도 가볍게 굴곡 자세를 취하게 되는데, 이 때문에 상반신이 앞으로 구부러지며, 중심도 앞으로 이동한다.
⑧ 보행 개시가 힘들어 첫발을 내딛기 힘들어한다. 또한 명령에 따라 템포를 바꿀 수 없어 도중에 정지해 버린다. 또한 걷는 동안 팔을 흔드는 동작이 결여된다.

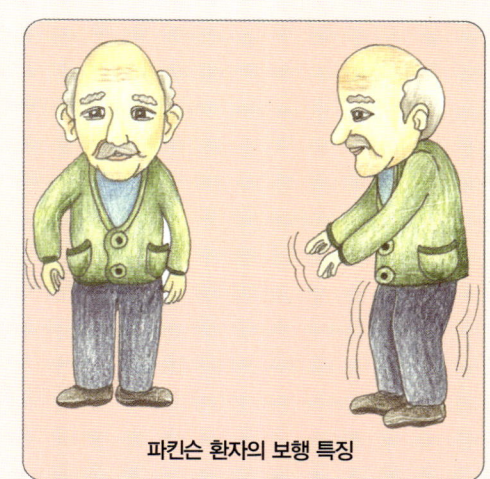

파킨슨 환자의 보행 특징

⑨ 걸을 때는 고개를 숙이고, 등은 굽은 상태에서 몸을 앞으로 기울이고 걸으며, 보폭이 짧고 살짝 땅을 스치듯이 발을 끌며 서둘러 걷는 모습을 보인다. 걸을수록 보행이 점점 빨라지는 가속현상이 일어난다.
⑩ 가해지는 힘에 저항하면서 평형을 유지하는 것이 곤란한데, 예를 들어 가슴을 앞에서 밀면 뒷걸음질을 치거나 혹은 쓰러진다.
⑪ 글씨를 쓰면 흐트러지면서 글씨가 점점 작아지는데, 이를 소서증(小書症, micrographyia)이라고 한다.
⑫ 엄지손가락과 집게손가락으로 알약을 둥글게 빚을 때처럼 움직(pill-rolling)이거나, 담배를 뭉치는 것 같은 동작(cigarette-rolling)을 하는 등 단순 반복운동을 많이 한다.
⑬ 두부낙하시험(head drop test)을 하면 정상보다 느리다. 즉, 똑바로 누운 채 환자의 머리를 들어올렸다가 갑자기 손을 떼면 머리가 떨어지는 속도가 정상보다 느리다.
⑭ 소위 길잡이 현상(signpost phenomenon)이 나타난다. 즉, 환자의 팔꿈치를 테이블에 얹게 하고 앞팔을 수직으로 세워 힘을 빼게 했을 때, 근긴장 항진 때문에 구부러지지 않는다. 정상에서는 수관절이 90° 가까이 구부러진다.

예를 들어 중풍으로 인한 탄탄(癱瘓; 편마비)일 때는 다리를 끌든지 회전하며 걷는다. 또 소뇌에 이상이 있을 때는 좌우로 비틀거리며, 특히 양 발의 간격이 벌어지게 걷는다. 한편 감각성 보행 장애일 때는 무릎을 높이 들어 발이 높게 올려지고, 발을 내려놓을 때는 땅을 두드리듯이 아래쪽으로 무겁게 털썩 떨어지게 내려놓는다.

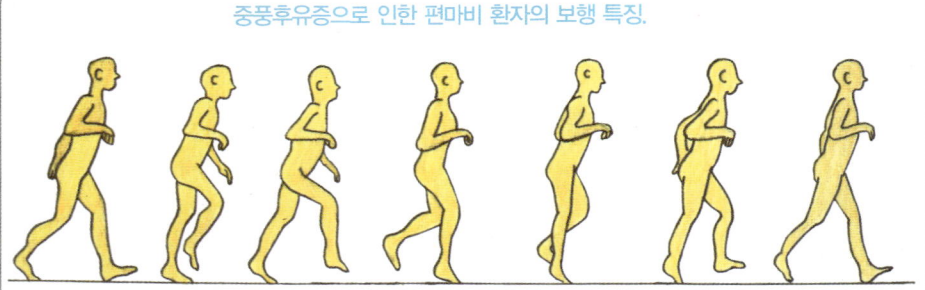

중풍후유증으로 인한 편마비 환자의 보행 특징.

손가락이 굽고, 윗팔은 가슴을 향해 내전하고 아래팔은 회전굴곡하며 다리는 신전성 구축한다. 이것을 베르니케-만 편마비(Wernicke-Mann's hemiplegia)라고 한다.

5) 힘줄의 병

㉠ 눈빛이 푸르거나 누렇거나, 붉거나 희거나 검은 것은 힘줄에 병이 있는 것이다.

㉡ 간은 몸의 힘줄과 막(膜)을 주관하므로 간이 병들면 힘줄이 경련을 일으킨다.

㉢ 간에 열이 있으면 힘줄막이 마르며, 힘줄막이 마르면 힘줄이 당기면서 근육이 위축된다.

㉣ 습과 열이 있으면 큰 힘줄은 짧아져 당기면서 펴지 못하고, 작은 힘줄은 늘어져서 길어지며 약해지고 힘이 없게 된다.

㉤ 냉에 상하면 힘줄이 뒤로 젖혀지면서 당기고, 열에 상하면 힘줄이 늘어져서 잘 쓰지 못하고 경련이 일면서 아프다.

㉥ 혈허하면 힘줄이 당긴다. 전근(轉筋 ; 쥐가 나는 것)은 혈에 열이 있기 때문이다.

㉦ 생각은 끝없이 하면서 바라는 일이 뜻대로 되지 않아 의욕이 겉으로 넘치거나 성생활을 지나치게 하여 종근(宗筋)이 늘어지면, 근육위축이 오거나, 혹은 남자의 경우라면 소변에 정액 같은 것 또는 여자의 경우라면 냉 같은 것이 섞여 뿌옇게 되는 백음(白淫)이 된다.

(4) 뼈

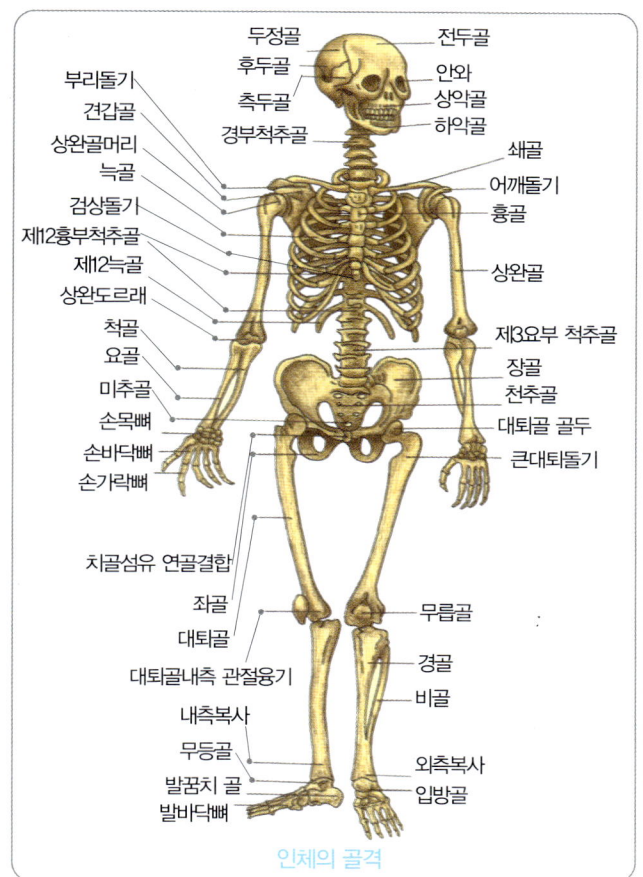
인체의 골격

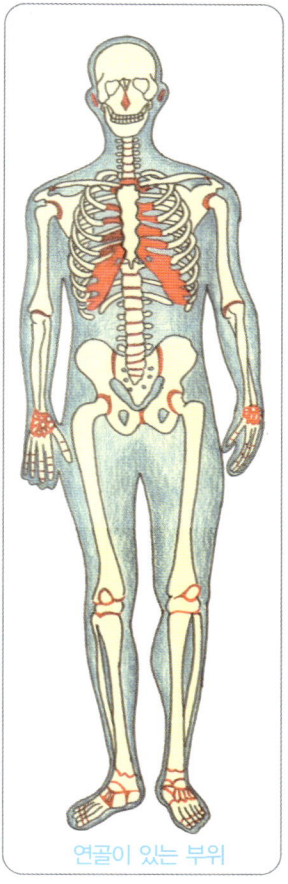
연골이 있는 부위

1) 남녀의 뼈의 차이

㉮ 남자의 뼈는 대체로 무겁고 거칠며, 여자의 뼈는 가볍고 매끈하다.

㉯ 특히 천골의 경우 남자는 폭이 좁고 길이가 길며 경사가 심한 반면, 여자는 폭이 넓고 길이가 짧으며 경사가 작다. 또 치골하각 역시 남자는 좁고 여자는 넓다.

2) 관절과 이상 체격

㉮ 목이 두텁고 틀어져 있거나, 어깨가 넓고 떡 벌어져 있다. 큰 키에 목이 짧다.

㉯ 뺨에 살이 없고 광대뼈가 너무 많이 튀어나와 있다. 마치 계란만하다.

㉢ 턱이 사각턱이며 튀어나와 있다. 혹은 턱이 뾰족하거나 한쪽으로 틀어져 있다.

㉣ 뒷박이마에, 눈썹뼈[眉骨]가 높다. 혹은 머리가 뾰족하거나 이마가 깎여 있다.

㉤ 팔꿈치뼈가 튀어나와 있거나, 목의 울대뼈가 튀어나와 있다.

㉥ 얼굴의 좌우가 움푹하다. 관골과 턱뼈까지 움푹하게 꺼져 있다.

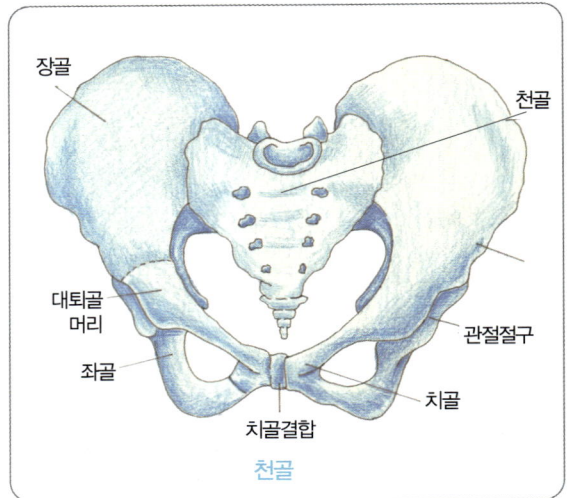
천골

㉦ 엉덩이가 위로 치켜올라가 있고 어깨가 쓸쓸해 보인다. 혹은 엉덩이가 너무 불거져 있다.

㉧ 학(鶴)다리에 허리는 투박하다. 혹은 허리가 비틀리거나 버들 같다.

㉨ 등이 움푹 파이고 배가 작다. 특히 흉골이 예각(銳角)을 이루어 상복부가 좁다.

㉩ 다리가 길고 손발이 짧거나, 다리가 길고 엉덩이가 튀어나와 있다.

남자와 여자의 뼈의 차이점		
뼈	남자	여자
골반 전체	무겁고 거칠다.	가볍고 매끈하다.
천골	폭이 좁고, 길이가 길고, 경사가 심하다.	폭이 넓고, 길이가 짧고, 경사가 작다.
장골	약간 바깥쪽으로 누워 있다.	거의 수직으로 서 있다.
장골와	매우 깊다.	대체로 얕다.
대좌골절흔	깊고 좁다.	넓고 얕다.
치골하각	좁다.	넓다.
폐쇄공	대체로 타원형이다.	대체로 삼각형이다.
대골반	넓다.	좁다.
소골반	길고 좁다.	넓고 얕다.

3) 뼈의 여러 증상

① 뼈에 생기는 징후

㉮ 오래 서 있지 못하고 후들후들 떨며 걷는 것은, 뼈에 병이 생기려는 것이다.

㉯ 귀가 마르면서 때가 낀 것같이 되는 것은, 뼈에 병이 있는 것이다.

㉰ 뼈가 시리고 아픈 골통(骨痛)은 풍·습·어혈·담으로 생긴다. 더구나 한과 열이 뼛속까지 뚫고 들어가면 몇 곱절 더 아파서 다른 통증과 비할 바가 아니다.

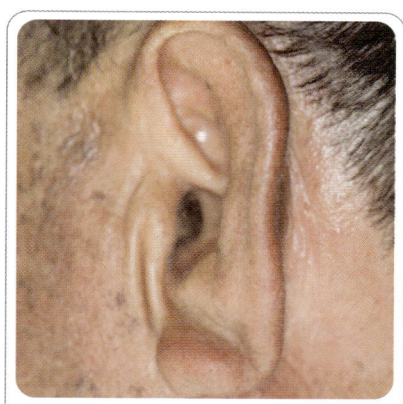

귀가 마르면서 때가 낀 것 같이 되면 뼈에 병이 있는 것이다.

㉱ 뼈에 열이 있으면[골열(骨熱)] 골수와 치아가 마른다. 한편 골열로 팔다리에 힘이 없고 들지 못하는 것은 골위(骨萎)로 치료가 어려운데, 특히 노체(勞瘵)일 때는 불치증에 속한다.

㉲ 근골이 야위고 파리하며, 치아도 약해지면 신장 기능이 허한 것이다. 특히 뼈의 기운이 끊어지면[골절(骨絶)] 치아가 누렇게 되면서 빠진다.

② 뼈에 생기는 병

㉮ 골결핵 중 척추결핵일 때는 척추 몸체의 변형이 나타나고, 척추골 사이의 협소화도 나타난다. 일반적으로 골결핵일 때는 결핵에 걸린 뼈가 아프고 부으며 파행을

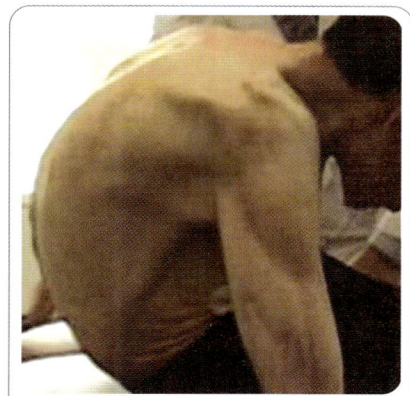

척추결핵은 척추의 변형과 척추골 사이의 협소화를 진행시킨다.

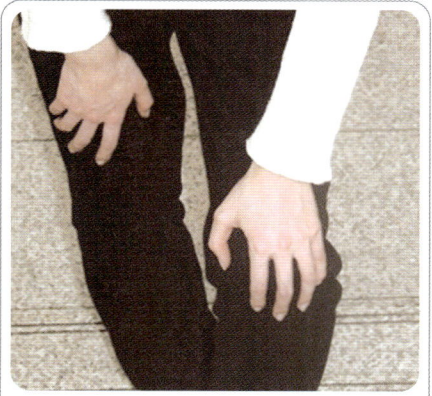

퇴행성 관절염은 무릎관절과 고관절에 많이 나타나는 골관절염이다.

일으킨다. 또한 농이 나오고, 결핵에 의한 전신 증상 등이 나타난다.

㉯ 골경화증일 때는 골수의 조혈 기능이 감소하여 빈혈이 나타날 수 있다. 이때는 백혈구가 증가하고 혈소판은 감소하며, 간장과 비장이 붓는다.

㉰ 골관절염을 변형성 관절증, 또는 퇴행성 관절염이라고 한다. 체중의 부하가 많이 걸리는 무릎관절과 고관절에 많이 나타나는데, 이환된 관절이 아프며 붓거나 국소적으로 열이 난다. 또한 운동에 의해 통증이 심해지기 때문에 관절운동이 제한된다.

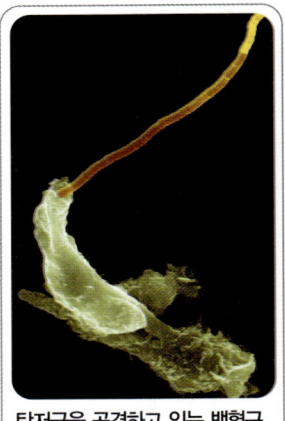

탄저균을 공격하고 있는 백혈구.

㉱ 골반염증성 질환은 자궁내막염·난관염·골반복막염 등을 통틀어 일컫는다. 이때는 인중(人中)의 모양이 변하며, 악취가 나는 농성 질분비물이 자주 동반한다. 자궁출혈도 있을 수 있으며, 보통 질병 후기에 오심이나 구토가 나타난다. 또한 직장자궁와(直腸子宮窩, Douglas1 cul de sac)에 압통이 심하다.

㉲ 골수염일 때는 림프절 종창 등이 나타나는데, 이환된 뼈에 격렬한 통증이 오며 작열감·발적·종대 등이 나타난다. 이때는 뼈의 성장에 이상을 초래하거나, 좌우의 팔이나 다리의 길이가 달라질 수도 있다.

㉳ 골농양은 만성 골수염의 한 형태로, 좁은 의미로는 국한성인 화농성 골수염의 브로디 농양(Brodie's abscess)을 가리킨다. 이때는 국소적으로 벌겋게 붓고 열이 나는 일이 있다.

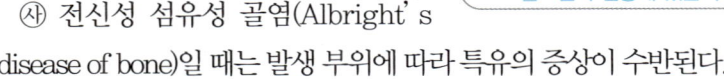

림프절이 집중해 있는 부분과 림프의 순환

㉴ 전신성 섬유성 골염(Albright's disease of bone)일 때는 발생 부위에 따라 특유의 증상이 수반된다.

㉠ 머리뼈에 이 병이 생겼을 때는 안구돌출·코막힘·두통이 나타난다.

㉡ 대퇴골에 이 병이 생겼을 때는 내반고(內反股, Shepherd's crook deformity)가

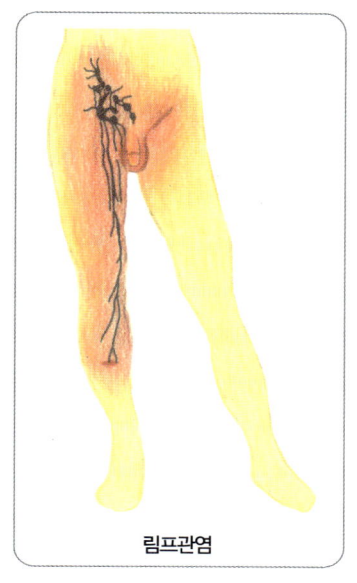
림프관염

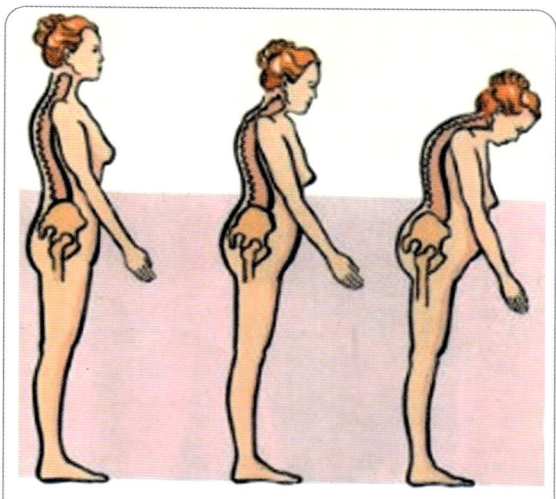
골다공증일 때는 척추골이 앞쪽으로 굽어져 허리와 등이 아프고 키가 줄어든다.

나타난다.

ⓒ 늑골에 이 병이 생겼을 때는 해리슨구(Harrison's groove)가 나타난다.

㉮ 골절이 되었을 때는 골 절단의 출혈 및 연부조직의 손상으로 인해 종창 및 피부의 변색이 나타난다. 이외에 통증·변형 및 운동이 비정상적이 되며, 이로 인해 골 절단이 서로 맞부딪혀서 염발음(捻髮音)이 난다. 혹은 호흡곤란·출혈·쇼크 등도 올 수 있다.

㉯ 골다공증일 때는 척추골이 앞쪽으로 굽어져 세모꼴이 되어 허리와 등 한가운데가 아프면서 등뼈가 물렁해져서 등이 구부러지고, 점점 키가 작아지게 된다. 결국 척추 후만·편평추가 된다. 또 허리가 아파오며 쉽게 골절을 일으킨다. 물론 골다공증은 동맥경화의 원인이 되기도 한다.

㉰ 오십견을 동양의학적으로는 '견응증(肩凝症)' 또는 '누견풍(漏肩風)'이라 하며, 서양의학적으로는 '유착성 관절낭염'이라 한다.

운동의 제한이 있는 병이며, 어깨에 통증이 많이 나타나는 병이다. 특히 40~120° 회전운동을 하면 통증은 더욱 심해진다. 오십견은 한쪽에만 통증이 나타나고, 양쪽 어깨에 동시에 나타나는 일은 없다. 그러나 다 나았다고 생각했는데, 반대쪽이 아파 오는 경우가 있다.

4) 뼈의 외형상 특징

① 광대뼈

- 광대뼈가 크면 몸의 뼈도 굵고, 광대뼈가 작으면 몸의 뼈도 작다.
- 광대뼈와 볼이 빈약하고, 광택이 없거나 턱이 작고 색이 안 좋으면 정허(精虛)이다. 또 정허하면 치아가 뼈처럼 하얗거나 혹은 발치가 많다.
- 광대뼈가 너무 붉고, 입술과 귓불이 지나치게 붉거나 푸르면서 이마 좌우에 살집이 없으면 성욕 항진과 과색에 의해 손상을 받은 징조이다.

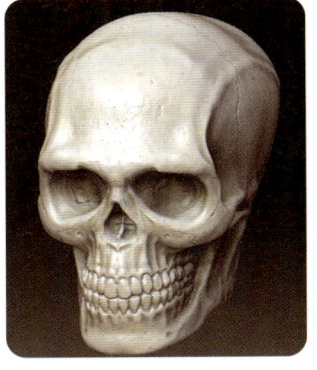

- 광대뼈는 유달리 튀어나왔는데, 태양(太陽) 경혈이 옴폭하면 소아퇴행성 심성(小兒退行性 心性)이다.

② 쇄골, 협골

- 쇄골이 패여 있으면 심 기능이 위축된 것이다.
- 쇄골의 함몰이 심하고 어깨와 등이 빈약하게 얇으며, 등의 근육이 뻣뻣하고 아프며, 가슴이 좁고 길며 늑골 하부가 푹 꺼졌거나 사행(斜行)이면 폐 기능이 허한 것이다.
- 결분(缺盆)의 함몰이 심하여 쇄골이 돌출되어 있거나, 어깨가 좁고 견갑골 양측이 앞으로 굽어 있으며, 가슴이 좁고 길며 늑골이 사행(斜行)이면 폐결핵 체질이다.

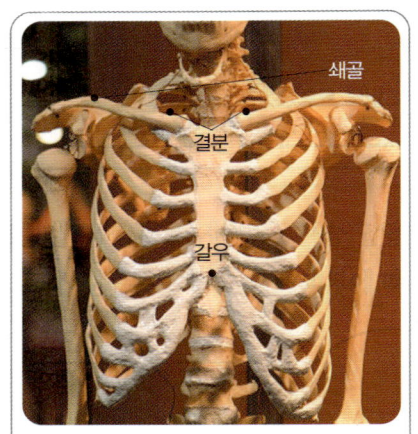

쇄골과 갈우(검상돌기)

- 갈우(검상돌기)가 보이지 않으면 건망증이 있으며, 또한 신경계의 기능이 떨어진 것이다. 갈우가 기울어져 있으면 심 기능이 온전치 못하고, 너무 솟아 있으면 심약하다.
- 협골이 약해 보이며, 가슴이 좁아 토끼 앞가슴 같고 흉복부가 한쪽으로 기울어져 있으면 간 기능이 허한 것이다.

- 흉곽이 좁고 골격도 가늘며, 복벽이 얇고 복근이 약하면서 늑골이 예각을 이루고 있으면 비장 기능이 허한 것이다.
- 골격이 작고, 전중(膻中)과 유두 사이가 좁으며 유방의 발달이 안 좋으면 위장 기능이 허한 것이다.

③ 척추

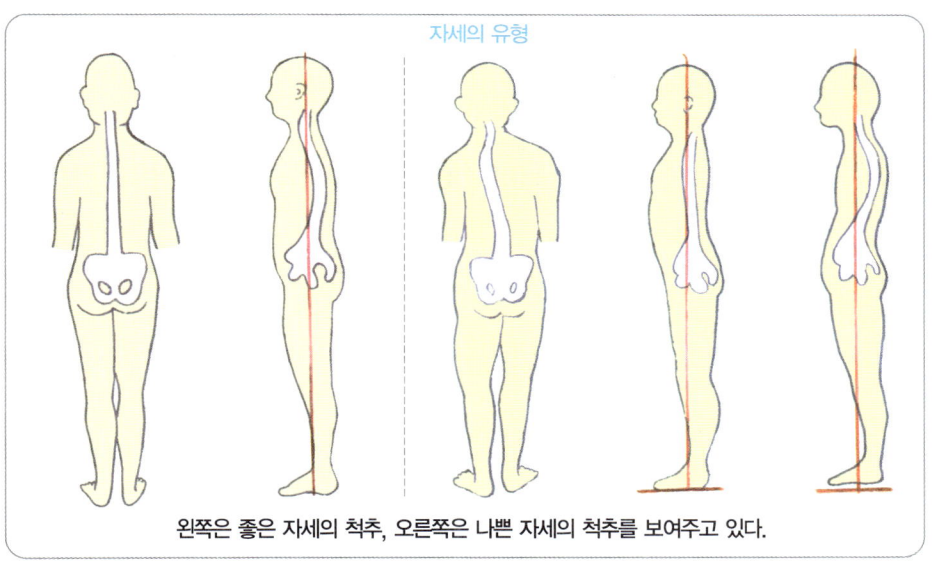

왼쪽은 좋은 자세의 척추, 오른쪽은 나쁜 자세의 척추를 보여주고 있다.

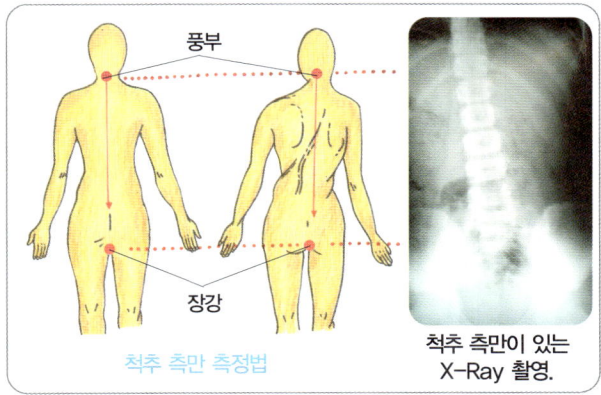

척추 측만 측정법

척추 측만이 있는 X-Ray 촬영.

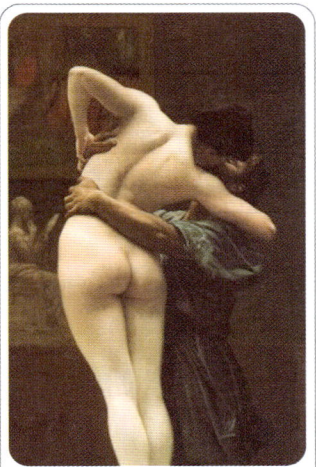

제롬의 작품「피그말리온과 갈라테이아」부분.
여인의 척추가 선명하고도 유연하게 S자 곡선을 그리고 있다.

- 경추·흉추·요추의 만곡 상태를 살펴 척추가 정상인지의 여부를 가린다.
- 풍부(風府) 경혈로부터 장강(長强) 경혈까지 일직선을 그어 곧은가 휘었는가를 살펴, 휘었다면

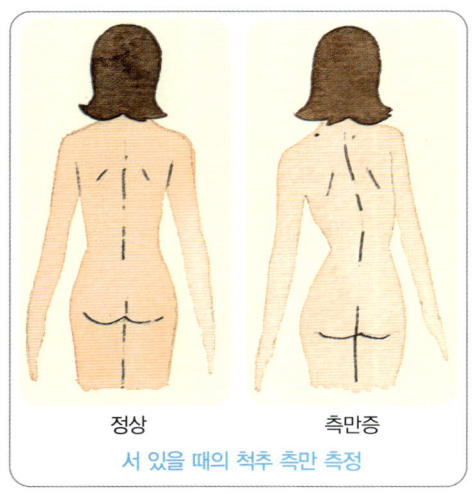
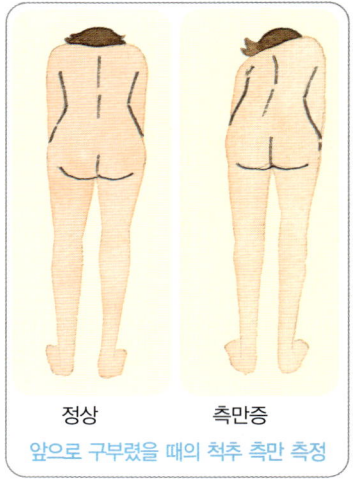

| 정상 | 측만증 | 정상 | 측만증 |

서 있을 때의 척추 측만 측정   앞으로 구부렸을 때의 척추 측만 측정

Tip 손목에 생기는 병

(1) 류머티즘성 관절염

주로 30~40대 여성에게 잘 나타난다. 손목 관절 전체에 통증이 생겨 붓고, 인대도 손상되며 관절낭이 늘어진다. 손가락의 굴신 운동이 불편해지고 손가락의 방향이 틀어지는 등 여러 변화가 오는데, 그대로 만성이 되면 뼈와 연골이 변형을 일으켜 완전히 기능을 상실하는 수도 있다.

(2) 건초염(腱鞘炎)

일명 데크엘반병이라고도 한다. '건'이란 힘줄이요, '초'란 힘줄이나 신경과 혈관을 보호하고 있는 막이다. 따라서 힘줄을 둘러싸고 힘줄을 미끄러지기 쉽게 하고 있는 터널이 염증을 일으켜, 그 때문에 힘줄이 미끄러지기 어렵게 되고 통증이 생기는 것을 건초염이라고 한다. 손목과 엄지손가락이 연결된 곳에 일어나는 수가 많은데, 손바닥 부분에서 일어났을 때는 손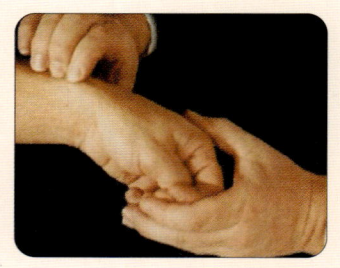
가락을 구부리면 펴지지 않게 되고, 무리하게 펴려고 하면 용수철에 걸린 듯 갑자기 우드득거리면서 펴진다.

(3) 수근터널증후군

남자보다 여자에게서 좀더 많이 발생하며, 40~60세 사이에 잘 생긴다. 손목에는 손바닥 쪽으로 가는 큰 신경이 둘 있는데, 이 중 정중신경이 손목 터널이라는 좁은 터널 속을 지

척추가 측만된 것이다.
- 좌우 엉덩이 능선의 높이를 비교하여 높이에 차이가 나면 척추가 휘었거나, 고관절 이상이거나 다리 길이에 차이가 있는 것이다.
- 엉덩이를 고정시킨 채 어깨를 좌우로 돌려보게 하여 허리의 유연성을 살펴 요추의 회전 상태를 살핀다.
- 허리를 양 옆으로 구부리게 하면서 뒤쪽으로 구부리게 하여, 그 정도로써 척추의 신전 상태를 살핀다.
- 무릎을 편 채 상체를 굽혀 손으로 발을 잡게 했을

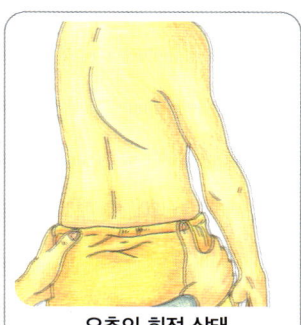
요추의 회전 상태

나기 때문에 여러 원인으로 신경이 붓거나, 손가락을 구부리는 근육의 힘줄이 붓는 질병이 생기면 자연히 신경이 눌리게 되어 손저림증이 생기는 것이다.

그 원인으로는 손가락을 구부리는 근육의 비특이성 염증이다. 힘줄과 신경을 싸고 있는 막인 건초(腱鞘)와 신경초가 만성 염증 및 자극으로 두꺼워져서, 그 부위를 지나가는 힘줄과 신경의 운동을 제한하기 때문에 일어난다. 해부학적으로 좁은 곳에 많은 수의 힘줄과 신경·혈관 등이 지나가기 때문에 사소한 원인으로도 곧 압박 증세가 나타나게 되는 것이다. 다른 원인으로 신장 질환·비타민 B_6 결핍·외상·류머티즘 관절염·종양·임신 및 감염증이나 대사 질환 등을 들 수 있다. 손이 저리는 증상 외에도 여러 증상이 나타날 수 있다. 아주 서서히 나타나면서 심해지는데, 흔히 감각이 둔해지고 손의 힘이 떨어지며 손바닥 근육이 위축된다. 주먹을 꽉 쥐거나 손을 많이 썼을 때 심하게 나타난다.

① 정중신경이 손바닥에 들어가기 직전에 손목에서 압박되어 새끼손가락을 제외한 모든 손가락의 감각에 이상이 나타난다.
② 어린아이에게서는 엄지손가락의 굴근이 압박되어 엄지손가락의 운동이 부자연스럽게 된다.
③ 어른, 특히 노인에게서는 엄지손가락 또는 제3~4지의 굴근이 압박되어서 운동이 부자연스럽게 되거나 이상한 소리가 나게 된다.
④ 중년기에서는 엄지손가락의 신전근이 손목의 외측에서 압박되어 엄지손가락을 맘대로 펴는 데 지장이 있게 된다.

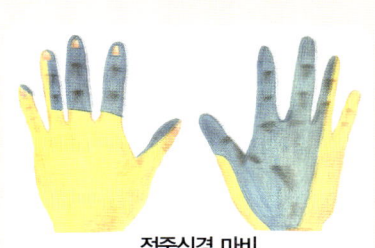
정중신경 마비

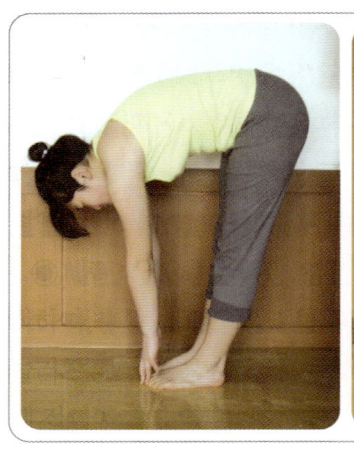
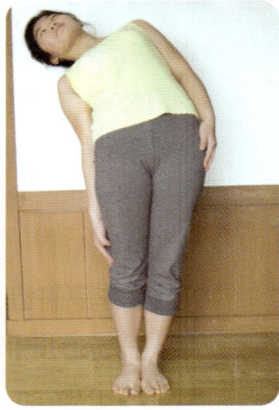
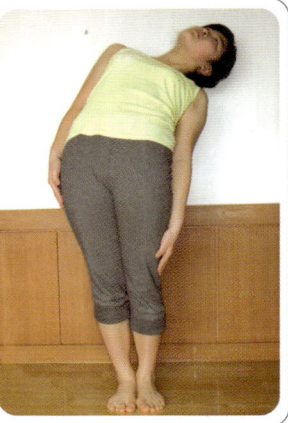

때 등뼈의 모양을 살펴 휘었다면 척추측만이며, 허리의 오목한 부분이 오목한 채 그대로 있다면 강직성 척추염일 수 있다. 또한 손이 발에 닿은 정도로써 척추의 유연성을 가늠할 수 있다.

④ 팔다리뼈, 치골

- 팔의 외회전 상태를 살피기 위해서는 만세를 부를 때처럼 양 팔을 머리 위로 올리고 양 손바닥을 마주치게 한다. 이때 양 팔이 양 귀에 닿게 한다.
- 팔의 내회전 상태를 살피기 위해 두 팔을 올리고 등 뒤로 돌려 두 손을 모아 손바닥이 등에 닿게 한다. 이때 양 날갯죽지의 아래각을 연결한 선상의 척추 중앙에 손끝이 닿아야 한다.

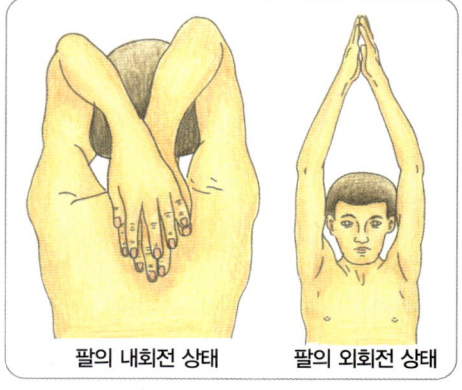

팔의 내회전 상태   팔의 외회전 상태

- 팔꿈치를 90°로 구부려 탁자 위에 올리고 손을 엎었을 때 팔꿈치 돌기에 통증이 있거나, 혹은

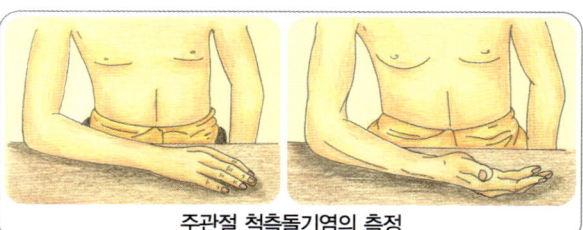

주관절 척측돌기염의 측정

주먹을 쥔 채 손목을 뒤로 젖혔을 때, 혹은 팔꿈치를 편 상태에서 손바닥을 바닥 쪽으로 굽혔을 때, 혹은 문의 손잡이를 돌릴 때 팔꿈치 돌기에 통증이 나타나면 소위 테니스 엘보로 불리는 '주관절 척측돌기염' 일 수 있다.

● 한 쪽 다리로 섰을 때 반대 쪽 골반이 아래로 처지거나(trendelenb urgtest), 혹은 똑바로 누운 채 한쪽 다리를 복부 쪽으로 급격히 굴곡을 시켰을 때 다른 쪽 허벅지에 굴곡이 생겼다면, 이때는 엉덩이뼈에 이상이 있음을 시사한다.

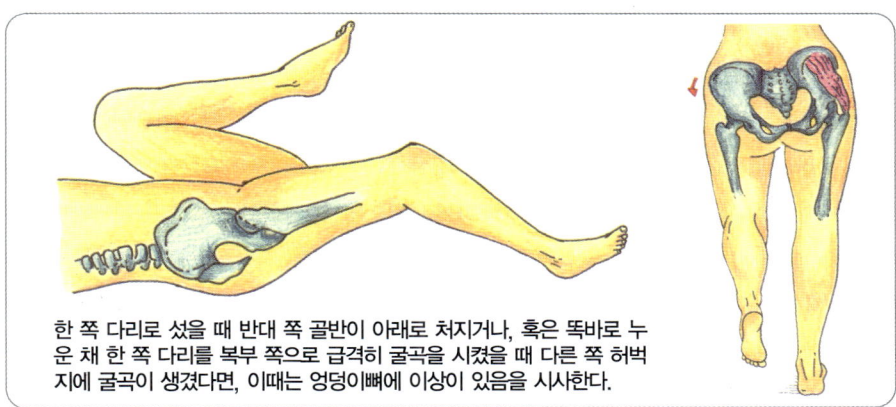

한 쪽 다리로 섰을 때 반대 쪽 골반이 아래로 처지거나, 혹은 똑바로 누운 채 한 쪽 다리를 복부 쪽으로 급격히 굴곡을 시켰을 때 다른 쪽 허벅지에 굴곡이 생겼다면, 이때는 엉덩이뼈에 이상이 있음을 시사한다.

● 팔꿈치를 편 채 손목을 뒤로 젖혔을 때, 혹은 양 손목을 손바닥 쪽으로 굴곡을 시켰을 때(2분 정도 기다린다), 혹은 손목의 정중신경 부위를 두들기거나 압력을 가했을 때(Tinel's sing) 이상감각이 나타나면 수근터널증후군일 수 있다.

● 치구(恥丘)가 지나치게 솟아 있거나 너무 빈약하면 외생식기가 크고 비후하여 여성의 성력이 좋지 않다. 또 서혜부의 각도가 예각을 이루지 못하고 히프가 탄력을 잃어 엉덩이 밑에 깊은 주름이 잡혀 있어도 여성의 성력이 떨어진다.

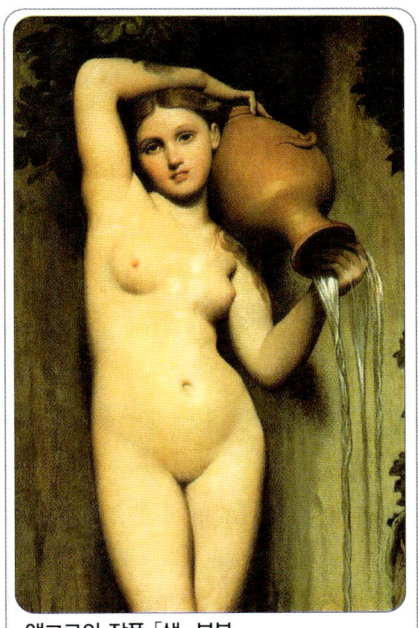

앵그르의 작품 「샘」 부분.
치구(恥丘 : 불두덩)가 보기 좋게 솟아 있다.

5. 손·발

(1) 손

1) 어깻죽지와 팔

- 팔다리가 나른한 것은 비장의 정기가 잘 돌지 못하기 때문이다.
- 비장 기능이 좋지 않으면 팔다리를 들지 못하는데, 기름진 음식을 너무 많이 먹어서 생긴 것이다.
- 팔을 굽혔다가 펴지 못하는 것은 힘줄에 병이 생긴 것이고, 폈다가 굽히지 못하는 것은 뼈에 병이 생긴 것이다.
- 양손을 곧추폈다가 내려서 몸에 착 붙이되 엄지손가락은 앞으로 오게 하고 새끼손가락은 뒤로 가게 하였을 때, 팔뚝과 어깻죽지의 바깥쪽 앞이 아픈 것은 양명경(陽明經)에 속하는 것이다. 뒤가 아픈 것은 태양경(太陽經)에 속하는 것이며, 가운데가 아픈 것은 소양경(少陽經)에 속하는 것이다. 안쪽 가운데가 아픈 것은 궐음경(厥陰經)에 속하는 것이고, 안쪽의 앞이 아픈 것은 태음경(太陰經)에 속하는 것이며, 안쪽의 뒤가 아픈 것은 소음경(少陰經)에 속하는 것이다.

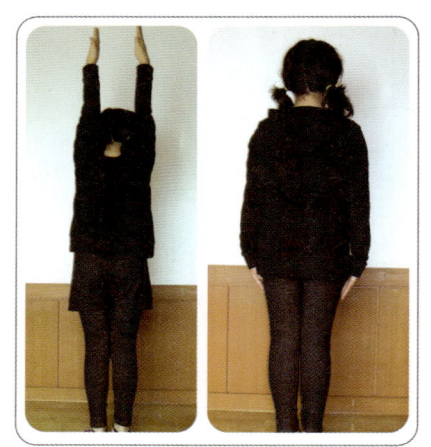

- 양 어깨 위가 시리고 아픈 것이 심해져서 참기 어렵게 되는 것은 중풍이 생기려고 하는 사람에게서 자주 보게 된다.
- 상한열병(傷寒熱病)이 몹시 심해졌을 때, 손으로 옷깃을 어루만지고 헛손질을 하며 침대를 만지작거리는 것은 예후가 나쁘다.

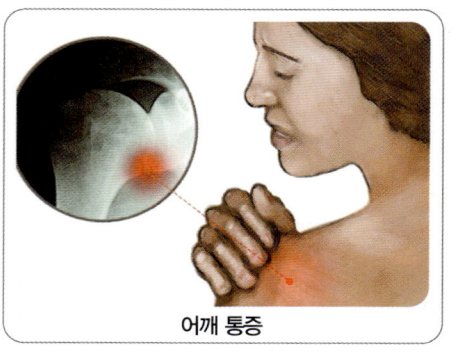

어깨 통증

몸을 푼 뒤에 피를 많이 흘려도 이런 증상이 있다.
- 환자가 손으로 옷깃을 어루만지고 아무것이나 난잡하게 쥐는 것은 간에 열이 있기 때문이고, 손으로 눈썹·눈·코·얼굴을 쥐어뜯는 것은 폐에 열이 있기 때문이다.

2) 손가락

손은 뇌수를 밖으로 표현하는 기관이다. 사고력·성격·지능 등이 모두 손에 나타나고, 그 사람의 과거 병력과 현재의 건강 상태, 앞으로의 수명을 손을 보고 짐작할 수 있다. 또 손가락은 모두 경락과 밀접한 관계가 있다. 엄지손가락은 폐장경락, 둘째손가락은 대장, 셋째손가락은 심포, 넷째손가락은 삼초, 다섯째손가락은 심장 및 소장 경락과 관계가 있다.

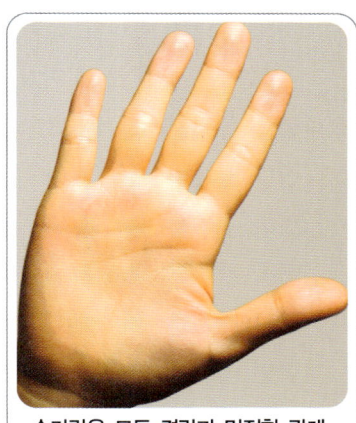

손가락은 모두 경락과 밀접한 관계가 있다.

표준으로 보는 손의 크기는 신장 160cm인 경우 대략 17.5cm 길이이며, 신장이 165cm일 때는 18.5cm, 170cm이면 19.5cm가 된다. 이때의 길이란 손목부터 셋째손가락 끝까지의 길이를 말한다.

① 엄지손가락

경락상 폐와 관계가 있으며, 뇌 신경계를 대표한다.

어떤 물건을 집을 때 엄지손가락이 뒤로 젖혀질 만큼 힘이 들어가는 사람은 의지력이 강하고 정신이나 육체도 모두 건강하다. 반면에 어떤 물건을 집을 때 엄지에 힘이 들어 있지 않은 경우는 건강도 스태미나도 약할 뿐 아니라, 의지력도 약해 소심하고 내성적이며, 신경질적이고 남을 잘 의심하는 성격을 갖고 있다.

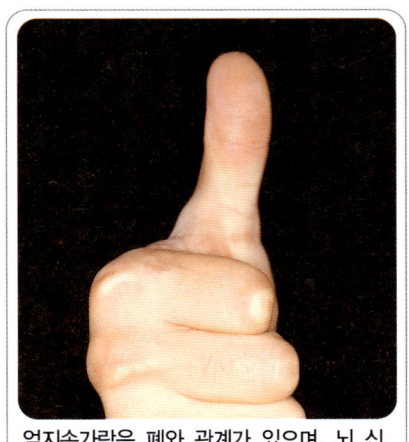

엄지손가락은 폐와 관계가 있으며, 뇌 신경계를 대표한다.

마찬가지로 악수를 할 때 엄지를 벌리고 손을 내미는 사람은 활달한 성격으로 원만한 대인관계를 유지한다. 그러나 엄지를 네 손가락에 붙여 손을 내미는 사람은 소심하고 자신감이 없으며, 경제적으로도 대성할 수 없는 경우가 많다. 한편 손가락을 모두 벌려 쫙 펼쳐서 손을 내미는 경우는 활달하다 못해 화끈한 성격이다.

● 엄지 끝의 넓은 부위[귀두(龜頭)]가 뭉툭할수록 간기울체(肝氣鬱滯)라는 병리 기전에 의해 머리가 잘 아프고 눈이 잘 충혈되며, 입이 쓰고 귀가 울린다. 월경불순 등이 잘 일어나고, 뇌와 호흡기에 질환이 쉽게 온다.

또한 귀두가 뭉툭할수록 고집불통이고 화를 잘 낸다. 대인관계가 원활치 못해 만사에 트러블이 생긴다.

한편 엄지를 치켜들 듯 넘버원 사인을 자주 하는 사람은 자신감이 강하나, 넘버원 사인을 할 때 엄지가 지나치게 뒤로 젖혀지는 경우는 낭비나 노름을 즐길 소질을 지니고 있다.

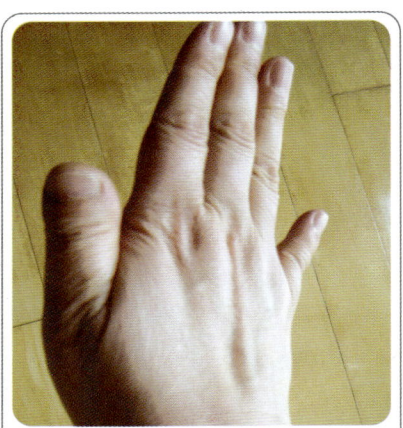

엄지 끝의 귀두가 뭉툭할수록 간기울체 기전이 나타난다.

● 엄지 끝의 넓은 부위[귀두(龜頭)]가 빈약하면 신경 질환에 시달리기 쉽고 소화기 질환도 조심해야 한다. 이 부위가 빈약하고 엄지손가락 끝으로 갈수록 가늘어지는 경우는 심약하고 변덕이 잦다. 사교성은 좋지만 쉽게 사람을 배신할 수 있으며, 물욕이 강하다. 또한 체력도 약하고 의지력도 약하다.

● 엄지손가락이 짧으면(집게손가락 근부의 매듭과 둘째 매듭의 중간선보다 짧다) 천식 등 호흡기 질환에 잘 시달린다. 졸속 조급한 덤벙파로 애정의 결핍이 강한 소아형이며, 섹스면에서도 조루가 심한 편에 속한다.

● 엄지손가락이 길면(집게손가락 근부의 매듭과 둘째 매듭의 중간선보다 길다) 신중한 행동파이다.

● 엄지와 둘째손가락의 끝이 가늘고 길면 위허(胃虛)와 위장 기능 이상이다.
또한 깡마른 깐깐한 손이며, 네 손가락이 새끼손가락 쪽으로 휘듯이 구부러져 있는 경우도 마찬가지이다.

② 둘째손가락

둘째손가락을 집게손가락이라고 한다. 또는 식지·염지·인지·시지라고도 한다.

경락상 대장과 관계가 있으며, 여기에 이상이 나타나면 위장·간장·비장·췌장 등 영양 기관에 이상이 생긴 것을 뜻한다.

한편 부친 관계나 타인 관계를 이 손가락으로 가늠한다. 즉 이 손가락에 이상이 있으면 부친 관계가 좋지 못하여 부친을 빨리 여의거나 부친과 사이가 나빠질 수 있고, 타인과의 관계도 원만치 못할 수도 있다.

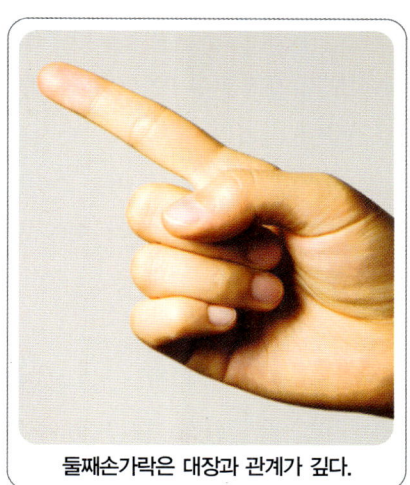

둘째손가락은 대장과 관계가 깊다.

예를 들어 첫째 마디가 지나치게 길면 오만하고 이기적이며 지배욕이 강하기 때문에 타인과의 협동이 이루어지지 않는다. 둘째 마디가 지나치게 길고 살집이 풍부하면 야심이 많고 독단적 경향이 농후하기 때문에 타인과의 어울림이 좋지 않다. 셋째 마디가 길고 뾰족할수록 신비에 관심이 깊어서 타인과의 인간적인 교류가 원활하지 않다. 현실에 소원하고 이상에만 집착하기 때문이다. 사랑 역시 신비롭고 이상적인 면으로만 추구하기 때문에 플라토닉 러브나, 짝사랑이나, 혹은 현실적으로 이해하기 어려운 타인과의 사랑으로 홍역을 치르기도 한다.

- 둘째손가락이 길고 뾰족할수록 우울증을 비롯한 각종 정신신경계 질환에 걸리기 쉽고, 위장 질환에도 잘 걸린다. 간장·비장·췌장도 약하고 정력이나 체력도 떨어진다. 또한 정신적인 면이 강하여 공상적이고 비실무적·비현실적이다.
- 둘째손가락의 밑뿌리가 가늘고 손가락 끝이 둥글면 호흡기 질환을 앓기 쉽다. 반면 미적 감각이 뛰어난 경향이 있다. 한편 손가락 끝이 네모나면[방형(方形)] 신경통이나 담석증(膽石症)에 걸리기 쉽다.
- 둘째손가락의 밑뿌리(손바닥과의 이음새)가 넓게 발달해 있으면 대식가이기 때문에 소화기 장애가 생기기 쉽다.
- 둘째손가락의 밑뿌리가 야위고, 셋째손가락은 붓고 손에 주름이 생기면 신장 기능이 허한 것이다.
- 오른손의 검지가 왼손의 검지보다 검으면 간장 기능이 허하면서 간장 기능의

이상이다. 이때는 특히 손가락 끝이 네모져 있고 곤봉 모양으로 비대해 있다. 한편 손가락이 네모진 방형을 이루고 있으면 상상력이나 예술 감각은 모자라지만 실무적이고 현실적이다. 만사를 깔끔하게 처리하는 능력이 있다.

③ 셋째손가락

경락상 심포와 관계가 있으며, 여기에 이상이 나타나면 심장·혈관 등 순환 기관과 신장에 이상이 있음을 의미한다. 또 모친과의 관계를 나타내며, 현실적 욕망이나 내향적 성격, 여성적 기교와 관련이 깊다.

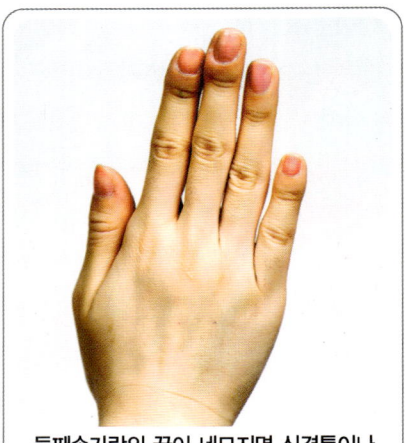
둘째손가락의 끝이 네모지면 신경통이나 담석증에 걸리기 쉽다.

- 셋째손가락, 즉 중지의 끝이 뾰족하고 길수록 내향적이며 소극적이고, 비관을 잘 하거나 우울증에 잘 빠진다.
- 둘째 마디의 살집이 좋으면 대단한 기교파로 본다. 그래서 다섯 손가락의 길이를 비교해서 셋째손가락이 상대적으로 길면 길수록 섹스의 기교가 뛰어나고, 여성 킬러라는 소리를 듣게 된다.
- 둘째손가락이 타인을, 셋째손가락이 자기를, 넷째손가락이 처를 나타낸다.

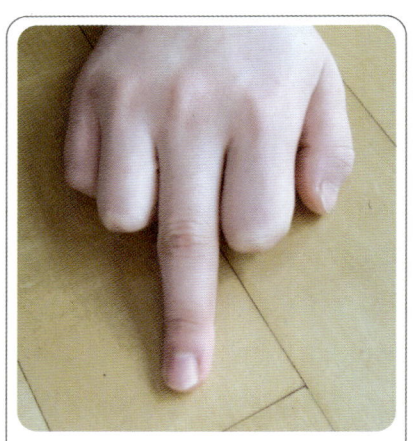
셋째손가락은 순환 기관과 신장의 관계를 나타낸다.

그래서 둘째손가락이 셋째손가락으로 굽어져 있으면 타인 때문에 평생 고생할 수 있으며, 넷째손가락이 셋째손가락으로 굽어져 있으면 처 때문에 마음고생이 심할 수 있다. 반면에 자기를 나타내는 셋째손가락이 처를 나타내는 넷째손가락으로 굽어져 있으면 평생을 처의 덕으로 산다.
- 셋째 혹은 새끼손가락이 야위거나 구부러져 있으면 심장 기능이 허하거나 심장 기능의 이상이다. 혹은 손가락 끝이 주걱 모양이거나 혹은 손바닥이 화끈거리면서 아플 때도 마찬가지이다

> **Tip** 셋째손가락과 경락
>
> 둘째손가락, 즉 식지가 위장·췌장의 질환과 관계가 깊은 것처럼, 셋째손가락, 즉 중지는 중추신경계와 심장·혈관계 질환, 그리고 신장 질환과 깊은 관련이 있다. 물론 뇌와 신경계 질환은 엄지손가락과 더 관련이 깊다.
>
> 동양의학에서는 전신의 기혈을 운행하고, 내부 장기와 지절(指節)을 연계하며 상하 내외를 소통시키고, 체내 각 부분을 조절하는 통로가 있다고 생각한다. 이 통로를 '경락'이라 하는데, 각 손가락은 모두 경락과 밀접한 관계가 있다.
>
> 엄지는 폐장 경락과, 둘째손가락은 대장과, 셋째손가락은 심포와, 넷째손가락은 삼초와, 다섯째손가락은 심장 및 소장의 경락과 관계가 있다. 심포란 동양의학 특유의 장기 개념으로 심장 외막을 지칭하며, 중추신경의 활동과 유관하다. 삼초 역시 동양의학 특유의 장기 개념으로 오장육부의 육부 중 하나이다. 음식의 소화, 정미로운 영양소의 생산, 영양의 수송과 배설 등의 역할을 맡는 기화종합 기능을 하며, 현대적으로는 자율신경계와 유관하다.
>
> 따라서 셋째손가락은 심포·중추신경계 활동과 관계가 있고, 넷째손가락은 삼초·자율신경계 활동과 관계가 있다. 그래서 셋째손가락의 형태와 그 내측 피부에 나타나는 색깔이나 무늬 등에 이상이 보이면 심장·혈관 질환, 신장 질환, 심포·중추신경계 질환 등을 의심해 볼 수 있다.

④ 넷째손가락

넷째손가락을 약지, 또는 무명지라고 한다.

경락상 삼초와 관계가 있으며, 여기에 이상이 있으면 시각중추신경을 비롯한 신경 계통에 이상이 있음을 뜻한다. 이 손가락으로는 투기심·끈기·예술·신경·시각 등을 가늠한다.

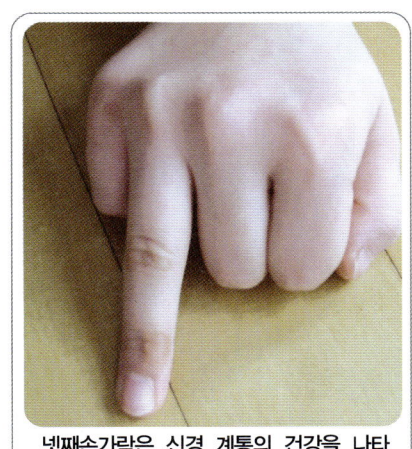

넷째손가락은 신경 계통의 건강을 나타낸다.

- 손가락이 끝으로 갈수록 가늘어진 첨두형은 직감력이 뛰어나고 상상력도 풍부하지만, 규칙적인 생활을 싫어하고 투기심이 많다.
- 손가락의 마디가 굵게 불거지고 딱딱한 느낌을 주면 이론적 사고를 하며 까다로운 성격의 소유자이다.

- 손끝이 주걱처럼 생긴 경우는 투기성 행동을 주저하지 않는 성격이다.
- 울퉁불퉁하고 짧은 모양을 하고 있으면 신경계 질환이 올 수 있다.
- 손끝의 셋째 마디가 길면 길수록 근성이 있으며, 혹은 노름에 몰두하는 경향이 있다.
- 둘째 마디가 길면 예술에 뛰어나며, 첫째 마디가 길면 영감이 있다.
  음악가 쇼팽이 첫째 마디와 둘째 마디가 유난히 길었다는 것을 보아도 짐작할 수 있다. 이런 경향이 좌측에서 더 뚜렷하면 선천성이 강한 것이고, 우측에서 더 뚜렷하면 후천성이 강한 것이다.

⑤ 다섯째손가락

> **Tip 키로망시와 키로노미**
>
> 손은 뇌수의 외적 표현기관이라고 한다. 사고력·성격·지능 등이 손에 나타나고, 그 사람의 과거 병력과 지금의 건강 상태와 앞으로의 건강과 수명을 손에서 짐작할 수 있다.
>
> 그래서 수상술이 발달했고, 그 중에서 손금 수상술인 키로망시(chiromancie)는 물론, 손가락이나 손의 모양을 보는 수상술인 키로노미(chirogomie)가 발달했다.
>
>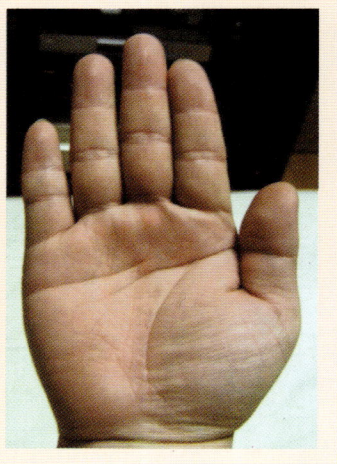
>
> ① 손이 크고 폭이 넓으면 끈기와 지도력이 있으며 사려가 깊다. 손이 작고 폭이 좁으면 의외로 큰 것·큰 일을 좋아하며, 독창력은 있되 신경질적인 일면이 있다.
>
> ② 손의 살이 두텁고 탄력이 있으면 건강이 좋은 편이다. 정력이나 애정도 풍부하고 인내심이 강하다.
>
> ③ 손의 살은 두텁지만 탄력이 없다면 건강도 오래 가지 못하며, 정력이나 애정면에서 빈약하여 이성간에 트러블이 생기기 쉽고, 아울러 인내심도 없기 때문에 지속적인 성공을 얻기 어렵다.
>
> ④ 손이 가늘고 길며 섬세하면 귀족적인 사고를 하며 우아함을 추구하는 경향이 있지만, 변덕이 심한 것이 흠이다. 지혜는 있지만 리더십이 약하기 때문에 큰일을 이끌어가기 어렵다. 분석적 성격이므로 오히려 결단력을 필요로 하는 직업보다 적성에 맞는 직업을 선택하면 성공할 수 있다.

경락상 심장과 소장과 관계가 있으며, 새끼손가락에 이상이 있으면 생식기와 폐에 이상이 있음을 뜻한다. 특히 새끼손가락이 굽고, 큰 북의 북채 모양이면 폐활량이 적거나 폐결핵의 징조이다.

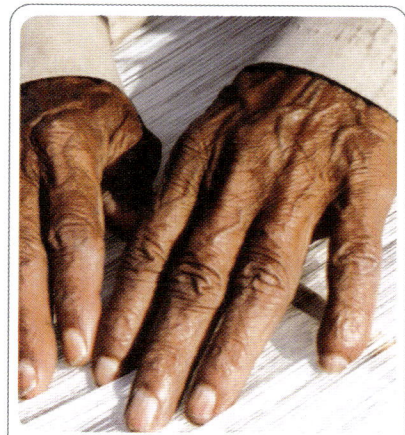

새끼손가락이 굽고, 큰북의 북채 모양이면 폐활량이 적거나 폐결핵의 징조이다.

- 다섯째손가락이 넷째손가락의 둘째와 셋째 마디 사이의 금을 넘을 정도로 길면 정력이 아주 뛰어난 다산형이다.
- 다섯째손가락은 생식과 정력을 상징하므로, 다섯째손가락이 곧게 뻗어 있으면 건강에 이상이 없으나, 굽어 있으면 항상 잔병치레를 한다. 이런 사람은 정력도 약하고 생식 능력도 좋지 않다. 특히 다섯째손가락이 짧거나 휘어 있으며, 혹은 다섯째손가락의 손톱이 심하게 작으면 정허(精虛)이다.

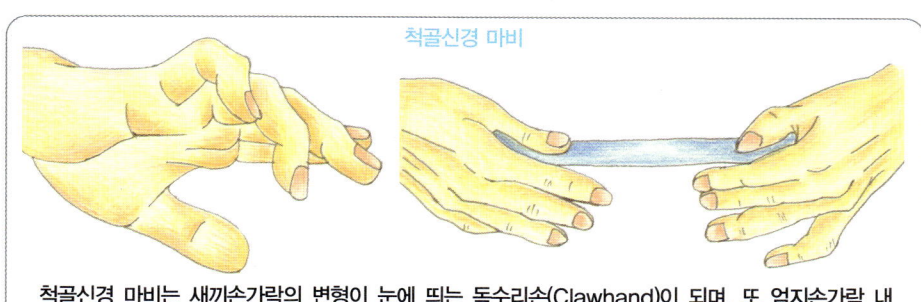

척골신경 마비는 새끼손가락의 변형이 눈에 띄는 독수리손(Clawhand)이 되며, 또 엄지손가락 내전근 마비로 프로망 징후(Froment's sign)가 양성이 된다. 즉, 양손의 엄지와 집게손가락으로 종이를 들어올려 양쪽으로 잡아당겼을 때 감각장애 쪽의 엄지가 굴곡한다.

엄지가 눈·신경·호흡을 대표하고, 검지가 소화기를, 중지가 심 순환기를, 약지가 신경·시각을 각각 대표하듯, 새끼손가락은 생식과 정력을 대표한다.

그래서 인중이 짧거나 홈이 뚜렷치 못한 경우, 머리카락이 누렇거나 귓불이 작고 귓불 위 홈이 좁을 경우, 그리고 새끼손가락의 손톱이 너무 작으면서 새끼의 길이가 짧고 굽어 있는 여윈 여자들에게서 불임증을 비교적 많이 볼 수 있다. 새끼손가락을 걸어 약속하는 것도 생식 행위와 무관한 것이 아니다.

- 손가락이 새끼손가락 쪽으로 휘어 있고, 발가락의 살집이 적어 뼈가 드러나 있

으면 비장 기능이 허한 것이며, 비위 기능의 이상이다.

이때는 엎드려 누웠을 때 발길이가 다르다. 특히 비위허약일 때는 새끼손가락이 휘어 있고 손바닥이 건조하며, 손바닥에 살이 없고 딱딱하다.

- 소장에 병이 있을 때는 새끼손가락과 넷째손가락 사이에 열이 나거나, 또는 소장의 경락상에 오목한 부분이 생기는 수도 있다.
- 새끼손가락이 창백하고 마르거나 둘째손가락의 근부가 빈약한 경우는 대장의 허증과 기능 이상이다. 특히 새끼손가락의 가장자리와 소어제의 기육이 푹 꺼지고 피부에 광택이 없다. 또한 손바닥과 손가락 마디에 청근이 보인다.
- 새끼손가락의 뿌리 쪽에 많은 세로주름이 나타나면 소변 이상이며, 방광염의 경향이 있다.

Tip 다섯째손가락의 길이와 마디

손바닥의 색깔로 내장기의 기능을 알 수 있다. 가령 희면 폐, 검으면 신장과 부신, 청색이면 간과 장, 녹색이면 담낭, 황색이면 비장과 위장, 적색이면 심장과 관계가 있다.

예를 들어, 손바닥이 붉게 홍조를 띠고 있으면 심장의 혈액순환이 원활한 것이다. 그러나 지나치게 붉어 적색을 띠면 심장에 이상이 있는 것이다. 더 나아가 자색을 띠면 순환 장애가 심각해졌다는 징조이다.

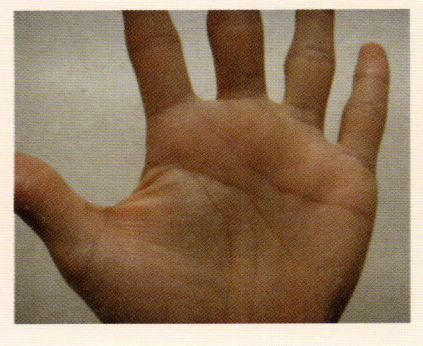

다섯째손가락에서도 색깔을 본다. 그리고 길이를 보며, 마디를 보고, 형태를 본다. 길이는 좌우가 다른 경우가 많다.

① 넷째손가락의 둘째와 셋째 마디 사이의 금까지 올라온 것을 다섯째손가락의 정상 길이라고 한다. 만일 이 금까지 올라오지 못하면 생산 능력이 빈약하다고 본다. 자식복도 적다고 하는데, 좌측이 더 짧으면 딸자식의 복이 적다고 하며, 우측이 더 짧으면 아들자식의 복이 적다고 한다.

② 길이 다음에는 마디를 본다. 손끝 셋째마디에서는 입심을 보는데, 이 마디가 길고 가늘면 참새처럼 조잘거리기를 잘 한다. 그러나 이 마디가 길면서 살집이 풍부하면 웅변에 뛰어나거나 위압적인 입심을 갖고 있다. 둘째마디에서는 인내심을 보고, 첫째마디에서는 근면을 본다. 따라서 이들 마디의 살집이 풍부하면 인내심이 강하고 근면한 생활을 한다.

3) 손가락의 모양

- 손가락 끝이 네모진 것은 신경통이나 담석(膽石)에 걸리기 쉽다.
- 손가락이 변형된 것은 류머티즘일 수 있다.
- 손가락 끝이 주걱 모양인 경우에는 산성 체질이며, 심장병·고혈압증·뇌일혈·당뇨병에 걸리기 쉽다.
- 손가락 끝이 원추형인 경우에는 흉부 질환에 걸리기 쉽다.
- 손가락이 가늘고 길면 근육 계통이 약하고, 위하수 등 위장 질환이나 우울증에 걸리기 쉽다. 갑상선 기능저하나 비위허약일 때도 손끝이 가늘고 색이 창백하며 힘이 없다.

> **Tip 손가락의 변형**
>
> ① 변형 중 류머티즘 관절염일 때는 손가락이 척골측으로 편위되거나 백조목 변형을 일으킨다.
>
>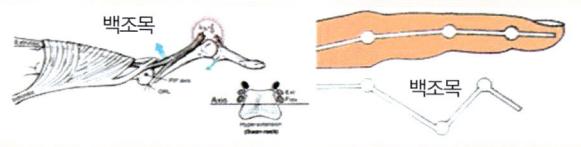
>
> ② 변형 중 골관절염일 때는 원위 손가락관절 또는 근위 손가락관절에 결절이 생긴다. 전자를 허버덴(Heberden) 결절, 후자를 부카드(Bourchard) 결절이라고 한다.
>
> ③ 변형 중 통풍일 경우에는 손가락·팔꿈치 등에 결절이 생기고, 붓고 반들거리며 뻘겋게 되고 아프다.
>
> ④ 변형 중 건선관절염일 경우(건선 환자의 7%에서 관절 질환이 생긴다.)에는 2~3개 관절에 비대칭으로 발생하는데, 뼈의 융해가 생겨 독특한 변형을 일으킨다(이를 'opera glass'라고 한다).
>
>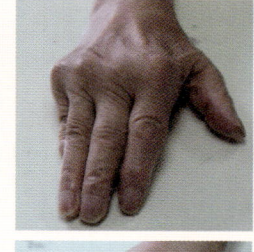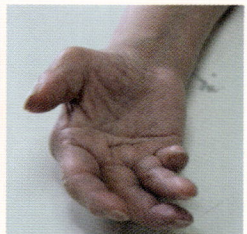
>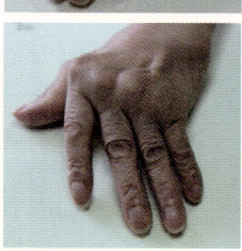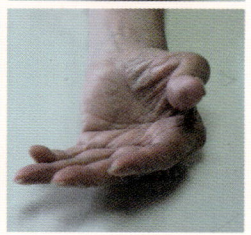
>
> ⑤ 건(腱)—예를 들어 손가락 신전근건, 아킬레스건, 족저건 등—에 딱딱한 황색의 종괴가 생긴 것을 건황색종(腱黃色腫, tendon xanthomata)이라 하는데, 가족성 고콜레스테롤혈증의 특유 증상이다.

- 손가락의 살이 야위었거나 두툼지만 탄력이 없으며, 혹은 손이 가늘고 길면 정허(精虛)이다.
- 폐결핵의 체질은 손가락이 북채 모양이고, 손가락이 길쭉하다. 또한 손바닥에 열감이 있고 땀에 젖어 있다. 특히 둘째 손가락의 손톱이 짐승의 발톱같이 뾰족하다.
- 신경쇠약·신장결석이면 손끝이 평평하고 곧으며 모서리가 분명한데, 어암(瘀暗)이 보인다.

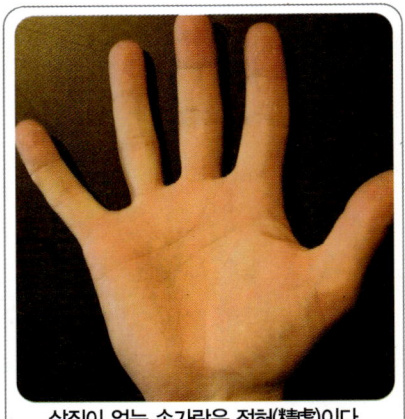

살집이 없는 손가락은 정허(精虛)이다.

4) 손가락의 색

- 손가락 마디에 연분홍 색깔과 노란빛이 돌면 몸이 건강한 징조이다.
- 손가락 마디에 빨간색이 돌면 열성 질환의 징조이다.
- 손가락 마디에 창백한 빛이 돌면 질병의 전조이다.
- 손가락 마디에 청색·자주색·남색·암흑색이 돌면 질병의 전조이다.
- 손가락 마디에 횡선이 나타나면 질병이 발생한다.
- 오른손 손가락에 푸른 줄기가 나타나면 상행결장(上行結腸)에 숙변이 정체된

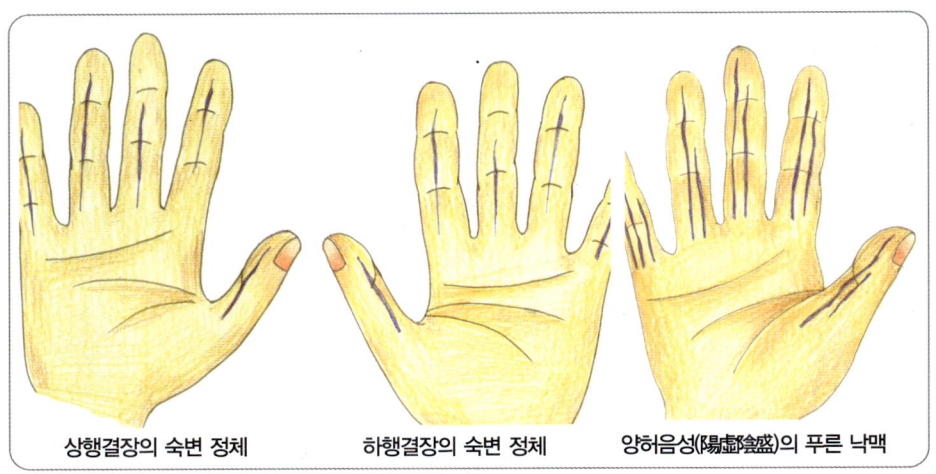

상행결장의 숙변 정체   하행결장의 숙변 정체   양허음성(陽虛陰盛)의 푸른 낙맥

것이다.
- 왼손 손가락에 푸른 줄기가 나타나면 하행결장(下行結腸)에 숙변이 정체된 것이다.
- 양허(陽虛)하고 음성(陰盛)하면 손가락에 푸른 낙맥이 많다.

5) 손가락의 3관(三關)

3살 이하의 소아에 한하여 호구삼관(虎口三關)을 보고 질병을 추찰하는 진단법이 있다. 이러한 진단법을 '맥문진(脈紋診)'이라고도 하고, 또 '호구삼관맥진(虎口三關脈診)'이라고도 하는데, 양 쪽 손 둘째손가락 내측(손바닥 측)의

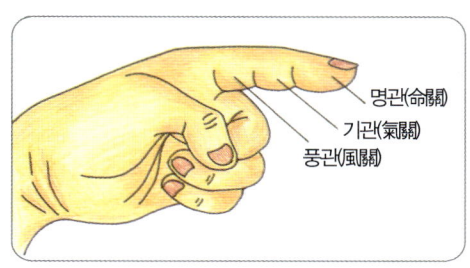

손마디 세 곳을 3관(三關)이라고 부른다. 첫마디를 풍관(風關), 둘째 마디를 기관(氣關), 셋째 마디를 명관(命關)이라 한다.

《영추》「경맥편」에는 엄지손가락 밑 볼록하게 살집이 솟아 있는 부위에 정맥이 꿈틀거리며 나타나는 것을 보고 질병을 알아내는 진단법이 나온다. '어제낙맥법'이라는 것인데, 소아의 호구삼관 진단법은 바로 어제낙맥법에서 비롯된 것이다. 당나라 왕초의 《수경도설》에 최초로 기록되어 있으며, 청나라 진복정의 《유유집성》에 상세히 논술되어 있다.

① 어느 부위에서 어떤 변화를 관찰하는 것인가?

소아의 둘째손가락 끝을 가볍게 잡은 다음, 손바닥으로부터 손끝을 향해 몇 차례 살살 문질러 준다. 그러면 둘째손가락 마디에 지문·맥문이라고 불리는 혈맥이 돋아난다. 이 혈맥의 길이·색깔·형태 등등을 관찰하는 것이다.

② 왜 이 부위를 관찰하는가?

㉮ 소아의 진찰을 간편하게 하기 위해서이다. 소아는 진찰할 때 울고불고 몸을 뒤채며 법석을 떨기 때문에 여러 진찰을 다양하고 정확하게 하기가 어렵다.

㉯ 어른처럼 손목에서 진찰하기에는 너무 어리다.

㉰ 이곳에 나타나는 지문이 손목에서 잡을 수 있는 맥의 곁가지에 해당하므로, 이 지문으로써 진맥을 대신할 수 있기 때문이다.

③ 어떻게 판별하는가?

㉮ '삼관측경중' 이다.

3관 중 어느 부위까지 혈맥이 나타나는가를 가지고 병의 경중, 즉 가볍고 중함을

> **참고** 《한방진단학》에 삼관맥법에 대한 도해가 있으므로 이에 인용해 본다.

유주 (流珠)	한 점의 홍색이 나타난다.	토사(吐瀉), 배가 끓고 번조하며 밤에 잘 운다.
환주 (環珠)	유주(流珠)보다 좀 더 큰 홍색의 점이 나타난다.	음식이 정체되어 가슴과 배가 그득하며, 번갈아 발열이 있다.
장주 (長珠)	홍색 점이 나타나는데, 한 끝은 길고 한 끝은 뾰족하다.	음식이 정체되어 복통이 있고, 한열(寒熱)과 식욕감퇴가 나타난다.
내사 (內蛇)	뱀 모양으로 나타나며 아래가 크다.	건구역이 나며, 배가 그득하고 식욕이 없다.
거사 (去蛇)	뱀 모양으로 나타나며 위가 크다.	소화계가 허냉(虛冷)하고 토사(吐瀉)하며, 번갈이 있다. 저녁잠이 많고 식욕이 없다.
궁반리 (弓反裏)	궁(弓) 같이 휘었고, 셋째손가락 쪽으로 치우쳤다.	머리가 어지럽고 무거우며, 잘 놀라고 권태롭다. 소변이 붉고 기침과 딸꾹질 등이 나타난다.
궁반외 (弓反外)	궁(弓) 같이 휘었고, 엄지손가락 쪽으로 치우쳤다.	신경이 예민하고, 담열(痰熱)·풍간 (風癎) 등이 나타난다.
창형 (鎗形)	창(鎗)과 같은 모양이 나타난다.	풍열(風熱)·경련 등이 나타난다.
침형 (針形)	침(針)과 같은 모양이 나타난다.	심간(心肝)에 열이 많다. 놀라고 권태 로우며, 식욕이 없고 경련이 나타난다.
어골 (魚骨)	어골(魚骨) 같은 모양이 나타난다.	심하면 담성(痰盛)하여 경련을 일으킨다.
수자 (水字)	물 수(水)자 모양이 나타난다.	경풍(驚風)·소화 장애·번조·식욕감 퇴·밤에 울기·경련 등이 나타난다.
을자 (乙字)	을(乙)자 모양이 나타난다.	• 풍관(風關)에 나타나면 – 간경(肝驚). • 기관(氣關)에 나타나면 – 급경(急驚). • 명관(命關)에 나타나면 – 만경(慢驚).
여환 (如環)	고리 모양이 나타난다.	신장에 유독함이 나타난 징조이다. • 곡형(曲形)이 안으로 향하면 – 기감(氣疳). • 곡형(曲形)이 밖으로 향하면 – 풍감(風疳). • 사형(斜形)이 右로 향하면 – 상한(傷寒). • 사형(斜形)이 左로 향하면 – 상풍(傷風).

아는 것이다.

풍관에 보이는 것은 그 병이 가벼운 것이요, 기관에까지 보이는 것은 그 병이 중한 것이고, 명관까지 보이는 것은 그 병이 위험하고 낫기 어렵다는 것이다. 특히 혈맥이 손톱 끝까지 나타나면 대단히 위험한 것이다. '투관사갑'이 이런 경우를 말한다.

㉯ '부침분표리'이다.

혈맥이 표면까지 나타나느냐, 깊이 묻혀 있느냐에 따라 병이 체표에 있느냐, 체내에 깊이 있느냐를 가늠해 아는 것이다.

즉, 혈맥이 체표부에 확연히 나타나 있으면 표증이요, 반쯤 깊게 나타나 있으면 양명(陽明) 위경(胃經)에 사기가 침입한 것이며, 아주 깊은 부위에 혈맥이 나타나 있으면 양명(陽明) 위부(胃府)에 사기가 전입된 것이다.

㉰ '직곡측열한'이다.

즉, 색을 띤 혈맥이 곧바로 직선으로 뻗쳐 있으면 열성 질환이요, 굽어서 곡선으로 뻗쳐 있으면 한성 질환이다.

㉱ '다소찰삭지'이다.

즉, 혈맥이 많으면 맥이 빠른 삭맥으로 추찰되고, 혈맥이 적으면 맥이 느린 지맥으로 추찰된다.

㉲ '담체정허실'이다.

혈맥이 담담하고 윤택치 않은 것은 기혈부족에 의한 허증이요, 혈맥의 색이 짙고 암울하면 혈맥의 울체와 사기가 큰 것이니 실증이다.

㉳ '홍자변한열'이다.

즉, 혈맥의 색이 선홍색이면 외감성의 풍한증이요 상한(외감성 발열성 질환)이고, 자홍색이면 체내 깊이 열이 있는 이열증이다. 황색이면 비장 기능이 허한 소화기 질환이고, 청색이면 경풍(소아 경기)과 통증·신경계 질환이다. 백색이면 소모성 질환이고, 흑색이면 중악(中惡 ; 소아의 진기가 쇠약해서 나쁜 기운에 손상된 것) 증상이다. 이는 혈맥울체에 따른 질병의 위중 상태를 나타낸 것이다.

참고로 소아의 피부가 새하얗고 입술마저 창백해 있으면 대개 양허하다고 한다. 이때는 3관에 어떤 색을 띤 혈맥이 나타나든 그 모두를 허증으로 본다.

즉, 예를 들어 소아가 피부나 입술색이 창백한데 호구삼관에는 선홍색이 돈다면 이는 허한이요, 자홍색이 돈다면 이는 허열이고, 황색이 돈다면 비장의 허냉이요, 청색이 돋는다면 이는 허풍이다. 아울러 이 혈맥을 눌러도 전혀 움직이는 것 같지 않을 때에는 밖으로 풍열에 영향을 받고, 안으로 음식에 영향을 받아 실증의 질병이 된 것이다.

6) 손의 온도 촉진

- 손의 온도를 촉진하여 손등이 열한 것은 외감(外感)이고, 손바닥과 아랫배가 열한 것은 내상(內傷)이다.
- 손바닥의 열이 이마의 열보다 심할 때는 허증(虛證)이며, 이마의 열이 손바닥의 열보다 심할 때는 표열(表熱)이다.
- 어린이가 고열이면서 수족이 냉하면 경궐(驚厥)이 되기 쉽다.
- 열이 나고 기침하면서 콧물과 눈물을 흘리고, 눈이 붉으며 손끝이 냉하면 홍역이 될 징조이다.
- 설사가 있으며 맥이 약하면서 수족이 냉하면 치료가 더디고, 수족이 따뜻하면 치료가 보다 쉽다.
- 간헐성 파행증일 때는 손보다 발이 차다.

7) 손바닥

손바닥이 열하면 뱃속이 뜨거운 것이고, 손바닥이 싸늘하면 뱃속이 찬 것이다. 이는 손바닥이 열하면 사기(邪氣)가 속에 있기 때문이며, 손등이 열하면 사기가 겉에 있기 때문이다.

손발이 더운 것은 양증(陽證)이고, 손발이 찬 것은 음증(陰證)이다. 또한 손바닥이 메말라 있으면 음이 허한 중이며, 조증일 수 있다.

한편 손바닥의 색깔도 건강과 밀접한 관계가 있다. 흰색은 폐와 관계가 있고, 자주색은 순환기와 관계가 있다. 흑색은 신장과 관계가 있고, 녹색은 비장과 관계가 있으며, 푸른색은 위장과 관계가 있다. 누런색은 간장과 관계가 있고, 붉은색은 심장과 관계

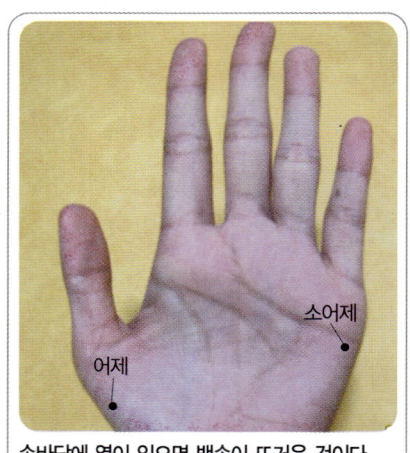

손바닥에 열이 있으면 뱃속이 뜨거운 것이다.

가 있다.

㉠ 양이 허하여 음이 상대적으로 성하면 손에 푸른 낙맥(청락)이 많이 나타난다.

㉡ 손바닥에 살이 없고 딱딱하며, 어제(魚際)에도 살이 없고 낙맥(絡脈)이 나타나면서 소어제의 외측에 주름이 많으면 비장 기능이 허한 것이며, 비·위장 기능의 이상이다.

- 비장이 허하면 손바닥의 중앙이 어두운 청색이며 잡문이 많다.
- 한편 어제에 파란 낙맥이 많으면 비위가 허한 것이고, 붉은 낙맥이 많으면 비위의 열증이다. 그리고 어제에 자색이 보이면 하리(下痢)이다.

㉢ 손바닥이 희고 손등의 살집이 빈약하며 푸른 심줄이 울퉁불퉁 많이 튀어나와 있으면 폐 기능이 허한 것이며, 폐 기능 이상이다.

결핵일 때는 손바닥(특히 대어제, 소어제)에 홍반이 보이고, 손바닥의 허물이 잘 벗겨진다.

㉣ 간장병일 때는 손바닥 전체가 암홍색이거나 자주색의 반점이 있는데, 알록달록한 점을 찍어 놓은 듯하다. 또한 간장병일 때는 손톱이 동글동글하다.

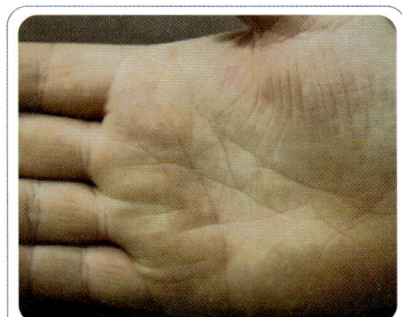

결핵일 때는 손바닥의 허물이 잘 벗겨지고 홍반이 보인다.

- 감정선이 쇠사슬 모양이며, 많은 장애선이 이 감정선과 교차해 있다.
- 또한 수성구가 어둡고 잡선으로 둘러싸여 있다.

㉤ 심장병일 때는 손바닥이 붉은빛 혹은 자줏빛을 띤다. 이때 자줏빛이면 순환 장애로 손끝이 마비되기 쉽다.

- 손바닥이 붉게 홍조를 띠고 있으면 심장의 혈액순환이 원활한 것이다. 그러나 지나치게 붉어 적색을 띠면 심장에 이상이 있다는 것이다. 더 나아가 자색을 띠면 순환 장애가 심각하다는 징조이다.
- 심장이 안 좋으면 손바닥의 중앙에 십자무늬가 있다. 감정선 부위에 푸른빛이 돌고 가닥가닥 흩어지거나, 쇠사슬 혹은 물결 모양이 되기도 한다. 손가락 끝은 북채 모양이 된다.
- 뇌일혈일 때는 손톱의 반달이 1/3 이상 있으며, 셋째손가락 밑둥에 별 모양의 흔적이 생긴다. 또한 월구 부분이 거무스름해지고, 둘째나 넷째손가락 밑둥이

거대해진다. 한편 뇌연화증일 때는 뇌일혈과 반대로 손톱에 반달이 없거나, 있어도 극히 작고 얕다.

㉥ 위장병일 때는 손바닥의 중앙에 어두운 청색이 나타나며, 특히 소어제의 외측에 주름이 많다.

- 혹은 손가락이 새끼손가락 쪽으로 구부러진다. 또 깡마른 깐깐한 손이기 쉽다.
- 제2화성구에서 월구에 걸쳐 복잡한 선이 많고, 지능선이 짧고 선명치 못하며, 건강선은 토막토막이다.
- 어제의 살집이 얇고 푸른색이 돋아 있으면 위장이 허한 것이며, 위장 기능의 이상이다. 특히 어제에 청색의 줄무늬가 보이면 위한(胃寒)이요, 적색의 줄무늬가 보이면 위열(胃熱)이다.

㉦ 신장병일 때는 소어제 아래가 볼록하고 횡문이 있다. 한편 방광염일 때는 새끼손가락의 뿌리 쪽에 많은 세로주름이 나타난다.

- 신장과 방광에 병이 있을 때는 가운뎃손가락이 붓고 토성구가 빈약하다.
- 목욕 후 손에 주름이 생기거나 엎드려 자는 사람은 대개 신장에 고장이 많다.

> **Tip** 어복(魚腹)에서 위장(胃腸)의 상태를 본다!

위장병일 때는 배가 팽창되고 위장에서 심장 주변으로 아프며, 그 아픔이 양 옆구리까지 미친다. 식도로 음식물이 잘 내려가지 않는다. 또 충양(衝陽)의 동맥이 충실하여 굳거나 혹은 허약해서 약간 오목해진다.

한편 대장병일 때는 뱃속이 끊어질 듯이 아프고 부글부글 소리가 나며, 설

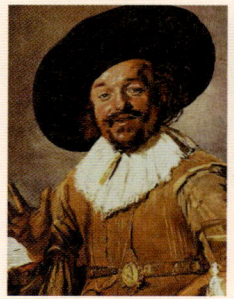

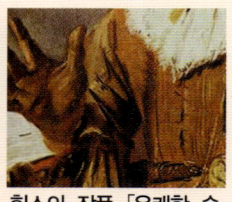

힐스의 작품「유쾌한 술꾼」부분. 엄지손가락 밑 손바닥의 어복(魚腹)이 매우 빈약해 있다.

사를 일으켜 배꼽 부근이 아프다. 이때는 손의 어복이 충혈된다.
어복은 엄지손가락 밑, 손바닥 쪽으로 볼록하게 튀어나온 근육층을 말한다. 바로 이 어복의 정맥혈관에 충혈이 오면 대장에 이상이 있다는 것이다.
물론 이 부위에 청색의 줄무늬가 튀어나오면 위장이 한냉한 것이요, 적색의 줄무늬가 튀어나오면 위장의 열증이다. 자색으로 어복이 뒤덮여 있으면 비장의 이상이며 설사 때 많이 나타난다. 아울러 이 부위의 탄력성으로 건강 상태의 양호를 가늠할 수도 있다.

- 금성구에서 월구로 향해 몇 개의 선이 나타난다.
- 특히 감정선이 쇠사슬 모양이고 지능선의 끝이 토막토막 흩어졌거나 창문살 모양을 한 경우에는 방광결석이 많고, 지능선이 하수되어 있고 수성구에 세로로 줄기가 많이 새겨져 있으면 일반적으로 방광의 장애가 많다.
- 당뇨병일 때는 월구나 금성구 위에 붉은 반점이나 그물 모양의 망상혈관이 보인다.
- 요통이나 풍습성 통증이 있을 때는 손목부터 소어제까지 검은색이나 암자색이 나타난다.
- 손바닥 중앙이 희지만 윤택하지 못하며, 또 자줏빛이 돌거나 흑색이 돌아도 심장과 신장이 약해 정력이 떨어진다.
- 어제가 빈약하며, 이 부위에 별 모양의 잡무늬나 문란한 잡선이 많으면 정허(精虛)이다. 간염·만성 위염·당뇨병·암 등의 질환에서도 많이 볼 수 있다.
㉂ 대장병일 때는 어복(魚腹)의 정맥혈관이 충혈된다.
- 대장병일 때는 손바닥과 손가락 마디에 청근이 보인다.
- 손바닥에 정맥이 노창(怒脹)된 것을 보고 숙변의 정체를 알 수 있다.
  오른손 어제의 청근은 회맹부 숙변이며, 왼손 어제의 청근은 S자상 결장의 숙변이다. 오른손 손가락 마디의 청근은 상행결장의 숙변이고, 왼손 손가락 마디의 청근은 하행결장의 숙변이다. 또한 오른손이든 왼손이든 감정선 손금에 청근이 돋보일 때는 횡행결장의 숙변이다.
- 맹장염일 때는 어제에 청근이 짙게 돋고, 소어제에 사각형의 줄무늬가 흐릿하다.
㉃ 암일 때는 손바닥이 황토색이며 광택이 없고, 말기에는 칠흑처럼 검어진다. 또한 손톱의 조근 쪽에서 몇 가닥의 검은 선이 생겨 자란다.

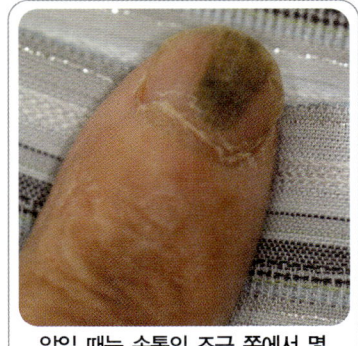
암일 때는 손톱의 조근 쪽에서 몇 가닥의 검은 선이 생겨 자란다.

8) 손바닥의 구(丘)

손바닥을 편의상 금성구(金星丘)·화성구(火星丘)·목성구(木星丘)·토성구(土星丘)·태양구(太陽丘)·수성구(水星丘)·월구(月丘)로 나누고, 이 중 화성구는 제1화성구·평원구·제2화성구와 같이 세 부분으로 다시 나눈다.

이 7가지 언덕[丘]은 질병을 계시하는 곳이기도 한데, 일반적으로 병에 걸리기 쉬운 경향은 이 언덕의 이상한 융기나 어두운 그림자에 의해서 나타나고 있다.

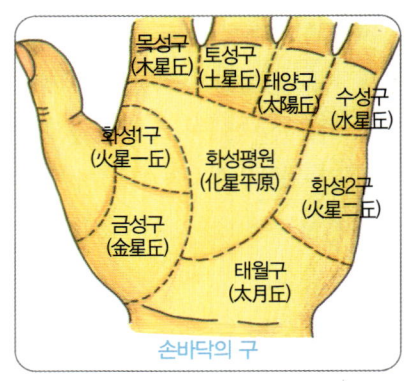

손바닥의 구

① 금성구

엄지 근부의 살이 두툼한 부분인 금성구는 간 기능과 생식 기능을 가늠해 볼 수 있는 부위이다.

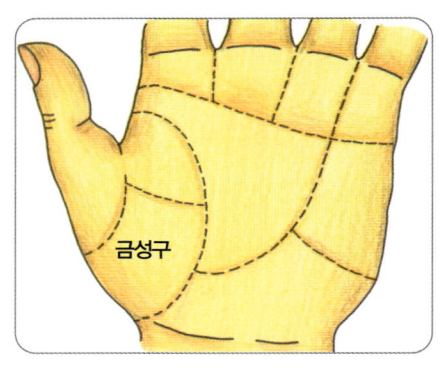

- 이 부위의 살집이 풍부하고 혈색도 좋아 홍윤하면 간 기능이 좋기 때문에 활동적이며 의욕이 강하고, 생식 기능이 좋기 때문에 애정이 풍부하고 정력이 왕성하다. 또한 이 부위가 융기해 있으면 대단한 활동가이며, 스포츠에 관심이 많고, 여자라면 가사보다 외부의 일에 더 마음을 쓴다.
- 금성구는 무엇이든 움직이지 않으면 좀이 쑤셔 견디지 못하는 활동파이지만, 현실에 불만이 없고 그저 현실적 행복을 만끽하려고 한다.
- 금성구는 순발력은 있지만 섹스를 아기자기하게 꾸미면서 즐기는 데 목적이 없는 사람이기에, 이 순발력은 그만 조루증으로 연결되고 마는 수가 허다하다.
- 이 부위의 살집이 빈약하고 피부색도 좋지 않으면 간 기능 저하로 간염·만성 위염·당뇨병을 비롯해 시력감퇴·상습성 두통·월경불순 등이 오며, 웬만한 일에도 쉽게 역정을 낸다. 또 생식 기능의 저하로 정력이 떨어지고 하복부가 차며, 소변이 시원치 않고 허리가 많이 아파온다.
- 이 부위에 별 모양과 같은 무늬가 많으면 어떤 질병이든 만성화되었다는 증거이며, 암 따위도 의심해 볼 만하다.
- 당뇨병일 때는 금성구 위에 붉은 반점이나 그물 모양의 망상혈관(網狀血管)이 보인다. 태월구(월구)에도 같은 모양이 나타날 수 있다.

- 신장과 방광에 병이 있을 때는 금성구에서 월구로 향해 몇 개의 선이 나타난다.
- 맹장염일 때는 오른손 금성구 부위에 푸른빛이 짙게 돋아나고, 월구(月丘)에 사각형의 줄무늬가 흐릿하게 생긴다.

② **목성구**

둘째손가락 근부의 살이 두툼한 부위로 감정선이라는 손금이 시작한다.

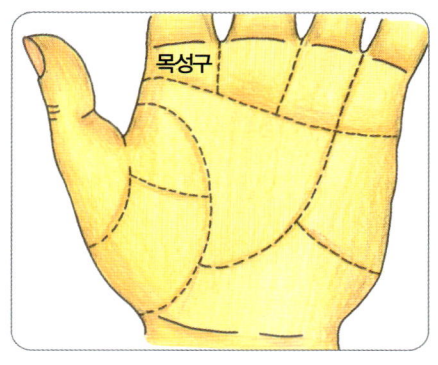

- 이 부위의 살집과 혈색이 좋으면 도의적이고 향상심이 강하며 자존심이 세다. 그래서 때로 도의적 과잉으로 편벽성을 갖게 되며, 향상성의 과잉으로 패기 넘치는 활동력을 명예와 권력 형성에 집중시키는 경향을 갖게 된다.

한편 자존심의 과잉으로 독립심이 강해져 사회에 적응하기 어렵게 되거나, 자만심이 강해져 타인을 무시하고 지배하려고 든다.

그래서 때로 상기하고 두부 충혈이 되어 뇌출혈·뇌일혈을 일으킨다. 고혈압이나 폐결핵 환자의 대부분이 이 부위에 이상이 있다. 또한 자만심이 강해 신경계 질환이 올 수 있다

- 목성구는 패기와 집념을 갖고 활동을 하기 때문에 현실에 불만은 없되, 현실의 여러 여건들을 도구화시킨다. 그래서 사람마저 자신의 이익을 위해 이용할 수 있다는 사고로 인해 큰 일을 도모할 수도 있다.

③ **토성구**

셋째손가락 근부의 살이 두툼한 부위를 토성구라 한다.

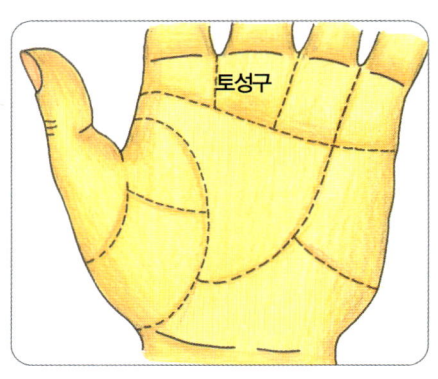

- 만물이 땅에서 생성하므로 땅을 성실히 가꾸고 근면하면서 인간관계를 맺고, 여기서 산출된 것으로 영양을 보충하여 살을 찌워야 하는 것처럼, 토성구는 토·성실·근면·사교·영양·비위·근육 등과 연관이 깊은 부위이다.

- 이 부위의 살집이 좋으면 정직성이 있다. 이름 그대로 정직한 정직성이다. 상대를 속이지 않고 자신에게도 충실하기 위해 정직한 것이다. 소심한 반면 근면하고 사교성이 좋아 대인관계도 원활하며, 티끌 모아 태산을 이루는 성공을 거두기도 한다.

  그러나 정이 풍부하기 때문에 정에 약하다는 흠이 있으며, 그런 까닭에 유혹에 약하다. 그래서 때로 이성간의 배반을 겪어야 할 때도 있고, 예기치 못한 상대의 유혹에서 고민할 때도 있다. 대담성이 적기 때문에 고민을 고민하고, 또 이를 고민하는 연쇄적 자기공격을 일삼는다.

- 이 부위에 살집이 적고 색이 나쁘며 잡문이 많으면 성실성과 근면성이 적으며, 사교성이 빈약하고 대인관계가 좋지 않다.

  영양불량 · 우울증 · 빈혈 · 신경과민성 소화기 질환, 치질이나 대변 출혈 · 요혈 · 자궁출혈과 같은 각종 출혈성 질환, 뇌출혈 등이 주로 나타나며, 근육마비 · 반신불수 · 류머티즘 등이 나타나게 된다.

- 신장과 방광에 병이 있을 때는 토성구가 빈약하다. 또한 목욕 후 손에 주름이 생기거나 엎드려 자는 사람은 대개 신장에 고장이 많다.

④ 수성구

- 가장 재운이 좋은 것은 수성구 부위의 살집이 좋고 색택이 좋은 사람이다. 수성구는 상재가 뛰어나다. 사교성이 좋고 기지가 번쩍이기 때문에 휘하에 많은 사람들을 거느리고 잘 리드하면서 기지에 찬 기회포착 능력을 십분 발휘하여 사업을 성공시킨다. 실무에만 뛰어난 것이 아니고, 이론과 연구심이 강하며 표현력도 걸출하다.

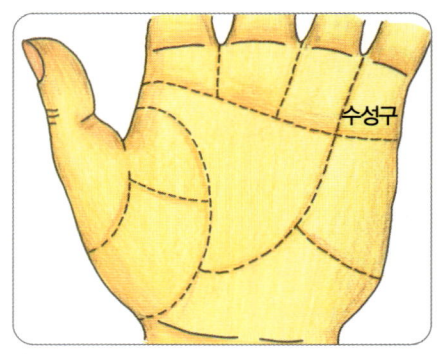
수성구

- 수성구는 연애도 곧잘 한다. 시적인 언어, 음악과 같은 음성으로 자신의 열정을 극적으로 표현해서 무드를 조성하고 기회를 만든다. 섹스의 기교는 다양하고 백태천양의 변화를 추구하며, 수증기에 휩싸인 듯 미묘한 분위기를 잘 연출한다. 그러나 섹스에 쉽게 지치고 마는 것이 큰 흠이다.

- 수성구에 세로줄기가 많이 새겨져 있으면 일반적으로 방광에 장애가 많다. 또한 황달·간장 질환·담즙성 장애·노이로제의 경향이 있다.

⑤ 화성구

화성구는 화성1구·화성2구·화성평원으로 삼분된다.

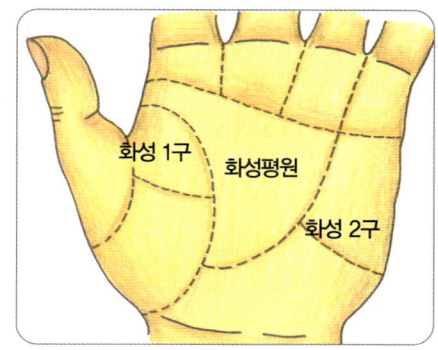

- 화성구의 살집과 색택이 좋은 경우에는 뚝심이 세다. 그러나 태월구처럼 순 뚝심이 아니라 과대포장이 된 뚝심이다. 센 뚝심을 더 센 뚝심처럼 과장하는 버릇이 있는 것이다.
- 화성1구가 매우 빈약하면 매독이나 임질에 쉽게 감염된다.
- 화성2구에 이상이 있으면 인후염·기관지염에 쉽게 걸리며, 혈액순환 장애가 오기 쉽다.
- 화성평원은 손바닥 중앙의 오목한 부위이다. 이 부위는 그 사람의 성격과 인생 고투와 이정을 알려주는 곳으로, 비토(脾土)에 해당한다.

  이 부위가 불룩하면 할수록 자만심이 크고 과장을 잘 하는 성격이다. 한편 이 부위가 너무 오목하면 소심한 성격이다. 안정성은 있으나 과감한 행동력이 모자라며, 반면 학구열은 높다. 만성병으로 시달리기도 하고, 전신쇠약과 영양실조로 건강 상태가 쉽게 악화되는 흠을 지니고 있다.

  이 부위에 잡문의 어지러운 무늬와 손금이 많으면 평소에 건강이 좋지 못하고 인생살이도 고달프다.

⑥ 태월구

태월구는 그냥 월구라고도 부르는데, 화성구 밑에서 손목 위까지의 부위로, 엄지 밑의 금성구와 접해 있다.

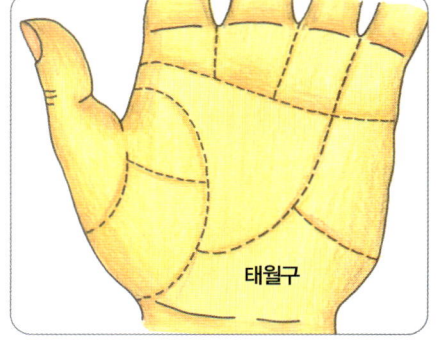

- 금성구가 생식 능력과 관계가 있듯, 태월구 역시 생식 능력과 관계가 있다.
- 이 부위의 살집이 좋고 홍윤하면 생식

태양구 이상	• 가슴 두근거림 · 눈병 · 시력 장애 · 동맥류를 표시한다.	
수성구 이상	• 황달 · 간장 질환 · 담즙성 장애 · 노이로제 경향을 표시한다.	
목성구 이상	• 뇌일혈 · 뇌출혈 · 고혈압 · 폐 질환을 표시한다. • 편벽성이 있고 자만심이 강해 신경계 질환이 올 수 있다.	
토성구 이상	• 우울증 · 신경과민 · 빈혈 · 오관과 질환 · 소화기 질환 · 치질 · 출혈 증상 · 반신불수 · 마비 · 류머티즘 등을 표시한다.	
금성구 이상	• 생식기 질환 · 간염 · 만성 위염 · 시력감퇴 · 상습성 두통 · 월경불순 · 역노 · 하복부 냉증 · 소변불리 · 요통 등을 표시한다. • 이 부위에 별 모양 무늬가 있으면 위 증후들이 만성화된 증거이며, 암을 의심할 수 있다.	
태월구 이상	• 방광 질환 · 신장 질환 · 부종 · 결석 · 생식기 질환 · 빈혈 · 시력감퇴 · 통풍 · 부인병 등을 표시한다. • 신비적이거나 병적 종교 중독증에 걸려 신경계 질환이 올 수 있다.	
화성구 이상	화성1구	• 성병 감염을 표시한다.
	화성2구	• 인후염 · 기관지염 · 혈액순환 장애를 표시한다.
	화성평원	• 만성병 · 전신쇠약과 영양 장애를 표시한다.

능력이 뛰어나고, 기억력 · 사고력 · 상상력이 훌륭하다. 때로 이런 능력이 과잉되어 신비주의로 빠지거나, 병적으로 신앙에 몰두하는 종교 중독증에 걸리기도 하는 신경계 질환이 올 수 있다.

● 이 부위의 살집이 빈약하고 색도 탁하며, 윤택치 못하고 잡문이 많으면 생식 능력도 졸렬하고 정력이 떨어진다. 혹은 남녀 모두 불임증이 오거나 생식기 질환에 쉽게 걸린다. 아울러 신장이나 방광에도 질병이 잘 오고, 부종 · 빈혈 · 통풍이나 시력감퇴 · 기타 부인병 등에 걸리기 쉽다.

● 당뇨병일 때는 태월구에 붉은 반점이나 그물 모양의 망상혈관(綱狀血管)이 보인다. 금성구에도 같은 모양이 나타날 수 있다.

● 위장병일 때는 제2화성구에서 태월구에 걸쳐 복잡한 선이 많다.

● 맹장염일 때는 오른손의 금성구 부위에 푸른빛이 짙게 돋아나고, 태월구에 사각형의 줄무늬가 흐릿하게 생긴다.

⑦ **태양구**

● 태양구의 살집과 색택이 좋은 사람은 애정이 풍부하고 기교가 뛰어나다.

- 태양구는 애정을 눈으로 표현한다. 상대의 말을 귀로 듣고 환각상태처럼 애정의 현기증을 체험하고자 한다. 즉, 오관을 최대한 애정표현에 동원하는 것이다. 역시 섹스가 예술적이고 기교가 뛰어나며, 몸으로 확인하려는 접촉욕이 강해서 몰아지경에 빠진다.

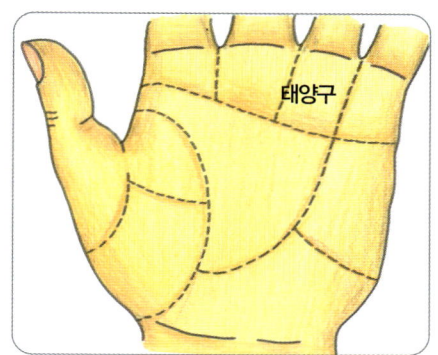

- 태양구에 이상이 보이면 가슴이 자주 두근거리고, 눈병 또는 시력 장애가 잘 나타나며, 동맥류가 있을 수 있다.

9) 손금

손금을 '장문(掌紋)'이라고 한다. 일종의 지도와 같은 것이다. 지도는 명료해야 하듯이, 손금도 뚜렷한 것이 이상적이며 주위의 색깔과도 조화를 이루고 있어야 한다.

① 을기선(乙奇線) – 생명선
② 병기선(丙奇線) – 두뇌선
③ 정기선(丁奇線) – 감정선
④ 무의선(戊儀線) – 수성선
⑤ 기의선(己儀線) – 태양선
⑥ 경의선(庚儀線) – 운명선
⑦ 신의선(辛儀線) – 희망선
⑧ 임의선(壬儀線) – 결혼선
⑨ 계의선(癸儀線) – 건강선

손금

홈도 알맞게 파여져 있어야 하며, 그 숫자도 적당해야 한다. 절단되거나 갈라지거나, 본 손금을 차단시키는 부수선이 있어서도 안 되고, 사슬이나 섬 모양의 무늬가 본 손금을 어지럽히고 있어도 좋지 못하다.

동양에서는 손금의 주선(主線)을 9개로 나누는데, 9개의 주선 중에서 을기선·병기선·정기선의 세 개를 3기선(三奇線)이라 한다. 서양식으로 얘기하면 생명선·두뇌선·감정선에 해당하는 것이 바로 3기선이다. 그러나 서양의 생명선이 수명(壽命)을 상징하는 데 반해, 동양의 을기선은 안정(安定)을 상징한다. 두뇌선이 지혜(知慧)를 가리킨다면 병기선은 재물(財物)을 가리키고, 감정선이 애정(愛情)을 뜻한다면 정기선은 지성(知性)을 뜻한다.

한편 부선(副線)도 을상선(乙狀線)~계상선(癸狀線)까지 9개로 나눈다. 어떤 선이

동양 수상술		서양 수상술	
을기선	안정	생명선	수명
병기선	재물	두뇌선	지혜
정기선	지성	감정선	애정
무의선	요령	수성선	금전
기의선	향수	태양선	명성
경의선	노고	운명선	성공
신의선	사상	희망선	향상
임의선	색정	결혼선	결혼
계의선	질병	건강선	질병

삼재문	① 생명선 ② 두뇌선 ③ 감정선
삼부선	④ 운명선(사회선) ⑤ 성공선(개성선, 태양선) ⑥ 건강선(간장선)
기타	⑦ 매혹선 ⑧ 결혼선 ⑨ 영향선

아래쪽에 두 갈래로 갈라진 것이 을상선이고, 이중선이 평행을 이루고 있는 것은 병상선이다. 토막토막 끊어져 있는 것이 경상선이고, 선이 교차된 것은 신상선이며, 사슬 모양을 이루고 있는 것이 임상선이다. 끝쪽이 털처럼 여러 갈래로 불규칙하게 갈라져 있는 것은 계상선이다.

① 삼재문

생명선(을기선), 두뇌선(병기선), 감정선(정기선)이 삼재문이다.

㉠ 생명선(을기선)

생명선은 생명활동력을 상징하므로, 이 부위에 활력·정력·질병 등이 모두 나타나서 선이 뚜렷하면 성적 에너지도 그만큼 강한 것이다. 그러나 이 선이 나이가 들수록 희미해져 있다면, 거기에 해당하는 연령 때부터 성적 활동이 현저히 감소된다는 증거로 생명력도 뒤떨어진다.

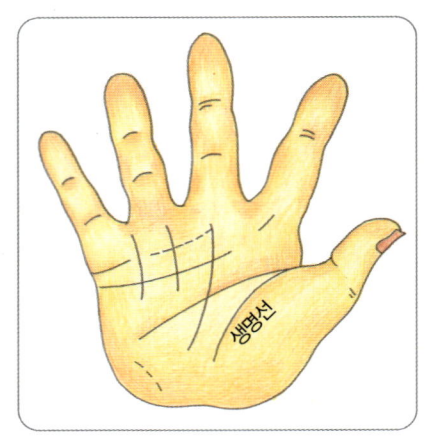

이 선에 섬 모양이 나타나 있으면 그 연령 기간에 육체적으로나 심리적으로 크게

손상을 받았다는 징조이며, 부수선이 생명선을 가로지르면서 그 교차점에 붉거나 푸른빛의 홈이 파여 있어도 마찬가지이다. 이런 변화가 나타나 있는 부위가 과거의 연령대가 아니고 미래의 연령대라면, 그 나이에 가서 질병을 앓거나, 사고를 당하거나, 정력과 생명력이 감소될 것으로 예견할 수 있다.

- 이 선이 큰 반원형을 그리고 있으면 건강하다.
- 이 선이 평균보다 작게 반원형을 그리고 있으면 건강이 약하다. 소극적이며 정력도 약하고 잔병치레도 많다.
- 이 선이 이중의 평행선을 그리고 있는 것을 주선 을기선과 부선 병상선의 조합이라고 부르는데, 이 경우에도 건강은 좋다. 정신적으로 강인한 편이고, 정력도 대단하며, 여자의 경우 질의 탄력이 훌륭하다.
- 이 선이 새끼손가락 밑 손목 쪽으로 길게 뻗어 있는 여자는 불임증이 우려된다.
- 이 선이 주선인 계의선(癸儀線)과 교차해 있으면 소화기 질환으로 오랫동안 고생할 염려가 있다.
- 이 선의 끝이 위쪽을 향해 뱀처럼 휘어 올라간 여자는 허리가 약하고 생식기 질환으로 고생할 우려가 있다.
- 이 선이 토막토막 끊어진 경우에는 체력도 약하고 만성 질환에 시달리게 된다.
- 이 선의 중간이 어떤 부선으로 교차되어 잘라진 경우에는 출혈성 질환의 우려가 있다.
- 이 선에 사슬 모양이 있는 경우에도 만성 질환에 시달린다.
- 이 선의 끝이 털처럼 여러 갈래로 갈라져 있거나 교차해 있는 경우에는 항상 피곤하고 정력도 약하다.
- 이 선이 끊어지면 이 부위에 해당하는 연령대에 큰 질병을 앓을 수 있을 것이며, 끊어진 간격이 넓을수록 죽음에 거의 직면할 위기에 처해 있음을 알 수 있다.
- 이 선에 눈목자형[目字形]의 4각형이 생긴 경우에는 간(肝)과 신경이 약해서 잘 분노하고, 불면증에 시달리며 소화기도 약하다.
- 이 선에 반점(바늘 끝으로 찌른 듯한 것부터 쌀알 만한 것까지 여러 형태)이 새겨지면 만성 소화기 질환으로 고생한다.
- 이 선의 끝에 가는 선이 정(井)자 모양을 이루고 있으면 항상 잔병치레하는 허약 체질이다.

㉯ 두뇌선(병기선)

두뇌선은 정신활동력을 상징하므로, 이 부위에 정신·지성·심리 등이 잘 나타난다. 여기에 이상이 있으면 정신 질환으로 고생할 염려가 있다.

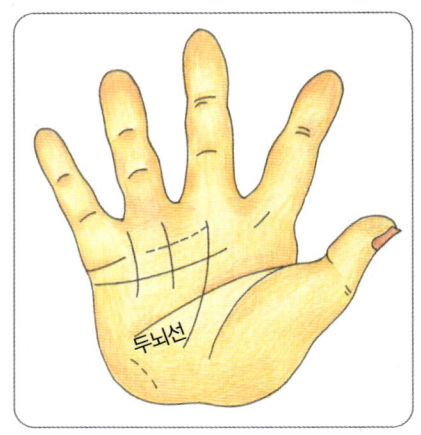

- 이 선이 짧게 끝나 있으면 지성적 활동을 빠르고 이른 나이에 마칠지도 모른다. 혹은 심리적 변화에 시달릴지도 모른다.
- 그러나 곧고 긴 선을 갖고 있다면 대단한 실용주의자이다.
- 길게 뻗어서 손목 쪽을 향해 뻗어 있으면 남녀관계를 맺고 끊는 결단력이 부족해서 스캔들에 휘말릴 위험이 있다.
- 두뇌선과 생명선의 출발점이 분리되어 있으면 자기중심적이다.
- 두뇌선과 생명선이 합쳐진 길이가 길수록 상당히 의존적 경향이 있다.

㉰ 감정선(정기선)

감정은 천성(天性)과 같다. 그래서 감정선을 천문(天紋), 두뇌선을 인문(人紋), 생명선을 지문(地紋)이라고 부른다. 감정선은 감정·애정·사랑의 상징이다.

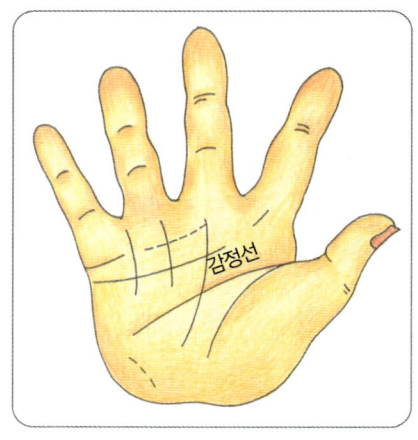

- 이 선이 짧아 가운뎃손가락 밑에도 가지 못했거나, 선이 갈라졌거나, 직선으로만 뻗어 있다면 좋지 않다. 수동적이다.
- 감정선과 두뇌선의 간격이 넓으면 마음이 넓고, 좁으면 소심하다.
- 심장병일 때는 감정선 부위에 푸른빛이 돌고 가닥가닥 흩어지거나, 쇠사슬 혹은 물결 모양이 되기도 한다.
- 간장병일 때는 감정선이 쇠사슬 모양이며, 많은 장애선이 이 감정선과 교차해 있다.
- 감정선이 쇠사슬 모양이고 지능선의 끝이 토막토막 흩어졌거나 창문살 모양을

한 경우에는 방광결석이 많다.

② 삼부선

운명선(사회선), 성공선(개성선, 태양선), 건강선(간장선)이 삼부선이다.

㉮ 운명선(사회선)

중지(中指) 밑에서 곧바로 손바닥 중심부를 수직으로 흐르는 선이 있는데, 이 선을 운명선이라 한다. 장래를 나타내는 선으로서, 직업이나 몸의 컨디션에 따라 가장 쉽게 변화하므로 일명 사회선(社會線)이라 한다. 최상의 밸런스를 이루고 있을수록 이 선은 뚜렷하고 세로로 직선을 이룬다.

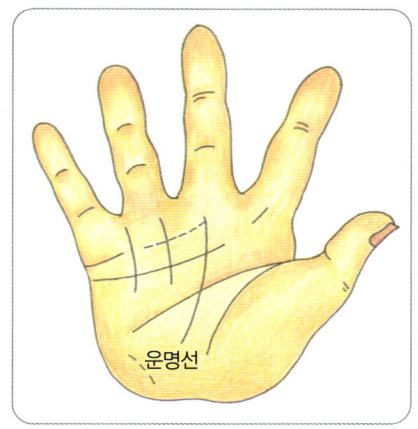

- 만일 토막토막 끊겨 있거나 선명하지 못하다면 사회적 장래가 좋지 못하고 건강도 균형을 잃고 있음을 의미한다.
- 이 선이 둘째손가락 쪽으로 휘어 있으면 고등감정 활동은 좋지만, 동통성 질환으로 고생할 우려가 높다.
- 이와 반대로 이 선이 새끼손가락 쪽으로 휘어 있으면 운동신경은 발달해 있지만, 조만간 시청각 기능이 감퇴할 우려가 있다.

㉯ 성공선(개성선, 태양선)과 건강선(간장선)

사지(四指) 밑에서 곧바로 수직으로 손목을 향해 흐르는 선을 성공선(成功線)이라 한다. 또는 개성선(個性線)·태양선이라 하고, 명예·부귀·번영을 나타내는 선이다. 따라서 삼재문(三才紋 : 三大基本線)·운명선과 함께 이 선이 뚜렷하면 부귀영화는 온전히 누릴 수 있다고 믿어도 좋다.

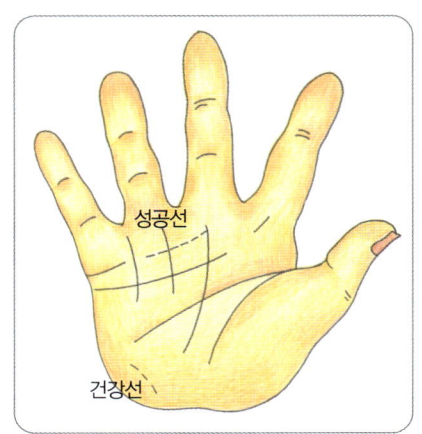

오지(五指) 밑에서 손목을 향해 흐르면서 생명선의 끝쪽으로 비스듬히 사선을 이루고 있는 선이 있다. 이 선을 건강선이라고 하는

데, 손바닥의 중앙이 약간 오목하고 반면에 손목 바로 위 손바닥 중에서 오지(五指) 쪽의 살집이 풍부할수록 이 선이 뚜렷해진다. 이 선이 선명할수록 피부 기능이 좋고 간 기능이 좋다. 까닭에 이 선을 일명 간장선(肝臟線)이라 하는데, 이 선으로써 전신의 건강 기능을 관찰하기보다는 피부 기능과 간 기능을 관찰한다고 보는 것이 타당하다.

- 셋째손가락의 바로 밑 손바닥에 별 모양의 무늬가 있으면서, 아울러 건강선으로 갈라지는 금성(金星)의 살집에도 별 모양의 무늬가 있으면 중풍 발작으로 반신불수가 되는 것은 절대적이다.
- 두뇌선이 얇고 짧으면서 건강선마저 토막토막 끊어져 있으면 소화기 질환이 이미 만성화된 징조이다.
- 건강선이 선명치 못하고, 다섯 손가락의 바로 밑 손바닥이 이상비대라 할 만큼 융기되어 있으면서 혼탁한 선에 싸여 있고, 금성(金星)과 목성(木星)의 살집이 색맹표처럼 얼룩져 있다면 간 질환임에 틀림없다.
- 두뇌선에 흰 점이 있고, 생명선이나 건강선이 뚜렷치 못하면 열병이다.
- 두뇌선이 얇고 짧으면서 쇠사슬 모양의 무늬가 선상에 보이고, 건강선마저 토막토막 잘려져 있는 경우는 만성 두통 환자이다.
- 두뇌선·생명선·건강선으로 둘러싸인 영역 즉, 삼각정(三角庭)에 붉은 점이 있으면 임신의 증후이다. 한편 다섯 손가락 밑과 감정선 사이에 있는 가로선을 결혼선이라 하는데, 이 선이 뚜렷치 않으면 대부분 결혼에 실패한다.
- 당뇨병일 때는 지능선이 짧고 선명치 못하며, 건강선은 토막토막이다.

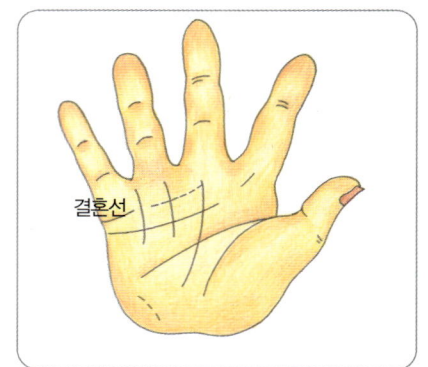

③ 유년측정법

손금을 연령으로 분석한 것이 바로 유년측정법이며, 그림과 같다.

생명선·금성구의 정중점을 기준으로 3~4지의 틈새를 잇는 줄에 해당하는 연령이 21세, 4~5지의 틈새를 잇는 줄에 해당하는 연령이 28세, 새끼손가락 끝을 잇는 선이 35세, 손목과 이어지는 선이 63세로 보고 있다.

생명선의 시작부터 끝까지를 일정한 간격으로 나누는 것이 아니다. 젊은 연령은 약간 폭을 넓히고, 늙은 연령은 폭을 좁혀서 구획을 짓는다. 예를 들면 20~21세 때의 폭과 64~65세 때의 폭을 조금 달리해서 구획을 지어야 한다는 것이다. 운명선은 손바닥의 중앙 쯤을 40세로 보면 되고, 두뇌선은 끝을 100세로 치기도 하지만 여기서는 70세로 하였다. 감정선도 70세로 하였다.

㉮ 생명선

생명선은 생명활동력을 상징하므로, 이 부위에 활력·정력·질병 등이 모두 나타난다. 이 선이 뚜렷하면 성적 에너지도 그만큼 강한 것이다.

- 이 선이 연령이 들수록 희미해져 있다면 거기에 해당하는 연령 때부터 성적 활동 및 생명력이 현저히 감소된다는 증거이다.
- 이 선에 섬 모양이 나타나 있으면 그 연령 기간에 육체적으로나 심리적으로 크게 손상을 받았다는 징조인데, 부수선이 생명선을 가로지르면서 그 교차점에 붉거나 푸른빛의 홈이 있어도 마찬가지이다.
- 이런 변화가 나타나 있는 부위가 과거의 연령대가 아니고 미래의 연령대라면, 그 나이에 가서 질병을 앓거나, 사고를 당하거나, 정력과 생명력이 감소할 것을 예견할 수 있다.

㉯ 운명선

운명선은 말 그대로 운명의 상징이다. 자신의 생애에 부여된 과업을 '얼마나', '어떻게' 이루어 나갔으며, 또 해나갈 것인가를 표현해 주고 있다.

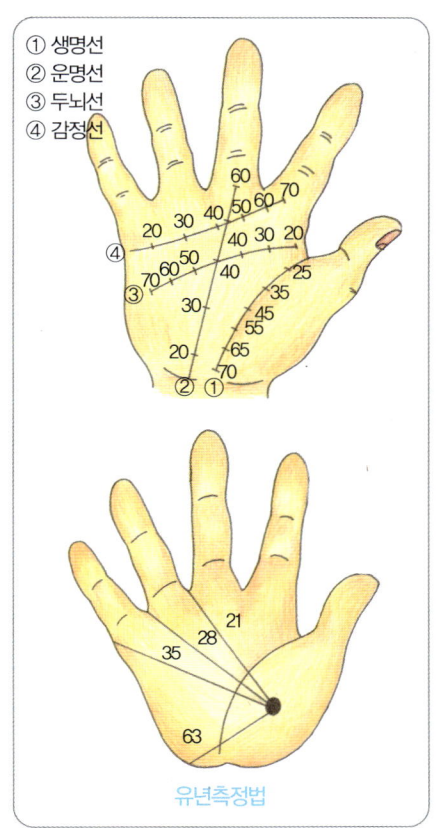

① 생명선
② 운명선
③ 두뇌선
④ 감정선

유년측정법

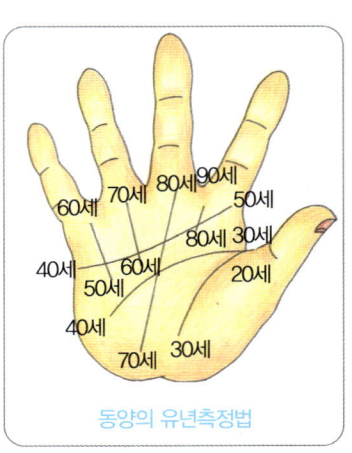

동양의 유년측정법

그 선이 뚜렷치 못하고 잡선에 휘말려 있거나, 토막토막 끊겨 있다면 우여곡절을 면치 못할 것이다.

㉰ 두뇌선

두뇌선은 정신활동력을 상징하므로, 이곳에 정신·지성·심리 등이 잘 나타난다.
- 여기에 이상이 있으면 정신 질환으로 고생할 염려가 있다.
- 이 선이 짧게 끝나 있으면 지성적 활동을 빠르고 이른 나이에 마칠지도 모른다. 혹은 심리적 변화에 시달릴지도 모른다.
- 곧고 긴 선을 갖고 있다면 대단한 실용주의자이다. 그러나 길게 뻗어서 손목 쪽을 향해 뻗어 있으면 결단력이 부족하다.
- 두뇌선과 생명선의 출발점이 분리되어 있으면 다분히 충동적·자기중심적이다.
- 두뇌선과 생명선이 합쳐진 길이가 길면 길수록 상당히 의존적인 경향이 있다.

㉱ 감정선

감정선은 감정·애정·사랑의 상징이다.
- 이 선이 짧아서 가운뎃손가락 밑에도 가지 못했거나, 선이 갈라지거나 직선으로 뻗어 있다면 좋지 않다.
  사랑도 너무 정신적인 면에서만 추구하거나, 수동적이다. 그러나 강한 곡선을 그리고 있다면 이와는 반대이다.
- 너무 길면 정신과 육체의 내적 갈등을 겪게 된다.
- 감정선과 두뇌선의 간격이 넓으면 마음이 넓고, 좁으면 소심하다. 또한 넓으면 충동적 섹스관을 갖고 있으며, 좁으면 억제적 섹스관을 갖고 있다.
- 어느 경우이든 그 선 위에 어떤 변화가 있거나, 그 선의 길이에 이상이 있을 때는 해당하는 연령에 무슨 일이 있었거나, 해당하는 앞으로의 연령에 무슨 일이 벌어지는 것이다.
- 어느 선이든 환자의 손바닥이 부어서 손금이 없어지면 위험하다.

10) 지문(指紋)

지문(指紋)은 궁상문(弓狀紋) 1종, 제상문(蹄狀紋) 5종, 와상문(渦狀紋) 3종 등 9가지 형태로 나뉘며, 이것은 유전적 형질에 속한다. 즉 문(紋)의 형태나, 융선(隆線)의 숫자나 그 방향 등이 유전성을 갖고 있는 것이다. 이렇게 유전적 형질에 속하기 때문에 민족간에도 차이가 있다.

예를 들어 동양계 인종에서는 궁상문이 극히 적고, 제상문과 와상문이 비슷하게 고위를 차지하고 있다. 이에 비해 유럽계 인종에서는 궁상문이 역시 극히 적으나, 대신 와상문도 적으며 거의가 제상문이다. 한편 같은 동양계라 하더라도 중국인이나 한국인은 와상문이 많고, 일본인은 제상문이 오히려 많다.

지문은 만인부동(萬人不同), 종생불변(終生不變), 위조불가(僞造不可)한 것이 특징이다. 태중(胎中) 3개월부터 형성되기 시작하여 태중 6개월에 완성된 지문은 세계에서 단 하나이며, 사후 시체가 부패되기까지 불변하는 것이다.

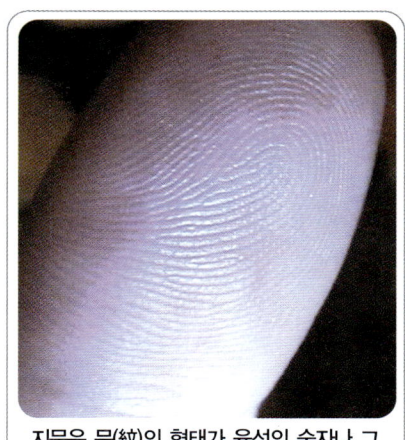

지문은 문(紋)의 형태가 융선의 숫자나 그 방향성이 유전성을 갖고 있다.

① 궁상문(弓狀紋)

한 쪽에서 시작한 융선이 궁(弓) 모양을 그리며 다른 한 쪽으로 흐르면서 결코 원래 시작된 부위로 되돌아오지 않는 지문이다.

② 제상문(蹄狀紋)

융선이 한 쪽에서 시작하여 다른 한 쪽으로 흐르되, 그 융선 중 어느 것이 다시 원래 시작된 부위로 되돌아와서 제선(蹄線)을 이룬 것을 말한다. 이 중에서 제선의 개

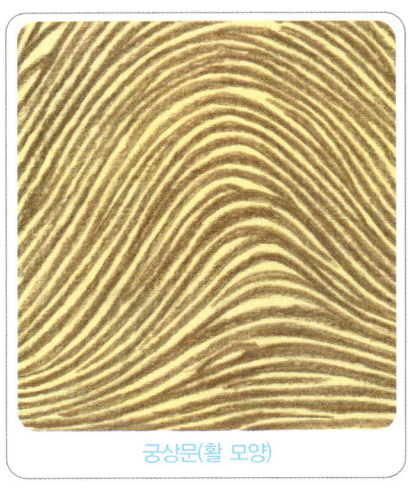

궁상문(활 모양)

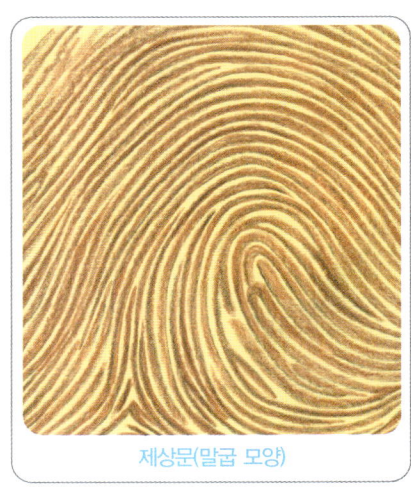

제상문(말굽 모양)

Tip 유문(流紋)과 와문(渦紋)

현재 한국에서는 범죄수사 등에 '함부르크식'을 따르고 있으나, 의학적으로는 고대 중국의 유문·와문의 조합식을 따르고 있다. 유문이란 '흐름 무늬'이며, 와문은 '소용돌이 무늬'이다.

이러한 지문을 처음 이용한 것은 고대 중국의 당나라 때이며, 후일 영국의 인류학자인 칼톤 경(F. Calton)이 유문·와문의 분류법을 익혀 오늘날의 지문분류법의 기초로 삼았다. 지문을 개인 식별에 최초로 응용한 것은 영국의 허셀(W. Hershel)이며, 그 후 영국의 헨리(A. R. Henry)가 '헨리식' 지문법을 창안했고, 또 독일의 로세르(Rosher)가 '함부르크식'을 만들었다. 그러나 의학적으로는 여전히 고대 중국의 유문·와문의 조합식을 따르고 있다.

그럼 유문·와문의 조합식이란 무엇인가?

(1) 우선 1, 2지의 지문을 조합해 구궁조(九宮組)라 한다.
손가락 2개에 2종류의 지문을 조합했기 때문에 4종류가 된다.
① 1, 2지 모두 와문이면 삼백문.
② 1, 2지 모두 유문이면 오황문.
③ 1지 와문, 2지 유문이면 구자문.
④ 1지 유문, 2지 와문이면 잡궁문.

(2) 이제 3, 4, 5지의 지문을 조합한 것을 팔신조(八神組)라 한다.
손가락 3개에 2종류의 지문을 조합했기 때문에 8종류가 된다.
① 3, 4, 5지 모두 와문이면 구천문.
② 3, 4, 5지 모두 유문이면 구지문.
③ 3지 와문, 4지 와문, 5지 유문이면 구진문.
④ 3지 와문, 4지 유문, 5지 와문이면 등사문.
⑤ 3지 와문, 4지 유문, 5지 유문이면 직부문.
⑥ 3지 유문, 4지 와문, 5지 와문이면 태음문.
⑦ 3지 유문, 4지 와문, 5지 유문이면 주작문.
⑧ 3지 유문, 4지 유문, 5지 와문이면 육합문.

(3) 이제 구궁조·팔신조를 재조합한다.
예를 들어 1, 2는 삼백문이고, 3, 4, 5는 구천문일 때는 이를 조합해서 백천문이라고 한다. 1, 2는 오황문이고 3, 4, 5는 육합문일 때는 이를 조합해서 황합문이 된다. 이렇게 구궁조·팔신조를 재조합하면 32종류가 된다. 32종류의 명칭은 여기서 생략한다.

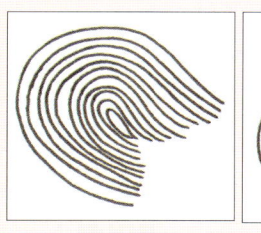 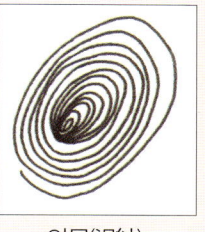

유문(流紋)　　와문(渦紋)

와상문(渦狀紋)―소용돌이 모양.
제상문(蹄狀紋)―말굽 모양.
궁상문(弓狀紋)―활 모양.
* 변태문(變態紋)―이상 세 가지 어느 것에도 해당되지 않는 모양.

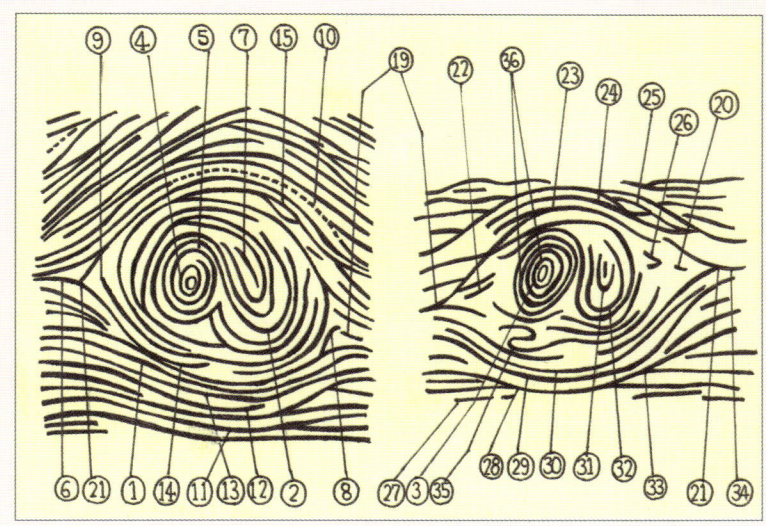

1. 궁상선(弓狀線)　　2. 제상선(蹄狀線)　　3. 중핵제선(中核蹄線)
4. 와상선(渦狀線)　　5. 환상선(環狀線)　　6. 접합선(接合線)
7. 봉상선(棒狀線)　　8. 단선(短線)　　9. 점(点)　　10. 점선(点線)
11. 분기선(分岐線)　　12. 간선(幹線)　　13. 지선(支線)　　14. 접촉선(接觸線)
15. 도형선(島形線)　　16. 호상선(弧狀線)　　17. 조상선(釣狀線)
18. 병행선(竝行線)　　19. 개재선(介在線)　　20. 점이랑　　21. 접합점
22. 간선이랑　　23. 복합이랑　　24. 점선이랑　　25. 도선이랑
26. 조선이랑　　27. 돌기이랑　　28. 접촉이랑　　29. 궁형이랑
30. 형성이랑　　31. 봉상이랑　　32. 만곡이랑　　33. 분기이랑
34. 접합이랑　　35. 중막곡나선　　36. 나선

구(開口)가 엄지손가락 쪽 요골측으로 향하고 있는 것을 요골측 제상문(橈骨側蹄狀紋) 또는 갑종(甲種)이라 하며, 새끼손가락 쪽 척골측으로 제선의 개구가 향해 있는 것을 척골측 제상문(尺骨側蹄狀紋) 또는 을종(乙種)이라 한다.

후자는 상당히 많으므로 이를 세분해서 지문가(指紋價) 3~6으로 나눈다. 즉, 제선의 중심인 내단(內端)으로부터 제선의 바깥쪽 외단(外端)까지 선을 그어, 이 선 안에 융선이 7개 이하이면 지문가를 3이라 하고, 11개 이하이면 4, 14개 이하이면 5, 15개 이상이면 6이라 한다.

③ 와상문(渦狀紋)

이름 그대로 호숫가에 파문이 일듯이 빙글빙글 소용돌이를 만들고 있는 지문이다. 물론 여기에도 여러 형태가 있다. 동심원(同心圓)을 이룬 것도 있고, 나선형을 이룬 것도 있으며, 파상(巴狀)도 있고 변체문(變體紋) 같은 것도 있다. 변체문이란 와상문과 제상문이 복잡하게 조합된 것이다.

11) 손톱

손톱을 볼 때는 조근·조체·조연·조정, 이렇게 네 부분을 관찰한다. 이 가운데 조정은 손톱의 색깔과 윤택함을 말한다. 조근은 손톱 밑뿌리로 여기에 반달처럼 생긴 조반월이 있어야 건강하다. 조체는 손톱의 몸통으로, 난원형을 이루고 있는 것을 최상으로 꼽는다. 조연은 손톱의 양측을 말한다. 모나지도 않고 너무 동그랗지도 않으며 살집을 파고들지 않아야 좋다. 아울러 조정이 선명하고 윤택하며 담홍색을 띠고 있고, 주름이나 홈이 파이지 않은 손톱이라야 건강하다.

① 손톱의 색조

㉮ 손톱이 창백하다.
- 환자의 손톱이 창백하여 허연 것은 치료하지 못한다.
- 손톱이 담색(淡色)이며 윤택하지 않으면 폐와 위장이 허하면서 냉한 것이다.
- 손톱이 희면 혈허이다. 또한 흰 빛깔의 손톱은 결핵성 임파선염의 감염이 쉽다.
- 손톱이 약하고 메말랐으며 창백하여 푸른빛이 돌고, 잘 찢어지고 갈라지고 부서지면 혈허이다. 특히 창백하여 푸른빛이 도는 손톱은 빈혈을 뜻한다.

  손톱이 창백하면서 줄무늬가 많은 것은 기생충에 의한 빈혈일 경우가 많으며, 창백하면서 흰 점이 많으면 신경쇠약을 겸한 빈혈이다.

- 손톱을 눌러서 혈액순환이 안 되게 했다가 떼었을 때 창백한 상태에서 분홍빛으로 환원될 때까지의 시간이 길수록 빈혈이나 심순환계 기능이 약하다는 것을 짐작할 수 있다. 기혈이 모두 허한 때도 손톱이 약하고 메말랐으며, 누르면 하얗다.

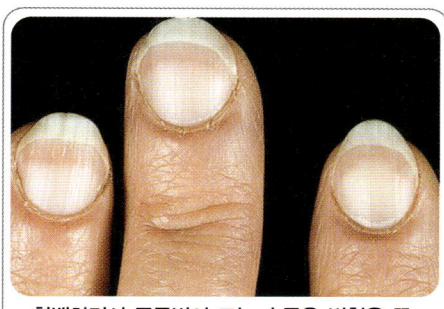

창백하면서 푸른빛이 도는 손톱은 빈혈을 뜻한다.

㉯ 손톱이 푸르다.

- 환자의 손톱이 퍼런 것은 위험하다. 특히 중병 환자의 손톱이 푸르면 곧 죽음을 맞게 된다.
- 손톱이 단단하고 푸르면 담낭의 긴장 상태이다.
- 손톱이 푸르면 심장병을 의심할 수 있는데, 심장이 아주 약해지면 손톱의 색이 푸른빛을 띠거나 검은빛을 띤다. 그리고 어린 아기의 손톱이 청색이면 선천적 심장 질환, 또는 심한 호흡부족을 뜻한다.

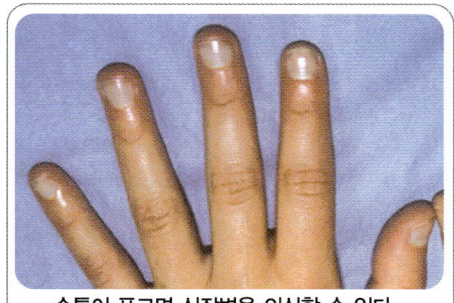

손톱이 푸르면 심장병을 의심할 수 있다.

한편 손톱이 질기고 푸른색을 띠면 성질이 조급하고 쉽게 화를 낸다.

㉰ 손톱이 검다.

- 중병 환자의 손톱이 흑청(黑靑)색일 경우, 또는 손톱 뿐 아니라 손톱 아래의 살마저 검은빛을 띨 경우는 모두 죽음과 관계가 있다.

  환자의 손·발톱 밑의 살이 거멓게 되면 8일을 넘기지 못한다고 한다.

- 손톱이 바르지 못하고 거무스름하며 주름이 많으면 담즙의 유통이 잘 안 되는 것이다.
- 손톱이 혼탁한 검은빛을 띠고 줄무늬가 많으면 울적한 심사를 해소하지 못하고 속에 간직한 채 오래된 것이다. 한편 손톱이 엷은 흑색이면 소화기 질환을 의심할 수 있고, 거무스레한 손톱은 순환계 고장에 따르는 충혈(充血)의 징조이다.
- 중병 환자가 아닌데도 손톱 밑뿌리와 그 아랫살이 모두 검은 암적색을 띠는 것

은 체내에 어혈(瘀血)이 잠재해 있다는 증후이다.

㉣ 손톱이 붉다.
- 손톱이 선홍색이면 음이 허하여 생긴 열(熱)이다.
- 손톱이 선명한 적색이고 몸이 몹시 말라 있으면 기가 허하여 화가 생긴 증후로 본다.
- 손톱이 얇고 붉은색을 띠면 대담성이 없다. 또한 붉은 손톱은 심장 질환에 걸리기 쉽다.
- 결핵일 때는 손톱 전체가 새빨간색으로 되는데, 초기 폐결핵 또는 장결핵이다.
- 손톱이 얇고 담홍색이면 담낭벽이 얇은 것이다.
- 손톱이 유연하고 붉으면 담낭의 이완 상태이다.

㉤ 손톱이 누렇다.
- 손톱이 누런빛이면 간장 질환을 의심할 수 있다.
- 손톱의 색이 누렇게 변하고 두께가 몇 배로 두꺼워지면서 형태마저 울퉁불퉁하게 변형되었다면 손톱에 무좀이 생긴 것이다.

㉥ 손톱의 색이 여러 색이다.
- 손톱이 희면서 약간 푸르고, 어깨와 팔에도 정맥이 푸르게 돋아 있으면 기가 혈을 통제하지 못한 증후이다.
- 간에 열이 있으면 손톱이 창백하며 퍼렇게 되면서 메마른 듯 윤택이 없다.

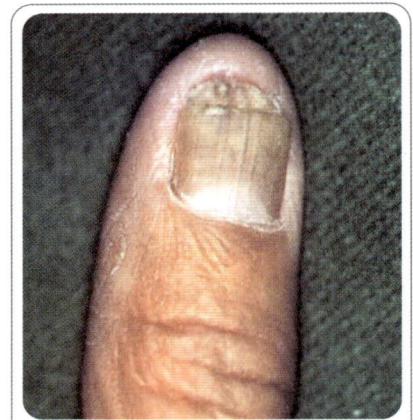

손톱이 누렇게 변하고 두꺼워지는 것은 손톱에 무좀이 생긴 것이다.

- 월경 후에는 엄지손톱을 눌렀을 때 어둡고 광택이 없다. 한편 눌렀을 때 붉은색이 선명하고 윤기가 나면 임신이다.
- 손가락마다 손톱의 빛깔이 제각각일 때는 정맥 계통에 고장이 있다.
- 번쩍번쩍하는 손톱은 갑상선 기능이 항진된 징조이다. 이때는 손톱이 찢어지듯 갈라지기도 한다. 한편 갑상선 기능이 떨어지면 손톱에 윤기가 없어져 메마른 느낌을 주며 약해진다. 특히 갑상선 기능저하일 때는 손톱이 회백색이거나 손

톱 끝이 황색이다.

- 손톱 아래에 백색과 홍색이 교체적으로 나타나는 것을 모세관맥(Capillary pulse)이라 하는데, 대동맥역류(大動脈逆流)에서 볼 수 있다. 이것은 손톱 끝을 약간 누르면 잘 관찰되며, 이때 백화(白化)와 적화(赤化)가 심장 주기와 동시에 일어난다.
- 폐 질환일 때는 조근 쪽이 새빨갛고 나머지는 희뿌옇다.
- 하반은 희고 상반은 붉은 손톱 (half-and half nail, Lindsay's nails)은 만성 신장 질환의 징표이다. 신 기능 부전일 때는 흰 손톱 끝에 홍갈색이 비친다.
- 손톱의 끝 1~2mm가 흰 경우(Terry's nails)는 간경화 및 저알부민혈증 · 만성 심부전 · 당뇨병 등에서 잘 나타난다. 특히 간경화일 때는 손톱 아래가 대부분 희고, 분홍색은 손끝에만 조금 나타날 수 있으며, 점상 또는 선상의 흰 반점이 나타나기도 한다.
- 손톱에 선상출혈(線上出血 ; 적갈색의 선으로 나타나는 출혈)이 있는 경우(splinter hemorrhage)는 심혈 질환(아급성 심내막염 · 백혈병 · 혈관염 등) · 간 및 신장 질환 · 당뇨병 · 류머티즘 관절염 · 전신성 홍반성 루프스(SLE) 등에서 나타날 수 있다.

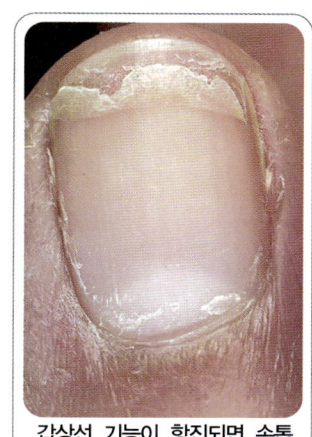
갑상선 기능이 항진되면 손톱이 찢어지듯 갈라진다.

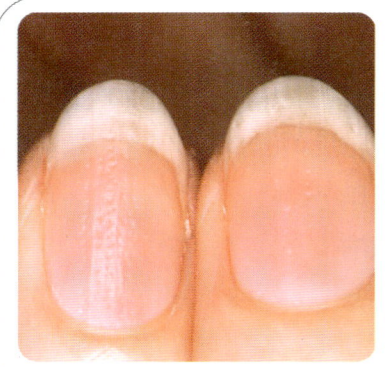
손톱의 끝부분은 뚜렷하게 희고 손톱의 뿌리 쪽과 몸체가 붉은 색을 띠게 되면 만성 신장 질환의 징표이다.

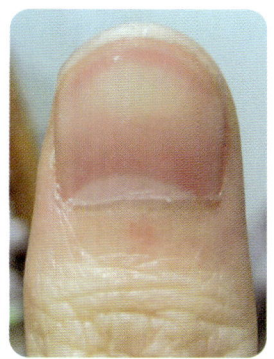
간경화로 손톱 아래가 희고 손끝에만 분홍색이 조금 나타날 수 있다.

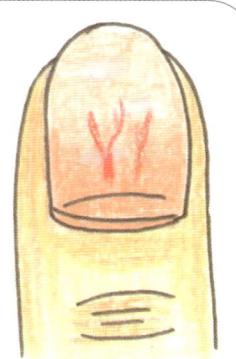
심혈 질환이나 신장 질환 등에 의해 손톱에 선상출혈이 나타난다.

② 손톱의 길이와 성질

㉮ 손톱이 길다.

- 긴 손톱은 흉부 질환에 걸리기 쉬운 체질이다. 만일 손가락 셋째마디부터 손끝까지 길이의 1/2 이상이 될 정도로 손톱이 길면서 폭도 넓고, 위에서 보면 둥그스름하며 손톱 끝 횡단면이 반달 모양을 하고 있다면 틀림없이 호흡기 질환에 걸리게 된다. 이때 손톱의 색마저 흰빛을 띠거나 담백하면 병에 걸릴 확률이 더 높으며, 또한 손톱에 가로주름마저 있다

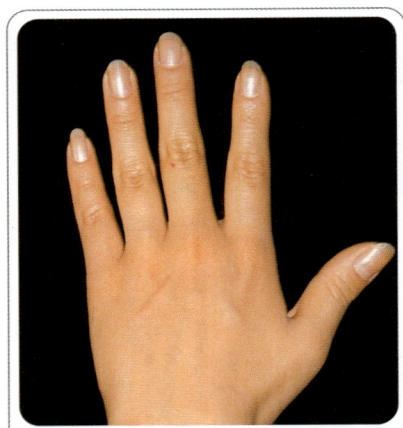

손톱이 손가락 셋째마디부터 손끝까지 길이의 1/2 이상이면 흉부 질환에 걸리기 쉬운 체질이다.

면 이미 흉부 질환이 진행되고 있다는 의미이다.

만일 조체가 참새알 모양이고 조연이 엷으며 조정은 회색 또는 흰빛을 띤 담황색이면서, 아울러 손가락이 길쭉길쭉하고, 손바닥에 열감이 있고 항상 땀에 젖어 있으며, 목도 가늘고 길며, 안색은 창백한데 뺨이 불그스름하다면 폐결핵증이 확실하다.

- 손톱이 길면서도 손톱 끝 횡단면이 인형 같은 경우에는 신장병에 걸리기 쉽다. 또 길지만 매우 가느다란 손톱을 가진 비만체의 사람은 척수 질환을 조심해야 한다.

㉯ 손톱이 짧다.

- 매우 비대한 손톱은 지각의 마비를 나타내는 일이 많고, 좁은 손톱은 튼튼하지는 못하나 건강을 보전하여 간다.
- 매우 작은 손톱이나 위축된 손톱은 신경의 지각 과민과 영양 장애로 인한 쇠약 상태를 나타낸다.
- 특히 엄지손가락의 손톱이 작고 위축되어 있으면 뇌와 신경계 질환에 걸리기 쉽다.
- 새끼손가락이 짧고 휘어 있으며, 새끼손가락의 손톱이 심하게 작으면 정허(精虛)이다.
- 짧은 손톱은 심장병이나 노이로제에 걸리기 쉬운 소질이 있다. 특히 보통 손톱

길이의 1/2 정도밖에 되지 않을 정도로 손톱이 짧으면서 양측, 즉 조연이 모가져 있으며, 조첨의 횡단면마저 사다리꼴을 하고 있다면 틀림없이 심장병에 걸린 것으로 단정해도 된다.

가로주름도 많고 조근의 발달도 없으면 심장이 아주 약한 것이다. 이때 손톱의 색마저 푸른빛을 띠거나 검은빛을 띤다면 이미 나빠진 것이다.

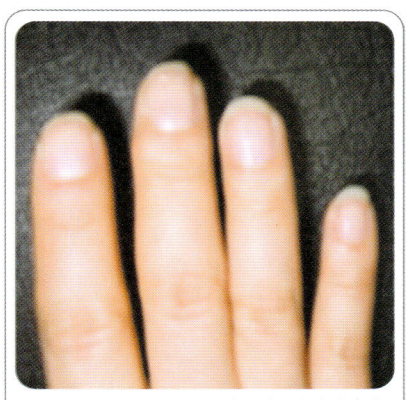

손톱 자체의 길이가 짧으면 심장병이나 노이로제에 걸리기 쉬운 소질이 있다.

조체가 평평하고 주름이 많으며, 조연이 딱딱하게 굳어 있고 회백색을 띠며, 조근에서는 홍자색을 띤 곳에 주름살이 있으면 심장 질환으로 보는 것이 좋다. 한편 손톱이 이런 형태를 갖추고 있으면서 아울러 피부가 창백하고, 손바닥이 거칠어져 손을 비빌 때 껄끄러운 마찰음이 난다면, 이 경우는 당뇨병 때문에 생겨난 심장 질환이다.

● 지선(指先)이 굵고, 조체(爪體)가 매우 짧고 횡으로 확대되어 있으며 흰빛을 띤 담황색이면서, 손가락과 손톱이 모두 거친 것은 만성의 천식, 또는 만성 신장염으로 지적할 수 있다.

● 신경쇠약일 때나 신장결석일 때는 손톱의 끝이 평평하고 곧으며 모서리가 분명한데, 어암(瘀暗)이 보인다.

㈐ 손톱이 연하다. 혹은 두텁다.

● 연한 손톱은 스태미나의 부족을 뜻한다. 즉, 손톱이 두꺼울수록 소장의 흡수력이 좋은 것이다.

● 손톱이 얇을수록 영양불량을 나타내는데, 이 경우 얇으면서도 연하고 무른 손톱이라면 정력이 아주 모자란다는 징조이다.

● 손톱의 복판이 얇아진 것은 빈혈 등으로 영양 장애가 온 것이다.

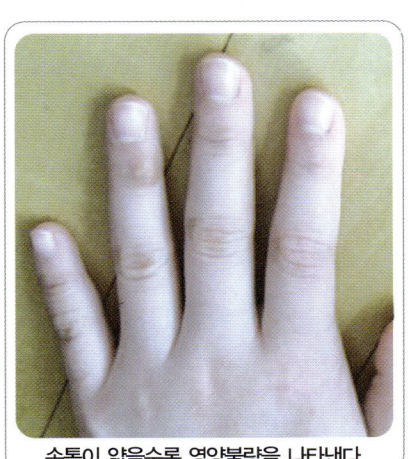

손톱이 얇을수록 영양불량을 나타낸다.

- 부서지기 쉽고 단단한 손톱은 빈혈증 내지 내분비 장애를 의심할 수 있다.
- 손톱의 몸통, 즉 조체에 두터운 층이 형성되어 이단조·삼단조가 되면 조근에 가까운 손톱이 위에 있는 손톱보다 두꺼워지는데, 이것은 어느 때인가 중병을 앓았거나 정신적 스트레스 때문에 전신의 혈행 신진대사가 방해를 받았다는 증거이다.
- 손톱을 촉진하여 조갑판이 두껍고 함몰이 있는 경우는 건선·건선관절염 등에서 흔히 볼 수 있다.

③ 손톱의 형태

㉮ 손톱이 불룩하다.

- 수저를 엎어 놓은 듯이 복판이 높은 손톱은 폐결핵이나 늑막염에 걸리기 쉽다.
- 복판이 심하게 불룩 내밀어 있으면 간장 장애의 징후로 보인다.
- 곤봉형 손톱(clubbing)은 선천성 심장 질환일 때도 나타나지만, 만성 폐쇄성 폐질환(COPD)일 때에 많이 나타난다. 이 경우는 기관지확장증이나 폐암에 대해서도 관찰해야 한다.

손톱의 이상이 보이는 환자의 손가락을 의사의 양손 1지 끝에 올려놓고 의사의 2지 끝으로 환자의 손톱과 손가락을 촉진한다. 조갑상(nail bed)이 푹신하게 느껴지고, 손톱 밑의 살(근위조갑주름, proximal nail fold)이 연화되고, 손톱과 손가락이 이루는 각도(Lovibond's angle)가 180°를 넘는 것을 곤봉형 손톱이라고 한다.

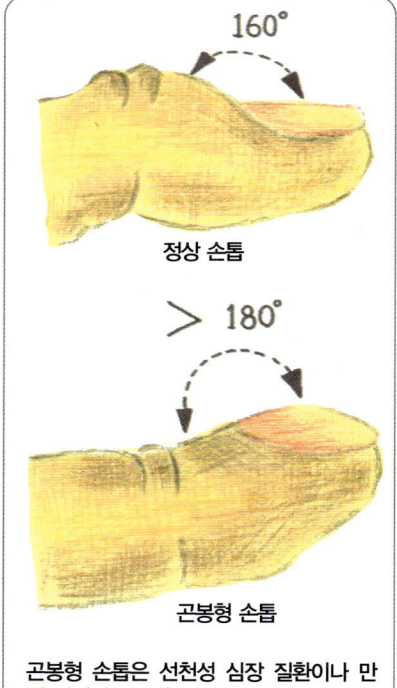

두터운 층이 형성된 손톱은 중병이나 정신적 스트레스로 혈행의 순환이 순조롭지 않았음을 나타낸다.

정상 손톱

곤봉형 손톱

곤봉형 손톱은 선천성 심장 질환이나 만성 폐쇄성 폐 질환일 때 많이 나타난다.

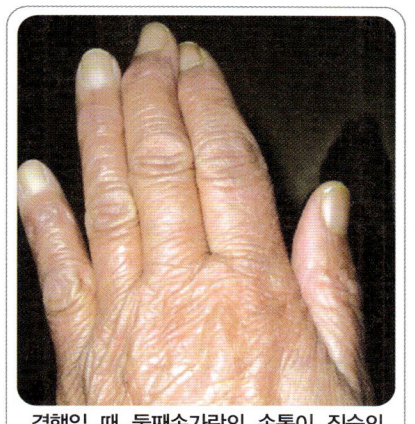
결핵일 때 둘째손가락의 손톱이 짐승의 발톱처럼 뾰족해진다.

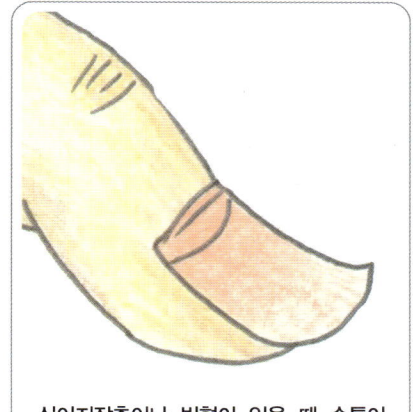
십이지장충이나 빈혈이 있을 때 손톱이 활 모양으로 되바라진다.

● 결핵일 때는 둘째손가락의 손톱이 짐승의 발톱처럼 뾰족하고 조체의 가운데가 볼록 튀어나와 있다. 손톱 전체가 새빨간색이며, 백정이 푸르스름하다. 또한 손가락은 큰 북의 북채 모양이다.

㉯ 손톱이 오목하다.

● 손톱이 활 모양으로 뒤집혀지는 것은 십이지장충이나 빈혈로 인한 칼슘의 결핍이 원인이다.

기생충 때문에 손톱이 짧아지고 뒤집혀 되바라진 경우에는 환자가 무의식적으로 손톱을 깨무는 버릇이 있다. 그리고 빈혈로 손톱이 되바라진 경우에는 손톱이 매우 얇고 창백하다.

● 되바라진 손톱이라도, 특히 엄지손가락의 첨단과 양측의 조연이 뒤집혀져서 가운데가 오목하게 함몰되어 되바라져 있다면 알코올중독증으로 단정할 수 있다.

● 스푼형 손톱(koilonychia)은 철 결핍성 빈혈에서 잘 나타난다. 이때 손톱의 복판이 얇아진 것은 빈혈 등의 영양 장애로 인한 것이다.

㉰ 손톱이 동글동글하다. 혹은 삼각꼴이다.

● 조근이 뾰족하고 조첨이 넓은 삼각형의

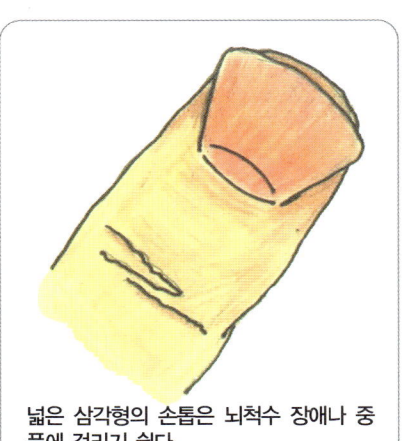
넓은 삼각형의 손톱은 뇌척수 장애나 중풍에 걸리기 쉽다.

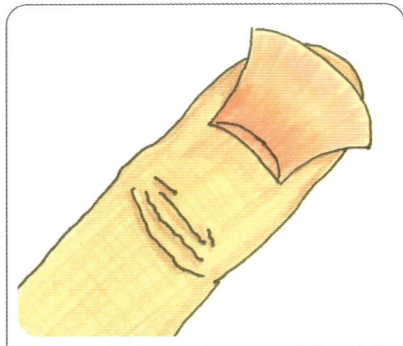
부채꼴 손톱은 조근은 좁고 조첨은 넓어서 활짝 편 부채 모양으로, 황달이나 간장병에 걸리기 쉽다.

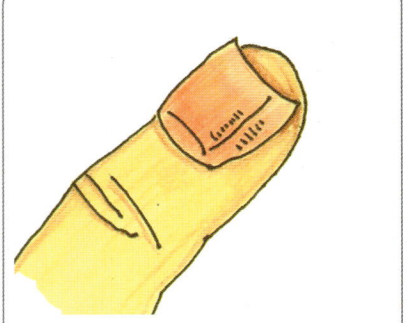
손톱 양 쪽 옆의 가장자리가 굽은 손톱은 중풍이나 동맥경화증을 일으킬 수 있으며, 암의 전조일 경우가 많다.

손톱은 뇌척수의 장애나 중풍에 걸리기 쉽다.
- 올리브형의 손톱은 동맥 및 척수 질환이나 중풍을 일으키기 쉽다.
- 부채 모양의 손톱은 황달이나 간장병에 걸리기 쉽다. 조근은 좁고 조첨은 넓어서 활짝 편 부채 모양을 닮은 손톱을 말한다.
- 반원에 가까운 손톱은 신장의 기능 장애를 나타낸다.
  신장과 방광에 병이 있을 때는 손톱이 반원 모양이 되며 가운뎃손가락이 붓는다. 또한 둘째손가락 근부 손바닥의 살집이 풍부한 부위 즉, 이른바 토성구의 살집이 야위면서 빈약해진다.
- 원통형의 손톱은 암이 되기 쉬운 소질이 있다.

㉣ 손톱이 평평하다.
- 손톱이 매우 넓고 좌우로 퍼져 조연의 옆으로 근육이 아예 없는 경우는 경련성 질환에 걸리기 쉽고 인후도 나쁜 편이다.
- 손톱의 끝이 납작해진 것은 림프 체질 또는 기관의 무저항을 나타내는 것이다.
- 갑상선기능저하일 때는 손톱이 평평하고 회백색이다. 혹은 손톱 끝이 황색이다.

㉤ 손톱이 뾰족하다. 혹은 각이 져 있다.
손톱 양 쪽 옆의 가장자리가 굽은 손톱은 동맥경화증이나 중풍을 일으킬 수 있으며, 암의 전조일 경우가 많다.

④ 손톱의 반달

㉮ 반달이 없다.
- 손톱의 근부에 반달이 없으면 산성 체질이 되었다는 징조이다.

- 손톱에 반달이 없는 경우에는 설사를 하면 줄곧 설사를 하고, 숙변이 소장의 내벽에 꽉 차서 흡수율이 나쁘다. 또한 식성이 좋아서 무엇이든지 먹어치 우지만 위장병·폐렴·저혈압증·뇌혈전 등에 걸리는 경향이 있다.

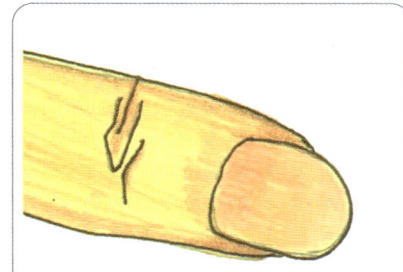

손톱에 반달이 없으면 위장병·폐렴·저혈압증·뇌혈전 등의 소질이 있다.

- 소화기 장애가 있는 사람 중 손톱에 반달이 없으면 십이지장궤양이다.
- 혈허(血虛)한데 조근에 반달마저 나타나지 않을 때는 위험하다.
- 손톱이 엷은 흑색이며, 혹은 검은색이나 갈색의 세로주름이 나타나고 반달이 없으면 비허(脾虛)이다.

 특히 손톱(주로 오른손 1, 2, 3지)에 조근과 수직으로 세로로 검은색 혹은 자주색 또는 갈색의 주름이 나타나면 소화기암이나 간암이다.

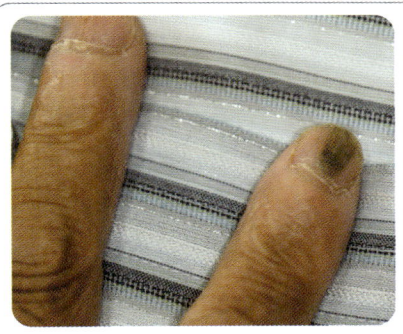

폐암을 앓았던 환자의 두 번째 손톱에 세로로 검은 줄이 생겼다. 손톱에 세로로 검은 선이 나타나면 암과 같은 종양이 있을 가능성이 높으므로 잘 살펴야 한다.

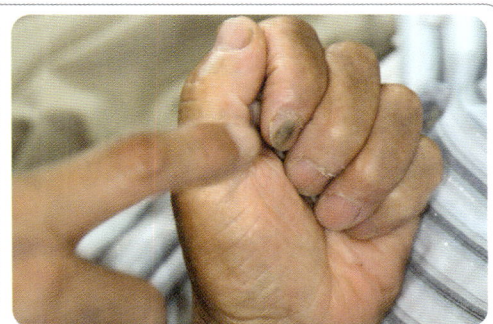

손을 이런 모양으로 했을 때 엄지부터 사람 머리에 해당되고 둘째손가락은 흉부에 해당한다. 새끼손가락은 생식기에 해당한다. 이 환자는 폐암이었으므로 흉부에 해당되는 둘째손가락에 검은 세로선이 생겼다.

㉯ 반달이 크다.

- 손톱에 반달이 1/3 이상 있는 경우는 숙변도 대장 쪽에 들어차며, 흡수율이 너무 좋아 식욕이 돋는 대로 마구 영양을 섭취하는 경향이 있어 뇌

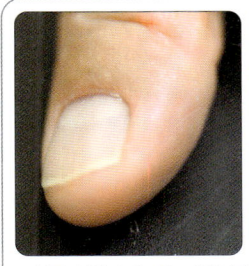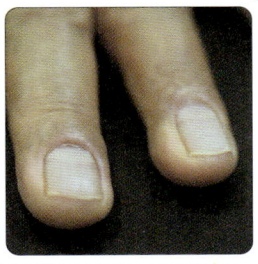

손톱의 반달이 1/3 이상이면 뇌일혈에 걸리는 경우가 많다.

일혈에 걸리는 경우가 많다.
- 반달이 넓고 굵게 나타날수록 고혈압이 많고, 반달이 없을수록 저혈압이 많다. 따라서 반달이 넓고 굵으면서 인사불성이 되면 뇌빈혈의 가능성이 높다. 특히 반달이 너무 넓어 하얀 반달 속에 자색을 띨 뿐만 아니라, 조근으로부터 손가락 1절에 걸쳐 자흑색을 보일 때는 고혈압이 있으면서 혈행에 장애가 있는 것이기 때문에 위험하다.
- 소화기 장애가 있는 사람 중 손톱에 반달이 있으면 위궤양이다.

㈐ 반달에 색이 나타난다.
조근 쪽에 남색의 반달형이 나타나면 어혈(瘀血)이다.

⑤ 손톱의 주름

㈎ 가로주름이 있다.

- 손톱의 가로 패임(Beau's line)은 영양 상태나 수술 등 건강상 큰 변화가 있었음을 시사해 주는 징표이면서, 어떤 질환(예를 들어 심근경색·당뇨병·갑상선기능저하증·저칼슘혈증·췌장 혹 장 질환 등)에 의할 수도 있다.
- 가로주름이 굵고 커서 층이 진 것처럼 보이는 것은 큰 질병을 치루었음을 알려주는 표시이다. 손톱은 대략 하루에 0.1mm씩 자라므로, 층이 생긴 부위로 질병이 있었던 때를 따져볼 수 있다.
- 신장병·저단백혈증일 때는 손톱에 가로로 백색의 두 줄이 나타난다. 또 점상이나 선상의 흰 반점이 나타난다.
- 손톱에 점 같이 움푹 파인 곳이나

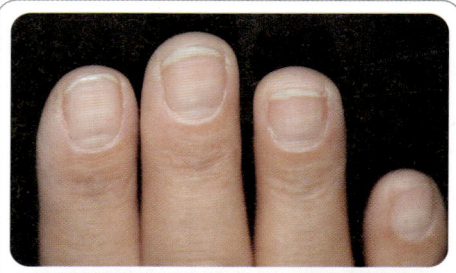

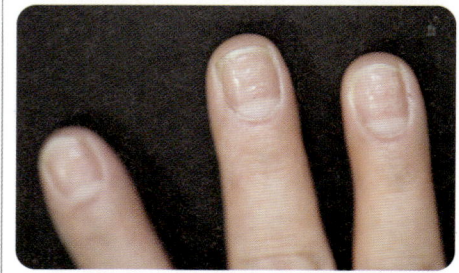

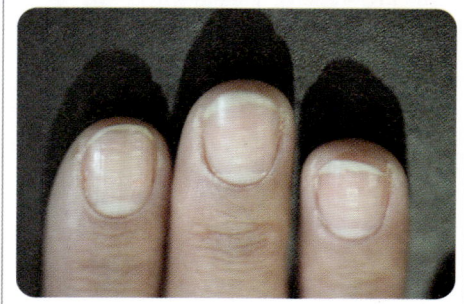

큰 질병을 앓고 난 뒤 손톱에 가로주름이 나타난다.

가로줄기가 나오는 것은 변비 혹은 회충의 기생을 나타낸다.
- 간기울결(肝氣鬱結)일 때도 가로로 움푹한 골이 생긴다.
- 손톱의 가로선(Mee's bands)은 급성이나 독성 중독에 의해서도 나타난다.

㉯ 세로주름이 있다.
- 세로주름은 대개 전신이 쇠약하거나 영양이 불량할 때 나타난다.
- 세로주름이 있는 부러지기 쉬운 손톱일 때는 피부와 심장이 약하고 장무력증(腸無力症)의 증후가 있다.
- 간양상항(肝陽上亢)일 때는 손톱에 세로로 움푹한 골이 생긴다.
- 비허(脾虛)일 때는 손톱이 엷은 흑색이며, 혹은 검은색이나 갈색의 세로주름이 나타난다. 더불어 반달이 없다.
- 엄지손가락 손톱의 세로줄기가 다른 손가락의 손톱에 비해서 많을 때는 PH의 이상을 알 수 있다.

㉰ 색이 있는 선 또는 무늬가 있다.
- 소화기암·간암일 때는 손톱에 세로로 검은색 혹은 갈색이 나타난다. 또 엄지·식지·중지에 조근과 수직으로 검은색의 무늬와 자주색의 무늬가 나타나는데, 주로 오른손에 나타난다.
- 자궁암일 때는 엄지와 중지에 조근과 수직으로 자주색 무늬가 나타난다.
- 암일 때는 손바닥이 황토색이며 광택이 없고, 말기에는 칠흑처럼 검어진다. 한편 조근 쪽에서 몇 가닥의 검은 선이 생겨 자란다.
- 녹내장일 때는 엄지손톱 아래에 회색의 물결무늬가 나타난다.
- 손톱이 검고 줄무늬가 많으면 울화증이 오래된 것이다.
- 손톱에 줄무늬가 많거나 흰 점이 많으며, 창백하면서 윤택마저 없으면 혈허(血虛)이다.

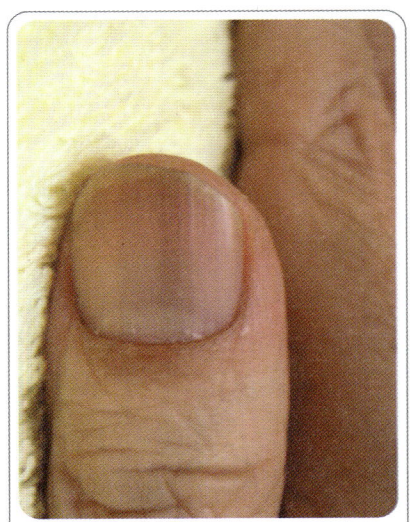

소화기암·간암일 때는 손톱에 검은색이나 갈색의 세로주름이 나타난다.

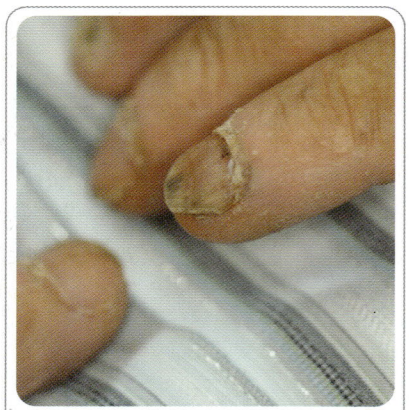
손톱에 무좀이 있어 누렇게 변색이 되면서 움푹 파여 있다.

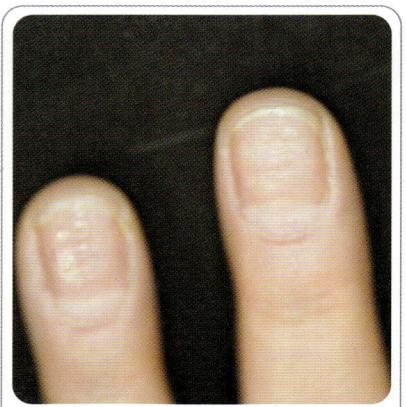
셋째손가락 손톱에 홈이 움푹 패이면 근육에 요산이 정체되어 있음이다.

❻ 손톱의 홈, 반점

㉮ 홈이 패여 있다.

- 움푹 들어간 홈이 있는 손톱은 기생충의 번식 및 장의 마비 징후이다.
- 손톱 무좀, 또는 칸디다증일 때는 손톱이 누렇게 변색이 되면서 파인다.
- 콕콕 찍어 놓은 듯한 손톱은 건선 등에서 잘 나타날 수 있다.
- 엄지손가락의 손톱에 움푹 파인 홈이 있으면 정신이 침체된 징조이다.
- 둘째손가락의 손톱에 움푹 파인 홈이 있으면 피부의 발진을 의미한다.
- 셋째손가락의 손톱에 움푹 파인 홈이 있으면 근육에 요산이 정체되어 있다고 볼 수 있다.
- 넷째손가락의 손톱에 움푹 파인 홈이 있으면 기관지염·호흡기 장애 혹은 안질 등이 의심된다.
- 다섯째손가락의 손톱에 홈이 패여 있으면 인후 질환·신경통 등에 걸리기 쉽다.

㉯ 색깔이 있는 반점이 있다.

- 손톱에 흰 반점이 많이 있을 때는 칼슘의 결핍 혹은 기생충을 의심할 수 있다. 또한 신경질적이고 피로하기 쉽고, 만성 변비가 오기 쉽다.
- 누런 반점이 많이 나타나면 뇌 장애를 의심할 수 있다. 특히 정상적인 색깔의 손톱에 누런 반점이 많이 나타나면 뇌 장애 질환을 의심해 볼 수 있다.
- 자줏빛 반점은 혈액이 응체되어 나타나는 것이다.
- 어느 정도 약한 청색의 반점은 심장 질환이 있거나 곧 월경을 한다는 징후이다.

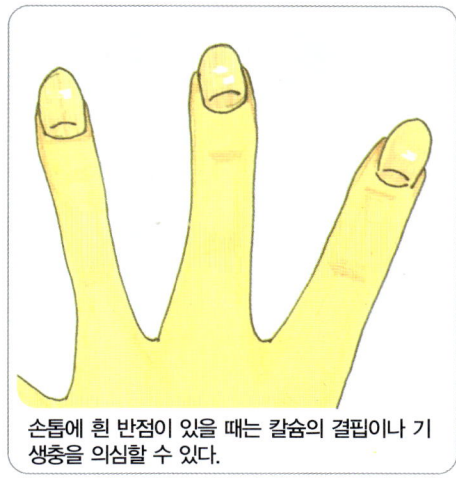
손톱에 흰 반점이 있을 때는 칼슘의 결핍이나 기생충을 의심할 수 있다.

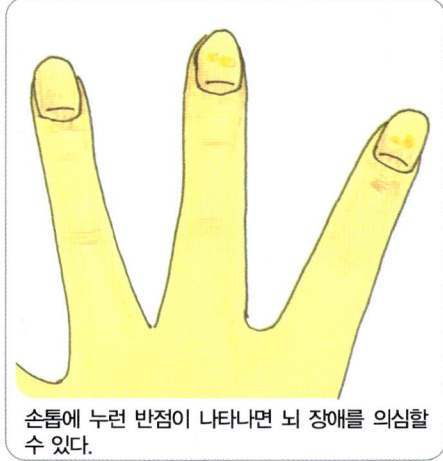
손톱에 누런 반점이 나타나면 뇌 장애를 의심할 수 있다.

- 간경화일 때는 손톱 아래가 대부분 희고, 분홍색은 손끝에만 조금 나타난다. 또한 점상 또는 선상의 흰 반점이 나타난다.
- 대장이 허하거나 이상이 있으면 손톱에 주름이 많거나 점 같이 움푹 파인 곳이 있다.

(2) 발

1) 걸음걸이

신직적일(身直跡一)·적폭중내(適幅重內)가 이상적인 걸음이다.

① 신직적일(身直跡一)

바른 직립자세로 발자국이 일직선으로 남도록 걸으라는 뜻이다. 귓불·목 옆·팔·무릎·발목이 옆에서 봤을 때 일직선이 되어야 한다.

머리는 뒤로 젖혀 똑바로 하되 귓불이 거북이 머리처럼 쑥 내밀어서는 안 된다. 어깨는 자연스럽게 낮추어 좌우 어깨선이 수평을 이루게 해야 하며, 등뼈는 똑바로 펴야 한다. 뒤에 꼬리를 갖고 있는 동물이 그 꼬리를 일직선으로 반듯하게 세울 때 취하는 자세를 본떠서 엉덩이를 들어올

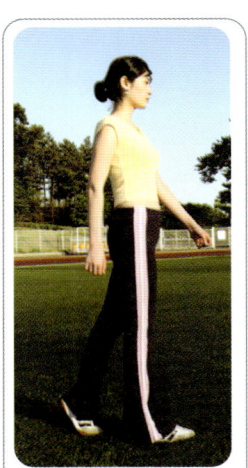
발자국이 일직선이 되고 적당한 보폭으로 걷는 것이 바른 걸음걸이이다.

리듯이 똑바로 하고, 무릎도 똑바로 펴고 걷는 자세로 걷되 양 발이 4~5cm 간격으로 중심선을 따라 곧게 일직선이 되도록 걷는다.

② 적폭중내(適幅重內)

적당한 보폭으로 발 안쪽에 몸무게를 실은 듯 걸으라는 것이다. 일반적으로 골반부터 발끝까지 길이의 1/6 정도를 적당한 보폭의 기준으로 삼으면 된다.

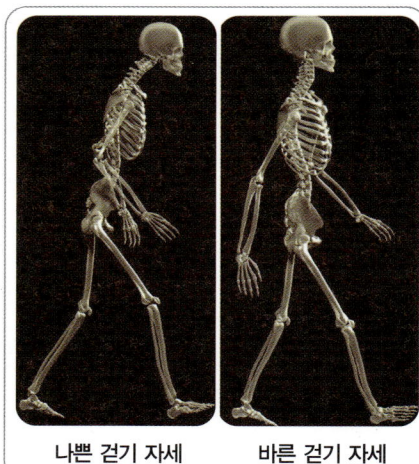

나쁜 걷기 자세   바른 걷기 자세

체중의 중심을 발 안쪽에 두라는 것은 적폭중내에서 매우 중요하다. 체중의 중심을 항상 발뒤꿈치, 발 안쪽 즉 엄지발가락 바로 뒤의 둥글게 나온 부분에 두어야 한다는 것으로 인체생리학상 매우 힘든 자세이다. 인체생리학상에서는 발뒤꿈치에 40%, 새끼발가락 및 발바닥에 26%, 그리고 엄지 바로 뒤 둥글게 나온 부분에 34%의 족압분포율을 보이기 때문이다. 그러나 의식적으로라도 발 안쪽에 체중이 많이 실리도록 노력해야 한다. 물론 체중치의 비율은 체력 여하에 따라 달라지므로 체력이 떨어질수록 발뒤꿈치의 족압분포율도 떨어지게 된다.

㉮ 어깨를 활짝 펴고 곧게 세우면서 걷는 것은 대부분이 허세에 불과하며, 실제 성격은 소심한 경우가 많다. 이 타입은 태음인에게 많다.

㉯ 어깨를 앞뒤로 흔들며 걸으면 경박한 면이 있다. 이 타입은 소양인에게 많다.

㉰ 신발 뒤축이 먼저 닳는 경우는 내장의 기능 저하를 의심해 봐야 한다. 특히 신발 뒤축의 바깥쪽이 먼저 닳는다면 신장이 약한 것이고, 신발 뒤축의 안쪽이 먼저 닳는다면 방광이 약한 것으로 판단한다.

㉱ 태양인은 걸음걸이가 몹시 불안하며, 오래 걷지 못한다.

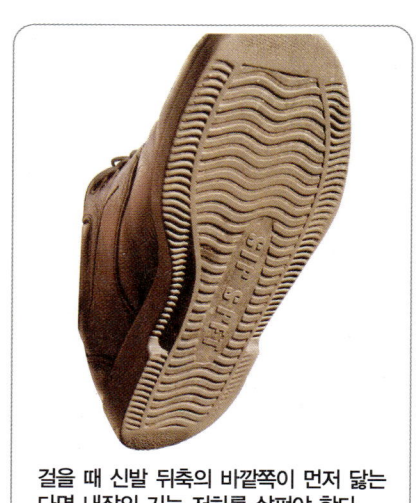

걸을 때 신발 뒤축의 바깥쪽이 먼저 닳는다면 내장의 기능 저하를 살펴야 한다.

⑪ 발을 질질 끌면서 걸으면 중풍의 후유증이거나 노화의 징조이다.
⑫ 등을 굽히며 걷거나 앞으로 기울어지듯이 걸으면 스트레스를 많이 받거나 단명할 운세이다. 이 타입은 소음인에게 많다.
⑬ 신발 앞창의 바깥이 먼저 닳는다면 심장 기능의 쇠약이고, 앞창의 안쪽이 먼저 닳는다면 간장 기능의 쇠약 증세로 판단한다.

2) 다리

가장 이상적인 다리는 용장호단(龍長虎短)의 다리이다. 흔히 넓적다리를 용(龍)이라 하고 무릎 아래를 호(虎)라고 하는데, 용은 길고 호(호랑이)는 용에 비례하여 상대적으로 짧아야 한다. 그리고 용호가 모두 알맞게 살이 쪄 배가 노출된 듯 야윈 느낌을 주어서는 안 된다.

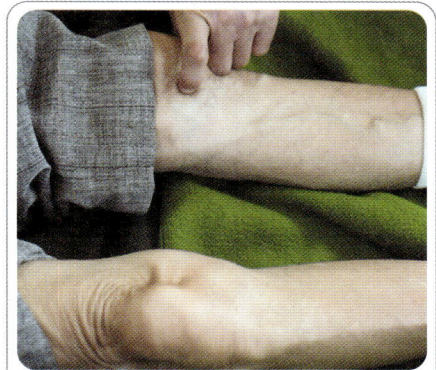

다리쪽에 나타난 정맥울혈은 혈액순환이 안 된다는 것이다. 이런 것이 복부에까지 나타나면 간이 안 좋은 것이다.

㉮ 용이 빈약할 정도로 여위어 있으면 정력이 쇠약하며, 여자는 생식기 기능이 좋지 못한 경우가 많다.
㉯ 용이 지나치게 살이 쪄 있으면 피로와 지능 저하를 일으킨다.
㉰ 호가 용에 비해 상대적으로 짧아야 하지만, 지나치게 짧으면 이해심이 부족한 성격이다.
㉱ 상체에 비해 용호가 빈약하면 단순한 성격이다.

3) 발의 궁(弓)

족정궁단(足正弓端)이란 발의 크기가 알맞고, 궁(弓)이 단정해야 한다는 뜻이다. 발은 너무 크거나 너무 작아도 좋지 않다. 그리고 발가락과 뒤꿈치가 바닥에 닿고 가운데가 떠 있는 모양을 이룬 것을 궁이라 하는데, 이 궁이 적당한 높이여야 한다.

모호저문(毛好低紋)이란 발가락에 난 털이 길고 아름답고 많아야 하며, 발바닥의 무늬가 선명해야 한다는 뜻이다.

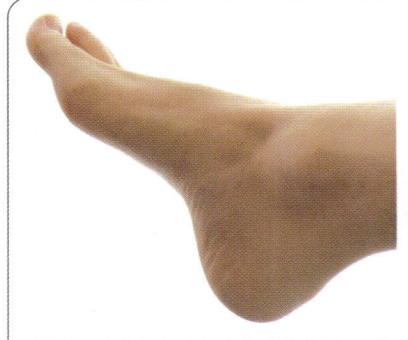
족궁은 발가락과 뒤꿈치가 바닥에 닿고 가운데가 떠 있어야 한다.

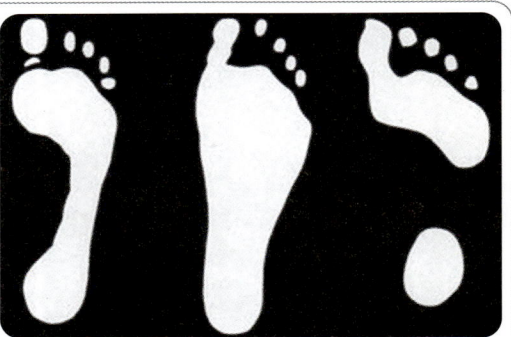
족궁이 정상인 족문   족궁이 낮은 족문   족궁이 높은 족문

아울러 가장 이상적인 발은 바닥에 바로누웠을 때, 발목과 바닥이 60°의 각도를 이루는 것이다. 만일 발목이 흐느적거려서 발이 바닥에 닿는다면 이미 건강에 상당한 이상이 있는 것으로 보아야 한다.

㉮ 선천적으로 족궁정이 낮은 편평족이나 후천적으로 궁이 낮아진 경우는 좋지 않다. 궁이 후천적으로 낮아지는 것은 주로 전신 기능의 약화, 자세의 불량, 신발의 부적합 등이 원인이 된다. 궁이 낮아지면 요통이나 기

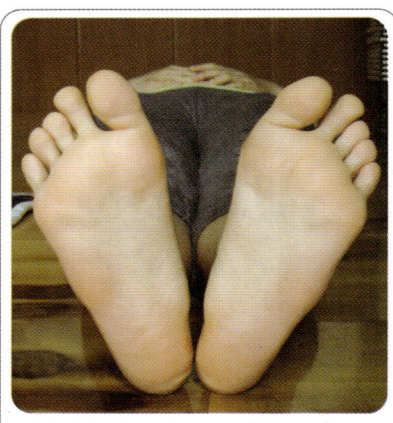
이상적인 발바닥은 바로누웠을 때 발목과 바닥이 60°를 이루어야 한다.

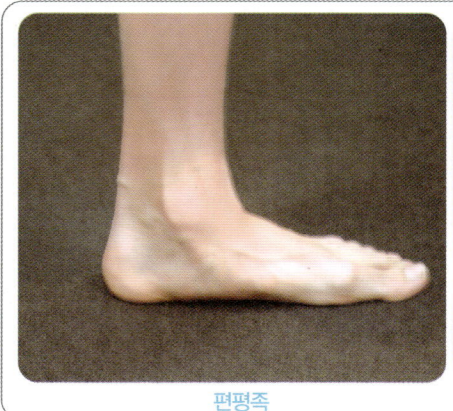
편평족

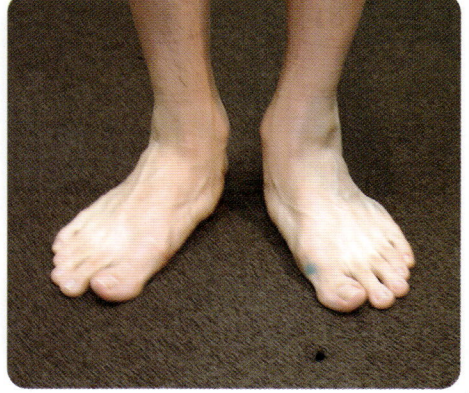

타 성인병이 생기기 쉽다.

㉯ 발바닥에 먹물을 칠하고 종이에 찍어 봤을 때, 발바닥 전체가 검고 균형 있게 찍히지 않고 여백이 많게 찍혀 나오거나 원래의 발 크기보다 크게 부풀은 듯 찍혀 나온다면, 이것은 체내의 어느 장기에 이상이 생겼거나 전신의 건강에 이상이 생겼다는 신호이다. 한편 편평하게 찍혀지는 경우는 편평족이다.

4) 발의 건강

- 비허(脾虛)하면 사지가 무력하고 저릿저릿하거나, 마비감이 생기며 무겁다.
- 신양허(腎陽虛)하면 전신부종 혹은 하지부종이 심해진다.
- 신음허(腎陰虛)하면 손발이 번거롭고 화끈거리며, 허리가 약하고 슬관절이 무력하다.
- 오른발에 이상이 있으면 폐로 보내지는 혈액에 문제가 생기고, 호흡기 질환·순환기 질환 또는 원인불명의 발열을 쉽게 일으키게 된다.

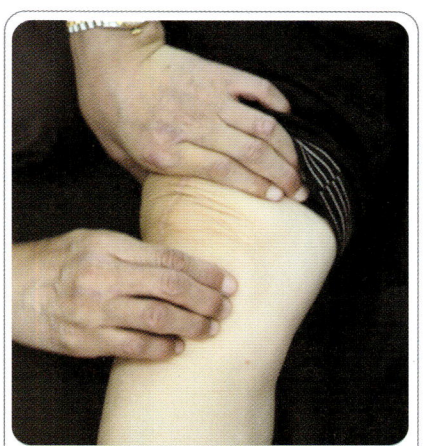

무릎 위에서 아래로 훑어내렸을 때 무릎뼈 아래가 불룩 나오면 관절 내에 부종이 있는 것이다.

- 왼발에 이상이 있으면 전신으로의 혈액공급 기관에 이상이 생기며, 소화기 질환·비뇨기 질환·부인병 또는 복통을 쉽게 일으킨다.
- 발에 이상이 오면 시력이 감퇴하고 눈곱이 많이 낀다.
- 수족이 당기거나 굴신이 부자유스런 것은 대개 한(寒)이 경맥에 응체된 까닭이다.
- 수족이 간대성(間代性) 경련을 일으키거나, 등을 젖히고 각궁반장(角弓反張)하는 것은 열(熱)이 깊은 까닭이다.
- 보행이 불편하고 다리에 힘이 없지만

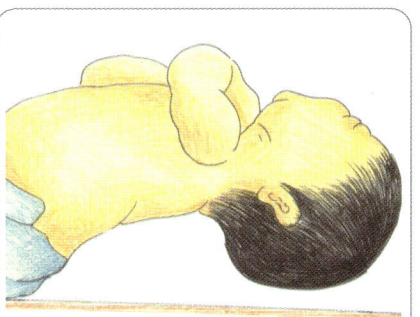

등을 젖히고 각궁반장(角弓反張)하는 것은 열(熱)이 깊은 까닭이다.

아픔이 없으면 위증(痿證)이다.
- 관절이 쑤시고 아프며, 혹은 국부적으로 사지의 관절이 아픈 것은 비증(痺證)이다.
- 소화되지 아니한 설사를 하고, 맥이 약하면서 수족이 냉한 것은 치료하기 어렵다. 반면에 소화되지 아니한 설사를 하고 맥이 약하다 하여도, 수족이 따뜻한 것은 치료하기 쉽다.
- 왼쪽 수족이 쑤시고 아프거나 쓰기 불편하면 혈허유화(血虛有火)이다.
- 오른쪽 수족이 아프거나 쓰기 불편하면 기허유담(氣虛有痰)이다.
- 똑바로 누웠을 때 두 발이 모두 바깥쪽으로 벌어지면 도한(盜汗; 잠잘 때 저절로 식은땀이 나는 것)이 오기 쉽다.

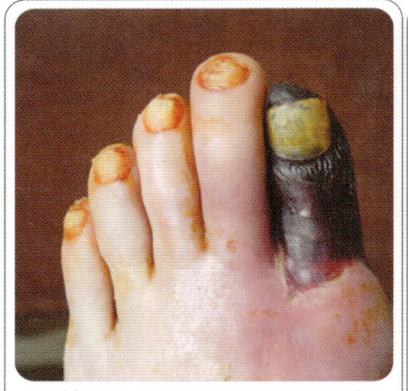

담음(痰飮)이 심하면 발 끝이 썩는 탈저(脫疽)를 일으킨다.

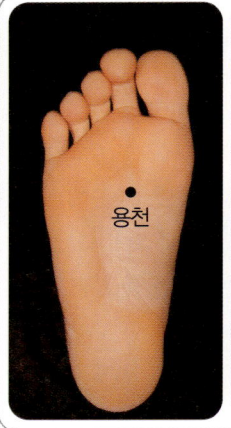 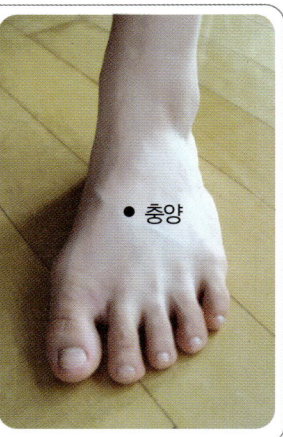

- 담음(痰飮)이 있으면 하지가 차고 피부가 검게 변하면서, 심하면 발 끝이 썩는 탈저(脫疽) 병증을 일으킨다. 혹은 사지가 저릿저릿하고 냉통이 오는데, 그 부위가 일정치 않다.
- 간적(肝積)과 고창(鼓脹; 간경화)일 때는 하지가 부으면서 용천(湧泉) 경혈이 붓는다.
- 위장 기능에 이상이 있으면 충양(衝

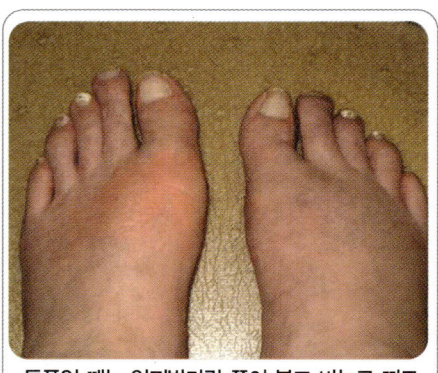

통풍일 때는 엄지발가락 쪽이 붓고 바늘로 찌르는 듯이 아프다.

陽) 경혈의 혈관이 굳거나 돋아나기도 하고, 혹은 충양 경혈 주위의 살이 꺼져서 약간 오목해지기도 한다.
- 방광에 기체하면 목덜미가 빠지는 것 같고 등과 허리 · 꽁무니뼈 등이 아프면서, 다리 오금까지 단단해진다.
- 월경불순 혹은 월경통일 때는 엎드려 누웠을 때 양 발의 끝이 일치하지 않고 길이가 다르다.
- 통풍일 때는 엄지발가락 쪽이 붓고 아프다.

5) 발뒤꿈치

- 특별한 증세가 없이 발뒤꿈치가 자주 아프면 신장 · 방광의 기능 쇠약으로 나타나는 것이다.
- 발뒤꿈치에서 바깥 복숭아뼈 사이를 잇는 선의 중앙이 고환 · 난소의 반사구역이다. 또 머리 · 척추 · 사지 · 생식기 등의 기능이 반영되는 부위이기도 하다.
- 발뒤꿈치에서 안쪽 복숭아뼈를 잇는 선의 중앙이 전립선 · 고환 · 자궁의 반사구역이다.
- 발뒤꿈치와 발목이 몹시 피로하고 손발이 화끈거려 답답하면 성결핍증 또는 성욕 불만족의 징조이다. 이때는 특히 넓적다리 안쪽이 뻐근하며, 발뒤꿈치에서 안팎 양 쪽의

첨족(尖足)은 중추신경 장애, 파상풍 등에서 볼 수 있으며 장기간 누워 있는 환자의 간호가 잘못되었을 때도 올 수 있다.

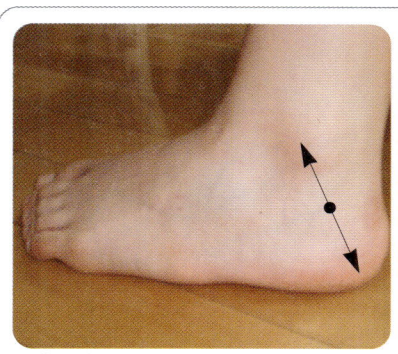

고환 · 난소의 반사구역이자 머리 · 척추 · 사지 · 생식기 기능의 반영 부위이다.

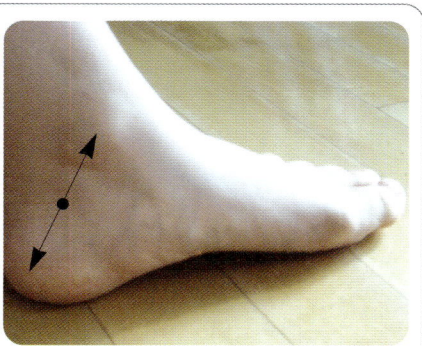

전립선 · 고환 · 자궁의 반사구역이다.

복사뼈 사이를 잇는 선의 중앙이 아프다.
- 방광의 허증 또는 방광 기능에 이상이 있으면 발뒤축의 살이 적고, 오금에서 종아리까지 푸른 정맥이 튀어나와 있다. 또 발뒤축이 쉽게 피로해지거나 뒤꿈치 통증을 일으키며, 장딴지 근육의 경련까지 자주 일어난다. 혹은 새끼발가락 왼쪽과 종아리, 복사뼈 뒤쪽 부위에 열이 나거나 거기에 함몰부가 생긴다.
- 담낭의 기능 이상일 때는 발등의 살집이 빈약하거나 아프거나, 혹은 발바닥까지 아픈 경우가 있다.

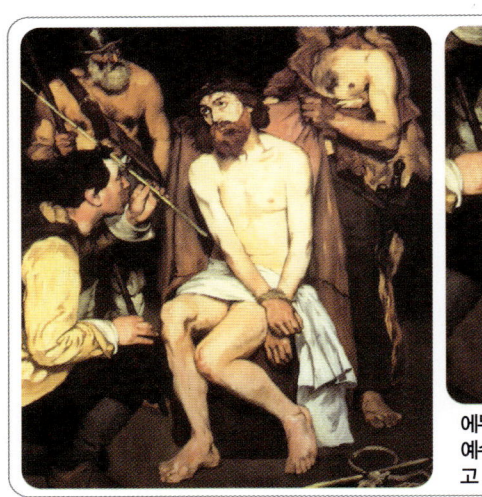
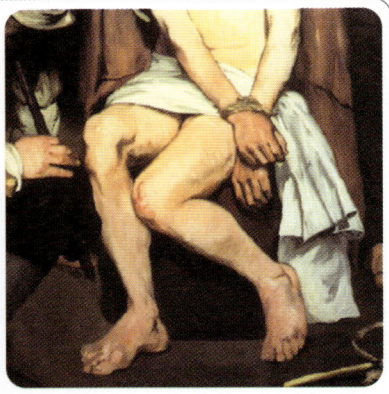

에두아르 마네의 작품 「예수 조롱하기」 부분. 예수님의 다리 정맥순환이 제대로 되지 못하고 있는 것이 잘 표현되어 있다.

6. 모발·전음·후음

(1) 모발

1) 신(腎)·기화재발(其華在髮)

머리카락이 자라나고 새로 보충되는 것은 순환계통에 의해 파필러(papilla)에 영양이 공급되는 정도에 좌우된다. 파필러는 모근(毛根)에 영양을 주는 돌기 모양의 특수 조직이다.

머리칼의 형태와 색택, 또는 머리칼에 함유된 성분의 분석을 통해 인간의 비정상적인 행동양태나 생리 기능의 충족 여부, 생식 능력과 뇌 기능의 상태, 또는 병의 원인과 장래의 잠재적 건강 문제에 대한 중요한 실마리를 찾을 수 있다.

한편 모발의 영양은 경락(經絡)에 의존한다. 즉 12경락의 경기(經氣)가 성한가 쇠한가에 따라 모발의 영양 상태가 달라진다.

12경락 중 족삼양경(足三陽經)은 족양명위경(足陽明胃經)·족태양방광경(足太陽膀胱經)·족소양담경(足少陽膽經)의 세 가닥으로, 모두 머리에서 하행하여 하지

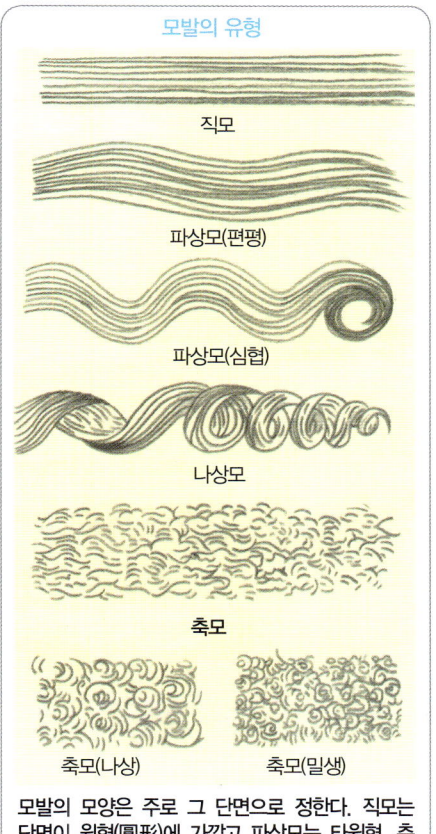

모발의 모양은 주로 그 단면으로 정한다. 직모는 단면이 원형(圓形)에 가깝고 파상모는 타원형, 축모는 곱슬거릴수록 보다 편평한 타원형이 된다.

(下肢) 외측을 거쳐 발까지 순행하고 있다. 그러면서 족양명위경은 구레나룻수염[髥]을 영양하고, 족태양방광경은 눈썹[眉]을 영양하며, 족소양담경은 턱수염[鬚]을 영양한다.

한편 12경락 중 수삼음경(手三陰經)은 수태음폐경(手太陰肺經)·수소음심경(手少陰心經)·수궐음심포경(手厥陰心包經)의 세 가닥으로, 이들은 모두 가슴에서 상지굴측(上肢屈側)을 거쳐 손끝까지 순행한다. 그러면서 수양명대장경은 입수염[髭]을 영

양하고, 수태양소장경은 턱수염[鬚]을 영양하며, 수소양삼초경은 눈썹[眉]을 영양한다.

㉮ 위경(胃經)의 혈기가 왕성하면 구레나룻수염이 멋지게 난다. 위경은 하행하면서 음기(陰器)를 거치는데, 그래서 위경의 혈기가 왕성하면 음모(陰毛)가 길고 색이 짙고 윤택하다. 곱슬거리기와 굵기도 좋다.

반면에 위경의 혈기가 쇠약하면 음모가 아예 없는 무모증(無毛症)이 되거나, 비록 있다 하더라도 극히 적고 광택이 없다. 짧고 가늘며 색도 연하다. 또한 위경의 혈기가 적으면 염(髥 : 구레나룻)이 없거나 있어도 희소하고 윤택이 없다.

● 족양명위경(胃經) → 구레나룻[髥] → 빈약하면 기육(肌肉)이 약하다.
● 족양명위경(虛) → 음모(陰毛)가 적거나 윤택이 없고, 발가락의 살집이 적다.

㉯ 방광경(膀胱經)의 혈기가 왕성하면 눈썹이 미려하다. 그러나 방광경이 다혈소기(多血少氣)하면 눈썹이 희소하면서 짧아진다.

● 족태양방광경(膀胱經) → 눈썹[眉] → 빈약하면 스태미나가 약하다.
● 족태양방광경(虛) → 발 뒤축의 살집이 적고, 뒤꿈치와 장딴지가 아프다.

㉰ 담경(膽經)의 혈기가 왕성하면 턱수염이 길고 굵게 많이 돋아난다. 또 종아리의 털이 많고 길어진다. 반면에 담경의 혈기가 쇠약하면 종아리 털이 적고, 바깥 복사뼈 부근의 살집이 얇다. 또한 담경의 혈기가 적으면 염(髥 : 구레나룻)이 없거나, 있어도 희소하고 윤택이 없다.

● 족소양담경(膽經) → 턱수염[鬚] → 빈약하면 겁이 많고 잘 놀란다.
● 족소양담경(虛) → 종아리 털이 적고, 바깥 복사뼈 부근의 살집이 적다.

㉱ 대장경의 혈기가 왕성하면 자(髭: 입 윗수염)가 보기 좋다.
● 수양명대장경(大腸經) → 입 윗수염[髭]

㉲ 소장경의 혈기가 왕성하면 수(鬚 : 턱수염)가 보기 좋다.
● 수태양소장경(小腸經) → 턱수염[鬚]

㉳ 삼초경의 혈기가 왕성하면 눈썹이 길고 아름다우며 보기 좋다.
● 수소양삼초경(三焦經) → 눈썹[眉]

2) 수염

동·서양을 막론하고 요사이는 수염을 기른 남자들이 극히 소수에 불과하다.

예수의 수염이 권위를 상징하듯, 신선(神仙)의 하얀 수염 역시 성스러운 위엄을 표시했다. 긴 수염을 바람에 날리는 관운장, 그 수염의 길이가 두 자 가량이나 되어 말을 타고 달릴 때는 비단주머니에 곱게 넣었다는 관운장은 얼굴이 푸른 대추빛에 봉(鳳)의 눈이었다니 위엄이 절로 난다.

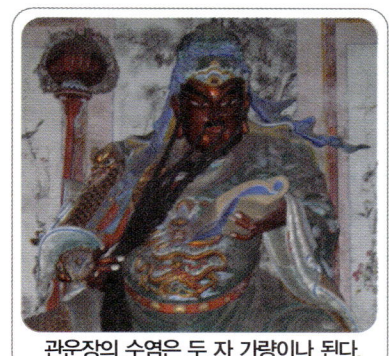

관운장의 수염은 두 자 가량이나 된다.

고대 셈족의 남자들은 곱슬곱슬하게 수염을 길렀고, 이집트인들 중에는 상류층에서만 수염을 길러 지위를 상징했으며, 게르만족들은 잘 기른 수염을 청색이나 녹색으로 염색까지 하였다. 그러나 로마제국이 광대한 영토를 차지하고 그 영향력을 끼치자 로마의 풍습대로 수염을 기르지 않게 되었는데, 그런 중에서도 프랑스인들은 염소수염을 기르기도 했다.

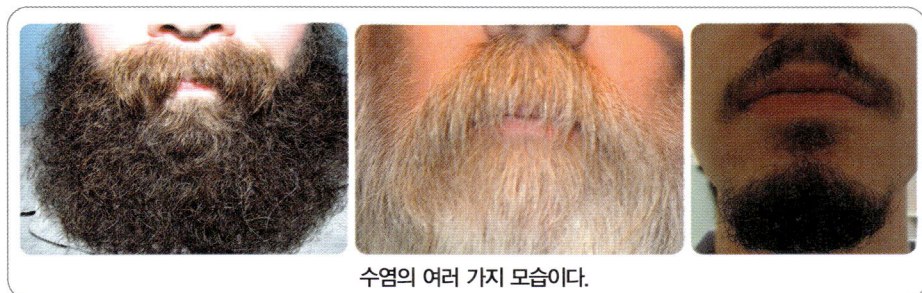

수염의 여러 가지 모습이다.

염소수염을 기른 남자는 경골한(硬骨漢)이라고 하는데, 《인상판단법(人相判斷法)》에 의하면 이런 사람은 의지가 강하고 어떤 이상(理想)을 갖고 있으며, 그 이상을 위해 싸우는 기인(奇人)이라고 하였다.

한편 얼마 전까지만 해도 카이젤 수염이 유행한 적이 있다. 카이젤 수염은 1차대전 당시 독일 황제 카이젤 빌헬름의 수염에서 비롯되어 붙여진 이름이라는데, 이런 사람은 자존심이 강하고 야심이 크며, 자랑을 늘어놓기 좋아하고 현시욕(顯示慾)이 강한 사람이라고 하였다.

채플린 수염은 웃음과 애감(愛感)을 자아내는 수염이며, 콜맨 수염은 탕아(蕩兒)의 기질을 말해주는 수염이고, 팔자형 수염은 착실하지만 잔소리가 많은 오소독스(orthodox)한 기질의 수염이라고 하였다. 한편 콧물을 흘리고 있는 듯한 두줄 막대

수염은 자기 현시욕이 강하지만 외로움을 잘 타는 사람이라고 하였다. 《인상판단법》에는 이외에도 여러 형의 수염과 여러 색깔의 수염에 대해 분석하고 있다.

예를 들면 호쾌한 성격을 나타내는 턱수염과 속세를 초월한 듯한 성격을 나타내는 선인(仙人)형 수염을 말했으며, 책모가가 애용하는 기인형 수염과 느긋하고 태평한 사람이 즐기는 미꾸라지 수염 등을 말했다.

또 색깔에 대해서는 검고 가느다란 수염이 푸른 기마저 있어 보이면 그 사람의 활력을 뜻하고, 노력에 따라 충분히 성공할 수 있으며 건강도 만점이라는 것이다. 붉은 빛을 띤 수염은 운이 하강세로 소망을 달성하기 어렵고 체력도 약한 것이며, 만일 질병도 없는데 검은 수염이 붉어지기 시작하면 좋지 못한 징조라고 하였다.

끝이 굽고 휘는 수염은 현재의 일이 순조롭게 진행되지 않고 많은 곤란이 둘러싸고 있는 상황 속에 있음을 알게 해준다고 하였다. 검은 수염이더라도 약간의 푸른 기가 아니라 옻칠한 듯 새까만 검은색일 때는 그 사람의 운이 별로 좋지 못하며, 파란이 많고 부인과의 인연도 나빠지기 십상이라고 하였다.

- 담경(膽經)·위경(胃經)의 혈기가 적으면 수염이 아주 적거나 아예 없으며, 윤기도 나지 않는다.
- 대장경(大腸經)의 혈기가 성해야 윗수염이 아름답고, 소장경(小腸經)의 혈기가 성해야 턱수염이 아름답다.
- 수염이 검고 푸른 기를 띠면 활력이 넘치는 타입이다. 그러나 옻칠한 듯 새까만 색을 띠면 파란이 많다.
- 붉은빛을 띤 수염은 체력도 약하다. 만일 질병도 없는데 검은 수염이 붉어지기 시작하면 좋지 못한 징조이다.
- 수염이 짙으면서 이마 좌우에 살집이 없으면 성과잉증 혹은 성욕 항진과 과색상(過色傷)의 징조이다.

3) 머리카락

머리카락의 수는 평균 10만 개이며, 하루에 40~70개가 빠진다. 머리카락의 수명은 남자는 3~5년, 여자는 4~6년 가량이다. 여자는 7세가 되어야 머리카락이 제대로 자라기 시작하여, 14세가 되면 숱이 많아지고 성장도 왕성해진다. 그러다 35세가 되면 빠지기 시작하고, 42세가 되면 백발이 나기 시작한다. 남자는 8세에 머리카락이 활발히 자라기 시작해 16세에 성장이 왕성해진다. 그러다 40세가 되면 머리카락이 빠져 숱이 적어지다가, 48세가 되면 백발이 나기 시작한다.

- 신정(腎精)이 충분하면 머리카락이 가늘고 부드러우며 숱이 많고, 간혈(肝血)이 충족된 상태이면 머리카락이 굵고 부드럽다. 또 폐기가 원활하게 순환되면 머리카락이 굵고 질기며 색이 짙다.
- 다혈(多血)하면 머리카락이 엷고 부드러우며 가늘고, 다기(多氣)하면 굵고 단단하며 짙어진다.
- 머리카락이 부드러운 사람은 정서가 풍부하다.
- 특히 해부학상 침골(枕骨)이라 불리는 후두골의 머리카락이 가늘고 잘 부서지며, 뿌옇게 윤기를 잃거나 곱슬머리가 되며 쉽게 빠지면 정력이 급속히 감퇴한다는 징조이다. 젊은 나이에 이런 변화가 있다면, 이것은 선천적 성 기능 부전을 의심해 볼 만하다.
- 이마 양쪽 가장자리의 머리카락이 몹시 곱슬거리는 사람은 대단한 난봉꾼이라고 한다.
- 머리카락이 검을수록 정열이 넘치고, 정력이 뛰어나다.
- 머리카락이 붉은 사람은 정열적이기는 하지만 쉽게 식으며, 투기가 심하다. 특히 머리카락이 붉은 여자는 불임증이 될 확률이 높다.
- 모발은 3군(직모·파상모·권모) 11종으로 분류되는데, 직모가 파상모(곱슬머리)로 변하면 자율신경실조증·삼초 기능 이상일 수 있다.
- 암일 때는 머리카락이 갑자기 검어진다.
- 간 기능 이상 혹은 지방과잉일 때는 머리카락의 색이 짙고 윤기가 나며, 혹은 좌창이 있다. 특히 머리카락이 윤기가 나고 눈썹이 짙으며 수염이 난 여자로 맥이 실하면 지방간에 잘 걸릴 수 있다.
- 피부·모발에 윤기가 없고 살결이 거칠면 심허(心虛)이다.

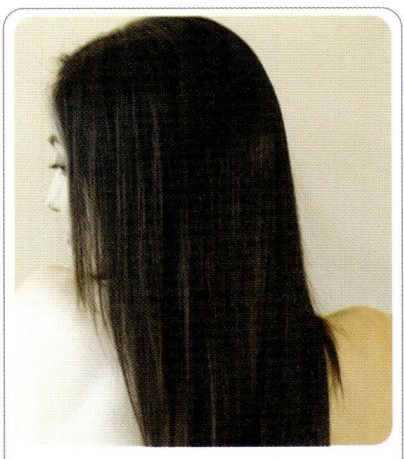

머릿결이 윤기가 없고 살결이 거칠면 심허(心虛)이다.

- 눈썹이 거칠고 뻣뻣하거나 숱이 적고, 혹은 누렇고 메마르며, 솜털도 빠지고 바스러지면 폐허(肺虛)이다. 이때는 체모도 광택을 잃고 까칠하며 오그라든다.
- 담경(膽經)에 기체(氣滯)가 생기면 모발이 초췌해지고, 얼굴이 마치 먼지가 낀 것같이 된다.
- 모발이 누런 여자는 정허(精虛)이다. 이마 좌우에 살집이 없으며, 인당(印堂)이 너무 넓고 색깔이 좋지 못하다. 한편 눈썹이 일직선이면 성의 기교가 부족한 편이다.
- 이마 양 옆의 모발이 곱슬이며, 입이나 턱에 수염이 있는 여자는 정실(精實)이다. 한편 초승달 눈썹이 가늘어져 아래로 처져 있거나 눈썹 사이가 좁으면 질구(膣口)가 좁고 질의 굴곡도 크다.
- 월경의 조짐이 있으면 눈썹이 뻣뻣하게 기립하고 눈밑이 검어지며 입술 주위에 무엇이 난다. 유방이 종대하고, 긴장·초조·강박 등이 온다.
- 월경불순 혹은 월경통일 때는 눈썹의 끝이 곧고 건조하다. 귓불[耳垂] 위의 홈[珠間切痕]이 좁고, 다크 서클[黑眼圈]이 있다. 또 인중이 좁고 길며 가장자리가 뚜렷하다. 혹은 인중이 얕고 좁거나 색이 엷다. 이때 인중이 푸르면 냉성의 통경(痛經)이다. 또한 이마, 특히 턱이나 목에 여드름이 심하고, 설하낙맥이 엷은 자색으로 구불구불하거나 작은 결절이 있다. 혀에 청자색의 어혈 반점이 있으며, 엎드려 누웠을 때 양발의 끝이 일치하지 않고 길이가 다르다.

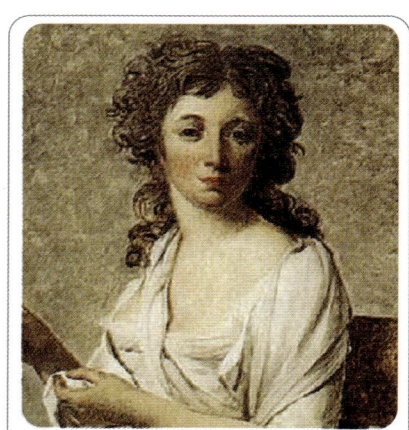

자크 루이 다비드의 작품 「파스토레 부인과 그녀의 아들」 부분.
여인의 눈 밑에 다크 서클이 선명하다.

- 폐결핵 체질은 체모가 까칠해지며 오그라든다. 눈썹도 거칠고 뻣뻣하며, 숱이 적고 누렇고 메마른다.

4) 대머리(탈모)

부모가 대머리일 때 그 자녀는 대머리가 될 확률이 높다. 혈액형으로 보면 AB형은 대머리가 되지 않으며, A형이나 B형은 듬성듬성 머리가 빠지기는 해도 완전한 대머리가 되는 경우는 흔치 않다. 그렇지만 O형은 머리카락을 한 올도 찾기 힘든 대머리가 되는 경우가 많다.

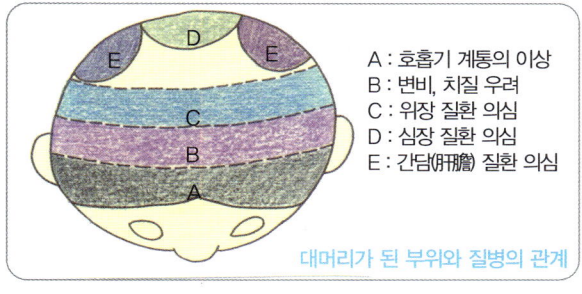

A : 호흡기 계통의 이상
B : 변비, 치질 우려
C : 위장 질환 의심
D : 심장 질환 의심
E : 간담(肝膽) 질환 의심

대머리가 된 부위와 질병의 관계

또한 갑상선 호르몬이 부족하면 대머리가 될 가능성이 커진다.

- 대머리는 위암에는 잘 안 걸리지만, 전립선암에 걸릴 확률이 높다.
- 이마가 벗겨지면 허리 위쪽으로 열감이 오고 가슴속이 답답해지면서 성욕이 크게 항진된다. 호흡기 계통이 약해지기도 한다.
- 대머리이면서 가슴에 털이 많고 치모가 배꼽까지 올라와 있다면 정력적이다.
- 변비가 심하거나 치질이 있을 때는 이마 조금 위쪽의 머리카락 색이 붉어지거나 잘 끊어지고 쉽게 빠지게 된다.
- 숫구멍[신문(顖門)]의 머리카락이 빠지면 위장 장애를 의심해 볼 수 있다.
- 숫구멍보다 조금 더 위, 즉 전정(顚頂)이라 불리는 두정부의 머리카락이 빠지면 심장 질환을 의심해 볼 수 있다.
- 두정부 옆쪽의 머리카락이 빠지면 쓸개나 간에 이상이 있는 경우가 많다.
- 고지혈증일 때는 비듬이 많아지고 모근은 영양불량 상태가 되어 머리카락이 빠지게 된다.

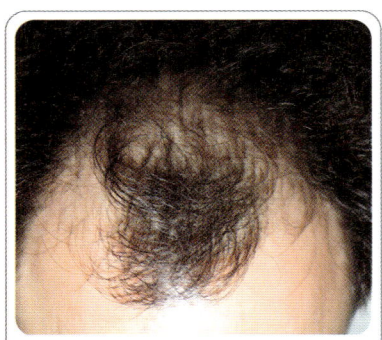

숫구멍의 주위에 탈모가 되면 위장 장애를, 조금 더 위에 탈모가 되면 심장 질환을 의심해 볼 수 있다.

- 숫구멍 부위가 탈모되고, 모발이 빛을 잃으며, 구레나룻이 별로 나지 않으면 비허(脾虛)이다. 이때는 특히 음모가 없거나 있어도 적고 짧고 가늘며, 권모가 적고 색도 연하다.
- 몸이 야위며 머리카락이 메말라 탈락하면 신음허(腎陰虛)이다. 심하면 얼굴색이 까맣게 된다. 이때 앞머리가 특히 대머리이면 음허화동(陰虛火動)이다.

5) 백발·새치

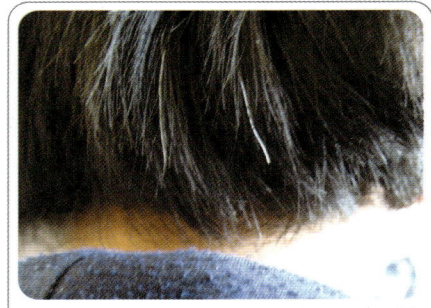

뒷머리카락 끝부분이 새치이면 두통·고혈압·중풍 등의 질환에서 비롯된 것일 수 있다.

- 정상인은 모공마다 머리카락이 세 올씩 나지만, 류머티즘 질환이 있는 사람은 한두 올밖에 나지 않으며 백발이 늘어간다.
- 눈병을 앓는 사람은 눈의 정반대 위치에 해당되는 뒷머리가 하얗게 세면서 윤기가 없어지고, 쉽게 끊어질 정도로 약해진다.
- 치아 질환이 있는 경우에는 귓바퀴 위에서 약간 아래쪽 부위에 유난히 백발이 많아진다.
- 앞이마의 윗머리가 새치이면 호흡기 질환이다.
- 정수리가 새치이면 변비나 치질 질환이다.
- 뒷머리카락 끝부분이 새치이면 두통이나 고혈압·중풍 등의 질환에서 비롯된 것일 가능성이 높다.

6) 체모(體毛)

다음의 여성상은 안 좋은 인상이다.

- 눈썹과 눈썹 사이가 좁고 눈썹이 이어져 있으며, 주름도 깊다. 눈썹이 꼿꼿이 서 있거나[逆毛] 중간이 끊어져 있다.
- 머리카락이 붉거나 노랗거나 거칠다. 또 곱슬머리에 성질이 억세다.
- 콧구멍에 긴 털[長槍]이 나와 있다.

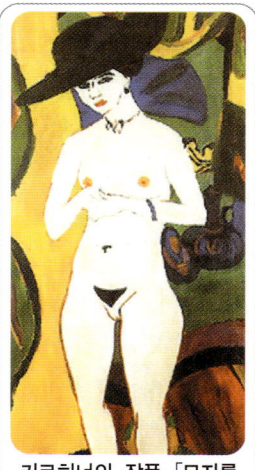

키르히너의 작품 「모자를 쓴 서 있는 누드」. 전형적인 음모의 모양을 하고 있다.

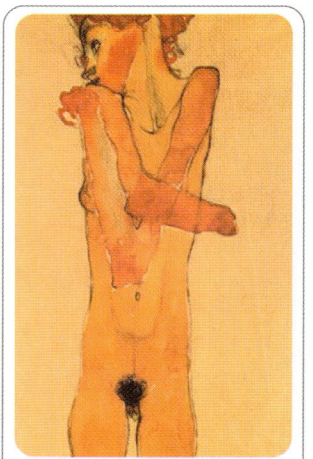

실레의 작품 「팔짱을 낀 채 서 있는 소녀의 누드」. 음모가 무질서하게 헝클어져 있다

- 머리는 큰데 머리카락이 적다.
- 무모증(無毛症)이거나, 음모(陰毛)가 마른 풀같이 거칠고 윤택을 잃었다.
- 다리에 털이 많다.
- 좌우 눈썹의 높이가 틀리고 자기 본위이다. 눈썹이 너무 짧거나, 웃을 때 눈썹이 우는 모양이 된다.
- 언제나 눈썹 뿌리를 모으고 있어 허약함을 그대로 드러내 놓고 있다.
- 손으로 만진 것도 아닌데 눈썹이 저절로 잘 흩어진다.
- 음모(陰毛)가 밀생해서 배꼽에 이르도록 뻗어 있다.

7) 음모(陰毛)
- 음모가 흰색이면 정력감퇴를 의미한다.
- 무모증은 소양인 여자에게 많다.
- 음모가 무성하면 성질이 음란하고 거세다. 항문의 둘레까지 털이 뻗쳐 있고, 하복부의 정중선인 임맥(任脈)을 따라 배꼽까지 털이 거슬러올라가면 음란하다.
- 음모가 마름모꼴[菱形]인 여자는 성격도 남자다운 일면을 보인다.
- 정허(精虛)하면 음모의 색농(色濃)이 엷고 백모(白毛)가 있으며, 체모도 많지 않다. 음모의 굵기·경도(硬度)·권축(捲縮) 등이 다 안 좋다. 눈썹의 숱이 적고 색이 엷으며 눈썹 끝이 흐리다. 측두부의 머리숱이 적고 새치가 있고 수염이 엷고 숱이 적으며, 가슴털이 빈약하다. 머리카락, 팔, 다리 체모도 가늘고 많지 않다.

(2) 전음(前陰)

1) 음경

음경이 발기했을 때의 상태는 일반적으로 길이가 11~13cm, 굵기는 3~4cm이며 평상시에는 길이 6~8cm, 굵기는 2~2.5cm이다. 이것은 동양인의 평균치이고, 서양인의 경우는 이보다 좀 크다. 이 음경은 13세 때부터 발육이 시작되면서 크기가 현저하게 변화해 가

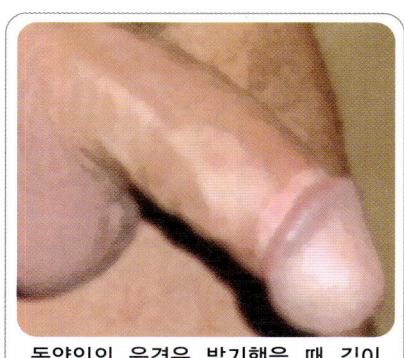

동양인의 음경은 발기했을 때 길이 11~13cm, 굵기 3~4cm가 평균치이다.

는데, 16세쯤에 급속히 발육이 되고 21세쯤에는 발육이 완성된다고 볼 수 있다. 한편 평상시의 길이가 4cm 이하거나 발기시 5cm 이하이면 단소(短小)로 인정한다.

① 신음허(腎陰虛)일 때는 음경이 위축된다.

② 발기부전 중

㉮ 심장과 비·위장이 모두 손상되면 심장이 뛰고 꿈만 많으며, 몸이 야위고 얼굴은 초췌해진다.

㉯ 비만하여 체내 습이 많으면 음부가 축축하고, 가렵고 아프며 임포텐츠가 온다.

㉰ 열 에너지원이 고갈되면 추위를 타며 치아도 들뜨고 머리카락도 빠진다. 귀도 멍멍하며, 눈도 아찔하거나 침침해 온다.

③ 조루증(조설) 중

㉮ 몸이 바짝 마르고 얼굴에 핏기가 없으며 피로에 젖어 있는 타입은 심장과 비·위장 허약형이다.

㉯ 이것이 더 만성화되면 혈액·정액의 부족 현상을 일으켜 '심신음허형'이라고 하는데, 손발이 화끈거리고 잠자리에서 땀을 심하게 흘린다. 얼굴이 달아오르고 입이 마르며, 눈이 빙글 돌고 귀가 울리게 된다.

㉰ 간장의 경락에 습과 열이 뭉쳐 내려가서 음부의 기능을 약하게 하면 그곳이 가렵고 붓는다. 배뇨곤란이나 배뇨통이 있으며, 입이 쓰고 가슴이 답답해지기도 한다.

㉱ 이외에 신음허형과 신양허형이 있다.

④ 음경암(陰莖癌)

음경에 작은 반점이나 결절로 나타나며, 또한 포피강 내에 종창이나 계속 자라는 덩어리로 나타나는데, 분비물과 심한 악취를 동반한다. 사마귀처럼 생겨서 배추꽃 모양으로 증대하는 일종의 피부암이다.

⑤ 포피결석(包皮結石)

치구(恥垢)가 뭉쳐 생긴 결석으로 연한 갈색을 띤다. 포경 때문에 소변이 이곳 포피 내에 정체되어 결석을 이룬 것으로, 인산암모늄·마그네슘이나, 인산칼슘의 성분으로 되어 있다. 방광에서 요도를 통과한 결석이 염증 때문에 협소해진 포피륜(包皮輪)에 걸려 포피륜이 협소해지면 소변의 줄기가 가늘어지고, 심하면 소변이 방울방울 떨어진다. 배뇨 때는 포피강(包皮腔)이 풍선처럼 부풀었다가 배뇨가 끝나면 쭈그러진다. 때로 소변이 음낭에 떨어지므로 음낭에 습진을 일으키기도 한다.

2) 고환·음낭

달걀 모양으로 좌우에 두 개가 있는데, 그 크기는 길이 2cm, 넓이 1cm 정도가 표준이다. 물론 개인차가 있다. 일반적으로 두 개의 고환 중 왼쪽 것이 약간 아래로 처져 있는데, 이로써 걸을 때 서로 부딪치지 않게 된다.

㉮ 간적(肝積)과 고창(鼓脹 ; 간경화)일 때는 고환이 위축되나 음낭은 붓는다. 또한 하지가 붓고 용천(湧泉) 경혈이 붓는다.

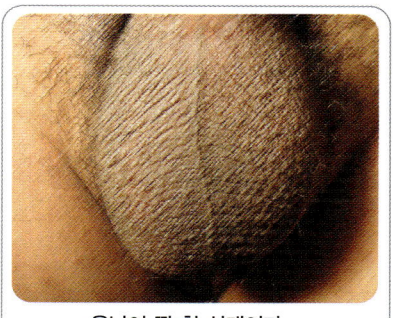
음낭이 꽉 찬 상태이다.

㉯ 신허(腎虛)와 신 기능 이상일 때는 음낭이 냉하며 습하고, 정강이가 차고 싸늘하다. 골수가 마르며 다리가 붓고, 몸이 무겁고 땀이 마르지 않는다. 또한 바람을 쐬는 것이 싫다.

㉰ 신양허로 인한 낭습(囊濕)일 경우는 만성적으로 외음부가 냉하며, 허리와 다리가 차면서 시리고 힘이 없다. 손발도 차다. 추위를 타

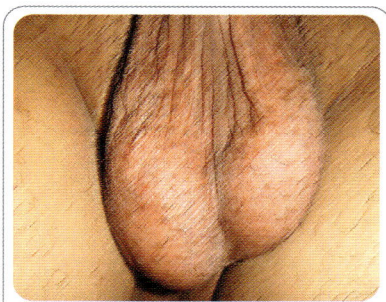
다육 고환이 음낭 안으로 매달려 있다. 음낭은 느슨한 상태이다.

며 기운이 없고, 얼굴도 창백하며 소변도 자주 본다. 소화도 잘 되는 편이 아니다. 새벽에 설사를 하거나 하루에도 여러 차례 대변을 본다. 심하면 저절로 정액이 흐르거나 음낭이 쪼그라들고 임포텐츠가 된다. 하복부가 항상 뿌듯하고 때로는 통증을 느끼기도 한다. 머리카락도 의외로 잘 빠진다. 맥은 느리고 착 가라앉아 쉽게 촉지할 수 없는 경우가 많다.

㉱ 간경습열에 의한 낭습(囊濕)일 경우는 외음부가 차고, 고환 밑이 항상 축축하고 끈끈하며, 가렵기도 하고 냄새가 나기도 한다. 때로 음낭에 좁쌀알 크기의 구진이 생겨 긁으면 분비물이 보인다. 엉치 아래도 냉하고, 소변을 보고 나도 뒤끝이 개운치 않다. 소변의 색은 대체로 붉은 편이며, 소변을 볼 때 음경에 통증을 느낄 때도 있다. 가슴이 답답하거나, 입이 쓰고 갈증이 나기도 한다. 대변은 비교적 딱딱한 편이다.

㉲ 고환암(睾丸癌)은 아프지도 않으면서 점진적으로 커지는 경우, 놀라운 속도로 커지는 경우, 천천히 커지다가 갑자기 악화되는 경우가 있을 정도로 일정치 않다. 74% 정도가 통증을 느끼지 않으며, 25% 정도만이 통증을 느낀다. 종양이 진행되면

돌덩이 같이 굳어지면서 사타구니에 잡아당기는 듯한 통증을 느낀다.

때로 전이(轉移)가 되는데, 임파를 타고 전이된 경우에는 허리와 엉치, 혹은 좌측 쇄골 근처

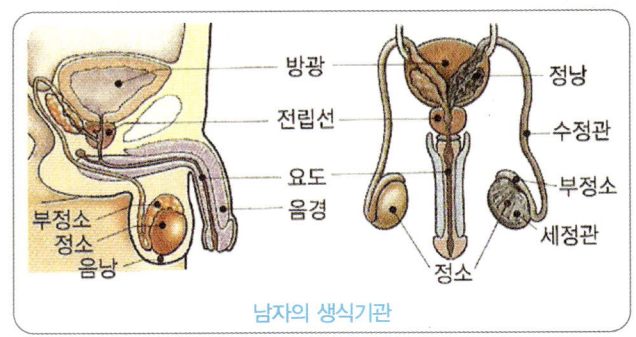
남자의 생식기관

에 통증이 오며, 혈류를 타고 전이된 경우에는 내장기나 뼈에 병변이 나타난다. 또 직접 전파된 경우에는 부고환·정관·음낭에 병변이 나타난다. 특히 폐에 전이가 잘 되는데, 폐로 전이된 경우의 75%는 간장에도 전이를 일으킨다. 상복부 임파선에 전이가 되면 위유문부를 압박하므로 심한 공복을 느껴 포식을 하고 곧 토한다. 물론 체중감소도 뒤따른다.

㉑ 음낭암(陰囊癌)은 음낭의 피부에 작은 융기가 돋고 이것이 커지면서 작은 궤양을 일으키다가, 이 궤양이 단단하게 덩어리지면서 악화된다. 음경·회음부·음낭의 깊은 조직으로 퍼져나가면서 마침내 서혜부와 대퇴부 임파선에 전이되어 단단한 응어리와 궤양을 형성한다.

㉒ 고환이 외력으로 외상을 입으면 즉시 음낭이 붓고 일혈·동통이 생기면서 음낭과 하복부·대퇴부 내측까지 파급된다. 때로는 식은 땀을 흘리며 얼굴이 창백해지고 쇼크에 빠지기도 한다.

㉓ 고환기능항진증이 되면 체격이 급속히 성장한다. 그러나 골단선(骨端線)의 폐쇄가 빠르므로 키는 크지 않는다. 음경은 나이보다 비대해지고, 음모(陰毛)와 체모·액모(腋毛)·수염 등이 어린 나이에도 무성히 자란다.

성욕도 조기에 항진되며, 변성(變聲)도 일찍 이루어진다. 청춘기 후에 항진될 때는 남성화 현상이 심해진다.

㉔ 성결핍증 혹은 성욕 불만족의 징조는 음경이 가렵거나 아프고 무지근하다. 소변도 시원치 않고 뒤끝이 개운치 않다. 대변도 양이 적고 뒤가 무지근한 것이 도통 시원한 느낌이 안 든다.

㉕ 성과잉증 혹은 성욕 항진과 과색상(過色傷)의 징조는 낭습과 정액의 양이 적거나 묽다. 사정이 잘 되지 않거나 사정 때 극치감이 없고, 몽정(夢精)·활정(滑精)한다.

3) 여성의 전음

㉮ 여자의 성취는 크게 군내 나듯 하는 치구취(恥垢臭)·쇠고기가 썩어 육즙(肉汁)이 흐르듯 하면서 악취가 나는 분비취(分泌臭)·시궁창 냄새가 나는 질(膣) 암내로 대별된다. 한편 월경 직후나 성적 흥분 때에 풍기는 성취는 다른데, 시큼한 단내가 나기 마련이다.

㉯ 여성의 성력이 안 좋으면 치구(恥丘)가 지나치게 솟아 있거나 너무 빈약하다.

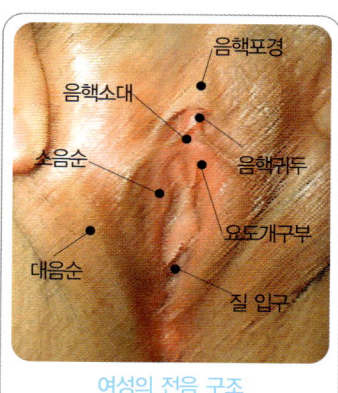

여성의 전음 구조

외생식기가 크고 비후하며, 요도구에서 음핵까지 2.5cm 혹은 그 이상 떨어져 극치감이 낮다. 대음순은 얇거나 (거의 5~10mm 두께) 주름이 많고, 소음순은 평균(길이 5cm, 높이 10mm, 두께 2mm)에 못 미치면서 검붉다.

검은 피부는 대음순이 얇고 음핵의 횡경이 5mm 이하인 반면,

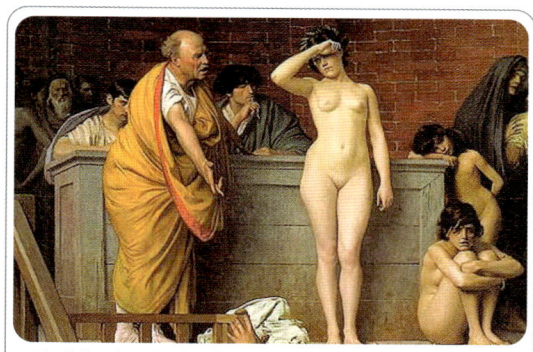

장 레옹 제롬의 작품 「노예 경매」. 치구가 지나치게 솟거나 빈약하면 여성의 성력이 안 좋다.

흰 피부는 음핵이 5~7mm 이상이며 음모도 많고 부드러우며 갈색이다. 한편 마른 경우에는 계안(鷄眼 ; 음핵)이 발달해 있다.

㉰ 소음순의 좌우가 같은 여성이 성적 매력이 있는데, 클리토리스의 발육이 좋을수록 좌우 대칭인 경우가 많기 때문이다. 일반적으로 소음순의 길이·두께는 비만한 여성이 나쁘고 날씬한 여성이 좋다. 지방에 눌려서 소음순의 발육도 방해받기 때문이다.

㉱ 불두덩이 윗변과 양 넓적다리 선을 만드는 역삼각형 밑의 사이가 뜨면 명기일 가능성이 크다고 한다. 대음순이 발달되어 있다는 증거이기 때문이다. 비만할수록 대음순의 발육이 좋지 못하고, 날씬할수록 대음순의 발육이 좋다. 대음순은 색소의 침착이 강해 출산 경험이 있을수록 색소의 침착이 촉진된다. 젖꼭지가 검을수록 대음순도 색소가 짙게 침착되어 더욱 검어지고, 엉덩이가 처질수록 대음순 표피의 색

소 침착도 증가하고 보다 농갈색이 된다. 한편 섹스 때는 대음순 내측에서 소음순을 향해 가볍게 애무하는 것이 여성에게 밀도 높은 쾌감을 주는 것으로 알려져 있다. 흥분되면 대음순의 두께가 증가하고 불룩해지며, 색도 빨간빛을 띤다. 한편 대음순에는 땀샘이 많기 때문에, 마늘과 같은 냄새가 강한 것을 먹으면 땀샘에서 이것이 발산되므로 대음순에서도 냄새가 나게 된다.

4) 산증(疝證)

아랫배에 병이 생겨서 배가 아프고 대·소변이 잘 나오지 않는 것을 산증(疝證)이라고 하는데, 이것은 찬 기운으로 인하여 생긴다고 한다.

산증일 때에는 고환에서 아랫배까지 켕기면서 아프다. 그리고 고환이 아픈 것도 있고 5추혈(五樞穴) 둘레가 아픈 것도 있는데, 이것은 다 족궐음경의 병이다. 또한 형태가 오이처럼 되는 것도 있고 형태가 없는 것도 있으며, 개구리 소리 같은 소리가 나는 것도 있다.

㉮ '한산(寒疝)'은 음낭이 차면서 돌처럼 뭉치고, 음경이 일어서지 않거나 고환이 켕기면서 아프다.

㉯ '수산(水疝)'은 음낭이 붓고 아프면서 음낭에 땀이 나고, 음낭이 부은 것이 혹 수정 같기도 하다. 가려워서 긁으면 누런 진물이 나오기도 하고, 아랫배를 누르면 물소리가 난다.

㉰ '근산(筋疝)'은 음경이 붓고 곪으며 뱃속이 켕기고, 혹 음경 속이 아픈데 몹시 아프다가 가렵기도 한다. 혹 음경이 늘어졌다가 줄어들지 않으며, 혹 정액 같은 것이 소변으로 나오기도 한다.

㉱ '혈산(血疝)'은 오이같이 생긴 멍울이 치골[횡골(橫骨)]의 양쪽 끝 아랫배와 넓적다리 사이의 깊은 금이 있는 곳에 생긴다. 변옹(便癰)이라고 한다.

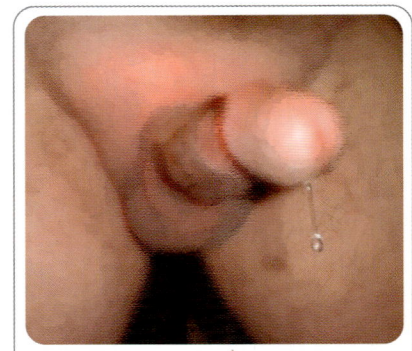

음경이 붓고 곪으며, 정액 같은 것이 소변으로 나오기도 하면 근산(筋疝)이다.

㉲ '기산(氣疝)'은 신수(腎俞) 경혈에서부터 음낭까지 뻗치면서 아프다.

㉳ '호산(狐疝)'은 반듯이 누우면 아랫배로 들어가고, 걷거나 서면 아랫배에서 나

와 음낭으로 들어가는 것이다.

㈃ '퇴산(癀疝)'은 음낭이 커지는데 가렵지도 아프지도 않은 것이다. 돌처럼 단단하게 부으면서 아프다. 여성의 음문(陰門)이 돌출되는 것도 퇴산이다.

퇴산에는 4가지가 있는데, 장퇴[腸癀, 소장기(小腸氣)]는 음낭의 한쪽이 내려처지고 부으며 가렵다. 난퇴(卵癀)는 음경이 붓고 배꼽까지 켕기면서 비트는 것 같이 아프다. 심해지면 음낭이 줄어들고 손발이 싸늘해지며, 음낭에 헌 데가 생긴다. 기퇴(氣癀)는 어지럽고 손에 경련이 일며 얼굴이 거멓게 되고, 양쪽 고환이 서로 엇바뀌어질 수도 있다. 수퇴[水癀, 방광기(膀胱氣)]는 음낭이 됫박만큼 크게 부으나, 아프지도 가렵지도 않은 것이다.

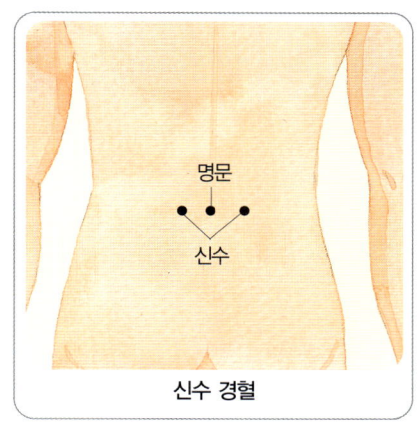

신수 경혈

(3) 후음(後陰)

1) 치질

'치(痔)'는 경(輕)하고, '누(瘻)'는 중(重)하다. 치는 실한 편이고, 누는 허한 편이다.

㈎ 간적(肝積)과 고창(鼓脹 ; 간경화)일 때는 치질이 심해진다.

㈏ 치질일 때는 윗입술의 순계대에 회백색·분홍색의 결절이 있다.

㈐ 치질 중 대장 끝에 멍울이 생긴 것은 습(濕)이 있는 것이고, 끝이 밖으로 나오면서 붓

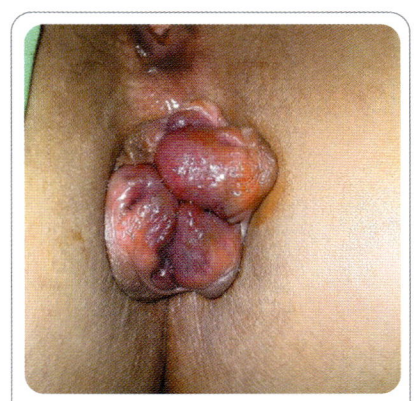

치질(hemorrhoid)은 항문 바로 위 직장의 정맥들이 모인 정맥층이 부풀어 오른 것이다.

는 것은 습열(濕熱)이 겹친 것이며, 피고름이 나오는 것은 열(熱)이 혈을 억누른 것이다. 몹시 아픈 것은 화열(火熱)이 있는 것이고, 가려운 것은 풍열(風熱)이 있는 것이며, 대변이 굳은 것은 조열(燥熱)이 있는 것이고, 소변이 잘 나오지 않는 것은 간(肝)에 습열이 있는 것이다.

㉤ 치질일 때 독이 심하면 크기가 닭의 볏[계관(鷄冠)]이나 연꽃이나 호두[핵도(核桃)]만하고, 독이 약하면 잣[송자(松子)]이나 소의 젖꼭지[우유(牛乳)]나 닭의 염통[계심(鷄心)]이나 쥐젖[서유(鼠乳)]이나 앵두만하다.

㉥ '맥치(脈痔)'는 항문 어귀에 도돌도돌한 군살이 여러 개 나와서 아프고 가렵다.

㉦ '장치(腸痔)'는 항문 안에 멍울이 생기고 추웠다 열이 났다 하며, 화장실에 가서 앉으면 탈항(脫肛)이 되는 것이다.

㉧ '기치(氣痔)'는 항문이 부으면서 아픈 것이다.

㉨ '혈치(血痔)'는 배변 때마다 멀건 피[청혈(淸血)]가 나와 멎지 않는 것이다.

㉩ '주치(酒痔)'는 술을 마시기만 하면 곧 항문이 붓고 아프며, 혹 피가 나온다.

㉪ 수치질[모치(牡痔)]은 항문 둘레에 구슬같이 생긴 군살이 돋았는데 마치 쥐젖[서유(鼠乳)]과 같고, 때때로 피고름이 나오는 것이다.

㉫ 암치질[빈치(牝痔)]은 항문 둘레에 헌 데가 나서 부어오르고 하루에도 몇 개씩 곪아 터지기도 하며, 삭아지기도 하는 것이다.

㉬ 누치(瘻痔)는 진물이 나오면서 퍼지고 짓무르며, 오래되면 벌레가 생겨 항문을 파먹기 때문에 구멍이 생기는 것이다.

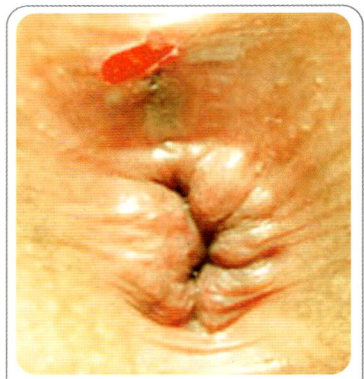

치루는 항문 또는 직장 부위에서 진물이 나오면서 구멍이 생기는 것이다.

2) 장풍(腸風)과 장독(臟毒)

'혈치(血痔)'이다. 대변으로 빛이 맑고 새빨간 피가 나오는 것은 장풍이고, 빛이 어두우면서 걸쭉한 피가 나오는 것은 장독이다.

㉮ '장벽(腸澼)'이란 대변에 피가 섞여 나오는 것, 장풍장독(腸風藏毒)을 말한다.

㉯ 장풍하혈(腸風下血)일 때는 반드시 피가 대변보다 먼저 나오는데, 이것은 피가 가까운 곳에서 나오는 것이기 때문이다. 한편 장독하혈(臟毒下血)일 때는 반드시 피가 대변이 나온 뒤에 나오는데, 이것은 피가 먼 곳에서 나오는 것이기 때문이다.

㉰ 대변을 눈 뒤에 피가 나오면서 배가 아프지 않은 것은 습독(濕毒)으로 나오는 피이며, 배가 아프면서 피를 누는 것은 열독(熱毒)으로 나오는 것이다.

Part 4
잡병편

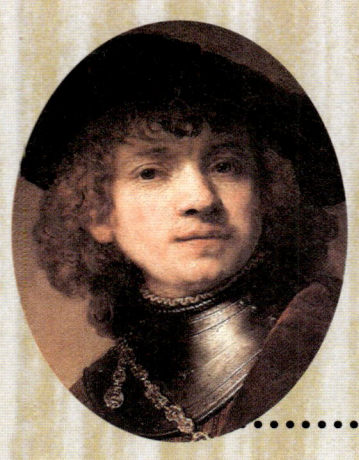

눈이 바깥쪽으로 몰리면서 까만 눈동자 위에 물결치는 파란색 줄이 관찰되거나 손톱에 까만 세로줄이 생기면 암을 의심해 봐야 한다. 또한 눈동자가 안쪽으로 몰리면 중풍(뇌일혈)을 의심할 수 있다. 양 눈썹 사이인 미간이 좁으면 신경이 예민하여 불안·초조하고, 반대로 과대하게 넓으면 고혈압에 두통을 자주 느낀다.

1. 암[癌, 적취(積聚)]

(1) 암의 망진 개요

㉮ 자발성 궤양이 오래도록 낫지 않거나, 흑갈색의 점이 신속하게 커지고 터져서 출혈한다.

㉯ 피부·유방·복부·목·겨드랑이 등의 부위에 어떤 응어리가 생겨 점차 울퉁불퉁하고 경계가 뚜렷하지 않으며, 뿌리가 깊은 듯 움직이지 않으면서 크기가 점차 커진다.

㉰ 9규(九竅 ; 인체의 아홉 구멍)를 통한 분비물의 양이 늘거나 혈액이 섞인 듯 색깔이 변한다.

㉱ 식욕이 진행성으로 감퇴되거나 기호식품이 바뀌며, 삼킬 때 목이 막힌 듯 흉골 뒤가 타는 듯한 작열감을 느낀다.

㉲ 지속적으로 목이 잘 쉬거나 혹은 마른기침, 피가 섞인 가래 또는 코피, 그것도 한쪽 코에서만 자꾸 나는 코피, 혹은 잇몸의 출혈 등이 있다.

㉳ 복부가 더부룩하고 팽만하며 소화가 안 되고, 대변이 일정치 않고 자꾸 가늘어지며, 변혈이 보이거나 혹은 육안으로 볼 수 없는 변혈로 대변이 흑색을 띤다.

㉴ 무통성의 혈뇨가 있거나, 혹은 성교 후 질의 출혈이 있거나, 월경의 이상 등이 있다.

㉵ 진행성으로 가중되는 두통에 특별히 구토와 시각 장애가 수반된다.

㉶ 불명확한 원인에 의해 점차적으로 체중이 줄며, 빈혈이 점점 심하다.

㉷ 가족력에 암이 있다.

(2) 암의 일반적인 전신 증상

1) 얼굴

- 얼굴의 근육이 굳어진다. 안면부가 저리고 마비감이 있으며, 입이 비뚤어지거나 입을 벌리기 어렵다.

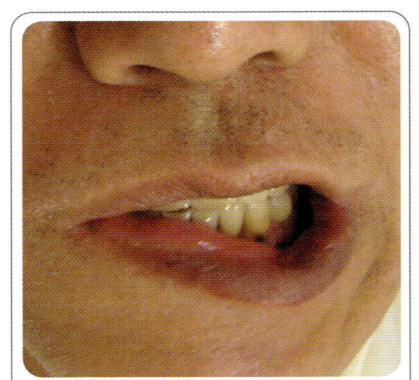

얼굴에 나타나는 암의 증상으로, 안면마비와 함께 얼굴의 근육이 굳어지거나 입이 비뚤어진다.

- 얼굴, 특히 눈 주위가 붓고, 뺨과 코에 거미줄 같은 검고 붉은 모세혈관이 돋아 있다. 혹은 여드름이 심하게 나기도 한다.
- 얼굴·목 부위에 부종이 있고, 누렇게 창백하고 야위며 약간 검은빛이 돈다.

2) 모발
- 머리카락이 갑자기 검어진다.
- 머리카락의 결이 거칠어져서 잘 바스러지거나 빠진다.
- 수염이 안 나기도 한다.
- 견갑골 위와 대추혈 주위에 털이 자라난다.
- 과다모발증이 올 수도 있다.

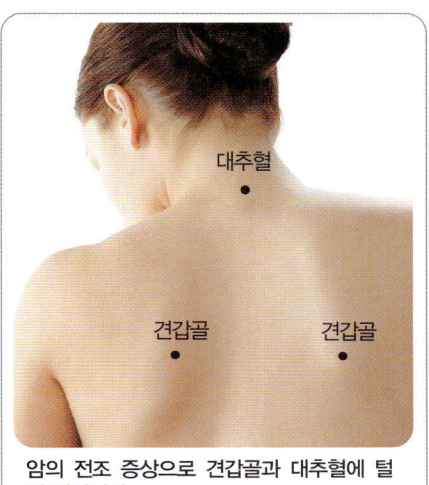

암의 전조 증상으로 견갑골과 대추혈에 털이 자라난다.

3) 눈
- 눈동자가 밖으로 몰리는 외사시가 나타난다.
- 눈의 흰자위의 색이 창백하고 광택이 없으며, 어둡고 누렇게 황달이 섞여 있다.
- 특히 흰 동자의 위쪽에 '一'자형의 정맥이 나타나거나, 'V'자형의 횡행 혈관이 나타난다. 혹은 흰 동자에 선홍색의 나선형 혈관이 뻗어 있다.
- 2가지 이상의 붉은 핏줄이 검은자를 관통한다. 혹은 검은자 위쪽으로 청색의 물결 모양이 보인다.
- 한 쪽 눈 혹은 두 눈이 돌출하거나, 눈이 작아지며 안구운동이 제한을 받는다.

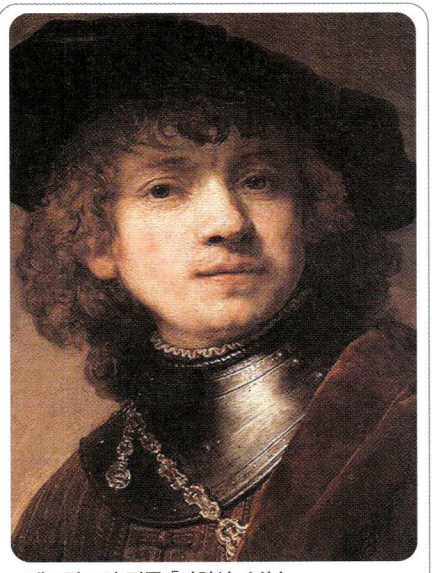

렘브란트의 작품 「자화상」 부분.
눈동자가 밖으로 몰리는 외사시가 나타난다.

4) 귀·코
- 귓바퀴에 암회색의 결절이 보이고, 메말라 거칠다.
- 콧등에 푸른빛이 비치며, 코에 거미줄 같은 검고 붉은 모세혈관이 돋아 있다. 혹은 콧대에 흑갈색의 반점이 나타난다.
- 특히 콧방울 외측에서 인당을 향해 뻗은 해조문(蟹爪紋)이 나타난다.

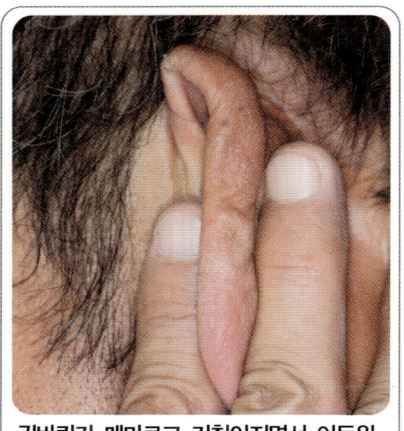

귓바퀴가 메마르고 거칠어지면서 어두워진다.

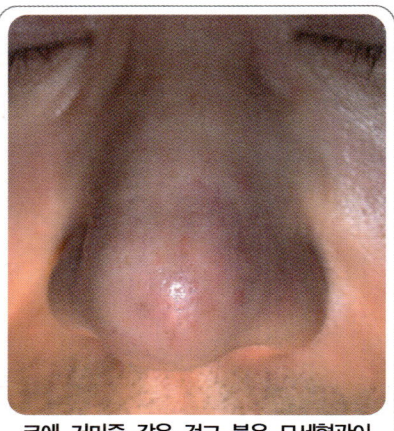

코에 거미줄 같은 검고 붉은 모세혈관이 나타난다.

5) 혀·입
- 혀는 청색이거나, 자색 혹은 암홍색이다.
- 혀의 가장자리에 청자색의 줄무늬나 불규칙한 모양의 흑반이 보인다.
- 혀의 아래에 어혈사(瘀血絲)가 보인다.
- 아랫입술에 자홍색·흑자색의 원형 또는 타원형의 반점이 나타난다.
- 혓바닥이 잘 갈라지거나 혀가 잘 헌다.
- 잇몸이 잘 붓거나 자주 염증이 생겨 잇몸 출혈이 있다.

6) 목·어깨
- 경부(목)에 림프절이 종대한다. 혹은 쇄골 위의 림프절

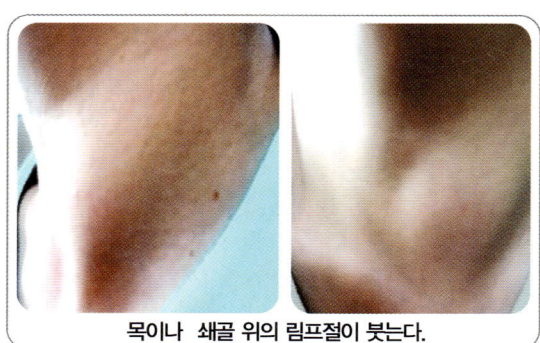

목이나 쇄골 위의 림프절이 붓는다.

이 부을 수 있다.
- 목 부위에 부종이 있고, 쉰 목소리가 오랫동안 회복되지 않는다.
- 어깨와 팔·손의 근력이 저하되고 아프다.

7) 유방
- 유두에서 분비물이 나온다.
- 무통성의 응어리가 잡히는데, 멍울의 표면이 올록볼록하고 경계가 분명하지 않으며 딱딱하다. 뿌리가 깊이 박힌 듯 잘 움직이지 않는 응어리가 만져진다.
- 유두의 함몰이 외반되지 않고 고정되어 있다.
- 유방의 피부가 오렌지 껍질처럼 울퉁불퉁하고 함몰이 나타난다.

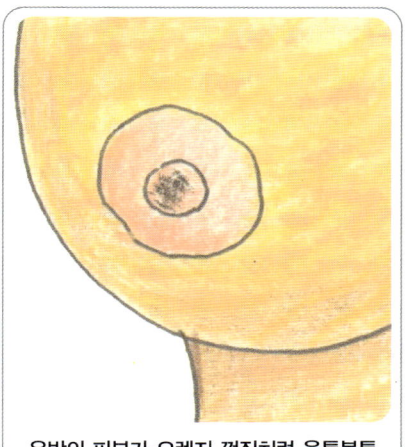

유방의 피부가 오렌지 껍질처럼 울퉁불퉁하고 유두의 함몰이 나타난다.

8) 손·발
- 손바닥이 황토색이며 광택이 없다.
- 말기암일 때는 손바닥이 칠흑처럼 검어지기도 한다.
- 엄지 밑 손바닥에 별 모양의 잔무늬나 문란한 잡선이 많다.
- 손·발바닥이 노래진다. 땀이 잘 나지 않고 손발이 차다.
- 손톱의 뿌리 쪽에 반달처럼 생긴 하얀 조반월이 없다.
- 손톱의 뿌리 쪽에서 세로로 검은 선이 뻗는다. 혹은 뿌리와 수직으로 검은 무늬나 자주색 무늬가 나타나는데, 주로 오른손에 나타난다.
- 손톱 양 쪽 옆의 가장자리가 굽은 손톱은 암의 전조일 경우가 많다.

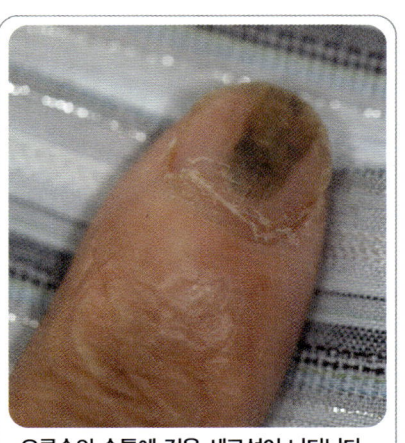

오른손의 손톱에 검은 세로선이 나타난다.

- 원통형의 손톱은 암이 되기 쉬운 소질이 있다.
- 손발이 붓는다. 혹은 손발에 땀이 유난히 많을 때도 있다.

9) 피부

- 피부가 누렇게 뜨며 황달이 나타나기도 한다. 또한 피부가 건조하고 거칠어지며, 가렵다.
- 피부에 출혈점이 있는데, 점점 커지거나 색이 짙어지고 점 부위가 자주 헌다.
- 노인의 피부에 회색 사마귀처럼 오톨도톨한 융기가 생기면 25% 정도가 악성으로 변한다고 알려져 있다.

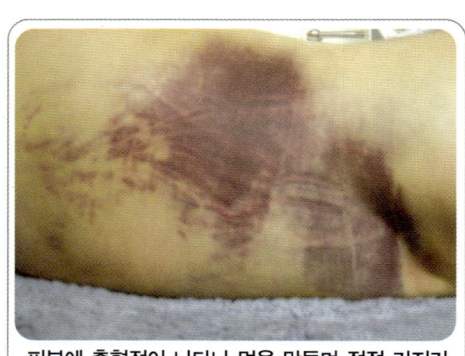

피부에 출혈점이 나타나 멍을 만들며 점점 커지거나 색이 짙어진다.

10) 복부

- 주상복(舟狀腹)이거나 복부가 팽융한다. 복부의 노창(怒脹)이 있고, '개구리 배'와 같다.
- 호흡성 이동이 없는 함몰(凹凸)의 응어리를 촉지할 수 있다.
- 배꼽의 궤란이 단단하고 움직이지 않으며 돌출해 있다. 혹 말기암일 때는 배꼽이 깊어진다.
- 배꼽, 또는 배꼽 주위가 자줏빛이고 어둡고 메마르며, 간혹 어반이 보인다.
- 복부의 종괴(腫塊) 중 악성 종괴는 딱딱하고 표면이 유연하지 않다.
- 복부 종괴(腫塊)의 발생 부위를 간략히 정리하면 다음과 같다.

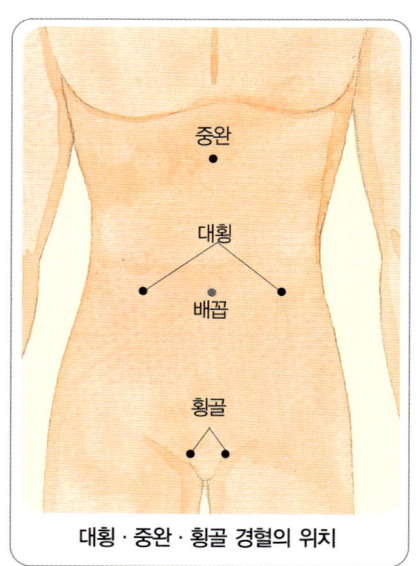

대횡·중완·횡골 경혈의 위치

분괴 (糞塊)	변비 등에 의한 응어리	좌하복 아래 또는 좌측 대횡(大橫) 경혈에 있다.
혈괴 (血塊)	어혈에 의한 응어리	좌하복 아래 또는 배꼽 사방에 있다.
수괴 (水塊)	체액대사 장애에 의한 응어리	우하복 배꼽 옆 또는 우측 대횡(大橫) 경혈에 있다.
한괴 (寒塊)	만성의 고질적 한사에 의한 응어리	우하복 배꼽 옆에 있다.
식괴 (食塊)	만성 식체에 의한 응어리	좌우 옆구리에 있다.
풍괴 (風塊)	중풍이나 반신불수 등에 의해 제상동맥에 생긴 응어리	중완(中脘) 주위에 있다.
포괴 (胞塊)	자궁이상에 의한 응어리	대개 횡골(橫骨) 위 임맥(任脈) 선상에 있다.
충괴 (蟲塊)	회충에 의한 응어리	대개 배꼽 좌측에 그물을 친 것 같이 뭉쳐 있다.

11) 소변·대변

- 소변에서 인산염(phosphates)과 염산나트륨(NaCl)의 배설량이 현저하게 감소한다.
- 소변이 짙어지기도 하는데, 때로 진한 갈색으로 변한다.
- 소변줄기가 가늘고 작아진다. 배뇨하는 힘이 감퇴되며 잔뇨감과 야간빈뇨도 있다.
- 소변 속에 실 같은 흰 분비물이 둥둥 떠다니기도 하고, 혈뇨가 비치기도 한다.
- 대변의 색은 옅어져서 회백색을 띠기도 한다.
- 항문 출혈·혈변, 혹은 피와 점액이 섞이거나 피와 고름이 섞여 악취가 날 때도 있다.
- 변통의 이상이 나타난다. 만성 변비 또는 대변이 가늘고 배변 후에도 뒤가 묵직하며, 배에 가스가 차 팽만감을 느끼고 간헐적으로 아프다. 변이 정기적으로 나오지 않고 짜는 듯 통증이 있다.
- 설사와 변비가 반복되고, 꾸르륵거리는 소리가 잘 난다.
- 까만 대변을 보고, 지방성 설사를 하기도 한다.

12) 자궁 · 기타
- 자궁 출혈이 있다.
- 무색 또는 가벼운 혈흔의 대하가 나온다.
- 약간의 빈혈을 일으킬 수 있다.
- 체중이 줄고, 흉통이 있다.
- 누워만 있으려 하고 움직이기 싫어한다.

(3) 각종 암의 망진

1) 갑상선암

　95% 이상이 갑상선의 결절로 발견되는데, 간혹 경부(목) 림프절의 종대가 갑상선암의 초기 징후로 나타나는 경우가 있다.

　경부 앞 턱 아래 후두(喉頭)부위에서 1.5~2cm 가량의 딱딱한 결절이 만져지는데, 그 형태가 불규칙적이며, 부근에 부은 림프결절이 만져진다. 눈은 놀란 모습이며, 정강이와 발등의 살이 두꺼워질 수 있다.

　남자도 유방이 커질 수 있으며, 쉰 목소리와 함께 호흡곤란이나 음식물을 삼킬 때 장애가 있다.

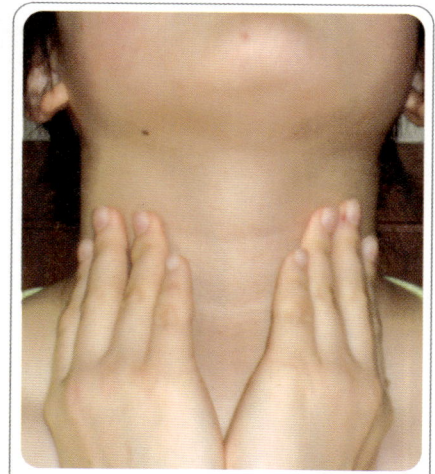

갑상선은 목의 양 쪽에 날개를 편 나비 모양으로 위치한다.

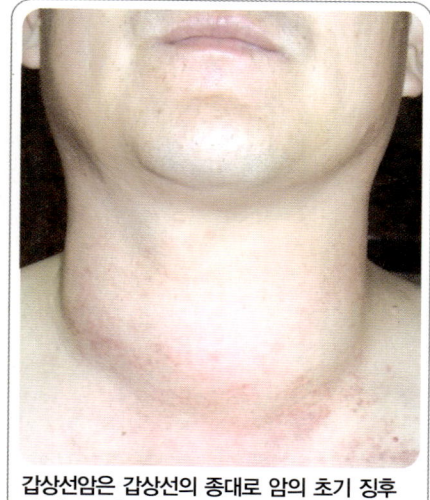

갑상선암은 갑상선의 종대로 암의 초기 징후가 나타난다.

2) 구강암

혓바닥이 잘 갈라지거나 혀가 잘 허는 경우, 잇몸이 잘 붓거나 자주 염증이 생기는 경우, 치열이 고르지 못하거나 의치를 한 경우에 잘 온다.

3) 비인암

한 쪽 눈이 돌출한다. 경부의 림프절에도 무통성의 멍울들이 만져질 수 있다.

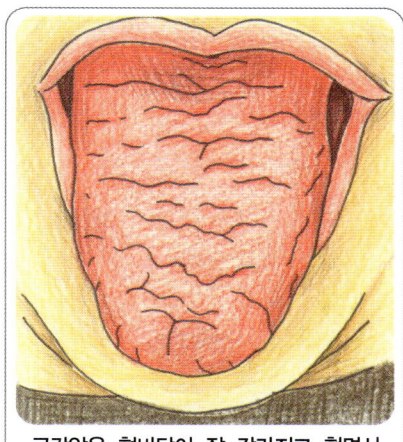
구강암은 혓바닥이 잘 갈라지고 헐면서 잇몸 염증이 잦을 때 잘 온다.

㉮ 담탁(痰濁)의 경우는 목에 핵 같이 굳은 멍울이 만져지고, 입이 비뚤어지며, 눈이 작아지고 안구운동이 제한을 받는다. 안면부가 저리고 마비감이 있으며, 입을 벌리기 어렵다. 또한 귀울림·두통·현기증이 있고 식욕부진·소화 장애·가슴답답함 등이 있을 수 있다.

㉯ 어혈(瘀血)의 경우는 목 옆으로 멍울이 커지고 단단해지며 약간의 통증이 있다. 수척해지고 코가 막히며 목이 쉰다.

㉰ 화독(火毒)의 경우는 혀에 얼룩얼룩한 어혈의 자반(紫斑)이 보인다.

4) 후두암

가장 많은 증상은 쉰 목소리가 나는 것이다. 인후통·삼키기 곤란·체중감소 등이 나타나고, 호흡곤란도 올 수 있으며, 목의 림프절도 붓는다.

5) 위암

복부는 주상복(舟狀腹)이며, 혹은 상복부가 팽융해 있다. 좌측 쇄골 위의 림프절이 부을 수 있고, 견갑골 위와 대추(大椎)혈 주위에 털이 자란다. 아랫입술에 자홍색 혹은 흑자색의 원형 또는 타원형의 반점이 나타나며, 손톱에 조근과 수직으로 세로로 검은 무늬와 자주색 무늬가 나타난다.

혹은 배가 항상 더부룩하고 팽만해 있으며, 변비와 설사를 반복한다. 체중이 줄며, 빈혈·허약·발열·상부 소화관의 출혈이나 까만 대변을 본다.

6) 장암

㉮ S상 결장암일 때는 좌측 하복부가 팽융한다. 특히 귓바퀴가 메말라 거칠다.

㉯ 우결장암은 우측 복부에서 응어리를 촉지하는 경우가 많으며, 설사가 잦다.

출혈이 있더라도 분변에 섞여 알아보기 어렵고, 무기력·피로·빈혈·발열 등이 나타날 수 있다. 이외에도 배가 살살 아프고, 묽은 변과 체액이 완전히 섞인 변, 또는 검거나 불그스레한 암적색의 변이 나올 수 있다.

㉰ 좌결장암은 변비가 많고, 혈변 또는 장폐색이나 통변의 이상으로 알게 되는 경우가 많다.

혈변은 주로 선홍색이 특징이며, 통변의 이상 증상으로는 대변이 가늘고 배변 후에도 뒤가 묵직하며 변비가 많다. 배에 가스가 차 팽만감을 느끼고 간헐적으로 아프다. 변이 정기적으로 나오지 않고 짜는 듯한 통증이 있으며, 대변의 굵기가 점차 가늘어지고, 설사와 변비가 반복한다. 또한 대장이 협착되거나 폐색되어 꾸르륵거리는 소리가 잘 난다.

㉱ 직장암은 변이 고르지 않고 잠혈변을 보기도 한다. 통증이 늦게 온다.

배변 후에도 대변이 덜 나온 것처럼 잔변감이 있거나, 빨간 피가 대변의 표면에 덮여 나오는 혈변이 나올 수 있다. 이곳의 암은 치질과 혼동을 해서 방치하는 수가 많은데, 일반적으로 팽만감이 있고 아랫배가 당기는 듯 아프다.

복통이 없으면서도 피가 섞인 설사가 장기간 지속되는 경우도 많다. 콜타르 같은 암적색 대변이 나오고 변비가 계속되기도 하며, 대변이 가늘어지고 변비와 설사를 반복한다. 한편 10년 이상 치질을 앓고 있을 때는 특히 주의해야 한다.

7) 췌장암

지방성 설사를 보이기도 한다. 또 쓸개가 너무 크게 붓는 수도 있는데, 이를 '쿠르부아지에 징후'라고 한다.

㉮ 뚜렷한 원인이 없이 체중이 갑자기 줄어들고, 식사와 관계없이 복부의 불쾌감이나 복부 팽만감을 호소하기도 한다.

㉯ 간헐적 또는 지속적인 상복부 통증도 호소한다.

특히 암이 췌장의 체부나 말단부에 생기면 명치 끝 혹은 배꼽 주위에 심한 통증을 느낀다. 이때 서 있거나 허리를 구부리거나 팔로 무릎을 껴안으면 통증이 진정되는

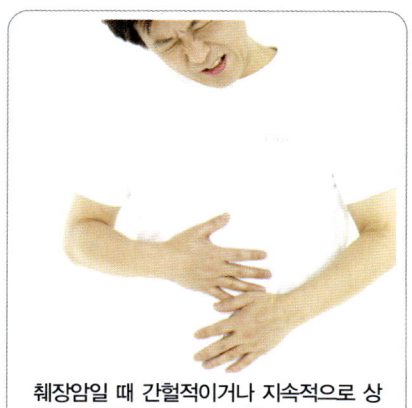

췌장암일 때 간헐적이거나 지속적으로 상복부 통증을 호소하기도 한다.

췌장암에 의한 상복부 통증이 있을 때 무릎을 껴안고 잠시 있으면 진정되기도 한다.

경우도 있다.

㉰ 서서히 황달이 나타나기도 한다.

특히 암이 십이지장의 유두부 근처에 생기는 경우에는 암이 커지거나 다른 장기에 전이가 있기 전에도 황달이 나타날 수 있다. 그래서 눈 흰자위가 노랗게 되고 피부도 노랗게 되며, 소변의 색이 짙어지고 대변의 색은 회백색을 띠기도 한다.

8) 간암

복부의 노창(怒脹)이 있고, 복부가 팽융하며 '개구리 배'와 같다. 배꼽이 돌출하거나 배꼽 주위에 자주색의 반점이 보인다. 늑간 및 뺨과 코에 거미줄 같은 검고 붉은 모세혈관이 돋아 있다. 특히 콧방울 외측에서 인당을 향해 뻗은 해조문(蟹爪紋)이 나타나며, 코가 청황색이거나 콧대에 흑갈색의 반점이 나타난다.

혀가 청색 혹은 자색이며, 혀의 가장리에 청자색의 줄무늬나 불규칙한 모양의 흑반이 보이고, 혀 아래에는 어혈사(瘀血絲)가 보인다. 손톱 아래가 대부분 희고, 분홍색은 손끝에만 조금 나타나며, 점상 또는 선상의 흰 반점이 보인다. 또 주로 오른손의 손톱-특히 엄지·식지·중지-에 조근과 수직으로 세로로 검은 무늬와 자주색의 무늬가 나타난다.

9) 담낭암·담도암

진행이 되면 명치 쪽에서 오른쪽 상복부로 오는 지속적인 통증· 체중 감소· 식

Tip 유방암의 촉진

유방의 두드러진 피부 구멍·부종·주름·발적·붉은 반점·부스럼·인설·함몰·비대칭 등 유륜·유방의 피부 모양이나 색이 변할 때는 유방암을 의심할 수 있다.

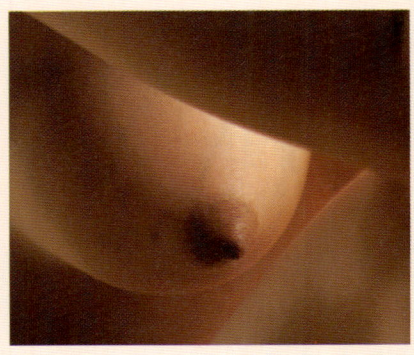

시진의 첫 순서는 앉은 자세에서 팔을 몸 측면에 늘어뜨린 상태에서 행하며, 다음에는 양팔로 장골릉을 압박하여 흉근을 긴장시켜 유방의 함몰 여부를 확인하고, 그 다음에는 팔을 앞으로 나란히 뻗게 하면서 허리를 구부려 유방 모양의 변화를 관찰한다.

유두의 분비는 혈성이 있고 비혈성이 있는데, 혈성 분비의 10~20%는 악성이고, 비혈성 분비는 투명하거나 흰색 또는 초록빛을 띠며 거의 양성이다. 겨드랑이 임파선으로의 전이 여부가 예후와 밀접한 관계가 있다. 유륜의 하부를 촉진하여 압통을 동반하는 응어리가 있는지 관찰해야 하며, 유두의 분비물 검사를 위해 유두 양 옆에 의사의 양 손을 놓고 부드럽게 유두를 압박해 본다. 이외에 유두의 함몰·균열·인설 여부도 관찰한다.

진행된 유방암에서는 피부의 궤양과 부종이 나타날 수 있다.
유방의 촉진은 환자를 똑바로 눕히고 진찰하는 쪽의 어깨 밑에 베개를 받치고 행한다. 유방이 작으면 팔을 몸의 양 옆에 놓게 하고, 유방이 크면 팔을 머리 뒤로 올려놓게 한다. 의사는 세 손가락의 지문 부분으로 우선 유두로부터 12시 방향으로 갔다가, 돌아온 후 1시 방향으로 촉진하는 방법으로 '바퀴살' 모양으로 촉진한다. 또 유두를 중심으로 유방 주변으로 이동하면서 '동심원' 방향으로 촉진한다. 이외에 '수직 줄무늬' 촉진법을 행하기도 한다. 응어리가 촉지된 경우에는 크기·모양·경계·경도·유동성 여부를 관찰해야 하며, 응어리 주변의 유방을 들어올려 보면서 함몰 여부도 확인해야 한다.

유방암의 진행에 따라 대칭적인 좌우 유방의 모양이 달라지거나, 겨드랑이에서 혹이 만져질 수도 있다. 겨드랑이의 촉진은 마주보고 앉은 자세에서 행하는데, 우측 겨드랑이 촉진의 경우 환자의 우측 앞팔을 의사의 우측 손으로 잡고 의사의 좌측 손끝으로 환자의 겨드랑이 아래 부분을 촉진한 후, 환자의 우측 팔을 안쪽으로 잡아당기면서 겨드랑이의 상부를 촉진한다. 좌측 겨드랑이 촉진의 경우도 이와 같은 요령으로 한다. 이때 쇄골의 상부 및 하부도 촉진한다.

욕부진·황달 등이 나타난다. 또한 황달이 생기면 소변의 색이 진한 갈색으로 변하고, 대변의 색은 옅어져서 회백색이 된다. 또한 간 종대·비장 종대가 이루어지기도 한다. 황달을 알아보기 위해서는 자연광에서 피부와 공막을 관찰한다.

10) 유방암[투유(妬乳), 내암(嬭巖), 유암(乳巖)류]

무통성의 응어리(명울의 표면이 볼록하고, 경계가 분명하지 않고 딱딱하며, 뿌리가 깊이 박힌 듯 잘 움직이지 않는 응어리)가 만져진다. 이때 유두의 함몰이 외반되지 않고 고정되어 있으면 유방암을 의심해야 한다. 또한 피부가 오렌지 껍질처럼 울퉁불퉁하고 함몰이 나타나면 유방암을 가장 먼저 생각해야 하는데, 이를 'peaud orange'라고 부른다.

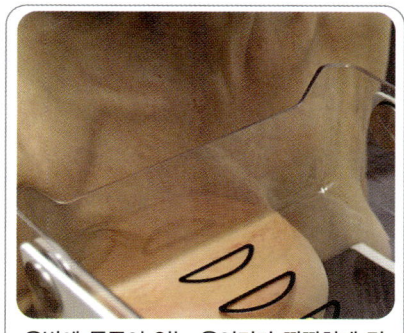
유방에 통증이 없는 응어리가 딱딱하게 만져지면 검사를 받도록 한다.

11) 자궁암[석가(石瘕), 혈고(血蠱), 혈징(血癥) 등의 각종 암류(癌瘤)]

자궁경부암은 초기암인 비침윤성 경부암(여기에는 이형증 및 상피내암)과 이미 진행되어 있는 침윤성 경부암이 있다. 자궁출혈·연한 무색 또는 가벼운 혈흔의 대하·통증 등이 나타난다. 혹은 배뇨 곤란·혈뇨·혈변 등이 나타날 수 있다.

한편 난소 종양의 경우에는 무월경·과다모발증·남성화 등이 올 수 있으며, 다낭성 난소 질환의 경우에는 월경 이상(기능 부전 자궁출혈)·과다모발증·여드름·비만·불임 등을 일으킬 수 있다.

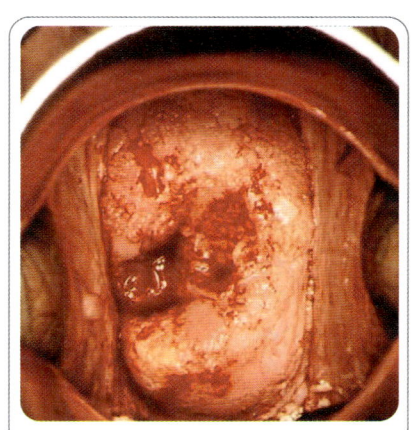
자궁경부암 2기 말의 모습이다.

난소암일 때는 하복부가 팽융하며 배꼽이 돌출하는데, 배꼽이 자줏빛으로 어둡고 메마르며, 간혹 어반(瘀斑)이 보인다. 한편 이런 어반은 복강 및 골반의 종양일 때도 흔히 볼 수 있다.

12) 전립선암

음경이나 불두덩이 또는 허리나 항문 쪽으로 부풀어 터질 듯한 뻐근한 느낌을 갖기도 한다. 소변보기가 힘들어지면서 소변의 줄기가 가늘고 작아진다. 배뇨하는 힘이 감퇴되며 잔뇨감·야간빈뇨가 있고, 때로는 소변 속에 실 같은 흰 분비물이 둥둥 떠다니기도 하고 혈뇨가 비치기도 한다. 또한 변비·부종을 보이기도 한다.

전립선의 진찰 때는 환자로 하여금 선 채로 구부려서 진찰대에 어깨를 기대게 하고, 의사는 장갑을 낀 채 왼손으로 환자의 엉덩이를 벌리면서 윤활제를 묻힌 오른손 집게손가락을 항문 입구에 대고 부드럽게 압박함과 함께, 환자로 하여금 깊은 숨을 쉬게 하여 항문의 괄약근이 이완될 때에 오른손 집게손가락을 항문에 넣고 직장 벽의 앞쪽을 더듬으며 전립선을 촉진한다.

이때 단단하고 불규칙한 결절이 촉지가 되면 암을 의심하게 된다. 단, 전립선이 대칭적으로 커지고 부드러우면 전립선비대증일 수 있다. 촉진이 끝나면 환자에게 손가락을 뺄 것이라고 알린 후 부드럽게 빼야 한다.

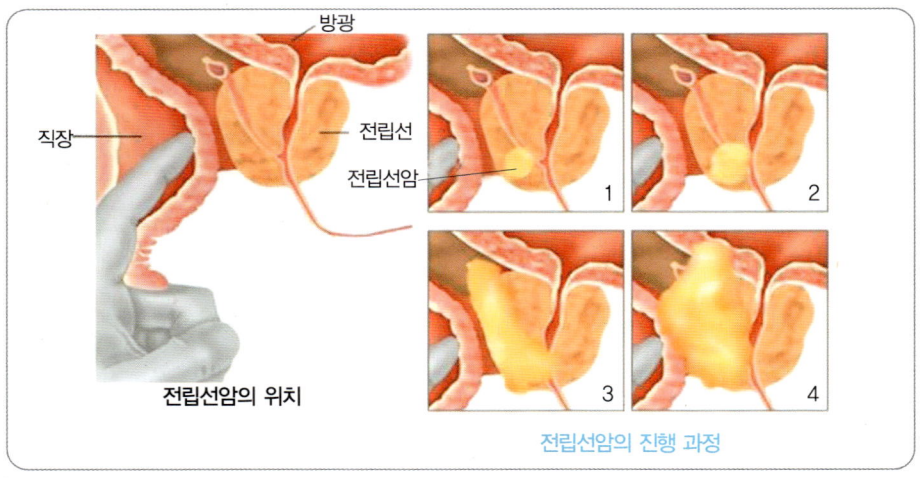

전립선암의 진행 과정

13) 백혈병

복진으로 간과 비장의 종대를 촉지하는 경우가 있다. 편도도 붓고, 경부(목)에 무통성 림프결절이 나타나며, 두 눈이 돌출하고, 피부 출혈점 및 잇몸 출혈 등이 있다.

2. 중풍(中風)

(1) 중풍의 체형

㉮ 몸의 균형에 비해 상체가 비대하고, 특히 배에 살이 많이 찐 체형이다.

㉯ 왼쪽 어깨가 처져 있거나 앞으로 기울어진 좌전굴형이다.

㉰ 근육에 경련이 잘 일어나고, 의주감(蟻走感)과 피부에 발진성 지방종이 있다.

㉱ 가슴 울렁거림, 급격한 두통, 눈의 시력저하, 어지럼증, 메스꺼움, 귀가 멍하거나 귀울림증 또는 아래 혈압이 상승하게 되면 2/3가 5년 이내에 중풍이 온다.

만약 50세 이상의 중년으로 이와 같은 증상을 최근 돌발적으로 경험했거나, 가끔 또는 반복적으로 경험하고 있는 사람이라면 뇌졸중을 일으킬 가능성이 있다.

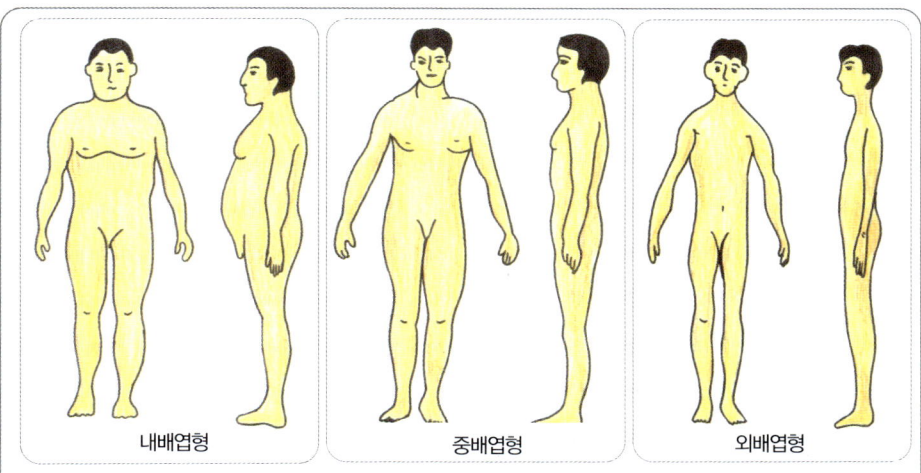

W.H.셀든은 체형을 내배엽형, 중배엽형, 외배엽형으로 분류하였다. 성격도 내장긴장형, 신체긴장형, 뇌긴장형으로 분류하여 체형과 성격이 밀접한 관련이 있다고 하였다. 중풍은 내배엽형 체질에서 많이 볼 수 있다.

〈W.H.셀든의 체형 분류〉

(2) 머리

- 풍부(風府)부터 후발제(後髮際)까지가 과대하고, 백회(百會)도 과대하다. 이때는 고혈압·중풍·간질·열성 두통 등이 오기 쉽다.
- 얼굴이 붉고 번질거리며 태양혈이 푸르고, 한 쪽 관자놀이에 주름이 있다.

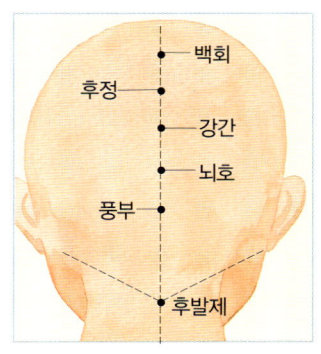

아울러 얼굴 근육이나 눈꺼풀이 파들파들 떨리면 이는 풍 체질이다.

특히 동맥경화일 때는 얼굴 전체가 붉고 윤기가 흐르며, 고(高) 콜레스테롤혈증일 때는 눈꺼풀이 파르르 떨리거나 아픈 쪽의 안구가 아래로 처져 있다.

- 안구건조로 하목향(下目向)으로 치켜올려보며, 각막에 흰 테가 보인다.

이 증상을 보이는 노인이면 동맥경화·고혈압이다.

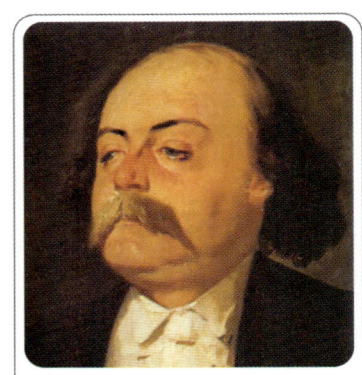

프랑스의 문호 플로베르. 코와 코 주위의 뺨이 유난히 붉다. 전형적인 풍 체질의 모습이다.

- 한 쪽 눈꺼풀이 처져 있다. 혹은 두 눈동자의 크기가 다르거나 안으로 몰려 내향사시(內向斜視)의 경향이 있다.

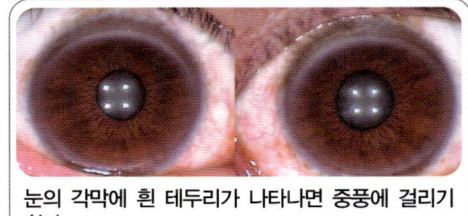

눈의 각막에 흰 테두리가 나타나면 중풍에 걸리기 쉽다.

뇌혈관 질환일 때는 포검(胞瞼)하

수가 잘 온다. 또 눈동자가 안으로 몰리며 각막에 흰 테가 보이기도 하는데, 뇌일혈 때는 내향사시의 특징이 보인다.

- 코끝이 휘어 있거나 비순구가 깊어 보인다.

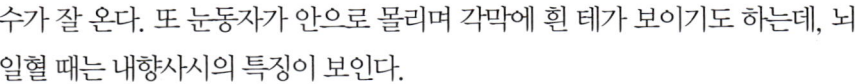

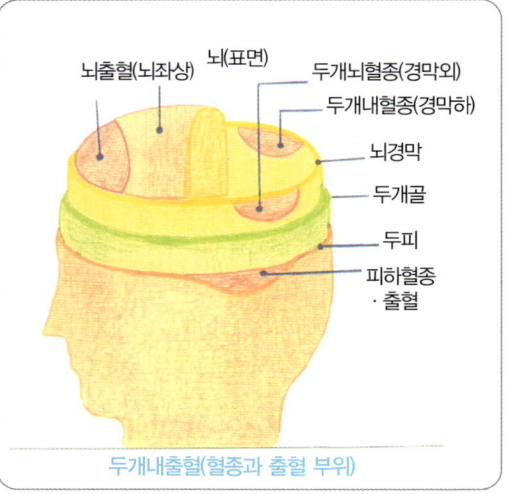

눈동자가 안으로 몰려 내사시일 때도 중풍이 있기 쉽다.

두개내출혈(혈종과 출혈 부위)

(3) 혀

- 설하낙맥(舌下絡脈)이 짧고 굵으며, 불룩 튀어나와 있거나 구불구불하다.
  심하면 둥글게 뭉쳐 있고, 홍자색이다.
- 혀의 가장자리가 붉고, 혀의 밑에 어혈사(瘀血絲)가 보인다.
  특히 뇌혈관 질환일 때는 혀의 밑에 어혈사(瘀血絲)가 보인다.
- 혀를 내밀 때 한쪽으로 기울어지는데, 붉은 혀를 느리게 내민다.
  혹은 혀 놀림이 부자유스럽거나 입술이 비뚤어진다.

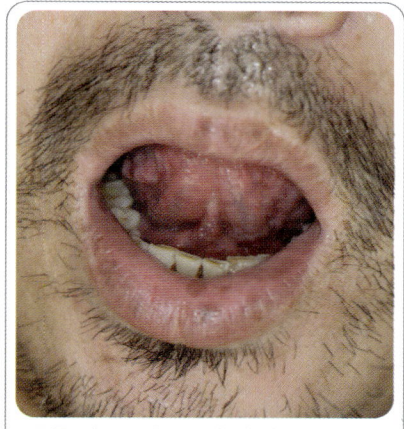

중풍 전조 증상으로 혀 밑 정맥이 짧고 굵으며 불룩 튀어나오거나 구불구불하다.

- 중풍일 때 혀에 가는 금이 있으면서 번들거리고 부어 있거나, 설태가 갑자기 두꺼워지거나, 갑자기 얇아지거나 없어지면 위험한 징조이다.
  한편 설태가 갑자기 적다가 많아지고, 얇다가 두꺼워지는 등 변화하면 중풍이 발전하고 있다는 징후이다.

(4) 손발 · 손톱

- 손끝이 주걱 모양이고, 손바닥에 황색종이 생기거나 손등의 힘줄이 두껍다.
- 셋째손가락 근부의 손바닥에 별 모양의 흔적이 생기고, 손목 위의 살집이 풍부한 곳, 즉 이른바 태월구 부위가 거무스름해지며, 둘째나 넷째손가락 근부의 손바닥 부위가 거대해지면 뇌일혈이 올 가능성이 높아진다.
- 올리브형 손톱, 역삼각형 손톱, 또는 손톱 양 옆의 가장자리가 굽어 있다. 이때는 동맥경화 · 중풍 · 척추 질환 · 암에 걸리기 쉬운데, 역삼각형 손톱이란 조근이 뾰족하고 조점이 넓은 모양의 손톱이다.
- 반달이 크며 혹 반달이 자색이고, 조근에서 손가락 1절까지 자흑색이다.
  특히 반달이 크면(손톱 전체의 1/3 이상) 뇌일혈의 경향이 있다. 또한 손톱이 푸르거나 열 손톱의 색깔이 다르면 중풍 체질이며, 심장병 · 정맥순환 장애이다.
- 반달이 넓고 굵으면서 인사불성이 되면 뇌출혈의 가능성이 높고, 반달이 없으

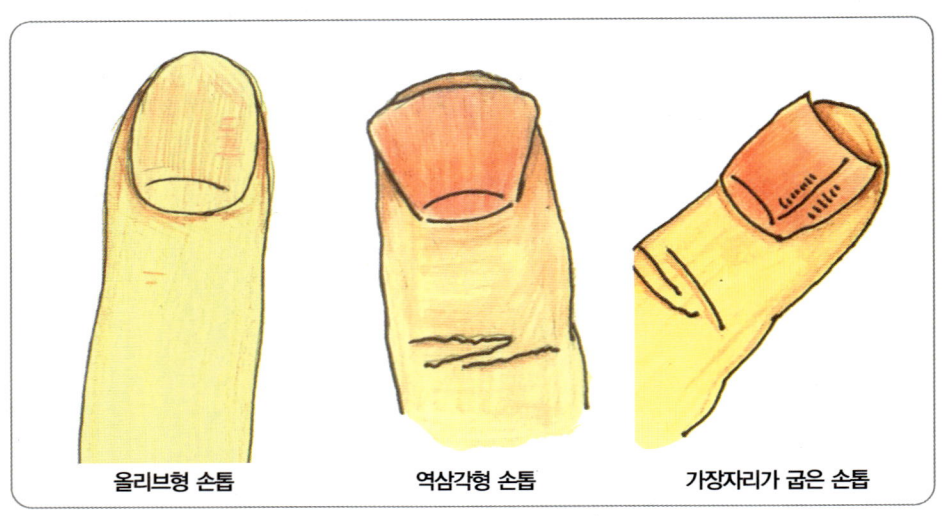

| 올리브형 손톱 | 역삼각형 손톱 | 가장자리가 굽은 손톱 |

면서 인사불성이 되면 뇌빈혈의 가능성이 높다.
● 중풍일 때 손톱이 푸르거나 흑청색일 경우, 혹은 손톱 아래 살마저 검은빛을 띨 경우는 모두 죽음과 관계가 있는 사증(死證)이다.
　한편 중병 환자가 아닌데도 손톱 밑뿌리와 그 아래의 살이 모두 검은 암적색을 띠는 것은 어혈이 체내에 잠재해 있다는 증후이다.

3. 두통(頭痛)

(1) 두통의 부위

㉮ 앞머리의 두통은 이비인후 질환·빈혈·발열 등에서 많이 온다.

동양의학에서는 양명경 두통일 때 앞머리·눈뿌리·치아 등에 통증이 오는 것으로 보며, 특히 담궐 두통일 때는 앞머리가 많이 아프다.

담궐 두통은 수분대사의 장애로 비생리적 체액인 '담'이 형성되어 온다. 눈뿌리부터 정수리까지 아프고 어지러워 참을 수 없으며, 온몸이 무겁고 손발이 냉해지며 메스꺼운 데 참을 수 없다.

㉯ 옆머리의 두통은 귀에 질환이 있을 때 많다.

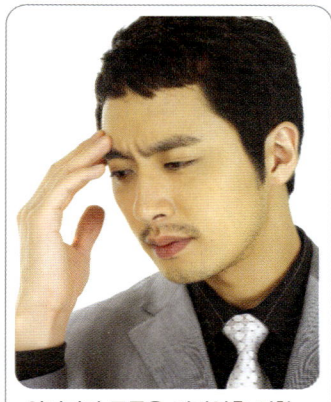

앞머리의 두통은 이비인후 질환, 빈혈, 발열 등에서 많이 온다.

동양의학에서는 소양경 두통일 때 옆머리와 함께 귀까지 동통이 이어져 온다고 보며, 특히 혈허 두통일 때 옆머리가 많이 아프다.

혈허 두통은 혈액 및 영양물질의 부족에 의해 온다. 눈썹 바깥 부위에 통증이 오며, 얼굴이 창백하고 손발이 냉해진다. 심장이 두근거리고 놀라며, 어지럽고 땀이 나면 무서우리만큼 줄줄 흐른다.

㉰ 정수리의 두통은 신경증·축농증 등에서 많이 나타난다.

동양의학에서는 소양경 두통이나 한궐 두통일 때 정수리의 두통이 잘 나타난다고 본다.

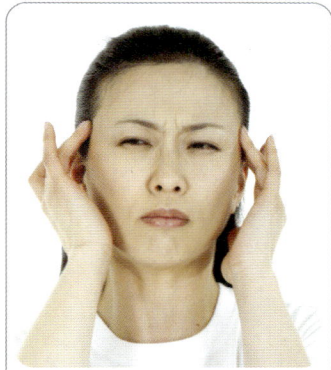

옆머리의 두통은 귀에 질환이 있을 때 많이 온다.

(2) 두통의 유형

㉮ 이른 아침이나 오전의 두통은 축농증일 때 많이 나타나며, 양허와 기혈 부족이 주원인이다.

㉯ 오후나 밤에 두통이 심한 것은 시력 변화·긴장성 두통 등에서 많이 나타나며,

음허와 혈허가 주원인이다.

　음허 두통은 지나친 자위, 성욕 과잉 및 심한 분노 등에 의해 온다. 어지럼증·눈의 피로·머리 무거움·입 마름·콧속 마름·번열감 등이 있고, 변비·소변 농축·요통·하지무력증·손발 화끈거림 등이 함께 나타난다.

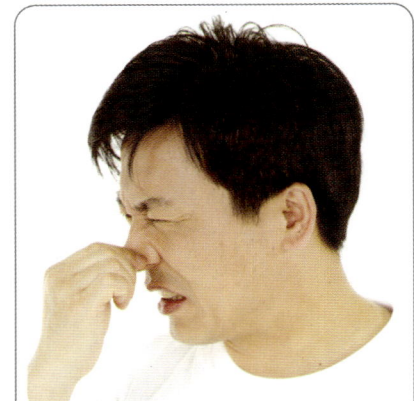

콧속이 마르고 번열감, 어지럼증, 눈의 피로가 동반되면 음허 두통이다.

　㉡ 오심·구토는 편두통에서 많이 볼 수 있으며, 구토 후 다소 가벼워진다. 구토는 해도 오심의 증상이 없으면 두개내압의 상승이다. 한편 담궐 두통일 때도 오심·구토를 동반한다.

　㉢ 수면에 영향을 미치는 것은 신경성 두통·긴장성 두통·뇌막염성 두통 등이다. 내상 두통일 때는 수면 장애가 오며, 담탁 두통일 때는 잠을 자려고만 한다.

　㉣ 두통과 함께 시력 장애가 수반되는 것은 안과 질환과 뇌종양에서 많다.

　㉤ 현기증을 동반하는 두통일 때는 소뇌종양이나 뇌혈류 장애를 의심할 수 있다.

　㉥ 풍한 두통일 때는 냉기를 만나면 더 심해지고, 풍열 두통일 때는 차가운 것을 갖다 대기를 좋아한다. 풍습 두통일 때는 날씨가

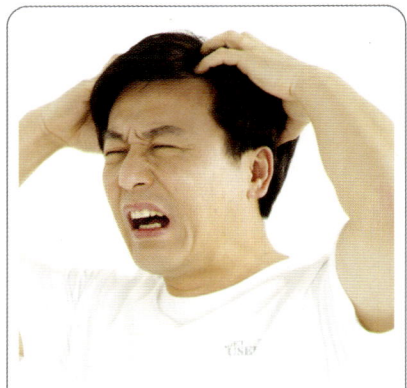

현기증을 동반하는 두통은 소뇌종양이나 뇌혈류 장애일 수 있다.

흐리면 더 심해진다. 그리고 기허 두통과 열궐 두통일 때는 다음과 같은 특징이 있다.

- 기허 두통은 기가 쇠약해져 온다. 두통이 있다가 없다가 하고, 추운 것을 싫어하며 땀을 많이 흘린다. 또한 음식을 먹기도 싫어하고 갈증이 심하게 나며, 귀가 울리고 피곤해 하면서 감기에 잘 걸린다.
- 열궐 두통은 체내에 열이 축적된 것이 원인이다. 더운 곳에 들어가면 심해지고 차게 하면 두통이 다소 편해지며, 눈은 충혈되고 갈증이 있다.

4. 소아의 병

(1) 소아의 한열 7증

1) 소아의 한증
소아의 한증은 다음 일곱 가지 증세로 가늠한다.

㉮ 첫째 '면광백'이다.
얼굴에 창백한 색이 나타나면 한증이다.

㉯ 둘째 '분청백'이다.
대변이 푸르고 흰색으로 나타나면 한증이다.

㉰ 셋째 '두허창'이다.
복부가 말랑말랑하고 헛배가 부른데, 따뜻한 손으로 만져주면 좋아한다. 이것도 한증이다.

㉱ 넷째 '안주청'이다.
눈알에 푸른빛이 나타나면 한증이다.

㉲ 다섯째 '토사무도'이다.
구토와 설사를 때도 없이 계속해서 많이 하면 한증이다.

㉳ 여섯째 '족경랭'이다.
종아리부터 발끝까지가 차면 한증이다.

㉴ 일곱째 '수로정'이다.
아이가 잠을 잘 때 눈을 뜨고 자면 한증이다.

2) 소아의 열증
소아의 열증 역시 다음 일곱 가지 증세로 가늠한다.

㉮ 첫째 '면시홍'이다.
입 주위·뺨 앞쪽·턱 위·구강점막 외막에 붉은색이 나타나면 열증이다.

㉯ 둘째 '대변비'이다.
대변이 굳어서 나오지 않거나, 나온다 해도 배변에 애를 쓰는 경우는 열증이다.

㉰ 셋째 '소변황'이다.

소변의 색이 짙은 황색이거나 적갈색을 띠면 열증이다.

㉣ 넷째 '갈부지' 이다.

갈증이 심해서 보채는데, 물이나 젖을 줘도 갈증이 멈추지 않을 때는 열증이다.

㉤ 다섯째 '상기급' 이다.

숨이 거칠고 호흡이 몹시 빠른 것 역시 열증이다.

㉥ 여섯째 '족심열' 이다.

발바닥의 중심부가 화끈화끈 달아올라서 아이가 보챌 때는 역시 열증이다.

㉦ 일곱째 '안홍적' 이다.

눈이 빨갛게 충혈되는 것도 열증이다.

> **Tip 양자십법**
>
> 열 가지 계율은 어린이들에게는 아직 정상적으로 독립적 요소를 갖추지 못해 생리 상태가 불안하므로 주의해야 할 사항을 지적한 것이다.
> 첫째, '배난' 이다. 등을 따뜻하게 해 주어야 한다.
> 둘째, '두난' 이다. 배를 따뜻하게 해주어야 한다.
> 셋째, '족난' 이다. 발을 따뜻하게 해주어야 한다.
> 넷째, '두량' 이다. 머리를 서늘하게 해주어야 한다.
> 다섯째, '심포량' 이다. 가슴을 시원하게 해주어야 한다.
> 여섯째, '물견괴물' 이다. 이상한 물건을 보이지 말아야 한다.
> 일곱째, '비위상요온' 이다. 따뜻한 음식으로 비위장을 따뜻하게 해주어야 한다.
> 여덟째, '제미정물변음유' 이다. 울음을 그치지 않았을 때 음식·젖을 주지 말아야 한다.
> 아홉째, '물복경분주사' 다. 경분이나 주사같은 광물성 약재를 함부로 쓰지 말아야 한다.
> 열째, '소세욕' 이다. 목욕을 너무 자주 시키지 말아야 한다.

(2) 소아의 장수와 단명의 감별

소아는 다음과 같은 조건이면 장수할 수 있다.

㉠ 첫째, 머리가 크고 살집이 풍부해야 한다.

수족 삼양경이라는 양성 경락이 모두 머

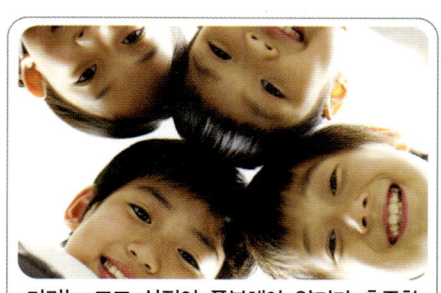

머리는 크고 살집이 풍부해야 양기가 충족한 것이다.

리를 향해 주행하고 있기 때문에, 머리는 양기의 집합처이다. 따라서 머리를 '제양지회'라고 한다. 머리가 크고 살집이 풍부하면 인체에 양기가 충족한 징조이다.

㉯ 둘째, 등이 넓적하고 바르며 살집이 풍부해야 한다.

오장육부의 각종 내장기가 체표에 반응하는 지점인 수혈이 모두 등과 허리에 모여 있기 때문에, 이 부위가 넓적하고 바르며 살집이 풍부하면 각종 내장기의 기능이 건실하다는 징조이다.

㉰ 셋째, 복부가 둥글고 따뜻하며 살집이 두터워야 한다.

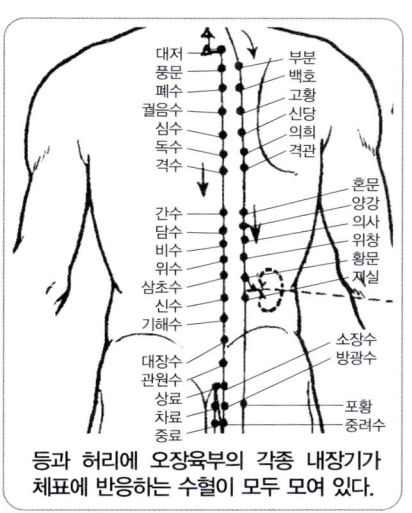

등과 허리에 오장육부의 각종 내장기가 체표에 반응하는 수혈이 모두 모여 있다.

복부는 '수곡지해'이기 때문에, 이 부위가 좋다는 것은 수곡이 충실하여 영양이 좋다는 징조이다.

㉱ 넷째, 5관의 형상이 좋고 색택이 밝고 맑아야 한다.

눈은 간장의 반응처이며, 귀는 신장의 반응처이고, 코는 폐장의 반응처이며, 입은 비장의 반응처이기 때문에, 5관이 좋은 것은 오장의 기능이 양호하다는 징조이다.

㉲ 다섯째, 근골과 기육이 건실해야 한다.

기육이 충실하면 비장 기능이 충족한 것이며, 근육이 강건하면 간장 기능이 충족한 것이고, 뼈가 견고하면 신장 기능이 충족한 것이기 때문이다. 그리고 기육이 따뜻하고 부드러우며 윤택하면 영위가 잘 조화되어 있다는 징조이다.

㉳ 여섯째, 뺨이 아름다워 복숭아 같고 머리털이 칠색 같이 검어야 한다.

이것은 인체의 체표가 건실하다는 징조이다.

㉴ 일곱째, 소변이 맑고 분량이 많아야 하며, 대변은 자윤해야 한다. 이것은 인체의 체내 기능이 건실하다는 징조이다.

㉵ 여덟째, 다리가 건장하고 목은 길면서 살집이 풍부해야 하며, 음낭은 작으면서 검어야 한다.

음낭은 작으면서 검어야 장수할 수 있다.

415

이것은 근주가 견고한 징조이다.
㉣ 아홉째, 잠은 자되 너무 많이 자지 아니하는 것이 좋다.
이것은 비장이 건실하다는 징조이다.
㉤ 열째, 목소리가 맑고 메아리치는 듯해야 하며, 호흡이 길고 잘 웃으며, 많이 울지 않는 것이 좋다.
이것은 폐장과 심장의 기능이 좋다는 징조이다.

이상의 열 가지 조건은 소아가 장수할 수 있는 조건이다.
따라서 이 열 가지의 장수 조건에 상배된다면, 그 소아는 단명할 것이다.

예를 들어 두정골이 일그러지고, 목이 연약하면 인체 상부의 양기가 쇠약한 것이다. 다리가 작고, 다리를 잘 펴지 못하면 인체 하부의 음기가 쇠약한 것이다. 콧구멍이 건조하면 폐장 기능이 쇠약한 것이고, 입술이 수축하고 침을 많이 흘리면 비장이 허랭한 것이다. 모발이 적고 윤택하지 못하면 혈쇠한 징조이다. 청자색의 근맥이 얼굴에 있으면 풍열병이 많고, 겸해서 체형이 마르고 회백색이면 인체 표면의 기능이 허약한 것이다. 때없이 설사하면 인체 체내의 병증이며, 헌데가 많이 나고 잘 울며 실없이 웃고 중얼거리는 것은 모두 양화가 망동한 것이다. 아울러 울음소리가 깔깔거리면 병이 많고, 소리가 없고 흩어지면 요절한다.

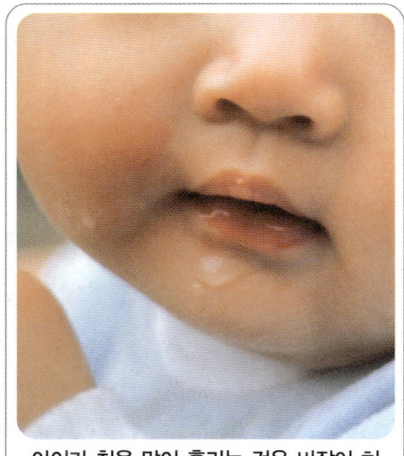

아이가 침을 많이 흘리는 것은 비장이 허랭한 것이다.

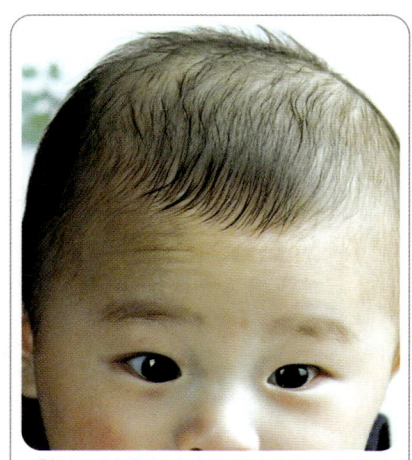

혈쇠로 인해서 아이의 머리카락이 윤택하지 못하고 숱이 적어진다.

(3) 소아의 안면 망진

보통 이마를 천정(天庭)이라 하고, 눈썹 사이를 인당(印堂)이라 하며, 인당 밑을 산근(山根)이라 한다.

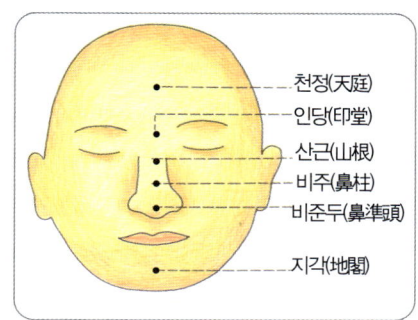

코 중에서 우뚝 솟은 부분을 비준두(鼻準頭)라 하며, 산근부터 비준두까지의 콧대를 비주(鼻柱)라 한다. 또 턱을 지각(地閣)이라 고 하고, 뺨은 좌우로 나누어 좌협(左頰)·우협(右頰)이라고 한다.

이 중 두 뺨·이마·비준두·턱 등의 다섯 군데는 안면 중 불쑥 솟아 있는 부위이기 때문에 5악(五岳)이라고 불린다.

㉮ 좌협(左頰)은 간(肝)의 기능이 반영되는 부위이다.
㉯ 우협(右頰)은 폐(肺)의 기능이 반영되는 부위이다.
㉰ 이마[天庭]는 심(心)의 기능이 반영되는 부위이다.
㉱ 비준두(鼻準頭)는 비(脾)의 기능이 반영되는 부위이다.
㉲ 턱[地閣]은 신(腎)의 기능이 반영되는 부위이다.

이 5악(五岳)이 붉으면 모두 열(熱)이고, 담백색(淡白色)이면 모두 허(虛)이다.

(4) 소아의 눈의 망진

- 눈이 빨갛게 충혈되어 있으면 열중이 있는 것이다.

  눈 속에 충혈이 된 적맥이 비치는 것은 실로 헤아리기 어려울 정도로 각종 질병을 예고하는 경우가 많다. 어쨌든 눈 속에 적맥이 있는 것은 그 크기가 크든 작든, 또 그 숫자가 많든 적든 불문하고 모두 상서롭지 못한 징조로 보면 된다.

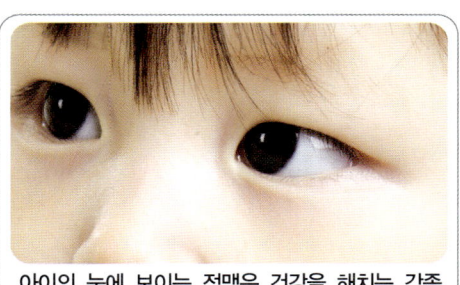

아이의 눈에 보이는 적맥은 건강을 해치는 각종 질병을 예고하는 경우가 많다.

  그 중에서도 어지러운 무늬가 눈 밑 부위에 깔리거나, 적맥이 눈동자를 관통한 것이 가장 두렵다.

- 독열이 있을 때는 눈이 몽롱해진다.

- 간기가 성하면 눈곱이 끼고 눈물이 난다.
- 두 눈이 들떠 있으면 복통과 천역이 있는 것이다.
- 눈을 흡뜨고 한곳만 응시하는 것은 간풍이 일어날 징조로서, 곧 손발이 뒤틀리고 혀를 빼물며 헛소리를 하거나 열에 들뜨게 된다.
- 소아가 어떤 질병이 있는데도 눈을 뜨고 사람을 대하기 좋아하면 양증이요, 눈을 감고 사람 보기를 싫어하면 음증이다. 특히 눈을 감고 뜨려고 하지 아니하는 것을 '목명'이라 하는데, 이런 증상이 심하면 곧 코피가 심하게 날 징조이다.

천정(天庭)	홍색	대열(大熱)
	청색	간풍(肝風)
인당(印堂)	청색	인경(人驚)
	홍백(紅白)	수화경(水火驚)
	홍색	담열(痰熱)
인당에서 비준두까지	홍색	삼초열(三焦熱)
인당에서 산근(山根)까지	홍색	심·소장열(心·小腸熱)
산근에서 비주(鼻柱)까지	홍색	심·위열(心·胃熱)
입술	홍색	갈증
	순반(脣反)	회충이 심하부에 교통(咬痛)을 준 징조이다.
좌태양(좌측 눈꼬리 옆)	청색	경(驚). 단, 경증이다.
	홍색	상한(傷寒)
	흑청색	유적(乳積)
우태음(우측 눈꼬리 옆)	청색	경(驚). 단, 중증이다.
	홍색	풍에 의한 경련
지각(地閣)	청색	음식을 먹던 중 놀람, 혹 번조하여 밤에 운다.
	황색	토한다.
	홍색	신(腎)의 기병(氣病)
양쪽 턱옆[兩頤]	적색	폐열(肺熱)
	흑색	이질
	적흑색	토사(吐瀉)
산근(山根)	황색	곽란(霍亂)
	홍색	밤에 운다.
	자색	음식의 체기

- 흰 눈동자에 황색이 나타나면 황달이다.
- 흰 눈동자가 너무 파르스름하여 오히려 창백한 느낌을 줄 때는 성격이 예민해서 쉽게 신경성 질환을 일으킬 징조이다.

눈의 흰자위가 파르스름하여 창백하게 보일 때는 신경성 질환을 일으킬 징조이다.

- 흰 눈동자는 너무 희고 검은 눈동자는 너무 검으며, 눈 전체가 커서 마치 겁먹은 눈을 연상시킬 때도 역시 신경성 질환에 쉽게 걸릴 수 있다.
- 어떤 하찮은 질병 끝에 소아의 두 눈이 갑자기 어두워져서 볼 수 없게 되면, 이것은 기탈의 징조이다. 질병의 끝에 눈꺼풀이 갑자기 함몰하는 경우와 마찬가지로 극히 예후가 나쁘다.

(5) 소아의 입과 입술의 망진

- 푸른색이 입가에 서려 있으면, 아무리 하찮은 증세로 시작된 질병이더라도 고치기 어려운 상태로 변화되어 있다는 징조이다.

  특히 푸른색이 입가의 입술 주위에 광범위하게 나타나면 간풍이

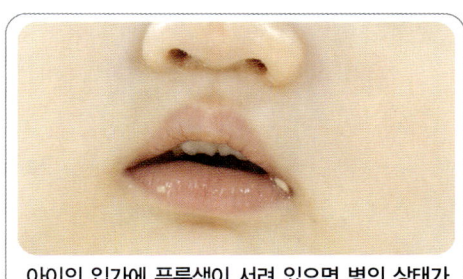

아이의 입가에 푸른색이 서려 있으면 병의 상태가 고치기 어려워진다.

폐로 전이되어 위증을 일으키려는 것이다. 간풍은 음액이 부족하거나, 양열이 항성하여서 동요감·현훈·축익·경련 등이 일어나는 것을 말한다.

한편 유행성 뇌막염·뇌염·식중독·이질·패혈증 등에서 열이 극심하여 경련·발축·혼미 등이 일어나는 것을 간풍 중에서도 '열극생풍'이라고 한다.

- 얼굴은 창백한데 입술이 붉으면 회충에 의한 복통이 오기 쉽다.
- 비장 기능이 허랭하면 말간 침을 줄줄 흘려서 항상 턱이 젖어 있다.
- 뺨과 입술이 모두 붉으면서 갈증이 있으면 경풍이고, 입술이 마르고 타는 것은 기육의 병증이다.

  특히 검게 타면서 마르는 것은 극히 위증이다. 한편 기육에 병이 있다 하더라도

입술이 붉으면서 마르고 타는 것은 병이 호전될 징조를 보이는 것이다. 그러나 입술이 붉다고 해서 다 길조로 보는 것은 아니다. 입술이 모두 붉은 것은 기육에 열증이 극심한 징조이기 때문이다.

● 입술이 다 같이 청흑색이면 냉극의 징조이다. 이런 경우는 심장의 이상을 추측해 볼 수도 있다. 더구나 손톱까지 청흑색을 띠고 있다면 심장 질환이 틀림없다. 동양의학에서는 손톱이 청흑색이면서 입술까지 청색이면 난치증으로 간주한다.
● 어떤 질병이든지 입술과 혀가 말려들거나, 입술이 젖혀지면 좋지 못하다.
● 입 주위가 검고 누런빛을 띠며, 입술이 푸르고 혀가 마르며, 입을 벌리고 숨을 내쉴 뿐 마시지 못하면 불치의 징조이다.
● 입술이 청자색이면 어혈이고, 입술이 풀색으로 건조해 있으면 적열이며, 입술이 선홍색이면 음허화왕이다.
● 입술이 담백하면 혈허이다.

특히 입술이 담백하면서 소아의 피부가 새하얗다면 대개 양허에 속하기 때문에, 이때 소아의 삼관맥(三關脈)에 어떤 색을 띤 혈맥이 나타나든 그 모두를 허증으로 본다. 예를 들어 소아가 피부나 입술 색이 창백한데 삼관에 붉은 혈맥이 돋는다면 이는 허한이요, 푸른 혈맥이 돋는다면 이는 허풍이고, 자주색의 혈맥이 돋는다면 이는 허열이라고 보는 것이다.

따라서 소아를 진찰할 때는 반드시 삼관맥을 관찰한 후 추찰할 것이요, 또 소아의 입술을 진찰, 감별할 때는 삼관맥과 연계시켜 유추해야 한다.

(6) 소아의 코의 망진

좌우 눈의 내자 중간에 해당하는 부위를 알, 또는 산근이라 한다. 코의 제일 상부에 해당하며 비근 부위를 말한다. 코의 중간 부위를 비주 또는 비양이라 하고, 코끝의 둥근 부위를 비첨 또는 면왕, 혹 준두라고 한다. 그리고 콧구멍을 비공이라 한다.

● 비공이 건조하면 폐고의 징조이다. 상한인데 비공이 건조한 것은 양명경에 병이 있는 것이다.
● 코끝 준두가 푸르면 간 기능 이상으로 소화기계 질환이 온 것이다.

코의 상부는 폐장·심장의 반응처요, 비주로 불리는 코의 중간 부위는 간장의 반응처요, 콧대의 양옆은 담낭의 반응처이며, 코끝은 비장의 반응처이고, 콧방울은 위장의 반응처로서 코끝 준두는 비요 청색은 간의 상징색으로 '비토'·'간목'이 서로 상극하는 현상이 나타난 것이므로, 이런 경우는 간 기능 이상에 의해 소화기계 질환이 야기된 것이다.

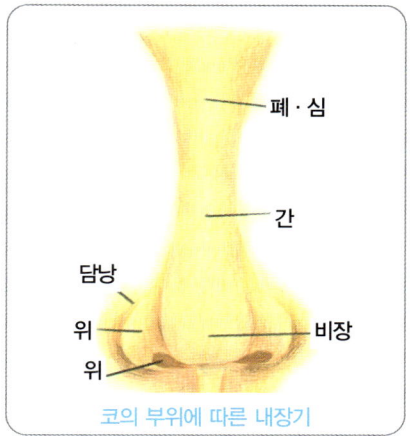
코의 부위에 따른 내장기

- 코의 제일 상부인 산근에 청색이 돋아 있으면 간 기능 이상으로 심장·혈관·순환기계에 질환이 있는 것이다.

산근 부위는 심장의 반응처요 청색은 간의 상징색이므로, '심화'·'간목'의 관계에 따라 간 기능 이상에 의해 심장계 질환이 야기된 것이다.

아울러 간은 분노를, 심장은 기쁨의 감정을 전담하므로, 이 부위에 청색을 띠면 분노와 기쁨의 교차가 심한 성격이라고 볼 수 있다. 따라서 쉽게 신경질을 내고, 쉽게 기뻐한다. 신경계 질환이 쉽게 나타나는 이유도 여기에 있는 것이다.

- 눈썹 사이인 인당에서 산근까지 홍색을 띠면 심장과 소장에 열이 적체된 징조이다. 산근에서 비주까지 홍색이 나타나면 심장과 위장에 열이 있는 것이며, 인당에서 준두까지 홍색이면 삼초열이다.
- 코가 전체적으로 붉은빛을 띠고 있으면 폐열이고, 코가 전체적으로 누런빛을 띠고 있으면 습이며, 코끝 준두가 황색이면 소변이 시원치 못한 징조이다.
- 코의 색이 전체적으로 희면 기허나 혹은 실혈의 징조이며, 코 전체가 흑색을 띠고 있으면 가슴에 담음이 있는 것이다. 담음이란 체액의 대사가 원활치 못해서 비생리적 체액이 정체된 것을 말한다. 또 흑색은 수기병의 상징이다.
- 코가 푸르고 배가 아프면서, 배가 심하게 냉하면 위증이다.
- 어떤 질병을 앓고 있는 중에 코가 그을음 같이 검어지면 대흉의 징조요, 질병 중에 코가 점점 누런빛을 띠게 되면 활생의 길조이다.
- 황색은 비·위장의 상징색이며, 비·위장은 후천적 기능을 충당하는 근본 장기이기 때문에, 코에 누런빛이 돈다는 것은 후천적 기능이 회복되고 있다는 징조이다. 따라서 설령 병이 중하고 오래되었다고 하더라도 길조로 본다.

> **Tip** 코를 잘 고는 어린이

어린이는 '새근새근' 잠을 잔다고 흔히들 표현한다. 그러나 '새근발딱' 잠자는 어린이도 있다. 숨이 차서 거칠게 할딱거리는 소리를 내는 것이다. 이것이 심해지면 코를 곤다. 코를 골다 못해 수면무호흡증까지 일으킨다.
이런 어린이는 다음의 외형상 특징이 있다. 우선 콧등에 가로주름이 있다. 코가 가려워 자꾸 코를 문질러대기 때문이다. 콧물도 잘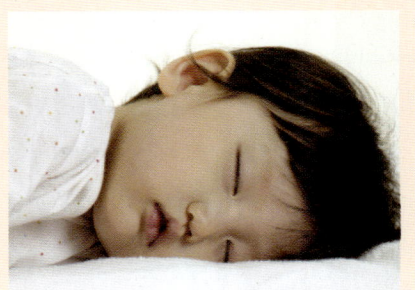
흘리고 코가 잘 막혀 코맹맹이 소리를 낸다. 코가 건조해져 코딱지도 잘 생기므로 코를 자꾸 후벼 파서 코피도 잘 난다. 코로 숨을 못 쉬고 입으로 숨을 쉬어 입안 점막에 염증이 잘 생긴다. 특히 항상 입을 헤벌려 멍청해 보이며, 코뼈의 발육이 나빠져서 입천장이 코 쪽으로 높아져 활 모양이 되고, 위턱의 치열이 고르지 못해진다.
목젖 부위가 적어지고 입술이 두꺼워지며, 비순구의 홈이 없어지고, 얼굴 근육의 긴장이 적어진다. 이를 소위 '아데노이드 얼굴'이라고 한다. 또 비염·축농증·이관폐색증·삼출성 중이염·야경증(밤에 놀라는 증세)·야뇨증도 잘 일으키며, 밤에 잘 때는 입으로 숨을 쉬는 것이 더 심해지고 코고는 소리가 심해진다.
이런 어린이일수록 눈 밑에 그늘이 진다. 소위 '다크 서클'이라고 한다. 눈도 가려워 잘 부비며, 눈언저리가 잘 붓고 눈곱이 잘 낀다. 늘 졸려하고 짜증도 잘 낸다. 목의 림프가 잘 붓고, 두드러기나 부스럼·물사마귀가 잘 생기며, 피부와 머리카락이 마르고 윤기가 없다. 새가슴이거나 흉위가 좁고 체중도 평균 이하인 경우가 많다. 손톱을 잘 물어뜯으며, 혀가 지도설을 보일 때가 많다.
물론 부정교합이 심하면 코골이나 수면무호흡이 일어날 확률이 크다. 부정교합으로 아래턱이 위턱을 뒤로 밀면 기도를 막기 때문이다. 그리고 코골이나 수면무호흡이 심할수록 턱의 발달이 잘 안 되어 아래턱이 작아진다.

(7) 허약한 아이

허약한 아이는 다음과 같은 특징적인 증상을 보인다.
㉮ 까부라지듯 축 처져서 자꾸 누워 자려고만 한다.
㉯ 괜히 불안해하고 잘 놀라며 짜증이 많다.
㉰ 이를 갈고 하품을 자주 한다.
㉱ 눈이 자꾸 감기며, 때로는 가벼운 경련을 일으키기도 한다.

> **Tip 소아의 감병(疳病)**
>
> 허약한 아이는 여러 가지 다양한 만성소모성 증상을 나타내는데, 이를 소아의 '감병'이라고 한다.
> ① 머리의 피부가 번지르하면서 팽팽하고, 머리카락이 기름기가 없으면서 성글다.
> ② 뺨에 주름이 지고 코가 마른다.
> ③ 입맛이 없고 입술이 희다.
> ④ 두 눈이 침침하고 짓무르며, 코를 문지르고 눈을 비빈다.
> ⑤ 등뼈가 앙상하게 드러나고 몸이 무겁다.
> ⑥ 손톱을 뜯고 이를 간다.
> ⑦ 입안이 타면서 목이 마르고, 저절로 땀이 난다.
> ⑧ 소변이 희며 설사를 하는데 시큰한 냄새가 나고, 배가 불러오르고 끓는다.
> ⑨ 간장이나 비장이 붓고, 혹은 복부에 응어리가 생긴다.
> ⑩ 밀물·썰물처럼 열이 밀려오고 밀려가는 조열이 난다.
> ⑪ 몸에 가려운 헌 데가 많이 생긴다.
> ⑫ 오이와 과실, 시고 짠 것과 생쌀 등을 즐겨 먹으려 하고 물을 많이 마신다.
> ⑬ 입에서 냄새가 나다가 점차 이가 검어지고, 잇몸이 상해 헐면서 피가 난다.
> ⑭ 처음에는 살찌고 열이 있지만 오래되면 여위고 추워한다. 혹은 추워하거나 열이 나는 것이 번갈아 나타나기도 한다.
> ⑮ 대변의 빛이 희고, 소변이 흐려서 쌀뜨물 같다

㉰ 잘 토하고, 설사가 잦은데 때로 곱이 섞인 설사를 한다.
㉱ 눈을 뜨고 자는 경우가 많다.
㉲ 가래가 목에 잘 걸리며, 체표나 구강·비강 등의 분비물이 많다.
㉳ 목이 메어 한숨 쉬듯 숨을 길게 내쉬며, 숨결이 밭다.
㉴ 입술이 하얗게 된다.
㉵ 눈에 정기와 광채가 없고, 눈을 내리떠 보는 경향이 있다.
㉶ 발바닥이 화끈화끈 달아 이불 같은 것을 덮으려 하지 않는다.
㉷ 밝은 것을 싫어하며 몸이 무겁다.
㉸ 숫구멍이 제때에 굳어지지 않는다.
㉹ 얼굴에 화색이 적고 희며, 눈에 흰자위가 많다.
이상의 허약 증상은 오장 기능의 허약에서 비롯된 것이다.

㉠㉮~㉯의 증상이 두드러지면 심장 기능이 허약한 것이다.
㉡㉰~㉱의 증상이 두드러지면 간장 기능이 허약한 것이다.
흔히 눈이 자꾸 감기면서도 경련은 일어나지 않지만, 간장이 병들었을 때 허약하면 풍으로 경한 경련을 일으키기도 한다.
㉢㉲~㉳의 증상이 두드러지면 비장 기능이 허약한 것이다.
㉣㉴~㉵의 증상이 두드러지면 폐장 기능이 허약한 것이다.
특히 입술이 하얗게 되는 것은 폐장 기능이 허약하다는 뚜렷한 특징적 증상이다. 그래서 입술을 보고 폐장 기능이 허약한지 여부를 진찰할 수 있다. 만일 속이 답답하여 어찌할 바를 몰라 하면서 숨결이 거칠고 몹시 숨차하며, 목이 메어 숨을 제대로 쉬지 못하면 치료하기 어렵다.
㉤㉶~㉷의 증상이 두드러지면 신장 기능이 허약한 것이다.
만일 ㉶~㉷의 증상, 즉 숫구멍이 제때에 굳어지지 않으며, 눈에 흰자위가 많고 얼굴빛이 흰 것은 모두 개선되기가 어렵다.
신장 기능이 허약한 증세는 태기가 왕성하지 못하여 아이가 본래 허약한 것이므로 병으로 신장 기능이 허약해진 것과는 다르다.

(8) 오장의 만성 소모성 증상

1) 간장 기능의 허약

- 항상 머리를 절레절레 흔들기를 잘 한다.
- 눈을 잘 비비며, 혹은 흰 막이 눈동자를 가리거나 야맹증으로 잘 보지 못한다.
- 얼굴을 방바닥에 대고 엎드리기를 잘 한다.
- 울어도 눈물이 없이 운다.
- 살빛이 푸르고 누렇다.
- 머리카락이 일어서고 푸른 핏줄이 나타난다.

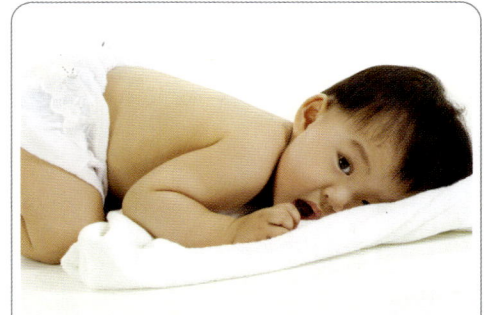

간장 기능이 허약한 아이는 얼굴을 방바닥에 대고 엎드리기를 잘 한다.

- 뱃속에 적취(응어리)가 생기고, 설사와 이질이 자주 나며 몹시 여윈다.

2) 심장 기능의 허약
- 온몸에 심한 열이 잘 난다.
- 때 없이 토하고 설사한다.
- 뺨이 붉고 얼굴이 누렇다.
- 입안과 혀가 잘 헐고 잘 낫지 않는다.
- 까닭없이 때로 놀라고, 놀라서 울기를 잘 한다.
- 혀가 마르고, 늘 물을 먹는다.

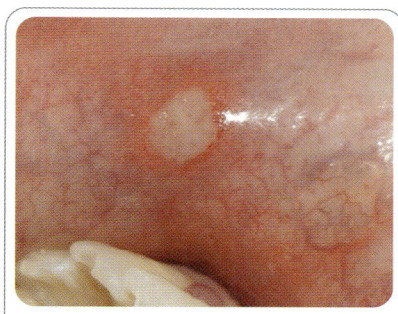

심장 기능이 허약한 아이는 입 안과 혀가 잘 헐고 잘 낫지 않는다.

3) 비장 기능의 허약
- 배에 푸른 줄이 많이 나타난다.
- 젖과 음식을 많이 먹지 못하며, 명치 아래와 배가 창만하다.
- 얼굴색이 누르스름하고 여위어 뼈만 남는다.
- 머리카락에 윤기가 없다.
- 입이 마르고, 젖과 음식이 소화되지 않는다.
- 몸에 헌 데가 많이 생긴다.

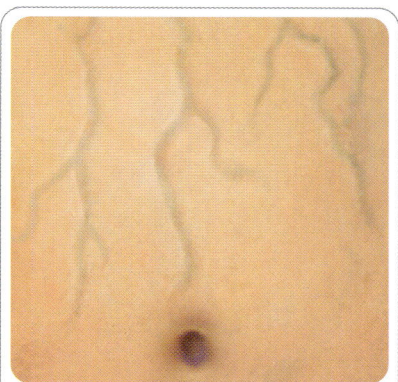

비장의 기능이 허약한 아이는 배에 정맥이 확장되어 푸른 줄이 나타난다.

4) 폐장 기능의 허약
- 기침을 자주 하고, 기가 치밀며 올라와 숨이 차다.
- 피부와 머리카락이 마르고 윤기가 없어진다.
- 코를 비비고 손톱을 물어뜯는다.
- 열이 심하게 나면서 오한이 잘 난다.

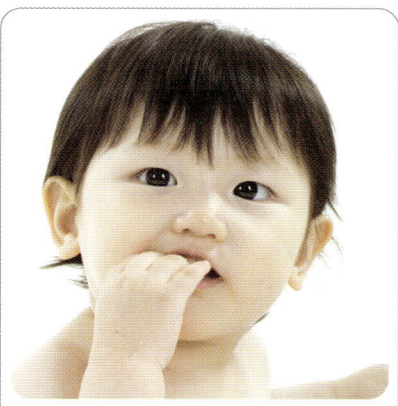

폐장 기능이 허약한 아이는 손톱을 잘 물어뜯는다.

- 입과 코가 잘 헐고 잘 아물지 않는다.
- 목소리가 자주 쉰다.
- 설사를 자주 하는데, 밥알이 그대로 섞여 나온다.
- 피부에 좁쌀알 같은 것이 돋는다.

5) 신장 기능의 허약
- 살이 여위어 간다.
- 잇몸이 잘 헐며 잘 낫지 않고 오래 간다.
- 때때로 오한과 신열이 나고, 머리가 불덩어리처럼 열이 난다.
- 다리는 얼음장 같이 차다.
- 젖이나 음식은 적게 먹고, 설사와 이질이 자주 난다.
- 찬 바닥에 눕기를 좋아한다.
- 소변이 잘 나오지 않는다.

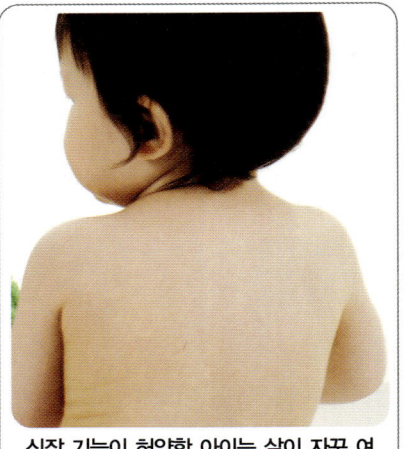

신장 기능이 허약한 아이는 살이 자꾸 여위면서 몸이 마른다.

(9) 소아의 여러 병증

1) 숫구멍이 이상할 때
① 어린이가 숫구멍이 여물지 않아 벌어진 것 같은 것을 해로(解顱)라고 한다.

이것은 신기가 완전치 못하기 때문이다. 신장은 뼈와 골수를 주관하고 뇌는 골수가 모이는 곳인데, 신기가 완전치 못하면 뇌수가 부족하기 때문에 숫구멍이 여물지 않는다. 이런 병에 걸리면 1,000일을 넘기지 못한다. 때로는 여러 살 먹은 아이도 있으나, 이때는 장애아가 되거나 자라서도 반드시 활발하지 못하다.

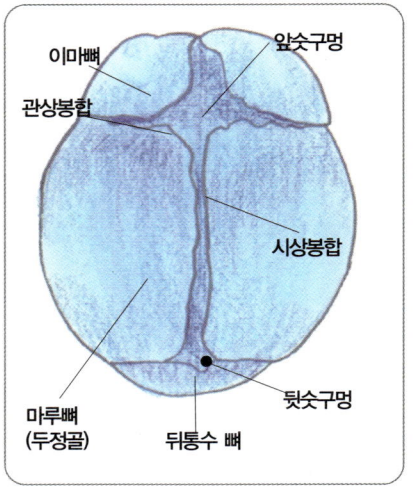

> **Tip 숫구멍의 이상**
>
> **(1) 숫구멍이 볼록하게 부어오르는 경우**
> 수두증(뇌수종) 또는 뇌척수액이 과량으로 저류되어 뇌압이 항진된 상태로, 뇌실이 정상보다 비대된 경우이다. 또 뇌실계의 여러 구멍이 막혀서 오기도 하는데, 선천성인 수두증이 여기에 속한다. 혹은 두개 내 지주막하강이 막혀 수액이 지주막 융모까지 도달하는 것을 방해하여 생기기도 하는데, 두개 내 출혈·세균성 뇌막염의 후유증으로 뇌척수액의 흡수 장애가 생겨서 온다. 혹은 수막염이나 뇌종양 등으로 올 수도 있다.
> 한의학에서는 '신전(囟塡)'이라고 하는데, 주로 경기와 발열하는 아이에게 많고, 젖을 잘못 먹였거나 전염성 병균[時邪]의 침범으로 온 것으로 보고 있다. 숫구멍이 불룩하고 땀이 나며, 모발이 누렇고 잘 안 자라며, 머리가 아프거나 목이 뻣뻣하며, 숨이 차고 입술이 붉어지기도 한다.
>
> **(2) 숫구멍이 움푹 함몰되어 있는 경우**
> 주로 영양 장애로 기인한 것이 많으며, 탈수 상태·뼈 형성의 지연 등이 원인이다. 숫구멍이 함몰된 것을 보아 영양 장애나 뇌압에 대한 신체 상태를 알 수 있다.
> 한의학에서는 '신함(囟陷)'이라고 하는데, 선천적 허약과 기혈의 허약, 오랜 설사로 진액이 소모되어 온 것으로 보고 있다. 숫구멍이 움푹하고 얼굴이 누렇게 들떠 있으며, 정신이 맑지 못하고 손발이 냉하게 얼어 올라온다.
>
> **(3) 숫구멍이 잘 여물지 않아 폐쇄가 늦어지는 경우**
> 수두증·구루병 등을 의심해 볼 수 있는데, 한의학에서는 '해로(解顱)'라 한다. 부모의 정혈 부족으로 선천적으로 신기가 쇠약하여 뇌수를 충분히 영양하지 못해 온 것으로 본다. 따라서 머리는 크나 얼굴은 작으며 창백하고, 정신이 또렷하지 못하고 정신 지체 경향을 보이며, 눈에 흰자가 많고 사지가 매우 차다.
>
> **(4) 숫구멍이 조기에 폐쇄되는 경우**
> 골봉합의 조기 유합증이거나, 소두증 등을 의심해 볼 수 있다.

또 눈에 흰자위가 많고 얼굴이 희고 여윈 아이도 있는데, 이런 아이들은 근심이 많고 기뻐하는 일이 적다.

② 숫구멍이 부어오르는 것을 신전(囟塡)이라고 한다.

젖을 정상적으로 먹이지 못하였거나, 한과 열의 사기가 비장에 침범하여 그 기가 위로 치밀면 숫구멍이 도드라져 올라온다. 또 간장의 기가 성하여 풍과 열이 번갈아 가면서 침범하여도 숫구멍이 도드라져 올라온다.

그 증상은 땀이 나며 머리털이 노래지고 자라지 못한다. 만일 한기가 위로 치밀면 굳어지고, 열기가 위로 치밀면 물러진다.
③ 숫구멍이 움푹 파인 것을 신함(囟陷)이라고 한다.
　이것은 오장육부에 열이 있기 때문으로 갈증이 나서 물을 많이 마시고, 그 때문에 설사를 하게 된다.
　설사를 하게 되면 기혈이 허약하여 위로 뇌수에 올라가지 못하기 때문에 숫구멍이 꺼져 들어가 움푹 파인 것과 같이 되고, 편평하지 못하게 된다.

2) 성장통의 특징

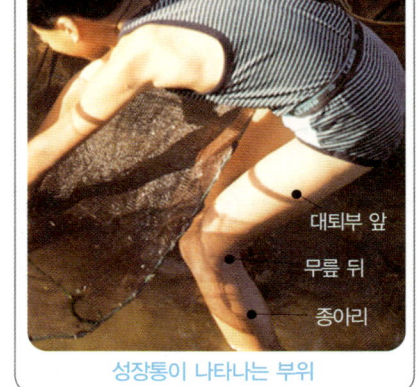

성장통이 나타나는 부위

㉮ 주로 3~10세의 어린이, 특히 활동이 심한 남자 어린이에게 자주 나타난다.

㉯ 사지 특히 하지 중심으로 통증이 오는데, 주로 무릎 뒤나 대퇴부 앞, 종아리 등에 통증이 잘 온다.

㉰ 성장통은 좌우 양쪽으로 대칭적으로 아픈 것이 특징이다. 한쪽만 아픈 경우는 별로 없으며, 통증은 좌우 번갈아가며 나타날 수도 있다.

㉱ 아픈 곳이 분명치 않은 채 막연한 통증을 호소하는데, 뼈의 통증이 아니라 근육통을 호소한다.

㉲ 밤에 울고 보채기 때문에 통증이 심한 것 같아도, 실제의 통증은 그리 심한 편이 아니다.

㉳ 통증의 시간은 짧게는 수 분에서 1시간 가량이다.

㉴ 매일 지속적으로 통증이 오는 경우는 드물고 주로 간헐적으로 통증이 온다.

㉵ 대개 밤중이나 오후에 나타나는 것이 특징이며 특히 심하게 활동한 날에는 더더욱 심하다. 또 아침에는 통증이 나타나지 않으며, 움직일 때에도 통증이 없는 것이 특징이다.

㉶ 며칠에서 몇 달, 또는 3주 이상 통증을 호소하기도 하지만 모르는 사이에 소실된다.

㉷ 한동안 통증이 없다가 재발하는 경우도 많다. 그러나 후유증이 남지 않는다.

3) 태질(胎疾)

태질은 아기가 태중에 있을 때 모체로부터 화독(火毒)을 감수했기 때문에 '태중 화독'이라고 하며, 줄여서 '태독(胎毒)'이라고도 부른다.

첫째 타입은 선천적 기혈의 허약 증상이요, 둘째 타입은 경련의 발작이요, 셋째 타입은 피부의 트러블이요, 넷째 타입은 태한(胎寒)이요, 다섯째 타입은 태열(胎熱)이다. 특히 태열일 때는 다음의 증상이 나타난다.

㉮ 출생 후에 눈을 뜨지 못하고 얼굴이 붉은색을 띠며, 눈꺼풀이 붓고 울음을 그치지 않는다.

㉯ 소변이 붉고 대변이 끈적끈적한 경우를 비롯, 속열이 맺혀 대변이 통하지 않고 배가 팽만해지며 심하면 배꼽이 튀어나온다. 이를 '태병결열(胎病結熱)'이라 한다.

㉰ 모체의 열이 태아에게 영향을 주어 출산 후 영아의 전신이 헐고 이마에 멍울이 생겨 터지기도 한다. 이를 '태병영열(胎病營熱)'이라고 한다.

㉱ 혹은 밀물・썰물처럼 열이 오르내리고, 추워 떨며 이를 악물기도 한다. 이를 '태병조열(胎病潮熱)'이라고 한다.

한편 태열에 의한 아토피성 피부염의 진단 기준으로는 다음의 세 가지를 들 수 있다.

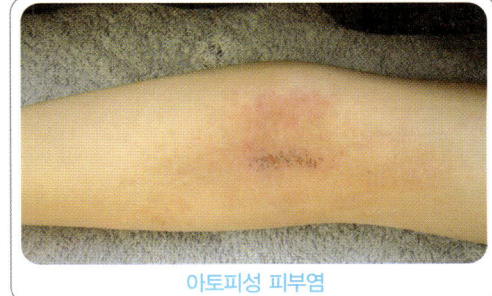

아토피성 피부염

㉠ 가려움이 있다.

㉡ 전형적인 피진 형태와, 그 발생 부위에 사춘기 어린이라면 관절 굴면에 태선화 병소가 있고, 유아라면 얼굴과 팔・다리 굴신면이 침해되어 있다.

㉢ 피부병변이 만성화되든가 반복하여 증세를 보인다.

그러나 이 질환에서는 무엇보다도 백내장이나 수두 헤르페스 등 바이러스성 질환의 합병증 유발이 많다는 것을 무시할 수 없다.

4) 5연(五軟)과 5경(五硬)

① 5연(五軟)

5연은 두항연(頭項軟)・수연(手軟)・각연(脚軟)・신연(身軟)・구연(口軟)이다.

5연은 모두 타고난 체질이 허약하거나, 토하고 설사하는 등의 원인으로 생긴다. 만일 치료하지 않으면 반드시 심한 병이 된다.

㉮ '두항연'은 목덜미에 힘이 없어서 머리가 한쪽으로 기울어지는 것이다. 두연이란 머리를 바로 들지 못하는 것이고, 항연이란 목이 기울어지는 것이다.

㉯ '수연'은 손에 힘이 없어서 잘 움직이지 못하는 것이다.

㉰ '각연'은 다리에 힘이 없어서 걸을 때가 되어도 걷지 못하는 것이다. 걸음마가 늦는 이것은 기혈이 충실치 못하고 골수가 충만되어 있지 못하여 연약해서 걷지 못하거나, 간장과 신장이 다 허하기 때문이다.

간장은 힘줄을 주관하므로 힘줄이 약하면 뼈마디를 마음대로 움직이지 못하는 것이다.

㉱ '신연'은 살이 적어서 피부가 이리저리 밀리거나, 온 몸의 힘줄에 힘이 없으며 힘줄과 뼈가 위축되고 연약한 것이다.

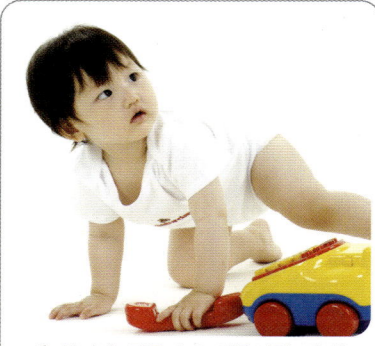

제 시기에 걸음마가 이루어진 아이는 기혈과 골수가 충만하다.

Tip 성장 장애의 기준

5~6세에, 또래의 아이들보다 키가 작고 1년에 5cm 이상 자라지 않으면 성장하면서 점점 키가 작게 된다. 그러므로 어려서부터 아이의 성장을 관찰해야 하며, 만일 표준키보다 10cm 이상 작거나, 성장기에 1년에 4cm 이상 자라지 않을 때는 성장 장애인지 진료를 받아 보는 것이 좋다.

그래서 진찰 결과 성장 장애의 징조가 보이면 조기에 관리해 주면서 치료해 주어야 한다. 다시 말해서 자녀의 키가 작은 것은 자녀만의 탓은 아니므로, 키가 클 수 있는 시기를 놓치지 않고 성장할 수 있는 시기에 섭생을 잘 하도록 도와주고, 성장 장애의 원인을 조기에 치료해 주어 잠재해 있는 키를 더 크게 해 주어야 한다는 것이다. 강조하지만 성장치료는 조기에 할수록 좋다. '때가 되면 크겠지' 하다가 성장 시기를 놓친 경우도 있다.

교육인적자원부의 통계에 의하면 30년 전 부모 세대보다 남학생은 10cm, 여학생은 8cm 정도 커졌다고 한다. 이 사실은 성장하는 시기에 균형 잡힌 식생활, 적절한 운동, 충분한 수면, 정서적 안정 등 섭생을 잘하면 더 클 수 있다는 것을 말해준다.

㉮ '구연'은 말할 때가 되어도 말을 할 줄 모르며 말을 늦게 하는 것이다. 태아가 뱃속에 있을 때 어머니가 놀라면 놀란 기운이 심포락에 들어가서 심신이 부족해지고, 혀에 기가 잘 통하지 못하기 때문에 말을 늦게 한다.

② 5경(五硬)

5경이란 두항경(頭項硬) · 수경(手硬) · 각경(脚硬) · 신경(身硬) · 구경(口硬)이다.

경(硬)이란 뻣뻣해지며 얼음처럼 싸늘해지는 것으로, 이것은 간장이 풍사를 받아서 생기는 것이다.

5) 가와사키병

급성 열성의 피부점막 임파절 증후군을 가와사키병이라고 한다. 5세 이하의 영유아에 호발하는 급성·열성의 발진성 질환인데, 바이러스에 의한 감염 질환으로 의심될 뿐 원인을 확실히 모르고 있다.

다음 6개 항목의 증상 중 5개만 있어도 본 질환으로 의심한다.

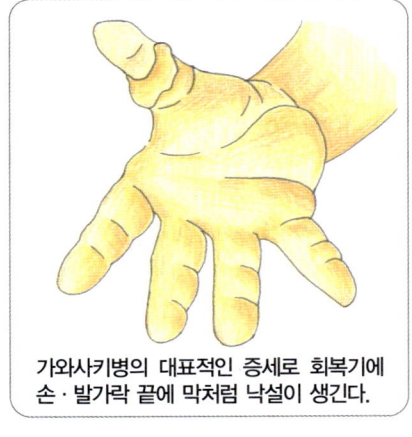

가와사키병의 대표적인 증세로 회복기에 손·발가락 끝에 막처럼 낙설이 생긴다.

㉮ 원인불명의 열이 5일 이상 계속된다.

㉯ 사지말단이 딱딱하게 붓고 손·발바닥에 홍반이 생기거나, 또는 회복기에 손·발가락 끝에 막처럼 낙설이 생긴다.

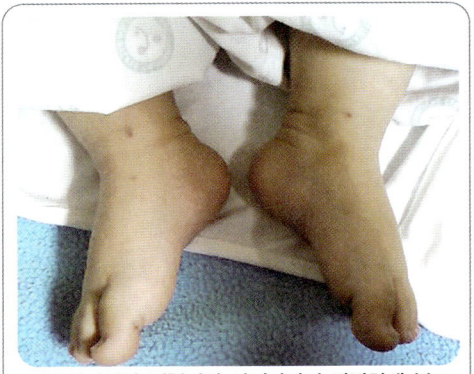

가와사키병이 진행되면 사지말단이 딱딱하게 붓고 손·발바닥에 홍반이 생긴다.

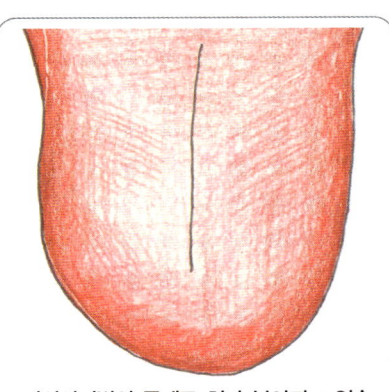

가와사키병의 증세로 혀가 붉어지고 입술이 건조해진다.

㈐ 수포·가피를 형성하지 않는 비전형적인 발진이 몸통에 많이 생긴다.
㈑ 양측의 안구결막이 충혈된다.
㈒ 입술의 건조 및 홍조, 딸기 모양의 혀, 구강인두점막의 미만성 발적이 생긴다.
㈓ 급성기에 1.5cm 이상의 비화농성 경부 임파절 종창이 생긴다.

6) 알레르기성 질환

알레르기성 질환을 감별하는 데 도움이 되는 소견으로는 다음과 같다.
㈎ 손바닥으로 코끝을 습관적으로 치켜올린다.

> **Tip** 알레르기성 비염·결막염의 외형에 드러나는 특징
>
> 알레르기성 비염이나 결막염에 유난히 시달리는 소질이 있다. 외형을 보면 이런 소질을 금방 알아볼 수 있다.
> 우선 얼굴이 어둡고 누렇게 들떠 있다. 이마가 솟아 있거나 미간에 핏대가 서 있거나, 눈초리 옆도 푸르스름하거나 광대뼈 아래가 오목하게 들어가 있는 경우가 많다. 얼굴의 근육에 긴장감이 없어서 마치 바보스러운 얼굴 모양을 하고 있다. 눈썹 아래가 소복하며, 눈은 큰데 안광은 빛을 잃어 멍하다. 혹은 안광이 쏘는 듯하고, 마치 금방이라도 눈물을 떨어뜨릴 듯 촉촉하고 번들거린다.
>
>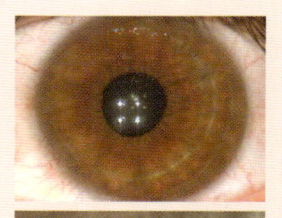
>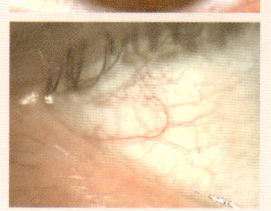
>
> 눈의 흰자위에 담홍색의 핏줄이 자주 보인다. 이 핏줄을 적근(赤筋)이라 하는데, 알레르기성 비염이나 결막염일 때는 이 적근이 흰자위에 여러 갈래로 가늘게 퍼진다. 특히 다크 서클처럼 눈밑이 검으며 눈 주위가 살비듬이 일어난 듯 뿌옇다.
> 코의 색이 유난히 검거나 누렇고, 콧등에 가로주름이 생겨 있다. 코가 잘 막혀 코맹맹이 소리를 하며, 콧구멍 주위가 잘 헐기도 한다. 대체로 입을 벌리고 숨을 쉰다. 입술이 두꺼워지며 트고 잘 갈라진다. 입천장이 코 쪽으로 높아져 활 모양이 되고, 상악의 치열이 고르지 못하다. 목젖 부위가 적어지고 비순구가 없어진다. 또 귀 밑으로 목을 훑어내리면 림프선이 부은 것을 만질 수 있다.
> 피부를 긁으면 벌겋게 줄이 생긴다. 흉위·체중이 평균 이하일 수 있어서 가슴이 좁아 보이고, 새가슴에 늑골이 예각을 이루고 있으며, 몸매가 여위어 보인다. 몸이 잘 붓고 수족이 차며, 하반신이 약하여 이유 없이 다리가 잘 아파한다.

㈏ 자주 코끝을 비비고, 코를 훌쩍거린다.

㈐ 눈언저리가 붓거나 눈밑이 검게 변색된다(만성적인 코막힘은 코와 부비동의 점막 부종으로 인한 정맥 울혈 때문에 생긴다. 이것을 '알레르기성 shiner'이라고 한다).

㈑ 입으로 숨을 쉬고, 지도 모양의 혀를 보이며 아데노이드가 비대해 있다.

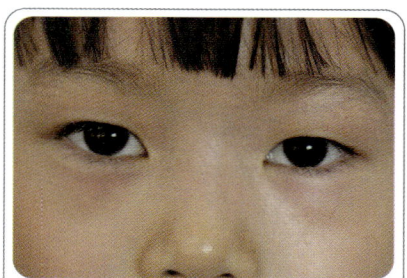

아이인데도 아래 안검에 미약한 다크 서클이 보인다. 수독증으로서 아토피성 알레르기 체질의 어린이들에게 많다.

7) 경풍(驚風)

㈎ 혀를 날름거리거나, 혀를 빼물면 비뚤어진다든지 하며, 혀가 말리고 음낭이 오그라든다.

㈏ 입을 앙다물고 있거나 입이 비뚤어진다든지 하며, 젖을 빨지 못하거나 치아를 바득바득 간다.

㈐ 머리를 살랑살랑 흔들거나, 목덜미가 뻣뻣해지거나, 콧방울을 벌렁거린다.

㈑ 의식을 잃고 흰 눈동자를 드러낸다든지 하며, 두려움에 떨거나 불안해한다.

㈒ 소리내어 울어도 눈물이 나지 않는다든지, 머리카락이 뻣뻣하게 곤두선다.

㈓ 얼굴이나 손가락 마디 혹은 콧등이나 눈가에 푸른 맥이 내비친다.

㈔ 대변이 녹색을 띤다.

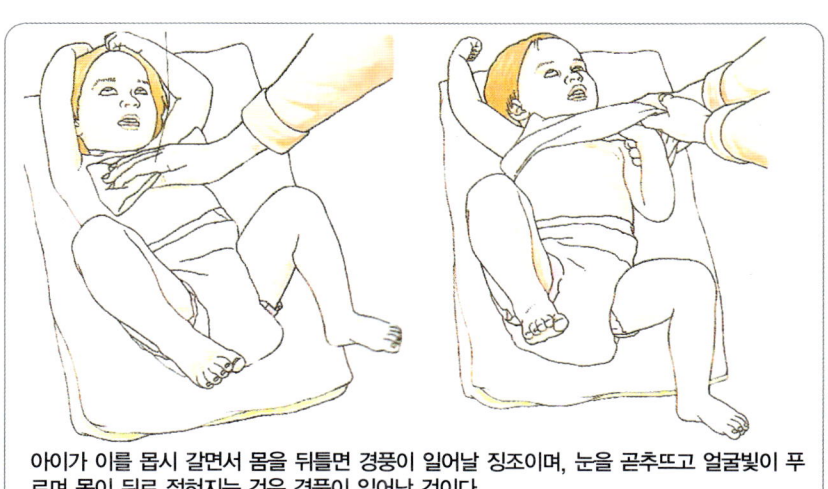

아이가 이를 몹시 갈면서 몸을 뒤틀면 경풍이 일어날 징조이며, 눈을 곤추뜨고 얼굴빛이 푸르며 몸이 뒤로 젖혀지는 것은 경풍이 일어난 것이다.

> **Tip 소아의 경기**
>
> ① 남자아이가 경기로 몸을 뒤트는 발축이 있을 때, 눈을 우측으로 모으면 소리를 내면서 발축하게 되고, 눈을 좌측으로 모으면 소리를 내지 않으면서 발축한다.
> 반대로 여자아이가 발축할 때, 눈을 좌측으로 모으면 소리를 지르게 되고, 눈을 우측으로 모으면 소리를 내지 않고 발축한다.
> ② 원래 아침 이른 시간에 발축·경련하는 것은 간목태왕이 원인으로, 열이 후끈후끈 달아오르다가 내리기도 하며, 수족을 뒤흔들고 입가에 침을 흘리면서 눈을 흡뜨게 된다. 그리고 한낮에 발축·경련하는 것은 심화태왕이 원인으로, 수족을 뒤흔들고 입을 악물며, 눈을 흡뜨는데 흰 동자가 빨갛게 충혈된다.
> 저녁에 발축·경련하는 것은 폐병증으로, 발축할 때 호흡곤란을 일으킨다. 수족이 차디차지고 담황색의 설사를 하며, 눈을 사시하고 수면중에도 흰 눈동자를 드러내 놓는다.
> 야간에 발축·경련하는 것은 비허 심실에 의한 것으로, 누워도 평안치 않아 하고, 목에 가래가 많이 끓으며, 은갈색의 소화가 안 된 대변을 본다. 잠만 자려 하면서 깨지 않고 체온은 낮으며, 사시하고 눈동자가 긴축한다.
> ③ 온몸의 경련·발작을 흔히 경기 또는 경풍이라고 하는데, 이것은 크게 급경풍·만경풍·만비풍의 3가지로 분류한다.
> 대개 1~3세 어린이에게 많이 나타나지만, 신경질적인 10세 미만의 어린이나 고열·설사·구토 등을 일으키는 어린이에게도 잘 일어난다.
> 갑자기 눈을 흡뜨고 온몸을 떠는 경련을 일으키는 것이 주된 증상이지만 이빨을 악무는 것, 머리를 흔들면서 눈알이 아래로 돌아가는 것, 입을 벌리고 혀를 밖으로 내보내는 것, 몸이 뒤로 젖혀지는 것, 온몸을 웅크리고 어깨를 들먹이는 것, 손발에 경련이 일어나는 것, 팔다리를 오그렸다 폈다 하는 것, 열 손가락을 폈다 오그렸다 하는 것 등 소위 경풍의 8대 증후가 보이면 매우 위험하다.
> 한편 경풍에는 진짜와 가짜가 있다. 가짜인 가경풍은 손발에 경련이 일면서 몸이 뒤로 젖혀지고 눈을 흘겨보지만 이빨은 악물지 않는 것이며, 대개의 어린이 경기는 여기에 속한다. 따라서 몇 분 지나면 대개 깨어나기 마련이다. 그렇지만 10분 이상 시간이 경과하면 진찰을 받아야 한다.

위의 모든 것은 모두 경풍에 의해서 풍증이 오고 있다는 것으로 보아야 한다.
- 이를 몹시 갈면 경풍이 일어날 징조이며, 눈을 곧추뜨고 얼굴빛이 푸르며 몸이 뒤로 젖혀지는 것은 경풍이 일어난 것이다.
- 하품하고 얼굴이 푸른 것은 경풍이요, 하품하면서 얼굴이 누런 것은 비장이 허해서 생긴 경풍이다.

- 눈이 붉으면서 푸른 것을 겸하면 경련이 이는 것이다. 간장에 실열이 있어서 손으로 옷깃을 만지작거리고, 무엇을 비비는 형용을 하며 눈을 곧추뜨면 반드시 경풍이 일어난다.

한편 간은 풍을 주관하는데, 간에 풍사가 있으면 간에 속하는 눈에 풍이 영향을 미쳐서 눈이 자꾸 감기면서도 경련은 일어나지 않는다. 또한 만일 열이 눈에 들어가면 힘줄을 잡아당겨서 두 눈초리가 다 긴장되어 눈알을 굴릴 수 없기 때문에 눈을 곧추뜨는데, 열이 있어도 눈을 곧추뜰 뿐 경련은 일어나지 않는다.

8) 놀란 병

㉮ 놀라서 난 병이 심장으로 들어가면 얼굴과 뺨이 빨개지며, 무서워하고 밤에 잘 운다.

㉯ 놀라서 난 병이 간장에 들어가면 얼굴과 눈이 모두 푸르고, 눈알이 한쪽으로 돌아간다.

㉰ 놀라서 난 병이 신장에 들어가면 얼굴이 검고, 듣기 싫은 소리를 내면서 젖을 깨물고 이를 간다.

㉱ 놀라서 난 병이 폐에 들어가면 얼굴빛이 희끄무레하고, 숨이 차며 기운이 없다.

㉲ 놀라서 난 병이 비장에 들어가면 얼굴빛이 누르스름하고, 토하면서 먹지를 못한다.

9) 소아의 발열

소아들은 열이 잘 난다. 동양의학에서는 소아의 발열을 표열·이열·허열·실열의 4종류로 구분한다.

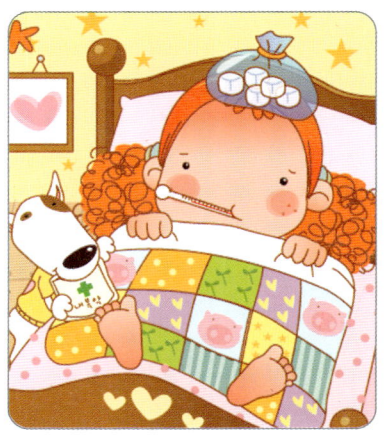

㉮ '표열'은 바깥 바람을 많이 쐬어 병사가 피부에 침입한 경우에 생기는 열이다.

바람이 싫고 열이 나며 두통이 있다. 온몸이 아프면서 땀은 나지 않는다. 맥은 빠르게 뛰며, 가볍게 눌러 잡아도 맥박을 느낄 수 있다.

㉯ '이열'은 살이 쪄서 피부의 지방층이 두껍

거나 내부 장기에 이상이 생길 때 발생하는 열이다.

입술이 건조해지고 입이 말라 갈증을 느끼며, 머리에 열이 나면서 아프다. 맥은 힘차게 뛰며, 소변이 붉게 나오고 대변이 딴딴하게 나온다.

㉰ '허열'은 병으로 오랫동안 누워 있어서 체력의 소모가 많고 기혈이 쇠약해져서 전신 기능이 부족할 때 나는 열이다.

신체에 약간의 열이 있으나 사지는 싸늘하며, 안색이 좋지 않고 소변색이 아주 맑고 희게 보인다.

㉱ '실열'은 체내에 열이 축적되어서 남아 돌아갈 때 발산되는 열이다.

얼굴에서 열이나 땀이 나기도 하고, 가슴이 답답하며 배가 항상 가득찬 느낌이다. 간혹 입안에 종기가 생기기도 하며, 소변의 색이 붉고 변비가 된다. 맥은 넓고 힘있게 평소보다 빠르다.

10) 소아의 복통

소아들은 복통으로 얼굴을 찡그리고 무릎을 구부려 배에 붙이며 몹시 고통스러워하는 경우가 많다. 동양의학에서는 소아의 복통을 그 원인에 따라 6종으로 구분한다.

㉮ '식통'은 젖이나 밥을 적당히 조절해서 섭취하지 않아 체하거나, 소화불량이 되어 발생하는 복통이다.

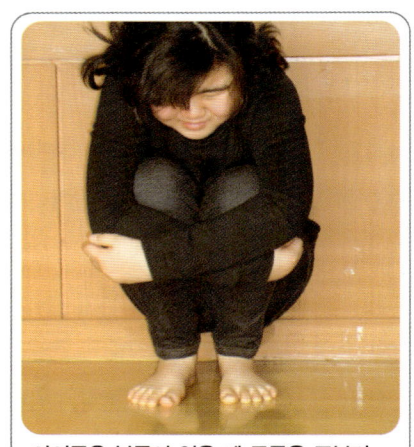

아이들은 복통이 있을 때 무릎을 구부려 배에 붙이고는 몹시 고통스러워한다.

- 젖이나 밥을 먹었을 때 통증이 있으면서 간혹 토하거나 설사를 하게 되고, 밥 먹기를 싫어하면서 배가 항상 가득찬 듯 느껴진다.
- 배가 아플 때는 심하게 울면서 몸을 뒤틀고, 얼굴색이 파랗게 되었다가 곧 누렇게 변해간다.
- 배가 부르고 열이 나며, 신물이 나는 음식을 토하고 권태증이 있다.

㉯ '적통'의 원인 역시 음식 조절을 하지 못한 데서 발생하는데, 음식이 위장에 적체된 것이다.

얼굴색이 창백하며, 대변에서는 신냄새가 난다.
㉢ '허통'은 전신의 허약으로 인해서 복통이 발생하게 된다.
- 평상시에 음식은 정상적으로 먹으나 때때로 복통을 느끼며, 얼굴색이 항상 창백하다.
- 복통이 있을 때 배를 주물러 주면 더욱 편안해 하며, 따뜻한 것으로 찜질을 해 주면 좋다.
- 놀람을 겸한 복통일 때는 눈을 뜨고 누워서 자며, 신열이 있으면서 초조해 하고 묽은 담을 토해낸다. 소변은 붉은 색깔이며 통증을 느낀다.

㉣ '실통'은 음식으로 인한 경우가 많다.
- 증상은 식통과 흡사하다.
- 복통이 있을 때 허통과는 달리 눌러주면 더욱 심한 복통을 느끼게 되므로 손을 대지 못하게 한다.
- 대소변이 잘 나오지 않으며 수시로 복통이 있고, 입이 말라서 찬 것을 마시려고 한다. 혓바닥에 황태가 끼며 답답해 한다.

㉤ '충통'은 평소에 섭생을 하지 않고 불결한 음식을 먹거나, 젖이나 밥을 먹는데 절제가 없어서 달거나 기름진 것을 많이 먹었을 때 뱃속에 충이 생기므로 일어나는 복통이다.
- 몹시 배가 아프며 때때로 그쳤다가 다시 발작하므로 불안감이 있다.
- 입으로 침을 흘리는 증상이 있어 맑은 물과 같은 침을 흘리며, 입술색이 붉으면서 백색을 띤다.
- 안색은 노랗게 되고 메스꺼움을 느끼게 된다.
- 때때로 복통이 일어나며, 식욕이 떨어진다.

㉥ '한통'은 소화기가 허약하고 소화 기능을 담당하는 비장이 한기를 받게 되어서 발생한다.
- 입안에 찬 기운이 돌면서 손발이 항상 차다.
- 가끔 조금씩 복부에 통증이 있으며, 뜨거운 물을 마시기 좋아한다. 대체적으로 대변은 약간 묽으며, 소변은 적고 자주 나온다.
- 젖이나 음식이 소화가 되지 않고, 구토가 심하며 횟수가 많다. 아침에 먹으면 저녁에 토하는데, 토한 것은 냄새가 나지 않는다.

● 얼굴과 입술이 창백하거나 검푸른색을 나타내고, 이마에서는 땀이 난다. 누워서 잘 때는 눈을 뜨고, 눈을 감은 채 머리를 흔든다.

한편 복통이 있거나 설사를 할 때는 우선 변의 색깔과 상태를 살펴야 한다. 예를 들어 소아가 복통을 일으키는 원인에 따라 변이 어떻게 다른지 정리해 본다.

㉠ 소화 장애에 의한 복통일 때는 변이 물 같다. 토하는 것보다 설사가 더 심하며, 열은 그다지 없다.

㉡ 스트레스에 의한 과민성 장증후군으로 복통이 올 때는 설사와 변비가 따로따로, 혹은 번갈아가며 나타난다. 복통과 함께 음식만 먹었다 하면 곧 변의를 느끼고, 배변을 하면 복통이 가시는 것이 특징이다.

㉢ 백색변성 설사증에 의한 복통일 때는 뿌연 설사를 한다. 구토도 심하다.

㉣ 유문협착증, 또는 장중첩증에 의한 복통일 때는 설사는 없고 구토가 아주 심하다. 괴로운 듯 토하고, 토하면 다소 진정된다. 헤르니아에 의한 복통일 때도 비슷하지만, 윗배부터 아랫배까지 부기나 탈장이 나타나며 아파한다.

㉤ 급성 충수염으로 복통이 온 때는 처음에는 명치 밑이 아프다가, 점차 오른쪽 하복부에 갑자기 복통이 일어나면서 구토를 동반하는 수도 있다.

㉥ 자율신경이 긴장하여 장에 경련성 통증이 일어나는 경우에는 배꼽 주변에 심한 통증이 일어나고 구토를 동반하는 수도 있는데, 하루에도 여러 차례 반복한다. 주로 아침 등교 시간대에 잘 나타난다.

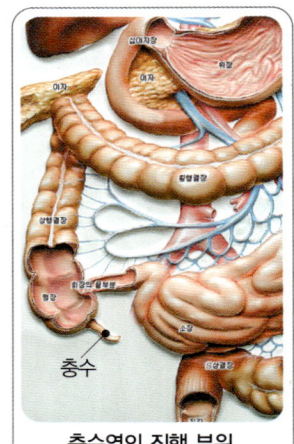

충수염의 진행 부위

㉦ 자가중독증에 의한 복통일 때는 하루에도 여러 차례 갑자기 토하면서 축 처져 괴로워하는데, 아세톤 혈성 구토가 특징이기 때문에 입에서 시큼한 냄새가 난다.

㉧ 식중독에 의한 복통은 음식물 중 유독물에 의한 중독인데, 세균성과 비세균성 식중독이 있다. 주로 복통과 함께 설사가 있

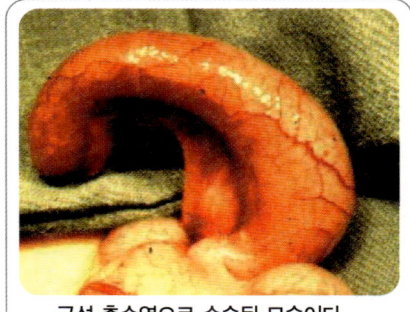

급성 충수염으로 수술된 모습이다.

는데, 물처럼 묽은 변을 본다. 처음에는 명치 밑에 통증이 있다가 구토·발열·탈수와 함께 쇼크가 일어난다.

11) 소아불안증

㉮ 아이가 불안해 하면서 초조하고, 걸핏하면 화를 잘 낸다.

㉯ 꿈이 많아 더 불안해 하며, 불면으로 대낮에는 멍하고 주의력이 떨어진다.

㉰ 눈이 충혈되고, 양 뺨에 열기가 달아오른다.

㉱ 머리가 무겁거나 어찔어찔하며, 뒷머리에서 목덜미까지 뻐근하다.

㉲ 특히 눈썹과 눈썹 사이의 이마가 아프고 눈을 뜨기 어렵다.

㉳ 입이 마르며, 입안이 쓰고 잘 헐며, 입에서 단내가 난다.

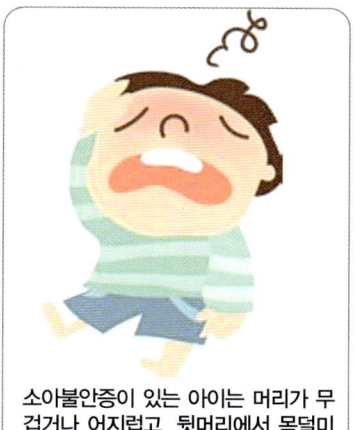

소아불안증이 있는 아이는 머리가 무겁거나 어지럽고, 뒷머리에서 목덜미까지의 뻐근함을 호소한다.

㉴ 가슴이 답답하고 번거로우며, 내쉬는 숨이 들이쉬는 숨보다 많다.

㉵ 심장이 괜히 놀란 것처럼 뛰고, 손발이 화끈화끈하다.

㉶ 의욕이 떨어지며, 무척 권태롭고 피로해 한다.

㉷ 입맛이 없고 소화불량도 있으며, 소변이 잦고 야뇨증이 있거나 대변도 굳는다.

12) 수두

수두는 대상포진과 같은 바이러스에 의해 감염되는 것으로 비말 감염의 전염성이 강하며, 봄과 겨울에 잘 나타난다. 영아나 유아와 학령 전 아동에게 비교적 많다.

6개월 이하의 영아는 비교적 적지만 신생아는 감염이 가능하며, 한번 병에 걸리면 종신면역을 갖는다.

잠복기는 11~24일로, 일반적으로 13~17일이며, 발열·권태감·식욕부진 등이 있은 지 24시간쯤 후에 발진이 나타난다.

발진은 반점에서 구진, 구진에서 수포, 수포에서 농포의 순서로 진행한다. 홍반성 구진은 눈물방울 모양의 수포로 되고, 24시간 이내에 혼탁한 삼출액으로 차게 된다.

산발적인 수포가 3~4일간에 걸쳐서 먼저 가슴과 배에 생겨 곧 얼굴, 어깨 그리고 맨 나중에는 사지로 확산된다. 수포는 매우 가려워하며 마지막에는 딱지가 생긴다. 구강·질·요도점막에 흔히 발생하며, 같은 때에 한 부위에서 시기가 다른 여러 형태, 여러 크기의 발진을 동시에 관찰할 수 있다.

한편 합병증으로 드물게 뇌염이 올 수 있으며, 세균감염으로 중이염·폐렴·패혈증·화농성 관절염·골수염 등이 올 수 있다.

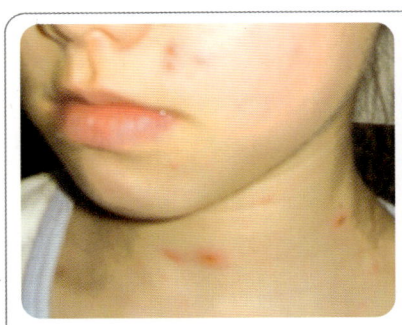 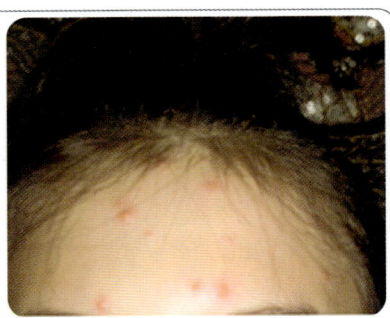

수두는 대상포진과 같은 바이러스에 의해 감염되는 것으로 영아·유아·학령 전 아이에게 봄과 겨울에 잘 나타난다.

13) 어린이가 죽는 증

① 첫째, 오장의 기가 끊어지면 죽는다.

㉮ 눈알 위쪽에서 붉은 줄이 아래로 눈동자를 지나 내려간 것. 이것은 수(水)와 화(火)가 약해져서 끊어진 것이다.

㉯ 숫구멍이 부어오른 것과 움푹 들어간 것. 이것은 심기(心氣)가 끊어진 것이다.

㉰ 코가 검고 마르는 것. 이것은 폐기(肺氣)가 끊어진 것이다.

㉱ 배가 크고 푸른 줄이 선 것. 이것은 비기(脾氣)가 끊어진 것이다.

㉲ 눈을 곤추뜨고 눈알을 굴리지 못하는 것. 이것은 오장의 기가 끊어진 것이다.

㉳ 손톱의 빛이 검은 것. 이것은 간기(肝氣)가 끊어진 것이다.

㉴ 갑자기 까마귀 소리를 내는 것. 이것은 맥이 끊어진 것이다.

㉵ 공연히 혀를 입 밖으로 내미는 것. 이것은 심기(心氣)가 끊어진 것이다.

㉶ 이를 갈고 사람을 무는 것. 이것은 신기(腎氣)가 끊어진 것이다.

㉷ 물고기의 입같이 되면서 숨차하며, 울어도 소리를 내지 못하는 것. 이것은 폐기

(肺氣)가 끊어진 것이다.

㉮ 회충이 나오면서 죽는 것. 이것은 위기(胃氣)가 끊어진 것이다.

② 둘째, 다음과 같은 증상이 보이면 죽는다

㉮ 대체로 병이 들었을 때 구슬 같은 땀이 나면서 흐르지 않는 것은 죽을 수 있다.

㉯ 어린이가 병이 들었을 때 머리털이 꼿꼿이 일어서는 것은 죽을 수 있다.

㉰ 입술이 마르고 눈꺼풀이 뒤집히며, 입김이 차고 손발이 늘어지며, 누운 것이 묶어놓은 것 같고 손바닥이 싸늘한 것은 죽을 수 있다.

㉱ 5연(五軟)·5경(五硬)·5랭(五冷 ; 手冷·足冷·氣冷·臀冷·面冷)·5건(五乾)은 모두 좋지 못한 증이다.

찾·아·보·기

ㄱ

가경풍 434
가신(假神) 53
가와사키병 287, 431
각경(脚硬) 431
각궁반장(角弓反張) 373
각연(脚軟) 429
간경화 81, 82, 246, 270, 276, 387
간기울결(肝氣鬱結) 81
간기횡역(肝氣橫逆) 214
간담울열(肝膽鬱熱) 구토 122
간대성(間代性) 경련 373
간실(肝實) 80
간암 367, 403
간양상항(肝陽上亢) 79, 246, 367
간열(肝熱) 79, 179, 219
간울습열(肝鬱濕熱) 144
간장 내 폐색 199
간장 외 폐색 199
간장(肝臟) 75, 82, 85
간적(肝積) 81, 84, 246, 262, 263, 270, 276, 374, 387, 391
간절(肝絕) 83, 205, 224, 232
간풍(肝風) 80
간화울결(肝火鬱結) 200
갈우 89, 261, 316
감병(疳病) 423
감정선 348, 352
감증(疳證) 218
감피증(柑皮症) 282
갑상선 기능저하 255
갑상선 기능항진 254
갑상선 설골낭종 255
갑상선 이상 254
갑상선암 255, 400
갑상선종양 255
강간(强間) 54, 62, 163
객색(客色) 167, 171
거미상모세혈관확장증 284
거미혈관종 277

거분 42, 184
건강선 349
건선 285
건황색종(健黃色腫) 331
검상돌기 89, 261, 316
견응증(肩凝症) 315
견정(肩井) 116, 125
결분(缺盆) 84, 87, 149, 261, 316
결혼선 350
경골한(硬骨漢) 379
경련성 통증 438
경면설(鏡面舌) 237, 240
경문(京門) 116
경풍(驚風) 433
경항(頸項) 256
계안(鷄眼) 389
산증(疝證) 390
계의선(癸儀線) 347
고고(枯槁) 167, 168
고정 약진 286
고질인(膏質人) 298
고창(鼓脹) 81, 82, 246, 262, 270, 276, 374, 387, 391
고혈압 246
고환기능항진증 388
고환발육부전 230
고환암(睾丸癌) 387
곤봉형 손톱(clubbing) 362
골결핵 313
골경화증 314
골관절염 314, 331
골농양 314
골다공증 315
골반염증성 질환 314
골반이상 137, 231
골반협착 137, 231
골열(骨熱) 313
골위(骨萎) 313
골절(骨絕) 313
골통(骨痛) 313
공작(孔雀) 유방 265

과단두형(過短頭型) 161
관격증(關格證) 154
관상동맥 질환 246
관원(關元) 49
관절 311
구갈 230
구강암 401
구개편도 252
구경(口硬) 431
구궁조(九宮組) 354
구순염 297
구안와사 231
구연(口軟) 429
구장(口張) 232
구지문 354
구진(丘疹) 233
구창(口瘡) 129, 230
궁상문(弓狀紋) 353
궐(厥) 173, 182
궐롱(厥聾) 210
궐음경(厥陰經) 322
궐음증(厥陰證) 240
근간대(筋間代, myoclonus) 306
근강강(筋强剛, muscle warrior) 305
근강직증 305
근골조실형 299
근골질(筋骨質) 174
근긴장(筋緊張, muscle tonus) 305
근긴장성 디스트로피 305
근긴장성 이영양증 305
근긴장증(筋緊張症, myotonia) 305
근긴장증후군 305
근산(筋疝) 390
근성 사경(斜頸) 307
근성마비(筋性痲痺) 306
근위축증(筋萎縮症, amyotrophy) 308
근육통 307
근통증 307
금성구 340
급경풍 434
급성 충수염 438

INDEX

급후비(急喉痺) 251
기경맥(奇經脈) 135
기고(氣鼓) 84, 269
기륜(氣輪) 188
기리(氣痢) 157
기린(麒麟) 유방 265
기림(氣淋) 154
기산(氣疝) 390
기울(氣鬱) 구토 122
기울증(氣鬱證) 174
기장(氣臟) 98
기체혈어(氣滯血瘀) 246
기충(氣衝) 154
기치(氣痔) 392
기해(氣海) 24, 49
기허 두통 412
긴장성 두통 412

ㄴ

난소 낭종 270, 279
난소암 405
낭습(囊濕) 387
내반고(內反股) 314
내사시 190
내상 두통 412
내상성 구토 122
내장하수형 175
냉 143
냉루(冷淚) 203
냉림(冷淋) 154
노롱(勞聾) 210
노림(勞淋) 154
노체 불치증(不治證) 148
녹내장 367
농설(弄舌) 93, 241
농혈리(膿血痢) 157
뇌호(腦戶) 54, 76, 163, 255
누견풍(漏肩風) 315
누두흉(漏斗胸) 263
누치(瘻痔) 392
눈 186, 188
눈의 모양 188

ㄷ

단독(丹毒) 288
단유아(單乳蛾) 253
단전(丹田) 49, 135
달걀모양 머리 161
담경(膽經) 117
담궐 두통 411, 412
담낭암 403
담도암 403
담마진 286
담석증 117
담실(膽實) 117
담열(膽熱) 117
담음(痰飮) 67, 169, 421
담음(痰飮) 구토 122
담탁(痰濁) 401
담한증(膽寒證) 117
대거(大巨) 119, 273
대광강직(對光强直) 189
대변의 색깔 155
대변이상 154
대상포진 286, 439
대설증(大舌症) 221
대장부(大腸腑) 127
대장설(大腸泄) 155
대추(大椎) 경혈 256
대퇴부 탈장 272
대하(帶下) 143
대횡(大橫) 398
데크엘반병 318
도한(盜汗) 112, 147
독수리손 329
동공건결(瞳孔乾缺)증 203
동신(瞳神) 201
동안신경 마비 194
두경지수(頭經指數) 160
두난 414
두뇌선 348, 352
두대액종 180
두량 414
두부낙하시험(head drop test) 309
두장고지수(頭長高指數) 26
두장폭지수(頭長幅指數) 26

두정부(頭頂部) 160
두정부골상(頭頂部骨相) 162
두통 411
두폭고지수(頭幅高指數) 26
두풍(頭風) 162
두항경(頭項硬) 431
두항연(頭項軟) 429
두허창 413

ㄹ

류머티즘 관절염 318, 331

ㅁ

마진(麻疹) 286
만경풍 434
만성 골수염 314
만성 편도선염 253
만성 폐쇄성 폐질환(COPD) 362
망상혈관(網狀血管) 340
망색십법(望色十法) 165
망양(亡陽) 14
망음(亡陰) 14
망자(芒刺) 240
매핵기(梅核氣) 254
맥문진(脈紋診) 333
맥치(脈痔) 392
맹저(猛疽) 251
면상삼정(面上三停) 172
면색순역(面色順逆) 171
명관(命關) 333
명당(明堂) 173, 214
명문(命門) 135
모발 377
모치(牡痔) 392
목광(目光) 192
목명 418
목성구 341
목현(目眩) 162
무모증(無毛症) 385
무턱(소악증) 184
문진(問診) 12

443

INDEX

문진(聞診) 12
물복경분주사 414
미간(眉間) 173, 182
미만성 복창(彌漫性 腹脹) 272

ㅂ

반구형 유방 266
반사성 동공강직성 189
반상출혈(ecchymosis) 274
반흔(scar) 274
발기부전 233, 386
발진 274
발진티푸스 288
방광결석 232
방광축수증(膀胱蓄水證) 132
방광축혈증(膀胱蓄血證) 132
배꼽 탈장 272
배수혈(背兪穴) 95
백내장 200, 307
백대하 144
백리(白痢) 156, 158
백막(白膜) 200
백색변성 설사증 438
백음(白淫) 310
백정(白睛) 195
백천문 354
백태 242
백혈병 406
백회(百會) 54, 62, 162, 407
법령(法令) 42, 184
베체트씨 병 227
변형성 관절증 314
병색(病色) 167
복벽 반흔 헤르니아 272
복벽 헤르니아(abdominal hernia) 272
복부 청근(靑筋) 275
복부의 팽융(膨隆) 269
복수(腹水) 271
복창(腹脹) 272
봉황(鳳凰) 유방 265
부정교합 422
부창(膚脹) 285
부침(浮沈) 167

부침분표리 335
부카드(Bourchard) 결절 331
부태(腐苔) 242
분심문(芬心紋) 193
분청백 413
불임증 231
붕루(崩漏) 113
브로디 농양(Brodie's abscess) 314
브로카 공식 295
비강(鼻腔) 211
비고(鼻高) 211
비공(鼻孔) 212, 420
비교(鼻橋) 212
비근 99, 211, 216, 217, 420
비기(肥氣) 84, 263
비대칭형(非對稱形) 유두 267
비만타입 292
비말 감염 439
비배(鼻背) 99, 212, 216, 217
비설(脾泄) 158
비순구 99, 184, 220, 251
비신양허(脾腎兩虛) 144
비안(鼻鞍) 212, 216, 217
비양 420
비열(脾熱) 215
비위상요온 414
비익(鼻翼) 99, 136, 212
비인강암(鼻咽腔癌) 251
비인암 401
비장(脾臟) 91
비절(脾絶) 205
비주(鼻柱) 115, 134, 420, 422
비준두(鼻準頭) 422
비지수(鼻指數) 211
비질인(肥質人) 298
비첨(鼻尖) 99, 212, 217, 420
비침윤성 경부암 405
비폭(鼻幅) 211
비풍(脾風) 215
비허(脾虛) 92
B형 비만 293
빈뇨 153
빈치(牝痔) 392
빈혈 237

ㅅ

사림(沙淋) 152
사백안(四白眼) 48, 195
사백혈(四白穴) 139
사상체질 35
사시 측정법 190
4액체병리설 38
사회선 349
산근(山根) 420, 421, 422, 423
산증(疝證) 278
3기선(三奇線) 345
삼관맥(三關脈) 420
삼관측경중 334
삼백문 354
삼백안(三白眼) 47, 195
삼부선 349
삼재문 346
삼초 327
삼초부(三焦腑) 133
상기급 414
상돌형(上突型) 228
상삼백안 195
상색(常色) 171
상성(上星) 162
상인두 251
상정(上停) 173, 180
상초(上焦) 234
상파(上波) 193
상한열병(傷寒熱病) 322
색골안(色骨眼) 48
색진(色診) 167
색징(色徵) 169
색췌(色悴) 168
생리불순 240
생리통 240
생명선 346, 351
서설(暑泄) 158
서열(暑熱) 구토 123
서혜부 탈장 272
서혜부 헤르니아(inguinal hernia) 272
석림(石淋) 152
선와성 편도선염 253
선조(striae) 274

INDEX

선천성 근긴장증 305
설건 230
설근(舌根) 234
설근편도 252
설진 234
설질(舌質) 234
설첨(舌尖) 234
설측(舌側) 234
설태(舌苔) 234, 242
성결핍증 46, 388
성공선 349
성과잉증 46, 388
성장통 428
성홍열 287
세포비대성 비만 292
소뇌종양 412
소변곤란 153
소변불리 153, 233
소변불통 153
소변이상 150, 153
소복급결(小腹急結) 133
소복창만(小腹脹滿) 132
소산(疏散) 166
소서증(小書症, micrographyia) 309
소세욕 414
소아불안증 439
소아의 경기 434
소아의 발열 435
소아의 복통 436
소아의 열증 413
소아의 한열 7증 413
소아의 한증 413
소아퇴행성 심성 54, 178, 316
소양경(少陽經) 322
소양경 두통 411
소양인(少陽人) 34, 36
소엽성 폐렴 223
소음경(少陰經) 322
소음인(少陰人) 35, 39
소인형법(小人形法) 212
소장설(小腸泄) 157
소택(少澤) 125
소하악증(小下顎症) 221
소화기암 256, 367

소화장애에 의한 복통 438
손금 345
손바닥 336
손톱 356
쇄골 149, 316
수경(手硬) 431
수고(水鼓) 84, 269
수곡해(水穀咳) 24
수궐음 경근의 순행도 304
수궐음심포경(手厥陰心包經) 377
수근터널증후군 318, 321
수기병(水氣病) 108, 194, 421
수두 286, 439
수륜(水輪) 188
수박설(瘦薄舌) 57, 239
수산(水疝) 390
수삼음경(手三陰經) 377
수성구 342
수소양 경근의 순행도 303
수소양삼초경 378
수소음 경근의 순행도 304
수소음심경(手少陰心經) 377
수양명 경근의 순행도 304
수양명대장경 377, 378
수연(手軟) 429
수장홍반 82, 85
수족구 287
수족심열(手足心熱) 113
수창(水脹) 194
수태양 경근의 순행도 303
수태양소장경(手太陽小腸經) 126, 378
수태음 경근의 순행도 304
수태음폐경(手太陰肺經) 377
수해(髓每) 24
숙식(宿食) 구토 122
순반(唇反) 232
순창 93, 230
숫구멍 427
습담(濕痰) 105, 144, 222
습롱(濕聾) 210
습리(濕痢) 155
습사(濕邪) 49
습설(濕泄) 157
습열리(濕熱痢) 156

C형 비만 292
식은땀 147
식적설(食積泄) 155, 158
식중독에 의한 복통 438
신경(身硬) 431
신경계 울체성 구토 122
신경성 두통 412
신경성 위장 장애 124
신설(腎泄) 157, 158
신연(身軟) 429
신장(腎臟) 106
신정(神庭) 54, 92, 98, 162, 381
신주골(腎主骨) 108
실신(失神) 52
심농(深農) 166
심열(心熱) 90
심장(心臟) 85
심포 327
심포랑 414
심허(心虛) 86
심화(心火) 155
12경근(經筋) 301
12경락 377

ㅇ

아데노이드 221, 251, 422
아치(牙齒) 246
아토피성 피부염 429
안검(眼瞼) 193
안광(眼光) 192
안면마비 185
안면의 배속(配屬) 175
알레르기성 결막염 432
알레르기성 비염 432
알레르기성 질환 432
암(癌) 394
야경증 251
약진(drug eruption) 274, 286
양독열(陽毒熱) 218
양명경(陽明經) 322
양명병 186
양백(陽白) 76, 162
양자십법 414

INDEX

양황(陽黃) 199
어깨 통증 322
어깻죽지 322
어린선(魚鱗癬) 285
어제낙맥법 333
어혈(瘀血) 58, 124, 401
S상 결장암 270, 402
여성유방증(女性乳房症) 268
여포성 편도선염 253
역리(疫痢) 156
역인형법(逆人形法) 213
열궐 두통 412
열담(熱痰) 105, 222
열루(熱淚) 203
열리(熱痢) 156
열설(熱泄) 158
열장(熱臟) 86
열토(熱吐) 122
5경(五硬) 431
5관 28
5륜 188
5사(五使) 29
5연(五軟) 429
5열(五閱) 29
오십견 315
옹체(壅滯) 166
와문(渦紋) 354
와복(蛙腹) 271
와상문(渦狀紋) 356
외비(外鼻) 211
외선(外旋)신경 마비 191
요골측 제상문(橈骨側蹄狀紋) 356
용궁(龍宮) 197
용천(湧泉) 85, 374
용혈성 황달 199
우협(右頬) 422
운명선 349, 351
원추형 유방 266
원형(猿形) 174
월경불순 141, 375
월경통 141, 231, 246, 375
월경폐쇄 142
월구 343
위부(胃腑) 117

위설(胃泄) 155
위실(胃實) 124
위암 401
위열(胃熱) 121
위중열(胃中熱) 122
위한(胃寒) 구토 122
위허(胃虛) 구토 122
유년측정법 350
유돌부(乳突部) 160
유두선종 255
유륜(乳輪) 267
유문(流紋) 354
유문협착증 438
유방암 404, 405
유설(濡泄) 157
유암(乳巖) 405
유연 230
유음(留飮) 215
유정(遺精) 113
6기(六氣) 49
육륜(肉輪) 188
육부(六腑) 114
육질인(肉質人) 298
육합문 354
윤택(潤澤) 168
을기선 346
음경암(陰莖癌) 386
음낭암(陰囊癌) 388
음독냉(陰毒冷) 222
음양화평인(陰陽和平人) 34
음입즉토(飮入卽吐) 132
음허 두통 412
음황(陰黃) 199
이감(耳疳) 210
이개부(耳介部) 160
이곽(耳廓) 209
이관편도 252
이근독(耳根毒) 210
이농(耳聾) 210
이란(耳爛) 210
이륜(耳輪) 209
이반형(離反形) 유두 267
이발저(耳發疽) 210
이수(耳垂) 141, 209

이식증 94
이실열(裏實熱) 241
이열증 335
이정(耳挺) 210
이창(耳瘡) 210
이치(耳痔) 210
이통(耳痛) 210
E형 비만 292
인당(印堂) 136, 161, 182, 422, 423
인두강 251
인두염 250
인두편도 252
인영맥(人迎脈) 194
인중 99, 137, 140, 230
인후(咽喉)병 250
임맥(任脈) 276
임포텐츠 386, 387
입술의 모양 225

ㅈ

자궁경관 미란 137, 232, 233
자궁경부암 405
자궁근종 137, 231
자궁발육부전 230, 233
자궁부속기염 137, 232, 233
자궁암 367, 405
자궁출혈 240
자녀안(恣女眼) 47
작반(雀斑) 130
잡궁문 354
장강(長强) 317
장독하혈(臟毒下血) 392
장두형(長頭型) 160
장문(掌紋) 345
장암 270, 402
장중첩증 438
장치(腸痔) 392
장풍하혈(腸風下血) 392
재발성 점액농성기관지염 222
저단백혈증 109
적궁(赤宮) 135
적근(赤筋) 196
적대하 143

446

적리(積痢) 155, 156
적맥(赤脈) 200
적백대하 144
적백리(赤白痢) 156
적취(積聚) 394
전근(轉筋) 310
전두결절 180
전립선비대증 406
전립선암 406
전립선염 233
전시(傳尸) 147
전신성 섬유성 골염 314
전신진단법 176
전음(前陰) 385
전중(膻中) 49, 118, 317
절진(切診) 12
정기선 348
정중 복벽 헤르니아 272
정중신경 마비 319
정허(精虛) 40
제3도 편도선염 253
제미정물변음유 414
제상문(蹄狀紋) 353
제종풍(帝鍾風) 253
제풍(臍風) 278
조담(燥痰) 105, 222
조루증 386
조사(燥邪) 101, 284
조설 386
조열(潮熱) 112
족궁 372
족궐음 경근의 순행도 303
족삼양경(足三陽經) 377
족소양 경근의 순행도 302
족소양담경(足少陽膽經) 377, 378
족소음 경근의 순행도 303
족심열 414
족양명 경근의 순행도 302
족양명위경(足陽明胃經) 377, 378
족태양 경근의 순행도 302
족태양방광경(足太陽膀胱經) 377, 378
족태음 경근의 순행도 302
졸롱(卒聾) 210
주간절흔(珠間切痕) 136, 141, 208

주관절 척측돌기염 320
주색(主色) 167
주설(酒泄) 158
주차(酒痓) 392
중악(中惡) 335
중완(中脘) 50, 119, 158, 273, 398
중정(中停) 41, 173, 174
중초(中焦) 234
중풍(中風) 231, 407
지각(地閣) 422, 423
지고(地庫) 179
지도설 95, 235
지문(指紋) 352
지주상모세혈관 277
직곡측열한 335
직부문 354
직장암 402
직장자궁와(直腸子宮窩) 314

ㅊ

척골신경 마비 329
척골측 제상문(尺骨側蹄狀紋) 356
척추결핵 313
척추만곡 216
척추 측만 측정법 317
천담(淺痰) 166
천만(喘滿) 134
천용(天容) 125
천정(天庭) 422, 423
천종(天宗) 125
천추(天樞) 119, 273
첨복(尖腹) 271
청궁(聽宮) 125
청회(聽會) 115
충양(衝陽) 121, 374
충풍누출(衝風淚出) 203
췌장암 402
측동안(側動眼)신경 마비 190
측복벽 헤르니아 272
치옹(齒癰) 248
치질 391
치흔설(齒痕舌) 236
7기(七氣) 49

침골(枕骨) 381
침윤성 경부암 405

ㅋ

카타르성 편도선염 253
칸디다균에 의한 질염 145
칸디다증 368
코골음 220, 221, 251
코프리크씨 반점 287
콧구멍의 유형 211
쿠르부아지에 징후 402
쿠싱증후군 179, 180, 274
쿨렌 징후(Cullen sign) 280
키로노미 328
키로망시 328

ㅌ

탄탄 310
탈장(脫腸) 271
탈저(脫疽) 68, 374
탈정(奪精) 203
탈항(脫肛) 392
태독(胎毒) 429
태양(太陽)혈 154
태양경(太陽經) 322
태양구 344
태양인(太陽人) 34, 35
태열(胎熱) 429
태월구 343, 409
태음경(太陰經) 322
태음인(太陰人) 34, 37
태질(胎疾) 429
태한(胎寒) 429
테니스 엘보 321
토성구 341
통설(洞泄) 157
통풍 331, 375
퇴산 391
퇴행성 관절염 314
트리코모나스균에 의한 질염 145
특발성 혈뇨 91

INDEX

ㅍ

파킨슨병의 외형상 특징 309
8강(八綱) 12
8대상(八大相) 226
팔의 내회전 상태 320
팔의 외회전 상태 320
편도선염 252
편두통 412
편마비 310
폐 화농증 104, 106, 223
폐결핵 148
폐경 246
폐기종 101
폐기허(肺氣虛) 106
폐색성 황달 199
폐실증(肺實證) 103
폐열(肺熱) 102
폐옹(肺癰) 103, 104, 106, 223
폐위 103
폐장(肺臟) 97
폐절(肺絶) 221
폐한(肺寒) 104, 238
포검(胞瞼)하수 408
포피결석(包皮結石) 386
폭설(暴泄) 157
표리 14
표열 435
풍관(風關) 333
풍담(風痰) 105, 222
풍롱(風聾) 210
풍루(風淚) 203
풍륜(風輪) 188
풍리(風痢) 155, 157, 158
풍부(風府) 54, 76, 163, 317, 407
풍설(風泄) 156
풍열(風熱) 103
풍조(風燥) 255
풍지(風池) 115
풍진(風疹) 288
풍한(風寒) 103
프로망 징후 329
피부 발진(發疹) 285
피부의 문리(紋理) 289

피부황염증 282
피추 94, 97

ㅎ

하강감(lightening) 281
하돌형(下突型) 228
하목향(下目向) 203, 408
하삼백안 195
하인두 251
하정(下停) 107, 130, 138, 173, 174
하초(下焦) 234
하파(下波) 193
한국성 복창(限局性 腹脹) 272
한국성 염증 273
한담(寒痰) 105, 222
한리(寒痢) 155
한산(寒疝) 390
한열 15
한열왕래(寒熱主來) 133
한입혈실(寒入血室) 141
한토(寒吐) 122
한통 437
함몰형(陷沒形) 유두 267
함요(陷凹) 부종 285
해리슨구(Harrisons groove) 315
해조문(蟹爪紋) 84, 146, 215, 396, 403
향방(向方) 168
허롱(虛聾) 210
허리(虛痢) 155
허버덴(Heberden) 결절 331
허설(虛泄) 157
허성(虛性) 체질 32
허실 17
허열 436
허통 437
허한(虛寒) 126
헤르니아 271
혀 234
현기증 412
혈고(血蠱) 405
혈관부전증 284
혈뇨 152
혈담(血痰) 223

혈루(血漏) 142
혈륜(血輪) 139, 188
혈림(血淋) 152
혈붕(血崩) 142
혈산(血疝) 390
혈치(血痔) 392
혈해(血海) 24, 80, 144
협골 316
협심증 89
협점막 246
호구삼관맥진(虎口三關脈診) 333
호모(毫毛) 110
호산(狐疝) 108, 207, 390,
호혹(狐惑) 227
홍반성 구진 439
홍자변한열 335
화농성 골수염 314
화독(火毒) 401
화설(火泄) 158
화성1구 343
화성2구 343
화성구 343
화성평원 343
화열(火熱) 103
활설(滑泄) 157
황달 199, 398, 419
황대하 144
황색판증 195
황태 238
황합문 354
회궐(蛔厥) 147
회염(會厭) 250
회태(灰苔) 244
횡골(橫骨) 398
후두골상(後頭骨相) 163
후두부(後頭部) 160
후두암 255, 401
후비강(後鼻腔) 211
후정(後頂) 54, 62, 163
후천성 근긴장증 305
흉협역만(胸脇膨逆滿) 133
흑안권(黑眼圈) 141
흑정(黑睛) 198
흑태(黑苔) 239, 244

사람의 외모만 관찰해도 그 사람의 병을 미리 진단할 수 있으며,
병의 예후까지 짐작할 수 있다.
사람의 외모로써 건강과 장수와 질병과 그 예후를 진단하는 법을
동양의학에서는 망진(望診)이라고 한다.

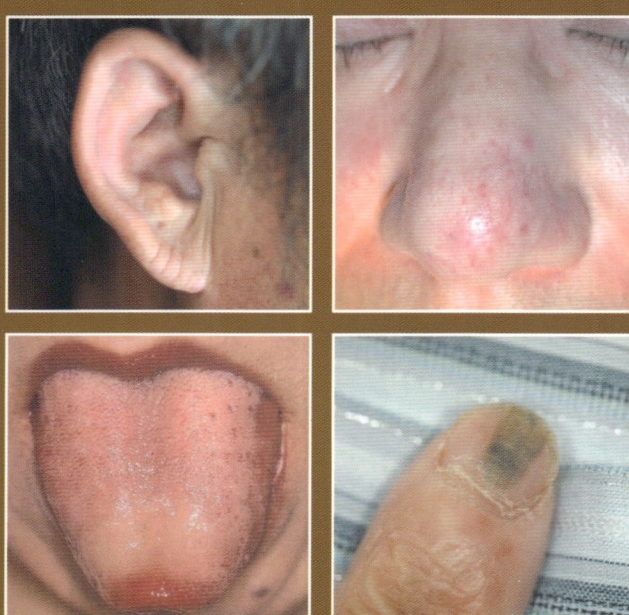

사람이 천지오행의 기를 받아서 오장육부의 장기가 생성될 때
기를 받음이 모두 같지 아니하여 장부에도 그 질에 다름이 생기고,
사기를 감수하여 질병이 발생하는 경우에도 여러 가지 변화가 있어서
그 증상이 같지 않게 된다.
장부는 눈으로 직접 볼 수는 없으며, 더구나 장부의
질이 다름을 직접 볼 수 없다. 그렇지만 겉으로 드러난 모양과 색으로
안을 살펴 장부의 상태와 건강을 알 수 있다.

값·45,000원